Polypharmazie in der Behandlung psychischer Erkrankungen

Thomas Messer
Max Schmauß
(Hrsg.)

Polypharmazie in der Behandlung psychischer Erkrankungen

3. Auflage

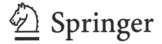 Springer

Herausgeber
Thomas Messer
Danuvius Klinik Pfaffenhofen
Pfaffenhofen

Max Schmauß
Klinik für Psychiatrie, Psychotherapie
Bezirkskrankenhaus Augsburg
Augsburg

ISBN 978-3-7091-1848-1   ISBN 978-3-7091-1849-8 (eBook)
DOI 10.1007/978-3-7091-1849-8

Die Deutsche Nationalbibliothek verzeichnet diese Publikation in der Deutschen Nationalbibliografie;
detaillierte bibliografische Daten sind im Internet über ► http://dnb.d-nb.de abrufbar.

Umschlaggestaltung: deblik Berlin
Fotonachweis Umschlag: © Thinkstock
Satz: Crest Premedia Solutions (P) Ltd., Pune, India

Gedruckt auf säurefreiem und chlorfrei gebleichtem Papier

Springer-Verlag GmbH Wien ist Teil der Fachverlagsgruppe Springer Science+Business Media
www.springer.com

Vorwort

Obwohl der Begriff Polypharmazie mittlerweile in verschiedenen Kontexten verwendet wird, gibt es bislang nach wie vor keine eindeutige Definition. Eine Unterscheidung zwischen Kombinations- und Augmentationsstrategien erscheint sowohl aus inhaltlichen als auch aus formalen Gründen sinnvoll. Kombinationsstrategien umfassen die dauerhafte gleichzeitige Verordnung von Psychopharmaka innerhalb einer Wirkstoffklasse, z. B. von zwei Antipsychotika. Augmentationsstrategien (»Add-on-Strategien«) beinhalten die Verordnung von Psychopharmaka unterschiedlicher Wirkstoffklassen, z. B. eines Antipsychotikums und eines Antidepressivums. Eine umfassendere Betrachtung geht davon aus, dass unter Polypharmazie sämtliche Kombinationsmöglichkeiten unterschiedlichster Pharmaka, z. B. Psychopharmaka untereinander oder mit Internistika, verstanden werden.

Häufigste Ursachen für eine Polypharmazie in der Behandlung psychischer Erkrankungen stellen nach wie vor Therapieresistenz oder intolerable unerwünschte Arzneimittelnebenwirkungen unter einer hochdosierten Monotherapie dar. Trotz des klinischen Interesses sind in den letzten Jahren nur wenige kontrollierte Studien publiziert worden, die allenfalls zu einer geringen Verbesserung der defizitären Evidenz führten. Da weiterhin die klinische Praxis und Leitlinienempfehlungen widersprüchlich sind, bleibt es uns ein Anliegen, die vor nunmehr fast zehn Jahren begonnene Zusammenstellung der komplexen Datenlage erneut zu aktualisieren.

Für die Behandlung der Schizophrenie wird in internationalen Leitlinien auch weiterhin eine Monotherapie mit Antipsychotika empfohlen, obwohl in der klinischen Praxis häufig Kombinations- und Augmentationsbehandlungen durchgeführt werden. Auch in der Behandlung von Patienten mit affektiven Psychosen und Angst- und Zwangsstörungen hat die Zahl positiver Studienergebnisse in den letzten Jahren etwas zugenommen. Demgegenüber ist und bleibt der Anteil von kontrollierten Studien zur Behandlung von Menschen mit geistiger Behinderung, mit Persönlichkeitsstörungen und bei forensischen Patienten aus methodischen und organisatorischen Gründen weiterhin gering. Das gilt ebenso für die Beiträge zur Konsiliar- und Liaisonpsychiatrie sowie zur Polypharmazie in der Gerontopsychiatrie.

Es ist den Autoren gelungen, auch für die 3. Auflage unseres Buchs so umfassend wie möglich die Vorteile einer Polypharmazie, aber auch die Nachteile auf der Grundlage wissenschaftlicher Evidenz kritisch zu referieren und zu diskutieren.

Unser herzlicher Dank gilt daher allen Co-Autoren, die sich erneut mit großem Interesse und Engagement der jeweiligen Thematik gestellt haben. Angesichts der positiven Resonanz hoffen wir, dass dieses Buch auch weiterhin ebenso das Interesse des psychopharmakologisch interessierten Kollegen wie des klinisch tätigen Psychiaters findet. Für Anregungen und Hinweise sind wir sehr dankbar.

Wir danken wieder Frau Dr. Cordula Tiltscher für ihr präzises Lekorat, Frau Sigrid Schaumann für ihr engagiertes Sekretariat und dem Springer Verlag für die erneute Möglichkeit, dieses Buch publizieren zu können.

Thomas Messer, Max Schmauß
Pfaffenhofen, im März 2015

Inhaltsverzeichnis

Serviceteil

Autorenverzeichnis

Dr. med. Christoph Born
Psychiatrische Universitätsklinik
Ludwig-Maximilians-Universität,
Nussbaumstrasse 7
80336 München
Deutschland

Dr. med. Anna Grunze
CMHT East
NTW NHS Foundation Trust
Molineux Street
NE6 1SG Newcastle upon Tyne
United Kingdom

Prof. Dr. Heinz Grunze
Unversitätsklinik für Psychiatrie und Psychothe-
rapie der PMU
Christian Doppler Klinik
Ignaz Harrer Strasse 79
5020 Salzburg
Österreich

Frank Häßler
Klinik für Psychiatrie, Neurologie
Psychosomatik und Psychotherapie Kindes- und
Jugendalter Universitätsmedizin Rostock
Gelsheimerstraße 20
18147 Rostock
Deutschland

PD Dr. med. Bernd Ibach
Alterspsychiatrie/-psychotherapie
Spital Thurgau AG, Seeblickstrasse 3
8596 Münsterlingen
Schweiz

PD Dr. Thomas Messer
Danuviusklinik GmbH
Krankenhausstraße 68
85276 Pfaffenhofen
Deutschland

Michael Rentrop
Poliklinik für Psychiatrie und Psychotherapie
Klinikum rechts der Isar Klinik
Ismaninger Str. 22
81675 München
Deutschland

**Univ.-Prof. Dr. Dr., MSc Hans-Bernd
Rothenhäusler**
Universitätsklinik für Psychiatrie
Medizinische Universität Graz
Auenbruggerplatz 31, 8010 Graz
Österreich

Prof. Dr. Max Schmauß
Bezirkskrankenhaus Augsburg
Bezirkskliniken Schwaben
Dr. Mack Straße 1
86156 Augsburg
Deutschland

Dr. med. Cordula Tiltscher
Gratzmüllerstr. 7
86150 Augsburg
Deutschland

Prof. Dr. med. Hans-Peter Volz
Krankenhaus für Psychiatrie
Psychotherapie und Psychosomatische Medizin
Schloss Werneck
Balthasar-Neumann-Platz 1
97440 Werneck
Deutschland

Dr. med. Joachim G. Witzel
Landeskrankenhaus für Forensische Psychiatrie
Uchtspringe
Schnöggersburger Weg 1
39576 Hansestadt Stendal
Deutschland

Behandlung depressiver Störungen

Max Schmauß, Thomas Messer

T. Messer, M. Schmauß (Hrsg.), *Polypharmazie in der Behandlung psychischer Erkrankungen*,
DOI 10.1007/978-3-7091-1849-8_1, © Springer-Verlag Wien 2016

1.1   Einleitung

Für die Akutbehandlung depressiver Störungen wurden in den vergangenen 50 Jahren eine Vielzahl vergleichbar wirksamer Antidepressiva entwickelt. Sie stellen neben der Elektrokonvulsionstherapie das bisher wirksamste und am besten belegte Therapieverfahren bei schweren Depressionen dar. So lässt sich auch in Metaanalysen die depressive Symptomatik durch eine antidepressive Behandlung innerhalb von 4–8 Wochen wirksamer reduzieren als durch Gabe von Plazebo (Level A) (Khan et al. 2000, Storosum et al. 2001, Arroll et al. 2005).

Neben den klassischen Trizyklika stehen uns heute Antidepressiva der zweiten Generation (Mianserin, Maprotilin, Trazodon) und der dritten Generation wie die SSRIs (Citalopram, Escitalopram, Fluoxetin, Fluvoxamin, Paroxetin, Sertralin) und andere neue Substanzen mit unterschiedlichem Wirkprinzip (Mirtazapin-NASSa, Duloxetin und Venlafaxin-SSNRI, Reboxetin-SNRI, Bupropion-SNDRI, Moclobemid-RIMA, Agomelatin-Massa, und Tianeptin-GMO und Vortioxetin-MMA) zur Verfügung.

Die Wirksamkeit insbesondere der Antidepressiva der dritten Generation (SSRIs, SSNRIs, RIMAs, NASSa, SNRIs, SNDRIs, Agomelatin und Vortioxetin) im Vergleich zu Plazebo und den Trizyklika ist gut untersucht und größtenteils mit ausreichend hoher statistischer Aussagekraft belegt (Canadian Psychiatric Association 2001).

Trotz dieser Fortschritte hat auch heute noch für alle Antidepressiva Gültigkeit, was vor über 50 Jahren bereits das Imipramin in seiner Wirksamkeit limitierte: Die Erfolgsrate liegt bei höchstens 70% – unabhängig von der Stoffklasse und dem Wirkstoff einzelner antidepressiver Substanzen (Möller 2005).

Die Behandlung der verbleibenden 30% der Patienten, die auf eine antidepressive Behandlung überhaupt nicht oder nur unzureichend ansprechen, stellt deshalb ein ernstzunehmendes und gewichtiges Problem in der psychiatrisch-psychotherapeutischen Versorgung dar (Möller 1991, 1994, Guscott u. Grof 1991, Souery et al. 1999, Conolly u. Thase 2011, Coryell 2011).

1.2   Auswahl eines Antidepressivums

Einen Überblick über Initial-, Standardtages- sowie Maximaldosis der zurzeit in Deutschland im Handel befindlichen Antidepressiva gibt ◘ Tab. 1.1. Bei Alterspatienten oder Vorliegen somatischer Erkrankungen liegen die Inital- und Standardtagesdosis bei 30–50% der üblichen Dosis. Die Standardtagesdosis sollte wenigstens drei Wochen beibehalten werden, falls nicht Nebenwirkungen dagegen sprechen und ein sichtbarer Therapieerfolg ausbleibt.

Bisher lässt sich nicht zuverlässig vorhersagen, welches Antidepressivum im Einzelfall die besten Erfolgsaussichten bietet. Um die Auswahl eines Antidepressivums in der Behandlung depressiver Störungen nicht zufällig treffen zu müssen, sollen im Folgenden einige Auswahlkriterien dargestellt werden.

1.2.1   Behandlungsvorgeschichte

Ein Antidepressivum, mit dem der Patient in früheren depressiven Phasen erfolgreich behandelt wurde, hat auch bei einer erneuten Phase in einer gleichen Dosierungs- sowie Applikationsart eine erhöhte Erfolgswahrscheinlichkeit und sollte deshalb zunächst als Medikament der ersten Wahl eingesetzt werden. Auch die persönlichen Präferenzen eines Patienten sowie die damit verbundene Compliance bezüglich einzelner Antidepressiva sind von erheblicher Bedeutung.

◻ **Tab. 1.1** Initial-, Standardtages- sowie Maximaldosis der zurzeit in Deutschland im Handel befindlichen Antidepressiva

Wirkstoff	Initialdosis (mg/Tag)	Standardtagesdosis (mg/Tag)	Maximaldosis (mg/Tag)
Trizyklische Antidepressiva			
Amitriptylin	50	150	300
Amitriptylinoxid	60	150	300
Clomipramin	25	150	300
Desipramin	50	150	300
Doxepin	50	150	300
Imipramin	50	150	300
Nortriptylin	50	150	300
Trimipramin	50	150	300
Tetrazyklische Antidepressiva			
Maprotilin	50	150	225
Mianserin	30	60	120
Chemisch andersartige Antidepressiva			
Trazodon	75	300	600
Selektive Serotonin-Wiederaufnahmehemmer (SSRIs)			
Citalopram	20	20	40
Escitalopram	10	10	20
Fluoxetin	20	20	80
Fluvoxamin	100	200	300
Paroxetin	20	20	40
Sertralin	50	100	200
Glutamatmodulator (GMO)			
Tianeptin	37,5	37,5	37,5
Multimodales Antidepressivum (MMA)			
Vortioxetin	5	10	20
Selektive Serotonin-Noradrenalin-Wiederaufnahmehemmer (SSNRI)			
Venlafaxin	75	150	375
Duloxetin	60	60	120
Noradrenerg spezifisch sertonerge Antidepressiva (NaSSA)			
Mirtazapin	15	30	75
Selektive Noradrenalin-Wiederaufnahmehemmer (SNRI)			
Reboxetin	4	6	8
Selektive Noradrenalin-Dopamin-Wiederaufnahmehemmer (SNDRI)			
Bupropion	150	300	300

◻ Tab. 1.1 Fortsetzung

Wirkstoff	Initialdosis (mg/Tag)	Standardtagesdosis (mg/Tag)	Maximaldosis (mg/Tag)
Monoaminoxidase-Hemmer (MAO-Hemmer)			
Moclobemid	150	300	600
Tranylcypromin	10	20	40
Melatoninagonisten (MASSA)			
Agomelatin	25	25	50
Atypische Antidepressiva			
Sulpirid	100	250	400

Bei **neueren** Antidepressiva gestaltet sich die Dosierung einfacher als bei den klassischen Antidepressiva, da nicht mehr zwangsläufig aufdosiert werden muss, sondern eine adäquate Dosis bereits ab dem ersten Tag bzw. innerhalb weniger Tage verabreicht werden kann.

1.2.2 Ausprägung der Symptome

Neben der Behandlungsvorgeschichte ist der psychische Querschnittsbefund der aktuellen Phase ausschlaggebend für die Auswahl eines Antidepressivums. Die Symptome wären z. B. Schlafstörungen, Appetitlosigkeit, Angst/Unruhe, Hemmung, Schmerz, Zwang oder kognitive Funktionen. Auch der Grad der Suizidalität im Rahmen depressiver Erkrankungen ist für die Auswahl eines Antidepressivums von wesentlicher Bedeutung.

1.2.3 Nebenwirkungsprofil, Toxizität

Weitere wichtige Kriterien für die Auswahl eines Antidepressivums stellt das Nebenwirkungsprofil einer Substanz und die Vertrautheit des Arztes mit einzelnen Antidepressiva dar.

In ◻ Tab. 1.2 sind die Nebenwirkungsprofile der in Deutschland verfügbaren Antidepressiva differenziert dargestellt. So sind anticholinerg wirksame Antidepressiva bei Patienten mit bestehenden Überleitungsstörungen im EKG, Glaukom, Prostatahypertrophie, Harnverhalt und Obstipation zu vermeiden. Gleiches gilt für Patienten, die anamnestisch Hinweise auf eine starke Empfindlichkeit gegenüber anticholinergen Wirkkomponenten z. B. bei trizyklischen Antidepressiva bieten. Dabei sollte nicht übersehen werden, dass die Antidepressiva der neueren Generation zwar keine anticholinergen, zum Teil aber andere unangenehme Nebenwirkungen – z. B. Übelkeit, Unruhe, sexuelle Dysfunktionen bei SSRIs – und sogar andere schwere Nebenwirkungen – z. B. ein serotonerges Syndrom oder Hyponatriämien – haben können. Für Mirtazapin wird häufig eine ausgeprägte Gewichtszunahme und gelegentlich auch eine Restless-legs-Symptomatik beschrieben.

Vor allem bei suizidgefährdeten Patienten im ambulanten Bereich sollte auch der Aspekt der Toxizität der Antidepressiva im Fall eines Suizidversuches unter allen Umständen berücksichtigt werden. SSRIs und andere Antidepressiva der dritten Generation sind deutlich sicherer und haben eine geringere Toxizität als tri- und tetrazyklische Antidepressiva.

◻ **Tab. 1.2** Nebenwirkungsprofile der in Deutschland verfügbaren Antidepressiva (modifiziert nach Bauer et al. 2002a)[a]

Generischer Name (in alphabetischer Reihenfolge)	Anticholinerg[b]	Übelkeit/gastrointestinal	Sedation	Schlaflosigkeit/Erregung	Sexuelle Dysfunktion	Orthostatische Hypotension	Gewichtszunahme	Spezifische unerwünschte Nebenwirkungen	Letalität bei Überdosierung
Agomelatin	–	+	+	+	–	–	–	CYP1A2-Substrat	gering
Amitriptylin	+++	–	+++	–	+	+++	+++	EKG-Veränderungen[c]; kann die Krampfschwelle herabsetzen	hoch
Bupropion	+	+	–	+	–	–	–	kann die Krampfschwelle herabsetzen	gering
Citalopram	–	++	–	++	++	–	–	QTC-Verlängerung > 40 mg/d	gering
Clomipramin	+++	+	+	+	+++	++	++	EKG-Veränderungen[c]; kann die Krampfschwelle herabsetzen	mittel
Doxepin	+++	–	+++	–	+	+++	+++		hoch
Duloxetin	–	++	–	++	+	–	–		gering
Escitalopram	–	++	–	++	++	–	–	QTC-Verlängerung > 20 mg/d	gering
Fluoxetin	–	++	–	++	++	–	–	inhibitorische Wirkungen auf CYP2D6[d]	gering
Fluvoxamin	–	++	+	++	++	–	–	inhibitorische Wirkungen auf CYP1A2, CYP2C19[d]	gering
Imipramin	++	–	+	++	+	++	++	EKG-Veränderungen[c]; kann die Krampfschwelle herabsetzen	hoch
Maprotilin	++	–	++	–	+	++	++	erhöhtes Anfallsrisiko/Krampfrisiko	hoch
Mianserin	+	–	++	–	+	+	+	Blutdyskrasie (selten)	gering
Mirtazapin	–	–	++	–	–	+	+++	Restless Legs	gering
Moclobemid	+	+	–	+	–	–	–		gering
Nortriptylin	+	+	+	+	+	–	+	EKG-Veränderungen[c]; kann die Krampfschwelle herabsetzen	hoch

☐ Tab. 1.2 Fortsetzung

Generischer Name (in alphabetischer Reihenfolge)	Anticholinerg[b]	Übelkeit/gastrointestinal	Sedation	Schlaflosigkeit/Erregung	Sexuelle Dysfunktion	Orthostatische Hypotension	Gewichtszunahme	Spezifische unerwünschte Nebenwirkungen	Letalität bei Überdosierung
Paroxetin	+	++	-	++	++	-	+	inhibitorische Wirkungen auf CYP2D6[d]	gering
Reboxetin	-	+	-	++	+	++	-		gering
Sertralin	-	++	-	++	++	-	-		gering
Tianeptin	+	+	-	++	-	-	-	frgl. Missbrauch und Abhängigkeit	gering
Tranylcypromin	+	+	+	++	+	++	+	Hypertensive Krise[e]; Gefahr eines Serotonin-Syndroms[f]	hoch
Trazodon	-	+	++	-	++	+	+	Priapismus (selten)	gering
Trimipramin	++	-	+++	-	+	++	++	EKG-Veränderungen[c]; kann die Krampfschwelle herabsetzen	hoch
Venlafaxin	-	++	-	++	++	-	-	Hypertension	gering
Vortioetin	-	+	-	+	-	-	-		gering

Kategorien der Stärke der Nebenwirkungen: +++ (hoch/stark), ++ (moderat), + (gering/schwach), – (sehr gering/keine)

a Die Nebenwirkungsprofile der Antidepressiva sind nicht vollständig und nur für einen groben Vergleich geeignet. Details zu den verwendeten Medikamenten, wichtige Warnhinweise und Wechselwirkungen sollten in einem Lehrbuch oder in Reviews (z. B. Kent 2000, Benkert und Hippius 2011), in der Originalliteratur, im Beipackzettel oder in der Roten Liste nachgelesen werden.

b Diese beziehen sich auf Symptome, die gewöhnlich durch muskarinerge Rezeptorblockade ausgelöst werden, einschließlich Mundtrockenheit, Schwitzen, verschwommenes Sehen, Konstipation und Urinretention

c Reizleitungsverzögerungen

d Es werden nur die inhibitorischen Wirkungen auf hepatische CYP-450-Enzyme gezeigt, die klinisch relevant sind; für Details s. Brosen (1998) und Kent (2000)

e Erhöhtes Risiko mit Nahrungsmitteln, die einen erhöhten Tyramingehalt haben, und mit Sympathikomimetika

f In Kombination mit serotonergen Medikamenten

1.2.4 Sonstige Prädiktoren

Die Besserung innerhalb der ersten ein bis zwei Wochen ist prädiktiv für das (spätere) Ansprechen auf das Antidepressium (Response). Abgesehen von der Behandlungsvorgeschichte und dem symptomatologischen Querschnittsbefund ließen sich bisher keine weiteren Prädiktoren feststellen, die bei der spezifischen Auswahl eines Antidepressivums hilfreich sind. Die bisher durchgeführten Prädiktoruntersuchungen ergaben lediglich, dass vor allem die Diagnose einer schweren depressiven Episode einen Prädiktor für das Ansprechen auf Antidepressiva darstellt und dass die Erfolgswahrscheinlichkeit eines Antidepressivums abnimmt mit

- der Zahl der bereits durchgemachten depressiven Episoden,
- die Chronizität des depressiven Syndroms,
- dem Ausmaß »neurotischer« Persönlichkeitszüge,
- dem Ausmaß von chronischen Störungen der sozialen Adaptation und
- dem Vorliegen wahnhafter Symptome.

Die Möglichkeit einer besseren Prädiktion im Einzelfall wäre deshalb von Bedeutung, weil man bei einer speziellen Zielgruppe der poor responder von vorneherein und nicht erst nach Kenntnis des Behandlungsverlaufs andere Behandlungsstrategien wie z. B. Kombinations- und Augmentationstherapien einsetzen könnte.

☐ Tab. 1.3 zeigt die wichtigsten Kriterien für die Auswahl eines Antidepressivums nach der S3-Leitlinie »Unipolare Depressionen« der DGPPN 2009, ☐ Tab. 1.4 zeigt Auswahlkriterien für Antidepressiva von Preskorn (1996).

1.3 Polypharmazeutische Behandlungsstrategien

Zur Behandlung der Therapieresistenz auf Antidepressiva wurden eine Reihe unterschiedlicher pharmakologischer Behandlungsstrategien entwickelt (Möller 2004a, b, Fava 2001, Fredman et al. 2000, Mc Intyre et al. 2003, Nelson 1998 a, b, 2000, 2003, Nemeroff 1996, Trivedi u. Kleiber 2001, Trivedi 2003, Fava u. Rush 2006, De Batista 2006, Souery et al. 2006, Papakostas 2010, Papakostas et al. 2008a, Coryell 2000).

Kombinations- und Augmentationstherapien mit Antidepressiva gehören zu den wichtigsten Behandlungsstrategien bei therapieresistenten Depressionen. Sie sollen im Folgenden ausführlich dargestellt werden: ☐ Tab. 1.5 gibt einen Überblick über die wichtigsten Faktoren, die die Auswahl eines Kombinators bzw. Augmentors beeinflussen können.

1.3.1 Kombinationstherapien

In den Kombinations- bzw. Augmentationstherapien soll der therapeutische Effekt der Antidepressiva durch Kombination mit einem zweiten Antidepressivum bzw. Augmentation mit einem anderen Medikament gesteigert werden (Fava 2001, Schmauß u. Messer 2009 a, b, de la Gandara et al. 2005, Dodd et al. 2005, Ros et al. 2005). Eine Kombinations-/Augmentationstherapie kann insbesondere bei den Patienten indiziert sein, die bereits eine teilweise Response auf die Initialtherapie zeigten und für die das Risiko besteht, die Response zu verlieren, wenn die Initialtherapie abgesetzt wird. Das Hinzufügen eines zweiten Antidepressivums zu einer bereits bestehenden Antidepressivabehandlung im Sinne einer Kombinationsbehandlung kann eine bessere Response hervorrufen als eine Monotherapie (Trivedi 2003). Sinnvolle Antidepressi-

1

◘ **Tab. 1.3** S3-Leitlinie »Unipolare Depression«: Kriterien für die Auswahl eines Antidepressivums

Verträglichkeit
Unterschiedliches Nebenwirkungsprofil von SSRIs im Vergleich zu TZA ist vor allem im ambulanten Bereich zu beobachten.
Mehr gravierende Komplikationen unter TZA wie Delir, kardiale Blockbildungen/Rhythmusstörungen oder Harnverhalt.
Bei Verschreibung von Imipramin bei Frauen berücksichtigen, dass weibliches Geschlecht für eine geringere Toleranz gegenüber diesem Antidepressivum prädestiniert.

Anwendungserfahrung
Anwendungserfahrung des Arztes mit einzelnen Antidepressiva ist für die Wirkstoffauswahl bedeutsam.

Überdosierungssicherheit
Einnahme einer Wochenration von TZA kann bei suizidalen Patienten letal sein; im ambulanten Bereich daher nur Verschreibung kleiner Packungsgrößen.

Möglichkeiten bei Nichtansprechen
Bei TZA ist eine Serumspiegelbestimmung sinnvoll, da für die meisten dieser Antidepressiva ein therapeutischer Serumspiegelbereich etabliert ist.

Ansprechen in einer früheren Krankheitsepisode
Wirksamkeit und Verträglichkeit einer früheren Antidepressiva-Behandlung sollten in die erneute Indikationsstellung einbezogen werden.

Komorbidität
Bei Komorbidität mit Zwangsstörung:
– SSRIs oder Clomipramin
Bei Komorbidität mit ADHS:
– Noradrenalin-Wiederaufnahmehemmer

Handhabbarkeit
TZA verlangen eher eine individuelle Eintitrierung und Kontrolle als die SSRIs oder neueren AD. Schrittweises Aufdosierung ist aber auch bei SSRIs und neueren AD wie Venlafaxin und Mirtazapin sinnvoll.

Patientenpräferenzen
Patienten reagieren physisch und psychisch unterschiedlich hinsichtlich Wirkung und Nebenwirkung von Antidepressiva, weswegen die individuelle Gewichtung der unerwünschten Wirkungen bei der Wirkstoffauswahl eine Rolle spielt.

AD = Antidepressiva, ADHS = Aufmerksamkeitsdefizit-/Hyperaktivitätssyndrom, SSRI = selektive Serotonin-Rückaufnahme-Inhibitoren, TZA = trizyklische Antidepressiva

◘ **Tab. 1.4** Auswahlkriterien für Antidepressiva: 5 STEPS (nach Preskorn 1996)

Safety – Sicherheit	– akute therapeutische Breite – Kardiotoxizität – Langzeitsicherheit – Risiko von Wechselwirkungen – pharmakodynamisch vermittelt – pharmakokinetisch vermittelt
Tolerability – Verträglichkeit	– akut – langfristig – Sedierung
Efficacy – Wirksamkeit	– Gesamtansprechrate – besonderes Wirkspektrum bei Subpopulation – Geschwindigkeit des Wirkeintritts – andauernde Wirkung – prophylaktische Wirkung
Payment – Kosten	– Tagestherapiekosten unter Standarddosis
Simplicity – Einfachheit/Handhabung	– Verabreichungsschemata (Einmaldosierung) – Einfachheit der optimalen Dosierung (Titrierung notwendig) – Notwendigkeit besonderer klinischer oder labortechnischer Kontrollen

◘ Tab. 1.5 Wahl des Kombinators/Augmentors

Patient	Medikation	Symptom
Alter	Nebenwirkungsprofil	Angst
Geschlecht	Interaktionsprofil	Agitiertheit
Response	Sicherheit (auch bei Überdosis)	Kognition/Exekutivfunktionen
Unverträglichkeiten	Handling	Anhedonie
Komorbidität	Wirksamkeit bei Subtyp	Suizidalität
Residualsymptome	Wirksamkeit bei Residualsymptomen	Schlafstörungen

va-Kombinationen basieren auf komplementären, synergistischen Wirkmechanismen (Bauer u. Linden 1993, Schmauß u. Erfurth 1996, Schmauß u. Messer 2009a, Möller 2004 a, b). In der stationär psychiatrisch-psychotherapeutischen Depressionsbehandlung besteht bei einem Großteil aller Patienten die medikamentöse Therapie aus einer Kombinations- bzw. Augmentationsbehandlung (Frye et al. 2000), darunter am häufigsten Kombinationen bzw. Augmentationen aus einem Antidepressivum und einem Neuroleptikum oder einem Benzodiazepin. Einen Überblick über die Häufigkeit entsprechender Kombinations- bzw. Augmentationsstrategien im Rahmen einer stationär psychiatrischen Depressionsbehandlung gibt ◘ Tab. 1.6.

❯ Merksatz

In den Kombinations- bzw. Augmentationstherapien soll der therapeutische Effekt eines Antidepressivums durch additive Gabe eines zweiten Antidepressivums bzw. eines anderen (Psycho-) pharmakons (z. B. Lithium, atypisches Antipsychotikum, T3, Modafinil, Metylfolat) optimiert werden.

Trizyklika bzw. Tetrazyklika und MAO-Hemmer

MAO-Hemmer sind effektive Antidepressiva, welche in der Behandlung der Depression eine spezifische Stellung innehaben (Köhler et al. 2014). Sie erhöhen die präsynaptische Konzentration von Noradrenalin, Serotonin und Dopamin durch Hemmung der Monoaminoxidase. Bei irreversiblen MAO-Hemmern resultiert daraus die Notwendigkeit einer spezifischen tyraminarmen Diät, um hypertensive Krisen zu vermeiden (Flockhart 2012). Wechselwirkungen mit anderen Antidepressiva, aber auch nicht psychiatrischen Medikamenten sind zu beachten, um ein Serotoninsyndrom zu verhindern. MAO-Hemmer sind jedoch eine sichere und effektive Behandlungsoption depressiver Störungen (Stahl u. Felker 2008).

Trizyklika und MAO-Hemmer wurden bis 1962 unter der Annahme eines synergistischen Effekts bei der Behandlung von depressiven Syndromen häufig kombiniert (Murphy et al. 1984). In der Folgezeit wurden diese Kombinationen jedoch aufgrund von Berichten über die allgemeine Toxizität der Einzelsubstanzen und unerwünschter Wirkungen im Tierversuch wesentlich kritischer betrachtet (Pare 1964, Loveless u. Maxwell 1965). Hinzu kamen Fallberichte über schwerwiegende unerwünschte Arzneimittelwirkungen bei der Anwendung dieser Therapieform (Übersicht: Schuckit et al. 1971), sodass diese Art der medikamentösen Behandlung schließlich als kontraindiziert angesehen wurde (Sjöquist 1965, Cohen u. Armstrong 1974). Später wurden die Angaben über schwerwiegende unerwünschte Arzneimittelwirkungen von verschiedenen Autoren einer kritischen Prüfung unterzogen (White u. Simpson 1981, 1984) und es wurde festgestellt, dass ernsthafte oder sogar tödliche unerwünschte Arzneimittelwirkungen

◘ Tab. 1.6 Psychopharmakologische Behandlung depressiver Patienten im stationären Setting [%]; Mehrfachnennung (aus: Härter et al. 2004)

	%
Antidepressiva	
– Keine	6,5
– Tri-/tetrazyklische Antidepressiva (TCA), Maprotilin, Mianserin	58,5
– Selektive Serotonin-Reuptake-Inhibitoren (SSRIs)	44,6
– Noradrenerg-spezifisch-serotonerge Antidepressiva (NAS(S)A)	17,4
– Monoaminoxidasehemmer (MAOH)	3,1
Neuroleptika	52,7
Andere (Benzodiazepine u.a.)	64,2
Kombinationsbehandlung	
– Keine	24,9
– Antidepressiva + Neuroleptika	39,5
– Antidepressiva + Benzodiazepine	31,7
– Mindestens zwei Antidepressiva	21,0
– Antidepressiva + Phasenprophylaxe	10,9
– Antidepressiva + Neuroleptika + Phasenprophylaxe	9,5
– Antidepressiva + andere	7,2
Probleme bei der Pharmakotherapie	
– Wechsel des Antidepressivums	29,9
– Therapieresistenz	22,8
– Erhebliche unerwünschte Arzneimittelwirkungen	12,5
– Mangelnde Compliance	4,4

praktisch nur bei Überdosierungen aufgetreten waren. Darüber hinaus waren Mehrfachkombinationen mit anderen Psychopharmaka oder größeren Alkoholmengen beteiligt. In fast allen Fällen hatten die Behandlungen mit einem MAO-Hemmer begonnen und nachfolgend war ein Trizyklikum hinzugefügt worden, manchmal sogar bei parenteraler Verabreichung.

■ **Klinische Wirksamkeit**
Es wird angenommen, dass Anfang der 60er Jahre Kombinationstherapien von Trizyklika mit irreversiblen MAO-Hemmern (Isocarboxazid, Phenelzin, Tranylcypromin) etwa 4–5% aller Antidepressivaverordnungen ausmachten (Marks 1965), obwohl bis zu diesem Zeitpunkt lediglich kasuistische Berichte die Wirksamkeit dieser Therapieform dokumentierten.

Bis heute sind eine Reihe offener und kontrollierter Studien über den klinischen Effekt einer derartigen Kombinationstherapie veröffentlicht. Daraus lässt sich ableiten, dass eine derartige Kombination bei einzelnen therapieresistenten depressiven Patienten effektiv sein könnte (Übersichten: Davidson 1982, Lam et al. 2002). Zahlreiche retrospektive und offene Untersuchungen (Berlanga et al. 1995, Feighner et al. 1985, Schmauß et al. 1988a) dokumentieren mit einer Erfolgsquote von 55–80% die Effektivität einer Kombinationstherapie bei therapieresistenten Depressionen sehr gut; die methodische Qualität dieser teilweise relativ alten Studien ist jedoch diskussionswürdig bis unzureichend.

Die in einem Großteil der offenen Studien beschriebene gute Wirksamkeit einer Kombinationstherapie wird von kontrollierten klinischen Studien zudem nicht gestützt; in einer Studie (Davidson et al. 1978) war z. B. trotz einer geringen Fallzahl die Elektrokrampftherapie einer Kombinationstherapie mit Antidepressiva (Amitriptylin, Fenelzin) überlegen. Als Kritik an dieser Studie ist anzumerken, dass die durchschnittliche Dosierung von Amitriptylin mit 71 mg/Tag und Phenelzin mit 24 mg/Tag relativ gering waren. Young et al. (1979) teilten 135 depressive ambulante Patienten unter Doppelblindbedingungen fünf Behandlungsverfahren zu (Isocarboxazid, Phenelzin oder Trimipramin als Monotherapie sowie Phenelzin plus Trimipramin oder Isocarboxazid plus Trimipramin als Kombinationstherapien) und stellten eine Überlegenheit von Trimipramin alleine im Vergleich zu den beiden Kombinationstherapien fest. White et al. (1980) und Razzani et al. (1983) berichten über Untersuchungen an 30 bzw. 60 hospitalisierten depressiven Patienten, die unter kontrollierten Bedingungen über vier Wochen entweder mit einer Monotherapie mit Amitriptylin (bis 300 mg/Tag) oder Tranylcypromin (bis 40 mg/Tag) bzw. einer Kombinationstherapie mit Amitriptylin (bis 150/mg) und Tranylcypromin (bis 20 mg/Tag) behandelt wurden. In beiden Untersuchungen führte die Kombinationsbehandlung im Vergleich zu den Monotherapien zu keinem besseren Behandlungsergebnis. Zu einem ähnlichen Ergebnis kamen ebenfalls O'Brian et al. (1993) in ihrer Studie. Bei der Diskussion der Ergebnisse der kontrollierten Untersuchungen im Vergleich zu den offenen Studien ist festzuhalten, dass die kontrollierten Untersuchungen (Davidson et al. 1978, Young et al. 1979, Razzani et al. 1983, White et al. 1980, O'Brian et al. 1993) nicht bei therapieresistenten depressiven Patienten durchgeführt worden sind. Dies kann als Erklärung dafür angesehen werden, dass sich in diesen Studien die Kombinationstherapie einer Monotherapie als nicht überlegen gezeigt hat. Primäre Indikation für diese insgesamt ungenügend evaluierte Kombinationstherapie ist jedoch primär die therapieresistente Depression, bei der sich mehrere alternative Behandlungsmethoden als unwirksam gezeigt haben (White u. Simpson 1981, Pande et al. 1991).

> **Merksatz**
> **Die Kombination Trizyklika mit MAO-Hemmern kann unter bestimmten Kriterien (tyraminarme Diät, Beachtung der Interaktion mit anderen Medikamenten, RR-Kontrollen) sicher durchgeführt werden (Schmauß et al. 1988a, Pande et al. 1991). Trotzdem sollte aber diese Behandlung nur im stationären Rahmen oder durch einen erfahrenen Facharzt unter Beachtung bestimmter Regeln erfolgen (Schmauß 2002).**

■ **Unerwünschte Arzneimittelwirkungen**

Unerwünschte Arzneimittelwirkungen unter einer Behandlung mit trizyklischen Antidepressiva und MAO-Hemmern können im Wesentlichen in zwei Kategorien aufgeteilt werden (Goldberg u. Thornton 1978):

■ ■ **Kategorie 1**

Als weniger schwerwiegende unerwünschte Arzneimittelwirkungen werden Symptome angegeben, die sich aus einem möglichen Synergismus zwischen den unerwünschten Arzneimittelwirkungen der beiden Einzelsubstanzen ergeben, wie orthostatische Hypotension, Kopfschmerzen, Blasenentleerungsstörungen und Schwindel. Diese Symptome verschwinden häufig spontan bei Fortsetzung der Therapie oder können durch eine Dosisänderung behoben werden (Gander 1965). Wiederholt wurde festgestellt, dass sich Häufigkeit und Schweregrad unerwünschter Arzneimittelwirkungen unter einer Kombinationstherapie mit trizyklischen Antidepressiva und MAO-Hemmern nicht von denen einer Monotherapie unterscheiden (Winston 1971, Sethna 1974, Spiker u. Pugh 1976). Schmauß et al. (1988a) berichten sogar über eine geringere Frequenz unerwünschter Arzneimittelwirkungen unter einer Kombinationstherapie im Vergleich zur vorausgegangenen Monotherapie mit tri- (tetra-) zyklischen Antidepressiva.

▪▪ Kategorie 2

Schwerwiegende unerwünschte Arzneimittelwirkungen unter einer Kombinationsbehandlung sind gekennzeichnet durch eine delirante Symptomatik mit starker motorischer Unruhe, eine Erhöhung der Körpertemperatur, eine Tonuserhöhung der Muskulatur, Krampfanfälle, hypertensive Krisen, Koma und schließlich den Exitus. Nach Pare (1985) handelt es sich dabei um unspezifische Reaktionen, die auch durch eine Überdosierung von nur einer der beteiligten Substanzen herbeigeführt werden. Von Oefele et al. (1988) weisen jedoch darauf hin, dass die Häufigkeit schwerwiegender unerwünschter Arzneimittelwirkungen von der Art der Kombinationsbehandlung abhängt. So beobachteten die Autoren unter einer Kombination von Amitriptylin und Tranylcypromin eine nahezu identische Häufigkeit unerwünschter Arzneimittelwirkungen wie unter den Einzelsubstanzen, während im Gegensatz dazu eine Kombination aus Clomipramin und Tranylcypromin eine im Vergleich zu den Einzelsubstanzen deutlich erhöhte Nebenwirkungsrate und sogar einen Fall mit letalem Ausgang aufwies. Die besondere Problematik dieser Kombination war bereits seit Jahren auf der Grundlage von theoretischen Überlegungen, tierexperimentellen Untersuchungen und klinischen Beobachtungen vermutet worden. So stützten sich die Mitteilungen von Beaumont (1973), Caglieri-Cingolani u. Bencini (1982) und Pare (1985) auf kasuistische Beobachtungen. Die tierexperimentellen Untersuchungen von Marley und Wozniak (1983) weisen auf eine Rolle der Serotonin-Wiederaufnahmehemmung für die Entstehung der unerwünschten Arzneimittelwirkungen hin. Bei den bisher vorliegenden Vergleichsstudien von Kombinations- und Monotherapie wurde in keinem Fall Clomipramin eingesetzt, in den Übersichtsarbeiten wurde aufgrund von Fallberichten zuweilen ein erhöhtes Risiko für unerwünschte Arzneimittelwirkungen unter der Kombination mit Imipramin angegeben (Schuckit et al. 1971). In den von v. Oefele et al. (1988) mitgeteilten Fällen handelt es sich um unerwünschte Arzneimittelwirkungen, die nach dem vorgeschriebenen Prozedere, also nach der Zugabe eines MAO-Hemmers zu einem trizyklischen Antidepressivum aufgetreten waren. Unter dem umgekehrten Prozedere – also der Clomipraminzugabe zu einem irreversiblen MAO-Hemmer – musste die Therapie noch wesentlich häufiger, nämlich bei 56% der so behandelten Patienten aufgrund unerwünschter Arzneimittelwirkungen – hauptsächlich eines Serotoninsyndroms – abgebrochen werden (Amsterdam et al. 1987). Das Risiko unerwünschter Arzneimittelwirkungen erscheint also unter der Kombination des Serotonin-Wiederaufnahmehemmers Clomipramin mit einem MAO-Hemmer erheblich. Der Mechanismus der Syndromentstehung mit Fieber, Tremor und Unruhe ist weiterhin unklar, derartige Symptome wurden unter Überdosierungen bei Monotherapien in der Literatur jedoch bereits beschrieben (Pare 1985). Auch erscheint nach v. Oefele et al. (1988) die Höhe der Dosis der verordneten Substanzen für das Auftreten unerwünschter Arzneimittelwirkungen nicht ohne Belang. So weisen die Autoren darauf hin, dass in etwa der Hälfte der Fälle die unerwünschten Nebenwirkungen nach Erhöhung der Tranylcypromin-Dosis auftraten.

▪ Zusammenfassende Bemerkungen

Die Kombination trizyklischer Antidepressiva mit MAO-Hemmern kann unter bestimmten Kriterien (tyraminarme Diät, Beachtung der Interaktion mit anderen Medikamenten, RR-Kontrollen) sicher durchgeführt werden (Pande et al. 1991). Trotzdem sollte aber diese Behandlung nur im stationären Rahmen oder durch einen erfahrenen Facharzt erfolgen. Folgende Regeln sind zu beachten (Möller et al. 1989):

1. MAO-Hemmer nach vorheriger Gabe des Antidepressivums einschleichend dazugeben; die umgekehrte Reihenfolge ist kontraindiziert.
2. Dosierung bis zu 20 mg Tranylcypromin.
3. Keine Kombination von antriebssteigernden Antidepressiva im Sinne des Kielholz-Schemas mit MAO-Hemmern.
4. Keine Kombination von Clomipramin und anderen stark serotonergen Antidepressiva (alle SSRIs und SSNRIs) mit MAO-Hemmern (Gefahr des Serotonin-Syndroms!).
5. Keine Kombination von parenteraler Antidepressiva-Gabe mit MAO-Hemmern.
6. Nach Anwendung einer solchen Kombination gelten für die weitere Therapie die gleichen Regeln wie nach einer Monotherapie mit einem MAO-Hemmer.

Eine Kombination von Trizyklika mit dem reversiblen und selektiven MAO-A-Hemmer Moclobemid ist gut möglich. Auch Koenig und Wolfersdorf (1997a) berichten über eine offene Studie an 23 therapieresistenten depressiven Patienten, in denen eine Kombination von 300 mg Moclobemid mit Tri- oder Tetrazyklika bei nahezu 60% der behandelten Patienten zu einer deutlichen Besserung der Symptomatik führte. Schwerwiegende unerwünschte Arzneimittelwirkungen wurden von den Autoren im Rahmen dieser Kombinationstherapie nicht beschrieben. Koenig et al. (1997b) berichten im Weiteren, dass die Kombination von Moclobemid mit Trimipramin bzw. Maprotilin zu einem signifikanten Anstieg der Trimipramin- und einem nicht-signifikanten Anstieg der Maprotilinplasmaspiegel führt, ohne dass jedoch eine Korrelation zwischen dem Serumspiegel dieser Antidepressiva und dem klinischen Behandlungsergebnis in dieser offenen Studie festzustellen gewesen wäre.

SSRIs und MAO-Hemmer

Vergleichbare unerwünschte Arzneimittelwirkungen wie unter der Kombination von Clomipramin mit Tranylcypromin wurden erstmals von Sternbach (1988) und später von Feighner (1990) für die Kombination des SSRI Fluoxetin mit einem irreversiblen MAO-Hemmer berichtet. Beasly et al. fassten 1993 die bis zu diesem Zeitpunkt gemeldeten unerwünschten Arzneimittelwirkungen dieser Kombinationsbehandlung zusammen und kamen zu dem Schluss, dass von der Kombination Fluoxetin/irreversibler MAO-Hemmer aufgrund der bedrohlichen Nebenwirkungen dringend abzuraten sei. Auch Keltner und Harris (1994) wiesen auf die Gefahr eines potentiell letalen Serotoninsyndroms bei der Kombination von irreversiblen MAO-Hemmern mit einem SSRI hin. Hodgman et al. (1997) beschreiben kasuistisch auch das Auftreten eines schweren Serotoninsyndroms mit Hyperthermie und Koma bei einer langfristig mit Tranylcypromin behandelten Patientin nach Einnahme einer einzigen Tablette des SSNRIs Venlafaxin.

Bezüglich der Wirksamkeit, aber auch der Verträglichkeit des reversiblen MAO-Hemmers Moclobemid in Kombination mit den SSRIs Sertralin bzw. Fluvoxamin liegen zum Teil positive Erfahrungen vor (Joffe u. Bakish 1994).

Ebert et al. (1995) führten bei 36 therapieresistenten depressiven Patienten entweder eine Fluvoxamin-Monotherapie oder eine Kombinationsbehandlung von Fluvoxamin und Moclobemid durch und stellten eine klinische Überlegenheit der Kombinationstherapie über die SSRI-Monotherapie fest. Die Kombinationstherapie wurde zudem größtenteils problemlos toleriert.

Neuvonen et al. (1993) berichten hingegen über fünf Todesfälle unter einer Kombination von Moclobemid mit Citalopram bzw. Clomipramin. Auch in der Untersuchung von Hawley et al. (1996) klagten alle 19 untersuchten Patienten unter einer Moclobemid/Paroxetin- bzw. Fluoxetin-Kombination über starke serotonerge Nebenwirkungen bis hin zu einzelnen Symptomen des Serotoninsyndroms. Diese äußerst schlechte Verträglichkeit der Kombinationsbehandlung wurde von den Autoren als eine mögliche Erklärung für die niedrige Responserate von 32% aufgeführt. Auch Lejoyeux et al. (1994) weisen darauf hin, dass eine Interaktion von Moclobemid mit SSRIs ein schweres serotonerges Syndrom zur Folge haben kann. Zusammenfassend ist deshalb davon auszugehen, dass auch eine Kombination von Moclobemid mit einem SSRI mit einem erhöhten Risiko für das Auftreten des Serotoninsyndroms assoziiert zu sein scheint (Dams et al. 2001), obwohl Tierversuche z. B. keine Interaktionen mit Fluvoxamin bzw. nur eine geringe Interaktionswahrscheinlichkeit für Fluoxetin nahelegen. Bei Fluoxetin ist darüber hinaus angesichts einer langen Eliminationshalbwertszeit nicht nur bei der Kombination, sondern auch beim Umsetzen auf reversible oder irreversible MAO-Hemmer besondere Vorsicht geboten (Volz et al. 1996). Eine Kombinationstherapie eines reversiblen MAO-Hemmers mit einem SSRI sollte aufgrund der dargestellten Probleme erst nach Ausschöpfung aller anderen Möglichkeiten aufgegriffen werden. Dabei ist auf eine niedrige Anfangsdosis, langsame einschleichende Aufdosierung und sorgfältiges Drugmonitoring der Patienten zu achten (Bonnet 2003).

- **Behandlung des Serotoninsyndroms**

Nach dem sofortigen Absetzen der entsprechenden Pharmaka stehen eine engmaschige Überwachung des Patienten und eine symptomorientierte Therapie im Vordergrund. Diese umfasst physikalische und medikamentöse Maßnahmen zur Senkung der Körpertemperatur (keine Gabe von Petidin!) sowie Flüssigkeits- und Elektrolytsubstitution unter Berücksichtigung der erhöhten Verluste durch Schwitzen und Fieber (Boyer u. Shannon 2005). Möglich ist auch die Gabe von Benzodiazepinen zur Senkung des Muskeltonus und zur Behandlung einer assoziierten psychomotorischen Unruhe. Die Effektivität von Dantrolen zur Reduktion der gesteigerten Wärmeproduktion wird in den letzten Jahren eher zurückhaltend beurteilt. Die Serotoninrezeptorantagonisten sollen die Dauer des Serotoninsyndroms verkürzen; allerdings ist das Serotoninsyndrom selber von kurzer Dauer und ob die medikamentöse Behandlung tatsächlich zu einer weiteren Verkürzung der Krankheitsdauer führt, ist unklar (Hüttemann et al. 2009). Bei schwerwiegenden Verlaufsformen ist eine symptomatische Therapie jedoch möglicherweise nicht ausreichend, sodass eine Therapie mit 5HT2-Rezeptorantagonisten wie Cyproheptadin probatorisch durchgeführt werden kann.

> **⟩ Merksatz**
> **Beim Verdacht auf das Vorliegen eines Serotoninsyndroms stehen nach dem sofortigen Absetzen der entsprechenden Pharmaka eine engmaschige Überwachung des Patienten und eine symptomorientierte Therapie im Vordergrund.**

Trizyklika und SSRIs

Weilburg et al. (1989) berichteten erstmals retrospektiv über 30 Patienten, die nach einer ineffizienten Monotherapie mit einem Trizyklikum zusätzlich Fluoxetin in einer Dosierung von 20–60 mg erhalten hatten. Da Fluoxetin die hepatische Metabolisierung anderer Antidepressiva beeinflussen und damit die Plasmaspiegel dieser Substanzen erhöhen kann (Vaughan 1988), hatten die Autoren die TCA-Dosis vor der Fluoxetin-Gabe reduziert. Bei 86% der Patienten kam es zu einer deutlichen Besserung der Symptomatik, wobei der Zeitpunkt zwischen Tag 1 und Tag 28 nach Beginn der Kombinationstherapie lag. Schwerwiegende unerwünschte Arzneimittelwirkungen wurden nicht beobachtet. Weitere positive Ergebnisse einer TCA-SSRI- bzw. SSRI-TCA-Kombination bei therapieresistenten Depressionen werden im Weiteren von Weilburg et al. (1991), Rosenthal et al. (1991), Seth et al. (1992), Rothschild (1994) und Zajeka et al. (1995) dargestellt.

Der Behandlungserfolg einer derartigen Antidepressivakombination (TCA+SSRI bzw. SSRI+TCA) wird auf einen möglichen synergistischen Effekt der Antidepressiva zurückgeführt. Dies wird durch tierexperimentelle Befunde gestützt, bei denen die gleichzeitige Verabreichung beider Substanzen zu einer schnelleren und ausgeprägteren »Beta-Down«-Regulation adrenerger Rezeptoren führt (Baron et al. 1988). Einen guten Überblick über die bisher durchgeführten TCA-SSRI- bzw. SSRI-TCA-Kombinationen geben Nelson (1998b) und Lam et al. (2002). Ein wesentliches Problem dieser Kombinationstherapie besteht in der Tatsache, dass die TCA-Substrate der Zytochrom-P-450-2D6-Isoenzyme (CYP2D6) darstellen, sodass es zu einer Erhöhung der TCA-Plasmaspiegel bei gleichzeitiger Verabreichung bestimmter SSRIs (z. B. Fluoxetin) kommen kann. Massiv erhöhte Trizyklikaspiegel beinhalten das Risiko kardialer Toxizität, eines Delirs oder eines epileptischen Anfalls. Es empfiehlt sich eine engmaschige Kontrolle der Plasmaspiegel; ggf. muss die Dosierung der Trizyklika reduziert werden.

> **Merksatz**
> Bei einer Kombinationstherapie eines trizyklischen Antidepressivums mit einzelnen SSRIs (z. B. Fluoxetin oder Fluvoxamin) kann es zu einer deutlichen Erhöhung der TCA-Plasmaspiegel mit den entsprechenden negativen »Konsequenzen« (Delir, kardiale Toxizität, epileptischer Anfall) kommen.

SSRIs und noradrenerges Trizyklikum

Studien an Tiermodellen geben die theoretische Basis für die Kombination von noradrenergen und serotonergen Antidepressiva: Die Kombination des vorwiegend noradrenergen Trizyklikums Desipramin mit dem SSRI Fluoxetin erzielt eine schnellere Down-Regulation von Beta-Adrenorezeptoren als Desipramin allein (Baron et al. 1988). Resultate darauf basierender erster klinischer Studien ergaben, dass Patienten, die kombiniert behandelt wurden, eine schnellere Response zeigten (Nelson et al. 1991). Eine dreiarmige Studie ergab, dass die Remissionsraten bei der Kombinationstherapie (50%) höher waren als bei einer Therapie mit jedem Wirkstoff allein (Desipramin 0%, Fluoxetin 7%) (Nelson 1998a). Fava et al. (1994) evaluierten in einer randomisierten Doppelblindstudie die Wirksamkeit unterschiedlicher Behandlungsstrategien bei 41 Nonrespondern, die auf eine 8-wöchige Behandlung mit Fluoxetin (20 mg/Tag) nicht ansprachen. Insgesamt 25% der mit Fluoxetin plus Desipramin und 29% der mit einer Lithium-Augmentation behandelten Patienten zeigten eine Response. Keine dieser beiden Strategien war jedoch so wirksam wie die Dosissteigerung (40–60 mg/Tag) von Fluoxetin allein (53% Responserate).

Die Unterschiede zwischen diesen drei Behandlungsgruppen waren am Ende der Behandlung jedoch nicht statistisch signifikant. Die Analysen der Studiendaten legte den Schluss nahe, dass partielle Responder eher von einer Hochdosierung des ursprünglichen Antidepressivums, und Nonresponder vielmehr von einer Augmentations- oder Kombinationsbehandlung profitieren. Zwei Arbeiten von Fava et al. (2002) und Perlis et al. (2004) berichten über eine randomisierte kontrollierte Studie an 386 depressiven Patienten, die ebenfalls mit Fluoxetin (20 mg/Tag) über 8 Wochen behandelt wurden. Alle 101 Nonresponder (< 50% Besserung im Vergleich zum Ausgangswert) wurden über 4 Wochen entweder mit 40–60 mg/Tag Fluoxetin, einer Kombinationsbehandlung 20 mg Fluoxetin/25–50 mg Desipramin oder einer Lithiumaugmentation (300–600 mg/Tag) von 20 mg/Tag Fluoxetin weiterbehandelt. 42,4% der Patienten respondierten auf die Fluoxetin-Hochdosisbehandlung, 29,4% auf die antidepressive Kombinationsbehandlung Fluoxetin/Desipramin und 23,5% auf die Lithiumaugmentation von Fluoxetin. Die Unterschiede zwischen den drei Behandlungsgruppen waren auch hier statistisch nicht signifikant. Zu einem ähnlichen Ergebnis kamen Nelson et al. (2004), die ebenfalls keine statistisch signifikanten Unterschiede zwischen einer Monotherapie mit Fluoxetin

(20 mg/Tag) bzw. Desipramin (Serumspiegel: 160 ng/ml) und einer Kombinationstherapie Fluoxetin/Desipramin feststellen konnten.

SSRIs und Mianserin

Die Kombination von Fluoxetin (20 mg/Tag) mit Mianserin (30–60 mg/Tag) erwies sich in drei kontrollierten Studien als wirksam und sicher (Dam et al. 1998, Maes et al. 1999, Ferreri et al. 2001). In allen drei Studien zeigte sich die Kombinationstherapie einer Monotherapie mit dem jeweiligen Antidepressivum statistisch signifikant überlegen. Licht u. Quitzau (2002) behandelten 295 Nonresponder nach einer 6-wöchigen Behandlung mit 50–100 mg Sertralin über weitere fünf Wochen in einem offenen Studiendesign entweder mit 100 mg Sertralin plus Plazebo, 200 mg Sertralin plus Plazebo oder 100 mg Sertralin plus 30 mg Mianserin. Das erstaunliche Ergebnis dieser Studie zeigt vergleichbare Responseraten für 100 mg Sertralin (70%) und die Kombinationstherapie (67%), jedoch deutlich schlechtere Behandlungsergebnisse für die Sertralin-Hochdosistherapie (200 mg) (56%).

SSRIs und Reboxetin

Untersuchungen haben ergeben, dass die adaptive Veränderung der HT1A-Rezeptoren und der zentralen Alpha-2-Adrenorezeptorsensitivität (gemessen mit 8-OH-DPAT- oder Clonidin-induzierter Hypothermie) häufiger zu beobachten war, wenn der SNRI Reboxetin in Kombination mit einem SSRI verabreicht wird, als wenn jeder Wirkstoff allein gegeben wird (Harkin et al. 1999). Dies gab Anlass für entsprechende Kombinationstherapie-Untersuchungen. In einer sechswöchigen Studie (Hawley et al. 2000) wurde der SNRI Reboxetin (4 mg/Tag) zur bestehenden SSRI-Therapie hinzugegeben, wobei die Dosierung ab der zweiten Woche auf 8 mg/Tag erhöht werden konnte. Es zeigte sich eine signifikante Abnahme im MADRS-Score bei 20 Patienten, die die sechswöchige Behandlung vollendeten, wobei acht Patienten (33%) eine Remission (MADRS-Score $\leq$ 10) erreichten. Eine von Fleishaker (2000) durchgeführte Interaktionsstudie belegt die Sicherheit einer Fluoxetin-Reboxetin- (Lucca et al. 2000) bzw. Citalopram-Reboxetin-Kombinationstherapie (Devarajan u. Dursun 2000). Eine weitere prospektive Studie (n = 61) ergab unter der Kombination Reboxetin mit einem SSRI, Venlafaxin oder Mirtazapin Responsequoten von 54% und Remissionsquoten von 46% (Rubio et al. 2004).

SSRIs und Mirtapazin

Mirtazapin ist ein Antidepressivum mit komplexen pharmakologischen Wirkungsmechanismen, zu denen unter anderem ein Antagonismus auf Alpha-2-Rezeptoren gehört. Es erhöht die Aktivität in noradrenergen und serotonergen Systemen über einen anderen pharmakologischen Wirkungsmechanismus als über die Wiederaufnahmehemmung. In einer offenen Studie behandelten Carpenter et al. (1999) 20 Patienten mit schwerer Depression oder dysthymer Störung, die auf Standardantidepressiva keine Response zeigten, zusätzlich mit Mirtazapin (15–30 mg/Tag) über einen Zeitraum von vier Wochen. Insgesamt respondierten 55% der Patienten auf diese Kombinationstherapie. Auch in einer randomisierten kontrollierten Studie konnten Carpenter et al. (2002) an 26 therapieresistenten Patienten die Überlegenheit einer Kombinationstherapie mit Mirtazapin versus einer Monotherapie mit einem SSRI, SSNRI oder Bupropion zeigen. Eine Studie von Debonnel et al. (2000) zeigte bei therapieresistenten depressiven Patienten eine signifikant höhere Response-Rate für die Kombination von Paroxetin und Mirtazapin im Vergleich zu Monotherapien mit jeweils einer der beiden Substanzen. Die Kombinationstherapie SSRIs und Mirtazapin kann auch zur Besserung der SSRI-induzierten sexuellen Dysfunktion beitragen (Farah 1999). Wesentliche unerwünschte Arzneimittelwirkungen dieser Kombinationsstrategie sind Gewichtszunahme und Sedation

(Carpenter et al. 1999, 2002). In der STAR-D-Studie (eine prospektive, randomisierte, jedoch nicht plazebokontrollierte Studie) ergaben sich eher mäßige Remissionsraten für eine Venlafaxin-Mirtazapin-Kombination (13,7%) und sehr mäßige Remissionsraten für eine Tranylcypromin-Hochdosistherapie (6,7%) als vierter Behandlungsoption für Patienten mit einer Major-Depression, wobei die Venlafaxin-Mirtazapin-Kombination ein deutlich besseres Verträglichkeitsprofil zeigte als die Tranylcypromin-Hochdosistherapie (McGrath et al. 2006).

Blier et al. (2008) konnten in einer 6-wöchigen randomisierten Doppelblindstudie eine deutliche Überlegenheit einer Paroxetin-Mirtazapin-Kombination vs. den entsprechenden Paroxetin- bzw. Mirtazapin-Monotherapien feststellen. In einer Folgestudie behandelten Blier et al. (2010) 105 depressive Patienten über ebenfalls sechs Wochen im Rahmen einer randomisierten Doppelblindstudie mit Fluoxetin (20 mg/Tag) + Plazebo, Fluoxetin (20 mg/Tag) + Mirtazapin (30 mg/Tag), Venlafaxin (225 mg/Tag) + Mirtazapin (30 mg/Tag) oder Bupropion (150 mg/Tag) + Mirtazapin (30 mg/Tag). Alle drei Kombinationstherapien waren der Fluoxetin-Monotherapie bezüglich der Remissionsraten signifikant überlegen und vergleichbar gut verträglich. Die Autoren schließen aus den Ergebnissen ihrer Studien, dass eine antidepressive Kombinationstherapie im Vergleich zu einer Monotherapie die Chance auf eine Remission verdoppeln könnte.

> **Merksatz**
> Die Wirksamkeit einer antidepressiven Kombinationstherapie ist am besten in der Studie von Blier et al. (2013) dokumentiert. Hier zeigten sich die Kombinationen von Fluoxetin, Venlafaxin bzw. Bupropion mit Mirtazapin einer Fluoxetinmonotherapie signifikant überlegen.

SSRIs und Bupropion

Bupropion (Amfepramon), das strukturell mit Amphetaminen verwandt ist, wirkt selektiv auf das noradrenerge und dopaminerge System. In ihrer an Fluoxetin-Nonrespondern durchgeführten Studie berichten Boyer und Feighner (1993) über eine mäßige Response bei 35% der mit einer Fluoxetin-Bupropion-Kombination behandelten Patienten. Weitere Fallserien und offene Studien ergaben ebenfalls positive Resultate (Marshall et al. 1995, Marshall u. Liebowitz 1996, Bodkin et al. 1997, Spier 1998, Lam et al. 2004) für die Kombination von Bupropion mit SSRIs bzw. SSNRIs (Papakostas et al. 2006). Der wesentliche Nachteil dieser Kombinationstherapie besteht jedoch im gelegentlichen Auftreten von Tremor (Bodkin et al. 1997) und selten auch Panik (Young 1996) als unerwünschten Arzneimittelwirkungen. Auch wurden Bedenken wegen des Risikos von Krampfanfällen während der Kombinationstherapie geäußert (Gerner et al. 1998). Ein Vorteil dieser Kombinationstherapie könnte jedoch der positive Effekt von Bupropion auf die SSRI-induzierten sexuellen Funktionsstörungen darstellen (Labbate et al. 1997, Ashton u. Rosen 1998, Clayton et al. 2001, DeBattista et al. 2003). In einer ausgezeichneten Übersichtsarbeit kommen Zisook et al. (2006) zum Ergebnis, dass die Kombination eines SSRI bzw. eines SSNRIs mit Bupropion im Allgemeinen gut verträglich ist und sowohl die antidepressive Wirksamkeit bei Therapieresistenz wie auch die SSRI- bzw. SSNRI-assoziierten sexuellen Nebenwirkungen verbessern kann. In dem bereits mehrfach erwähnten STAR-D-Projekt zeigte die Kombination aus Citalopram und Bupropion mit einer Remissionsrate von etwa 30% im Vergleich mit der Augmentation von Citalopram mit Buspiron diskrete Wirksamkeits- und Verträglichkeitsvorteile bei depressiven Patienten, die nicht ausreichend auf eine Citalopram-Monotherapie angesprochen hatten (Trivedi et al. 2006, Bech et al. 2012).

In den sog. CO-MED Trials (Combining Medications to Enhance Depression Outcomes) wurden 665 ambulante depressive Patienten in einer einfach blinden, prospektiven randomisierten Studie über eine 12-wöchgie Akutphase und eine 28-wöchige Erhaltungsphase entweder monotherapeutisch mit Escitalopram (bis zu 20 mg/Tag) plus Plazebo oder mit einer Kombinationstherapie entweder Escitalopram (bis zu 20 mg/Tag) plus Bupropion ret. (400 mg/Tag) oder mit Venlafaxin ret. (bis zu 300 mg/Tag) plus Mirtazapin (45 mg/Tag) behandelt (Rush et al. 2011). Keine der beiden untersuchten Kombinationstherapien zeigte sich dabei der Escitaloprammonotherapie hinsichtlich der Response- bzw. Remissionsraten nach 12 bzw. 28 Wochen überlegen. Die Venlafaxin-Mirtazapin-Kombinationstherapie war zudem häufiger mit unerwünschten Arzneimittelwirkungen assoziiert als die Escitalopram-Monotherapie. Auch bei Differenzierung der in die Studie eingeschlossenen Patienten in melancholic/nonmelancholic MDD-Patienten ergaben sich keinerlei Vorteile für eine der beiden Kombinationstherapien versus der Escitalopram-Monotherapie (Bobo et al. 2011). Bei Patienten mit komorbiden internistischen Erkrankungen bot zudem keine der beiden Kombinationstherapien Vorteile gegenüber der Escitalopram-Monotherapie unabhängig vom Ausmaß und der Anzahl komorbider internistischer Erkrankungen (Morris et al. 2012).

Zusammenfassende Beurteilung der Kombinationstherapien

Kombinationstherapien zweier Antidepressiva werden im klinischen Alltag sehr häufig durchgeführt. Sinnvolle Antidepressivakombinationen nutzen den Vorteil komplementärer Wirkmechanismen, um einen synergistischen Nutzen zu erzielen (Lam et al. 2002, Thase 2011). Vorteile einer Kombinationstherapie bestehen in der Fortführung einer partiellen Response auf eine Monotherapie und dem gleichzeitig damit verbundenen Vermeiden der Gefahr einer Verschlechterung depressiver Symptome durch Absetzen des partiell wirksamen Antidepressivums. Nachteile dieser Strategie bestehen in dem Risiko von Antidepressivawechselwirkungen, einer möglichen Potenzierung von unerwünschten Arzneimittelwirkungen und höheren Behandlungskosten. Obwohl Kombinationsstrategien in der klinischen Praxis oft angewandt werden, gibt es nur sehr wenig kontrollierte Studien, um ihren Nutzen und ihre Wirksamkeit zu belegen (Evidenzlevel C, dies trifft jedoch nicht auf Kombinationstherapien mit Mirtazapin zu, die in den Studien von Blier et al. (2006, 2010) statistisch signifikante Vorteile gegenüber SSRI-Monotherapien (Paroxetin, Fluoxetin) zeigten). Wichtig erscheint, darauf hinzuweisen, dass die Zugabe eines SSRI zu einem trizyklischen Antidepressivum einen erhöhten Blutspiegel und eine verzögerte Metabolisierung des trizyklischen Antidepressivums herbeiführen kann, was eventuell ein erhöhtes Toxizitätsrisiko der trizyklischen Medikation nach sich zieht. Die Kombination eines irreversiblen MAO-Hemmers mit einem SSRI oder anderen Antidepressiva, die auf das serotonerge System wirken (z. B. Clomipramin, Venlafaxin und Duloxetin) sollte aufgrund des Serotoninsyndroms unter allen Umständen vermieden werden (Schmauß 2002).

> ⓥ **Merksatz**
> **Kombinationstherapien zweier Antidepressiva kommen in der klinischen Praxis sehr häufig zum Einsatz, obwohl es nur sehr wenige randomisierte kontrollierte Studien gibt, die ihren Nutzen und ihre Wirksamkeit belegen.**

1.3.2 Augmentationstherapien

Augmentationstherapie bedeutet, im Rahmen der Depressionsbehandlung einen zweiten Wirkstoff, bei dem es sich um kein Antidepressivum handelt, zum Antidepressivum hinzuzufügen, mit dem Ziel, den antidepressiven Effekt zu verbessern, wenn zuvor keine oder nur eine teilweise Response erreicht wurde.

Augmentation mit Schilddrüsenhormonen

- **Klinische Wirksamkeit**

Positive Effekte niedrig dosierter T3-Therapie als Zusatz zu einer Trizyklikabehandlung wurden in einer großen Anzahl von offenen Studien mit mehr als 200 Patienten beschrieben, wobei die meisten Studien 25 bis 37,5 mcg/Tag einsetzten, um die Response auf trizyklische Antidepressiva zu potenzieren (Bauer u. Whybrow 2001, Joffe u. Sokolov 1994). Eine 3-armige, doppelblinde, kontrollierte Studie zeigte ähnliche Wirksamkeit der Augmentation mit T3 und Lithium im Vergleich zu Plazebo (Joffe et al. 1993 a, c). Insgesamt ließen sich in einer Metaanalyse (Aronson et al. 1996) jedoch keine eindeutigen Resultate zugunsten der T3-Augmentation von Trizyklika feststellen. Bisher liegen nur zwei prospektive offene Studien zur Wirkung einer T3-Augmentation von SSRIs bei therapieresistenten depressiven Patienten vor. Agid und Lerer (2003) beschreiben 40% Responder auf eine T3-Augmentation von SSRIs, wobei erstaunlicherweise alle T3-Responder Frauen waren. Die Autoren stellten deshalb die Hypothese einer differentiellen geschlechtsspezifischen Wirksamkeit einer T3-Augmentation von SSRIs auf. Iosifescu et al. (2005) berichten über 35% Responder und 30% Remitter einer T3-Augmentation von SSRIs bei 20 therapieresistenten depressiven Patienten. Auch die vor kurzem veröffentlichte STAR*D-Studie (eine prospektive, randomisierte, jedoch nicht plazebokontrollierte Studie) kommt mit Remissionsraten von 24,7% nach einer durchschnittlichen Behandlungsdauer von 9,6 Wochen nicht gerade zu völlig überzeugenden Resultaten einer T3-Augmentation als dritte Behandlungsoption für Patienten mit einer majoren Depression (Nierenberg et al. 2006). Eine geringe Anzahl von offenen Studien (Bauer et al. 1998) berichtete bei Verwendung von höheren, supraphysiologischen Dosierungen von T4 über Responseraten von über 50% bei therapieresistenten depressiven Patienten. Zusammenfassend ist zur Wirkung der Augmentationstherapie trizyklischer und neuerer Antidepressiva mit T3 anzuführen, dass der antidepressive Effekt dieser Behandlung üblicherweise in den ersten 2–3 Wochen eintritt und die Behandlung bei unzureichendem Erfolg auch nach diesem Zeitraum wieder abgesetzt werden kann. Auch im Falle einer Remission der depressiven Symptomatik und Schilddrüsenhormongabe kann nach 4–5 Wochen ein Absetzversuch unternommen werden, ohne dass ein Rezidiv zu erwarten ist (Stein u. Avni 1988). Insgesamt ist jedoch unklar, weshalb eine niedrige T3-Dosierung bei chronischer Applikation zu erhöhten Spiegeln der T3-Konzentration im Serum oder gar in einzelnen Organen führen sollte. Denn eine T3-Zusatzmedikation wird über den bekannten Feedback-Mechanismus zu einer Hemmung des TSH sowie im Folgenden der T4-Sekretion führen, und somit werden vermutlich innerhalb relativ kurzer Zeit die physiologischen T3-Spiegel wieder hergestellt sein. Genau dieser Mechanismus könnte nach Baumgartner (1993) auch vielleicht die oben beschriebene Wirkung von T3 in der Zeitachse erklären: In den ersten vier Wochen ließ sich eine antidepressive Wirkung in einigen Studien nachweisen, nach Ablauf von vier Wochen aber in keiner einzigen mehr. Joffe et al. (1984) stellten demgegenüber die Hypothese auf, dass der antidepressive Effekt von T3 gerade aufgrund der über den Feedback-Mechanismus erzeugten Absenkung der Serum-T4-Spiegel hervorgerufen werden könnte – sozusagen in Analogie der entsprechenden Wirkung von Antidepressiva (Baumgartner 1993).

- **Unerwünschte Arzneimittelwirkungen**

Nahezu alle Studien, in denen T3 in einer Dosierung von 25–50 mcg pro Tag zu Standarddosen von trizyklischen Antidepressiva und SSRIs verabreicht wurde, haben diese Kombinationsbehandlung als sicher bezeichnet. Sie erhöht weder die Zahl der üblichen unerwünschten Arzneimittelwirkungen einer der beiden Substanzen, noch produziert sie signifikante additive Effekte (Goodwin et al. 1982, Targum et al. 1984, Whybrow u. Prange 1981).

Augmentation mit Lithium

- **Klinische Wirksamkeit**

Lithium als Monotherapie scheint neben seinem antimanischen und rezidivprophylaktischen Effekt auch eine gewisse antidepressive Wirksamkeit bei depressiven Erkrankungen zu besitzen (Johnson 1987). Wesentlich größeres klinisches Interesse als die Monotherapie bei depressiven Erkrankungen hat jedoch in den letzten Jahren der Effekt von Lithium in Kombination mit trizyklischen und nicht-trizyklischen Antidepressiva bei therapieresistenten Depressionen erlangt. Von bisher zehn vorliegenden plazebokontrollierten Doppelblindstudien zur Wirksamkeit einer Lithiumaugmentationstherapie zeigen zwei Studien (Stein u. Bernadt 1993, Nierenberg et al. 2003) ein negatives und acht Studien ein positives Ergebnis mit einer Responserate von bis zu 50%. Eine Metaanalyse über neun plazebokontrollierte Studien mit insgesamt 234 Patienten (Frauen : Männer = 7 : 4) bestätigte, dass eine Lithiumaugmentation einer Plazebo-Augmentation bei unipolarer schwerer Depression mit einer durchschnittlichen Responserate von 45% versus 18% (p < 0,001) über alle Studien überlegen ist (Bauer u. Döpfmer 1999). Eine weitere Metaanalyse (Crossely u. Bauer 2007) über zehn plazebokontrollierte Studien (die von Bauer u. Döpfmer 1999 inkludierten neun Studien plus die Studie von Nierenberg et al. 2003) mit insgesamt 269 Patienten bestätigt mit einer Lithiumresponderrate von 41% vesus 14,2% Plazeboresponderrate die Position von Lithium als bestdokumentierte und evidenzbasierte Augmentationssubstanz bei therapieresistenter Depression.

Dies wird auch in einer naturalistischen Studie von Köhler et al. 2013 bestätigt. Die Autoren behandelten 135 primäre Antidepressiva-Nonresponder mit vier unterschiedlichen Behandlungsalternativen (Lithiumaugmentation (LiAugm), Antipsychotikaaugmentation (SGA-Augm), Kombination zweier Antidepressiva (AD-Comb) und einem Antidepressiva-Switch (AD-Switch)). Hierbei zeigten Patienten mit einer Lithiumaugmentation und einer Antipsychotikaaugmentation signifikant bessere Therapieergebnisse (HAMD-Skala, BDI-Skala) als die Patienten, die mit einer Antidepressivakombination oder einem Antidepressiva-Switch behandelt wurden. Die Remissionsraten betrugen für LiAugm 89,3%, SG-Augm 86,2%, AD-Comb 42,9% und AD-Switch 40,7%. Bisher gibt es keine antidepressive Substanz, die mit ausschließlich erfolgloser Lithiumaugmentation verbunden ist. Während es nach Schöpf (1989) und Bschor et al. (2001) für den therapeutischen Effekt keine Rolle spielt, mit welchem Antidepressivum die jeweilige Vorbehandlung erfolgt, wurde das negative Ergebnis der Studie von Nierenberg et al. (2003) u. a. mit dem primär noradrenergen Profil des verwendeten Antidepressivums Nortriptylin erklärt (Crossley u. Bauer 2007). Das praktische Vorgehen bei der Lithiumaugmentationstherapie wird von Schöpf (1989), Zullino u. Baumann (2001) und Bauer et al. (2003) übersichtlich zusammengefasst. Bei Patienten, die auf eine Lithiumaugmentationstherapie ansprechen, sollten wirksame Lithumdosen (Serumspiegel: 0,6–0,8 mmol/l) zusätzlich zum Antidepressivum über einen Zeitraum von mindestens 12 Monaten nach der Remission verabreicht werden (Bschor et al. 2002, Bauer et al. 2003). Diese Empfehlung beruht auf den Ergebnissen einer differenzierten Studie von Bauer et al. 2003. Die Autoren untersuchten erstmals, ob bei Lithiumaugmentationsrespondern Lithium nach kurzer Zeit wieder abgesetzt werden kann und eine alleinige Antidepressivatherapie über ca. sechs Monate ausreicht oder, ob die Fortführung von Lithium zusätzlich zur Gabe des Antidepressivums für eine effektive Erhaltungstherapie erforderlich ist. Im mehr als 4-monatigen Beobachtungszeitraum erlitten sieben von 15 Lithiumaugmentationsrespondern, die mit Plazebo und dem Antidepressivum weiterbehandelt worden waren, einen Rückfall, während alle 14 Lithiumaugmentationsresponder, die zusätzlich zum Antidepressivum doppelblind Lithium erhalten hatten, stabil blieben. Hieraus lässt sich die Empfehlung ableiten, Responder auf eine Lithiumaugmentation im Sinne einer Erhaltungstherapie für 6–12 Monate mit der Augmentation aus Antidepressivum und Lithium weiter zu behandeln.

> **Merksätze**
> — **Die Lithiumaugmentation ist die bestdokumentierte und evidenzbasierte Therapiestrategie bei therapieresistenter Depression.**
> — **Bei Respondern auf eine Lithiumaugmentationstherapie sollten wirksame Lithiumdosen zusätzlich zum Antidepressivum über 12 Monate nach Remission verabreicht werden.**

Die bisher vorliegende Literatur liefert keine validen Responseprädiktoren für ein Ansprechen auf eine Lithiumaugmentation. Alter, Geschlecht und Art des augmentierten Antidepressivums zeigen keinen signifikanten Einfluss (Bschor et al. 2007). Zudem finden sich konträre Ergebnisse zur Frage, ob eine besonders schwer ausgeprägte depressive Symptomatik mit einer geringeren oder mit einer höheren Ansprechwahrscheinlichkeit einhergeht (Bschor et al. 2001, 2007). Als Wirkmechanismen für die Lithiumaugmentation wurden zunächst vor allem die dem Lithium eigenen serotonergen Effekte (u. a. auf die Syntheserate von Serotonin) sowie ggf. zusätzlich modulatorische Eingriffe in die Regulation der Rezeptorsensibilität oder das Second-Messenger-System diskutiert (Schöpf 1989, Bschor et al. 2003, 2007, Bauer et al. 2003). Adli et al. stellten 2007 fest, dass die Response auf eine Lithiumaugmentation bei therapieresistenter Depression mit einem Glykogen-Synthase Kinase 3-Beta-50T/C single Nucleotide Polymorphismus assoziiert ist.

- **Unerwünschte Arzneimittelwirkungen**

Der Beginn der Therapie mit einer vollen Lithium-Erhaltungsdosis wird von den meisten Patienten problemlos vertragen und kann deshalb zur routinemäßigen Anwendung empfohlen werden. Dies ist ausdrücklich hervorzuheben, da es bei Lithiumbehandlungen im Allgemeinen üblich ist, die Dosis allmählich zu steigern. Nach Schöpf (1989), de Montigny (1994) und Zullino u. Baumann (2001) entsprechen die somatischen Nebenwirkungen der Augmentationstherapie den unter Lithium im Allgemeinen auftretenden. Hawley et al. beschreiben folgende unerwünschte Arzneimittelwirkungen einer Lithiumaugmentation/SSRI-Augmentation (nachfolgend in abnehmender Häufigkeit; aus: Hawley et al. 2000b):

- Nausea/Erbrechen
- Sedation/Müdigkeit
- Tremor
- Konzentrationsstörungen
- Verstopfung
- Vermehrtes Schwitzen
- Durst/trockener Mund
- Durchfall

Die bekannten Kontraindikationen für Lithium gelten selbstverständlich auch bei der Augmentationstherapie (◻ Tab. 1.7).

Augmentation mit Antipsychotika

Während man vor 20 bis 30 Jahren noch davon ausging, dass die Augmentation von Antidepressiva mit Antipsychotika außer bei wahnhaften Depressionen in der Behandlung der therapieresistenten Depressionen keine Vorteile zeigt, gibt es seit nunmehr ca. 10 Jahren Studien, die den Nutzen einer Augmentationsbehandlung mit atypischen Antipsychotika bei Depressionen

◻ **Tab. 1.7**   Vor- und Nachteile einer Lithiumaugmentationstherapie bei therapieresistenten Depressionen (nach Zullino u. Baumann 2001)

Vorteile	– Gute Wirksamkeit – Kurze Wirklatenz in einer Subgruppe depressiver Patienten – Gute Verträglichkeit – Keine signifikanten pharmakokinetischen Interaktionen
Nachteile	– Höheres UAW-Risiko bei älteren Patienten – Drug Monitoring erforderlich – Risiko eines Serotoninsyndroms bei Clomipramin und SSRIs möglich – Fehlen von Daten bezüglich der Absetzlatenz

belegen (Papakostas et al. 2008b, Shelton et al. 2001, Shelton u. Papakostas 2008). Offene Studien mit Risperidon (Ostroff u. Nelson 1999, Rapaport et al. 2006), Olanzapin (Marangell et al. 2002, Takahashi et al. 2008, Devarajan u. Dursun 2005), Quetiapin (Adson et al. 2004, Dorée et al. 2007), Ziprasidon (Dunner et al. 2003, Papakostas et al. 2004) oder Aripiprazol (Papakostas et al. 2005, Goforth u. Carroll 2007, Schüle et al. 2007) zeigen ebenso positive Ergebnisse wie eine Reihe plazebokontrollierter randomisierter Doppelblindstudien. Im Folgenden soll der aktuelle Wissensstand über die antipsychotische Augmentationstherapie für die einzelnen atypischen Antipsychotika differenziert dargestellt werden.

▪ **Olanzapin**

Shelton et al. (2001) veröffentlichten die erste randomisierte und plazebokontrollierte Doppelblindstudie zur Überprüfung der Wirksamkeit einer Augmentation eines Antidepressivums mit atypischen Antipsychotika bei therapieresistenten Depressionen. Nonresponder auf mindestens zwei verschiedene Antidepressiva (keine SSRIs) wurden in der ersten Studienphase mit bis zu 40 mg/Tag Fluoxetin über sechs Wochen behandelt. Fluoxetin-Nonresponder wurden anschließend monotherapeutisch entweder mit Fluoxetin und Olanzapin oder mit einer Augmentationsbehandlung von Olanzapin und Fluoxetin über acht Wochen behandelt. Die Olanzapin-Fluoxetin-Augmentationstherapie zeigte dabei in den entsprechenden Skalen (HAMD, MADRS, CGI) eine signifikante Überlegenheit gegenüber den Montherapien. In einer anderen, groß angelegten Studie kamen Shelton et al. (2005) bei 500 SSRI- und Nortriptylin-Nonrespondern zu dem Ergebnis einer schnelleren Wirksamkeit einer primären Augmentation von Olanzapin und Fluoxetin versus den entsprechenden Monotherapien. Auch Thase et al. (2008) stellten eine signifikante Überlegenheit für eine Olanzapin-Fluoxetin-Augmentation gegenüber einer Monotherapie mit Fluoxetin oder Olanzapin bei Fluoxetin-Nonrespondern fest. In dieser Studie traten in der Olanzapin-Gruppe allerdings auch signifikant mehr Abbrecher aufgrund einer Gewichtszunahme auf. So nahmen die Patienten während der Olanzapin-Augmentationstherapie über acht Wochen durchschnittlich um ca. 5 kg zu, während die Patienten mit einer Fluoxetin-Monotherapie lediglich 0,5 kg an Gewicht zunahmen.

In einer Studie von Corya et al. 2006 bei 483 depressiven Patienten zeigte eine Olanzapin-Fluoxetin-Augmentation nach 12-wöchiger Behandlung eine numerische, jedoch keine statistisch signifikante Überlegenheit über eine Fluoxetin- bzw. Venlafaxin ret. Monotherapie.

▪ **Quetiapin**

Seit Herbst 2010 ist Quetiapin in seiner retardierten Darreichungsform als erstes atypisches Antipsychotikum in Europa zur augmentativen Behandlung der unipolaren Depression zugelassen. Die Zulassung bezieht sich dabei nur auf eine augmentative Therapie bei depressiven Patienten, die unzureichend auf eine Monotherapie mit einem Antidepressivum angesprochen haben. Der empfohlene zugelassene Dosisbereich in dieser Indikation beträgt 150 bis 300 mg/Tag. Dieser Zulassung liegen zwei große randomisierte, kontrollierte Studien zugrunde. Bauer et al. (2009) behandelten 400 therapieresistente depressive Patienten, die auf eine Monotherapie mit unterschiedlichen Antidepressiva nicht angesprochen hatten, mit einer Quetiapin-Augmentation. Bereits nach einwöchiger und dann auch nach 6-wöchiger Behandlung zeigte sich dabei eine signifikant bessere Wirksamkeit der Quetiapin-Augmentation (sowohl für die 150 mg/Tag- als auch für die 300 mg/Tag-Dosierung) im Vergleich zu einer Plazebo-Augmentation eines Antidepressivums. Zu ähnlichen Ergebnissen kamen El Khalili et al. (2010) in einer zweiten großangelegten randomisierten, kontrollierten Augmentationsstudie mit retardiertem Quetiapin bei ebenfalls über 400 therapieresistenten depressiven Patienten.

In beiden Studien waren in der Quetiapin-Augmentationsgruppe Mundtrockenheit, Erschöpfung und Müdigkeit die am häufigsten beklagten unerwünschten Arzneimittelwirkungen. Das Gewicht und die erhobenen metabolischen Parameter (Blutzucker, Blutfette usw.) unterschieden sich nach der Behandlung zwischen der Quetiapin- und der Plazebo-Augmentationsgruppe nicht signifikant.

- **Risperidon**

Mahmoud et al. (2007) publizierten die erste randomisierte kontrollierte Doppelblindstudie über eine Risperidon-Augmentationstherapie mit einem Antidepressivum. Sie hatten 274 depressive Patienten mit Therapieresistenz unter einem Antidepressivum entweder mit Risperidon oder Plazebo augmentiert und ein signifikant besseres Ergebnis für die Risperidon-Augmentationsgruppe bezüglich Response und Schwere der depressiven Symptomatik erhalten. Zudem war die Remissionsrate in der Augmentationsgruppe doppelt so hoch wie in der Plazebogruppe. Reeves et al. (2008) untersuchten bei einer kleinen Gruppe von 23 depressiven Patienten die Wirkung einer Risperidon-Augmentation versus einer Plazebo-Augmentation über acht Wochen. Die Risperidon-Augmentation war am Ende der Behandlung der Plazebo-Augmentation bezüglich der Response- und Remissionsraten numerisch, jedoch nicht statistisch überlegen. Keitner et al. (2009) konnten bei 97 depressiven Patienten eine signifikante Überlegenheit der Risperidon-Augmentation gegenüber der Plazebo-Augmentation bezüglich der Remissionsraten nach vier Wochen nachweisen; bezüglich der Responseraten gab es in dieser Studie eine numerische, jedoch keine statistisch signifikante Überlegenheit. In den drei dargestellten Risperidon-Augmentationsstudien lassen sich keine signifikanten Drop-out-Raten aufgrund unerwünschter Arzneimittelwirkungen feststellen. Die am häufigsten aufgeführten unerwünschten Arzneimittelwirkungen waren Mundtrockenheit, ein vermehrter Appetit und Müdigkeit. Die Gewichtszunahme war in der Studie von Keitner et al. (2009) bei den Patienten, die eine Risperidonaugmentation erhalten hatten, signifikant höher als bei den Patienten mit Plazebo-Augmentation.

- **Aripiprazol**

Zur Wirksamkeit einer Aripiprazol-Augmentation bei depressiven Patienten liegen drei randomisierte, plazebokontrollierte, doppelblinde Multicenterstudien vor. Berman et al. (2007), Marcus u. McQuade (2008) und Berman et al. (2009) untersuchten die Wirksamkeit einer Aripiprazol-Augmentation bei jeweils mehr als 300 depressiven Patienten. In allen drei Studien wurde bei Patienten, die auf eine 6-wöchige Behandlung mit einem SSRI oder Venlafaxin nicht angesprochen hatten, eine Augmentation mit Aripiprazol bzw. Plazebo durchgeführt. In allen drei Studien konnte bereits ab der zweiten Behandlungswoche für die Aripiprazol-Augmentation eine signifikante Verbesserung der depressiven Symptomatik gezeigt werden, zwischen den Aripiprazol- und den Plazebogruppen ergaben sich keine signifikanten Unterschiede hinsichtlich der Abbrecherquoten (Nelson et al. 2008, 2009a, 2009b, 2010). Die am häufigsten berichteten unerwünschten Arzneimittelwirkungen unter der Aripiprazol-Augmentation waren Akathisie, Schlafstörungen und Unruhe.

■ **Zusammenfassende Beurteilung der Augmentation von Antidepressiva mit atypischen Antipsychotika**

Zwei Metaanalysen von Papakostas et al. (2007) und Nelson u. Papakostas (2009a) haben Augmentationsstrategien mit atypischen Antipsychotika inzwischen als wirksame Behandlungsmöglichkeit bei therapieresistenter Depression etabliert. Die nunmehr vorliegenden Daten belegen eine gute Wirksamkeit im Vergleich zur Plazebo-Augmentation, zum anderen zeigt sich unter Antipsychotika-Augmentation auch ein schneller Wirkeintritt des antidepressiven Effekts. So zeigen sich in einer Reihe von RCTs bereits nach ein bis zwei Wochen signifikante Effekte der jeweiligen Antipsychotika-Augmentation. Konstantinidis et al. (2012) weisen in ihrer Analyse des AMSP-Internationalen Pharmakovigilanz-Datenmaterials darauf hin, dass die schon 2000 relativ hohe Verordnungshäufigkeit (12,8%) von Antipsychotika im Jahr 2007 auf 28,3% angestiegen war. Die zur Augmentationstherapie notwendigen Dosierungen sind deutlich geringer als in der Schizophreniebehandlung üblich. Wie in ◘ Tab. 1.8 dargestellt, liegen die Dosierungen für Olanzapin bei 2,5–10 mg/Tag, Quetiapin 150–300 mg/Tag, Risperidon 1–2 mg/Tag und Aripiprazol 5–15 mg/Tag. Der Therapieeffekt sollte nach spätestens zwei Wochen eingetreten sein (Erbe et al. 2012). Ist dies nicht der Fall, sollte eine Änderung der Behandlungsstrategie erfolgen (Erbe et al. 2012). Barbee et al. (2004) weisen darauf hin, dass ein nachfolgender Wechsel des atypischen Antipsychotikums bei Nonresponse erfolgversprechend sein kann. In der Metaanalyse von Nelson et al. 2009 werden differentielle Effekte der Wirksamkeit von Olanzapin, Quetiapin, Risperidon und Aripiprazol untersucht, wobei sich bezüglich der Response keine deutlichen Unterschiede zwischen den Effektstärken feststellen ließen.

> **Merksätze**
> — Augmentationsstrategien mit atypischen Antipsychotika sind evidenzbasiert und haben sich als wirksame Behandlungsoptionen bei therapieresistenten Depressionen etabliert.
> — Unter Antipsychotika-Augmentation zeigt sich ein schneller Wirkeintritt des antidepressiven Effekts.
> — Die zur Augmentationstherapie notwendigen Dosierungen sind deutlich geringer als in der Schizophrenietherapie üblich.

Augmentation mit Östrogenen

Bei depressiven Frauen wurden vereinzelt Therapieerfolge durch Augmentation von trizyklischen Antidepressiva mit Östrogenen erzielt (Shapira et al. 1985, Sherwin 1991). Es liegen bisher jedoch keine doppelblinden, plazebokontrollierten Studien vor, die die Wirksamkeit dieser Augmentationsstrategie belegen würden.

Augmentation mit Stimulantien

Darüber hinaus gibt es Einzelfallberichte bzw. offene Studien, dass Methylphenidat (10–40 mg/Tag) die Wirksamkeit von trizyklischen Antidepressiva (Chiarello u. Cole 1987), MAO-Hemmern (Fawcett et al. 1991), SSRIs (Stoll et al. 1996) und sogar Venlafaxin (Bader et al. 1998) bzw. Dextroamphetamin (5–20 mg/Tag) die Wirksamkeit von Fluoxetin (Linet 1989, Gupta et al. 1992) bei therapieresistenten Depressionen verstärkt. Die wesentlichen Probleme in der Augmentation mit Psychostimulantien sind das Missbrauchspotenzial und die relativ kurze Halbwertszeit dieser Substanzen. Psychostimulantien führen zudem häufig zu Angst, Unruhe

◻ Tab. 1.8 Häufige Augmentationsstrategien bei therapieresistenten Depressionen

Behandlungsstrategie	Mechanismus/Klassifizierung	Evidenzlevel	Dosis/Anwendungshinweise	UAW
Lithium	Phasenprophylaktikum	A	2× 400 mg/Tag Lithiumcarbonat Spiegel 0,6–0,8 mmol/l Augmentation mind. 3–4 Wochen durchführen	UAW-Risiko bei älteren Patienten (z. B. Tremor) Serotoninsyndrom bei Augmentation von SSRIs und Clomipramin selten, aber möglich
Atypische Antipsychotika	Atypische Antipsychotika (D₂- und 5HT₂-Antagonismus)	A	Niedrige Dosierungen (z. B. 2,5–10 mg Olanzapin, 1–2 mg Risperidon, 5–15 mg Aripiprazol, 150–300 mg Quetiapin) Besserung von Grübeln und Angst	Arzneimittelinteraktionen beachten! Verstärkung von UAW wie Gewichtszunahme bzw. anticholinerge Effekte möglich
Triiodothyronin (T3)	Schilddrüsenhormon	B	25–50 µg/Tag T3 Keine Änderung der Plasmaspiegel der Antidepressiva	Üblicherweise gut verträglich, keine kardiotoxischen Effekte mit TCA, gelegentlich Tremor
SAME* bzw. L-Methylfolat	Folate	B	SAME 1600 mg/Tag L-Methylfolat 15 mg/Tag	Gut verträglich
Buspiron	5HT₁ₐ- und D₂-Rezeptor-Agonist	C	5–20 mg/Tag Buspiron Besserung von Angst und Unruhe	Besserung der UAW der SSRIs (sexuelle Dysfunktion) möglich
Modafinil	Vigilanzsteigernde Substanz Wirkmechanismus im vorderen Hypothalamus	C	200–400 mg/Tag Modafinil Gute Verträglichkeit	Unruhe Abhängigkeitspotential nicht eindeutig geklärt
Dopamin-Agonisten	Dopaminagonisten	C	Amantadin 200–400 mg/Tag Pramipexol 0,375–0,75 mg/Tag	Möglicherweise sogar Besserung SSRI-induzierter sexueller Dysfunktion

und Schlafstörungen und sollten deshalb primär in den Morgenstunden verordnet werden. Obwohl der Effekt teilweise nur vorübergehend ist (Fawcett et al. 1991), scheinen Psychostimulantien relativ schnell die Wirksamkeit der Antidepressiva zu augmentieren. Eine ausgezeichnete Übersicht über die Bedeutung der Psychostimulantien in der Therapie psychischer Erkrankungen gibt Warneke (1990).

Augmentation mit Modafinil

Modafinil ist eine vigilanzsteigernde Substanz, die mit den gängigen Stimulantien Amphetamin und Methylphenidat nicht verwandt ist. In therapeutischen Dosen besitzt Modafinil keinen Einfluss auf die bisher bekannten Neurotransmitterrezeptorsysteme im Gehirn (Robertson u. Hellriegel 2003). Soweit bisher bekannt, beruht die Verbesserung der Aufmerksamkeit bzw. des Wachseins auf noch nicht exakt bestimmten Mechanismen, die im vorderen Hypothalamus stattfinden (Mc Clellan u. Spencer 1998). Diese Mechanismen unterscheiden sich deutlich von denen der bisher bekannten Stimulantien wie Amphetamin und Methylphenidat. Menza et al. (2000) berichteten im Rahmen einer Fallsammlung als erste über positive Effekte von Modafinil (bis 200 mg/Tag) in der antidepressiven Augmentation bei therapieresistenten depressiven Patienten. Da die Wirksamkeit einer Modafinil-Augmentation bisher lediglich in offenen Studien mit relativ geringen Fallzahlen gezeigt wurde (Markowicz u. Wagner 2003, Ninan et al. 2004), bedarf es kontrollierter doppelblinder Untersuchungen, um die Evidenz dieser Behandlungsstrategie zu untermauern.

Augmentation mit Buspiron

Buspiron ist ein Azaspirodecanedion, das als partieller Serotoninagonist am 5-HT1A-Rezeptor wirkt. Buspiron hat möglicherweise antidepressive Eigenschaften, wenn es in einer Monotherapie bei depressiven Patienten verordnet wird (Rickels et al. 1991). Nachdem kasuistische Mitteilungen eine Potenzierung des antidepressiven Effekts von SSRIs durch Buspiron beschrieben hatten, führten Joffe u. Schuller (1993b) und Dimitriou u. Dimitriou (1998) offene Studien über die Wirksamkeit einer Buspiron-Augmentation von SSRIs bei therapieresistenter Depression durch und kamen zu dem Schluss, dass die Buspiron-Augmentation (20–30 mg/Tag) von SSRIs eine nützliche Alternative bei therapieresistenten Depressionen darstellen könnte. Zusammenfassend haben die bisher veröffentlichten offenen Studien die Wirksamkeit einer Buspiron-Augmentationstherapie mit einer Responderrate von 43–100% gezeigt. Eine randomisierte, doppelblinde, plazebokontrollierte Studie zur Buspiron-Augmentation an 119 Patienten mit Nonresponse auf eine 4-wöchige Monotherapie mit Fluoxetin bzw. Citalopram zeigte jedoch keinen Unterschied in der Responderrate im Vergleich zur Plazebogruppe (51% bzw. 47%) (Landen et al. 1998).

Augmentation mit Antikonvulsiva

Alle Antikonvulsiva (Valproinsäure, Carbamazepin, Lamotrigin, Gabapentin), die in der Phasenprophylaxe bipolar affektiver Störungen eingesetzt werden, werden gelegentlich auch in der Augmentationsbehandlung therapieresistenter unipolarer Depressionen verwendet. Valproat erwies sich in Kasuistiken bzw. einer nicht-kontrollierten Studie als antidepressiv wirksam (Kemp 1992, Davis et al. 1996). Bisher wurde eine plazebokontrollierte, doppelblinde Untersuchung zu Valproat bei 43 bipolar depressiven Patienten über acht Wochen durchgeführt. In der Intent-to-treat-Analyse zeigten dabei 43% der mit Valproat im Vergleich zu 27% der mit Plazebo behandelten Patienten eine Remission. Für eine statistisch relevante Aussage war jedoch die Anzahl der Patienten in dieser explorativen Studie zu gering (Sachs et al. 2002). Carbamazepin ist ebenfalls auf seine antidepressive Wirksamkeit untersucht worden (Ballenger 1988), erscheint aber hierbei dem Lithium unterlegen. Die antidepressive Wirksamkeit von

Lamotrigin als Augmentation bei therapieresistenter Depression ist bisher in einigen Fallserien und offenen Studien (Barbee u. Jamhour 2002, Rocha u. Hara 2003) belegt; erste plazebo-kontrollierte Doppelblindstudien ergaben jedoch keine signifikanten Unterschiede zu einer Paroxetin- (Norman et al. 2002) bzw. Fluoxetin-Monotherapie (Barbosa et al. 2003). Die anti-depressive Wirksamkeit von Lamotrigin bei bipolaren Depressionen ist gut dokumentiert (Ca-labrese et al. 1999). Eine Übersicht über den Einsatz von Antikonvulsiva in der Augmentation der antidepressiven Medikation geben Dietrich u. Emrich (1998).

Augmentation mit dopaminergen Substanzen

Die Augmentation mit dopaminergen Substanzen stellt eine interessante Strategie in der Be-handlung therapieresistenter depressiver Störungen dar. Bouckoms u. Mangini (1993) berich-ten in einer offenen Studie über einen positiven Effekt von Pergolid (0,25–2 mg/Tag) in der Augmentation einer antidepressiven Behandlung. Darüber hinaus gibt es Berichte über die Wirksamkeit einer antidepressiven Augmentation mit den dopaminergen Substanzen Aman-tadin (200–400 mg/Tag) (Michelson et al. 2000), Bromocriptin (Inoue et al. 1996) und Pra-mipexol (0,375–0,75 mg/Tag) (Sporn et al. 2000). Eine prospektive Studie von Pramipexol (durchschnittliche Dosierung 0,84 mg/Tag) in der Augmentation von TCAs und SSRIs zeigte eine 55%ige Responserate bei 31 stationär behandelten Patienten mit uni- oder bipolarer De-pression (Lattanzi et al. 2000). Wie bei einer Reihe anderer Augmentationsstrategien sind die meisten der bisher vorliegenden Studien unkontrolliert und beinhalten eine relativ geringe Fallzahl (z. B. Cassano et al. 2005). In einer vor kurzem veröffentlichten randomisierten, pla-zebokontrollierten Doppelblindstudie augmentierten Cusin et al. 2013 60 ambulante SSRI- und SSNRI-Nonresponder entweder mit bis zu 2 mg Pramiprexol oder Plazebo. Die Autoren konnten dabei bezüglich einzelner Parameter mäßige, aber statistisch signifikante Vorteile der Pramiprexol-Augmentation versus Plazebo feststellen, bezüglich des Responderanteils ergab sich für die Pramiprexolgruppe eine numerische, jedoch statistisch nicht signifikante Überle-genheit (40% versus 23%). Die Autoren schließen aus ihrer Studie, dass die Pramiprexol-Aug-mentation in einer Dosierung von ca. 1,5 mg/Tag eine sichere und möglicherweise wirksame Behandlungsalternative bei therapieresistenten Depressionen darstellt. Ein zusätzlicher Vorteil dopaminerger Substanzen in der Augmentation der Antidepressiva könnte in der Besserung der SSRI-induzierten sexuellen Dysfunktion liegen.

Augmentation mit Pindolol

Pindolol ist ein Beta-Adrenorezeptorantagonist, der auch 5HT1A- und 5HT1B/1D-Autorezep-toren blockiert und deshalb ein negatives Feedback von gesteigertem somatodendritischem Serotonin (5HT) unterbinden kann (Dawson u. Nguyen 2000). Ein möglicher Vorteil der Pindolol-Augmentation bei der Behandlung von therapierefraktären Patienten wurde in zwei offenen Studien demonstriert (Artigas et al. 1996, Blier u. Bergeron 1995). Bei kontrollierten Studien konnte jedoch kein eindeutiger Vorteil gegenüber Plazebo gezeigt werden (Moreno et al. 1997, Perez et al. 1999). Insgesamt erscheint die Effektivität der Pindolol-Augmentation auf der Basis plazebokontrollierter Studien nicht ausreichend belegt (Olver et al. 2000). Es ist un-klar, ob die verabreichte Pindolol-Dosis tatsächlich zur ausreichenden Besetzung des 5HT1A-Rezeptors führen kann.

Augmentation mit Benzodiazepinen

In der Depressionsbehandlung spielt die Gabe von Benzodiazepinen eine große Rolle. Vor allem bei Patienten mit stuporösen, suizidalen oder ängstlichen Syndromen werden gerne Ben-zodiazepine wie Lorazepam hinzugegeben, um eine partielle Symptombesserung zu erreichen, bis die Wirklatenz der zur Verfügung stehenden Antidepressiva überbrückt werden kann. Das Absetzen der Benzodiazepine nach Eintreten der Antidepressivaresponse gestaltet sich jedoch nicht immer völlig unproblematisch, da es doch gelegentlich zu einer teilweise deutlichen Verschlechterung der Symptomatik kommt. Eine relativ geringe Anzahl von Studien hat sich unter kontrollierten Bedingungen mit der Frage auseinandergesetzt, ob Benzodiazepine per se als Antidepressiva wirksam sind und unter welchen Umständen eine Kombinations- bzw. Augmentationstherapie sinnvoll erscheint. Vor allem Alprazolam hat sich als rasch antidepressiv wirksame Substanz erwiesen und könnte als sinnvolle Ergänzung im Rahmen einer Kombinationstherapie in Betracht gezogen werden (Warner et al. 1988, Petty et al. 1995). Unter theoretischen Aspekten ist eine additive Gabe von Benzodiazepinen nicht uninteressant, da Benzodiazepine keinen primären Effekt auf Wiederaufnahme oder Abbau der biogenen Amine besitzen, sondern die GABAerge Aktivität verstärken und somit in die Kombination mit Antidepressiva ein zusätzliches Wirkprofil einbringen (Erfurth u. Möller 2000).

Augmentation mit Yohimbin

Eine aufgrund theoretischer Überlegungen sehr interessante Kombination – nämlich die eines trizyklischen Antidepressivums mit Yohimbin, einer primär Alpha-2-Rezeptor-blockierenden Substanz – zeigte bei der Behandlung therapieresistenter depressiver Patienten bisher keine therapeutische Wirksamkeit (Charney et al. 1986, Schmauß et al. 1988b).

Augmentation mit Folat und S-Adenosyl-Methionin (SAMe)

Folat und S-Adenosyl-Methionin sind Substanzen, die in Methylationsprozesse im Gehirn stark involviert sind. Diese Substanzen sind extensiv in der Depressionsbehandlung untersucht worden und aus der Literatur lassen sich gewisse antidepressive Eigenschaften dieser Substanzen feststellen (Schmauß 1983, Bressa 1994, Spillmann u. Fava 1996, Papakostas et al. 2003, Papakostas 2009, Papakostas et al. 2012b, Erbe u. Pellert 2014). Eine offene Studie von Coppen u. Bailey (2000) bei 127 Patienten zeigte, dass die Augmentation von Fluoxetin mit Folat (0,5 mg/Tag) nach 10-wöchiger Behandlung zu signifikant höheren Responseraten bei depressiven Frauen (jedoch nicht bei depressiven Männern) führte als Fluoxetin mit Plazebo. Resler et al. (2008) konnten in einer kleinen (n = 27) RCT-Studie die therapeutische Überlegenheit einer SSRI-Methylfolat-Augmentation (20 mg Fluoxetin + 10 mg Methylfolat) über eine Fluoxetin-Monotherapie zeigen. Aktuell existieren eine offene (Alpert et al. 2004) und zwei randomisierte kontrollierte Studien (Papakostas et al. 2010, 2012a) zur Wirksamkeit einer SAME-Augmentation zur Behandlung therapieresistenter depressiver Patienten. In einer ersten RCT-Studie augmentierten Papakostas et al. (2010) SAME in einer Dosierung von 2 × 800 mg/Tag versus Plazebo bei 73 SSRI-Nonrespondern über sechs Wochen. Die Responseraten (anhand der HAMD-Skala) lagen für die SAME-Augmentationsgruppe bei 36,1% versus 17,6% für die Plazebo-Augmentationsgruppe; die Remissionsraten lagen bei 25,8% versus 11,7%. Diese Unterschiede waren statistisch signifikant und klinisch bedeutsam. In einer zweiten RCT-Studie untersuchten Papakostas et al. (2012a) die Wirkung einer L-Methylfolat-Augmentation bei SSRI-Nonrespondern. Sie stellten fest, dass lediglich 15 mg/Tag, jedoch nicht 7,5 mg/Tag L-Methylfolat bei SSRI-Nonrespondern einen zusätzlichen antidepressiven Effekt im Vergleich zu Plazebo besitzen (SSRI + 15 mg L-Methylfolat: 32% Responder; SSRI + Plazebo 15% Responder). Unerwünschte Arzneimittelwirkungen waren unter der L-Methylfolat-Augmentation nicht häufiger zu beobachten als unter der Plazebo-Augmentation.

Augmentation mit niedrig dosiertem Testosteron bei Frauen

Miller et al. 2008 berichten über den positiven Effekt einer niedrig dosierten Testosteron-Augmentation als Augmentationsstrategie zu SSRIs im Rahmen einer offenen Studie bei neun therapieresistenten depressiven Frauen. Nach einem Behandlungszeitraum von acht Wochen waren 66% der behandelten Frauen Responder und 33% Remitter. RCTs liegen zu dieser Augmentationsstrategie bisher nicht vor.

Zusammenfassende Beurteilung der Augmentationstherapien

Unter den zur Verfügung stehenden Augmentationsoptionen ist die Wirksamkeit der Lithium-Augmentation anhand einer großen Zahl von Doppelblindstudien am besten dokumentiert und kann unter Evidenzaspekten (Level A) im Rahmen eines Gesamtbehandlungsplanes bei allen Patienten empfohlen werden, die sich als resistent auf eine Pharmakotherapie mit zwei unterschiedlichen Antidepressiva in genügend hoher Dosierung und über einen genügend langen Zeitraum gezeigt haben. Die Augmentation von Antidepressiva mit Schilddrüsenhormonen ist in einer Reihe von kasuistischen und offenen Studien als effizient beschrieben; kontrollierte Studien, die die Wirksamkeit solcher Augmentationsstrategien überprüft haben, liegen jedoch nur wenige vor. Die bisher publizierten Untersuchungen legen jedoch den Schluss nahe, dass die Augmentation von Antidepressiva mit Schilddrüsenhormonen überlegenswerte Behandlungsalternativen bei Therapieresistenz auf Antidepressiva sind. Im Gegensatz zur Lithium-Augmentation stellen sie in einem Gesamtbehandlungsplan zurzeit jedoch eine nachgeordnete Therapiealternative (Evidenzlevel B) dar. Weitere kontrollierte Studien zu dieser Augmentationsstrategie erscheinen dringend angezeigt. Augmentationsstrategien mit atypischen Antipsychotika wie Olanzapin, Quetiapin, Risperidon, Aripiprazol und Ziprasidon sind in den letzten Jahren unter klinischen Bedingungen zunehmend häufiger durchgeführt worden, umfangreiche plazebokontrollierte Studien und zwei aktuelle Metaanalysen unterstützen die Wirksamkeit dieser Behandlungsstrategie (Evidenzlevel A). Die zur Augmentationstherapie notwendigen Dosierungen sind deutlich geringer als in der Schizophreniebehandlung üblich. Augmentationsstrategien mit Buspiron, Modafinil, dopaminergen Substanzen und Folaten sind in den letzten Jahren häufig im Rahmen von Fallserien und offenen Studien mit guten Ergebnissen untersucht worden, umfangreiche plazebokontrollierte Doppelblindstudien zu diesen Strategien liegen bisher jedoch, außer für SAME und L-Methylfolat, nicht vor. Weitere kontrollierte Studien zu diesen Augmentationsstrategien erscheinen hier dringend indiziert. Eine Übersicht über die wichtigsten Augmentationsstrategien einschließlich Hinweisen zu den wichtigsten UAW findet sich in ◘ Tab. 1.8. Augmentationen mit Stimulantien, Yohimbin, Fenfluramin und Pindolol stellen interessante klinische Forschungsansätze in der Behandlung therapieresistenter Depressionen dar, spielen derzeit in der klinischen Praxis jedoch eher eine untergeordnete Rolle.

Literatur

Adli M, Hollinde DL, Stamm T et al. (2007) Response to lithium augmentation in depression is associated with the glycogen synthase kinase 3-beta-50T/C single nucleotide polymorphism. Biol Psychiatry 62: 1295–1302

Adson DE, Kushner MG, Eiben KM, Schulz SC (2004) Preliminary experience with adjunctive quetiapine in patients receiving selective serotonin reuptake inhibitors. Depress Anxiety 19: 121–126

Agid O, Lerer B (2003) Algorithm-based treatment of major depression in an outpatient clinic: clinical correlates of response to a specific serotonin reuptake inhibitor and to triiodothyronine augmentation. Int J Neuropsychopharmacol 6: 41–49

Alpert JE, Papakostas G, Mischoulon D et al. (2004) S-adenosyl-L-methionine (SAMe) as an adjunct for resistant major depressive disorder: an open trial following partial or nonresponse to selective serotonin reuptake inhibitors or venlafaxine. J Clin Psychopharmacol 24: 661–664

Amsterdam JD, Berwish N (1987) Treatment of refractory depression with combination reserpine and tricyclic antidepressant therapy. J Clin Psychopharmacol 7: 238–242

Aronson R, Offman HJ, Joffe RT et al. (1996) Triiodothyronine augmentation in the treatment of refractory depression. A meta-analysis. Arch Gen Psychiatry 53: 842–848

Arroll B, Mac Gillivray S, Ogston S et al. (2005) Efficacy and tolerability of tricyclic antidepressants and SSRIs compared with placebo for treatment of depression in primary care: a meta-analysis. Ann Fam Med 3: 449–456

Artigas F, Romero L, de Montigny C, Blier P (1996) Acceleration of the effect of selected antidepressant drugs in major depression by 5-HT1A antagonists. Trends Neurosci 19: 378–383

Bader G, Hawley JM, Short DD (1998) Venlafaxine augmentation with methylphenidate for treatment-refractory depression: a case report. J Clin Psychopharmacol 18: 255–256

Ballenger JC (1988) The clinical use of carbamazepine in affective disorders. J Clin Psychiatry [Suppl] 49: 13–19

Barbee JG, Jamhour NJ (2002) Lamotrigine as an augmentation agent in treatment-resistant depression. J Clin Psychiatry 63 (Suppl 8): 737–741

Barbee JG, Conrad EJ, Jamhour NJ (2004) The effectiveness of olanzapine, risperidone, quetiapine, and ziprasidone as augmentation agents in treatment-resistant major depressive disorder. J Clin Psychiatry 65: 975–981

Barbosa L, Berk M, Vorster M (2003) A double-blind, randomized, placebo-controlled trial of augmentation with lamotrigine or placebo in patients concomitantly treated with fluoxetine for resistant major depressive episodes. J Clin Psychiatry 64: 403–407

Baron BM, Ogden A, Seigel BW et al. (1988) Rapid down regulation of ß-adrenoreceptors by co-administration of desipramine and fluoxetine. Eur J Pharmacol 154: 125–134

Bauer M, Linden M (1993) Die Kombination verschiedener Antidepressiva in der Behandlung therapieresistenter Depressionen. Nervenarzt 64: 343–347

Bauer M, Hellweg R, Gräf KJ, Baumgartner A (1998) Treatment of refractory depression with high-dose thyroxine. Neuropsychopharmacology 18: 444–445

Bauer M, Döpfmer S (1999) Lithium augmentation in treatment-resistant depression – a meta-analysis of placebo-controlled studies. J Clin Psychopharmacol 19: 427–434

Bauer M, Whybrow PC (2001) Thyroid hormone, neural tissue and mood modulation. World J Biol Psychiatry 2: 57–67

Bauer M, Forsthoff A, Baethge C et al. (2003) Lithium augmentation therapy in refractory depression – update 2002. Eur Arch Psychiatry Clin Neurosci 253: 132–139

Bauer M, Pretorius HW, Constant EL et al. (2009) Extended-release quetiapine as adjunct to an antidepressant in patients with major depressive disorder: Results of a randomized, placebo-controlled, double-blind study. J Clin Psychiatry 70: 540–549

Baumgartner A (1993) Schilddrüsenhormone und depressive Erkrankungen. Teil I Nervenarzt 64: 1–10

Beaumont G (1973) Drug interactions with clomipramine (Anafranil). J Int Med Res 1: 480–484

Bech P, Fava M, Trivedi MH et al. (2012) Outcomes on the pharmacopsychometric triangle in bupropion-SR vs. buspirone augmentation of citalopram in the STAR*D trial. Acta Psychiatr Scand 125: 342–348

Berlanga C, Ortega-Soto HA (1995) A 3-year follow-up of a group of treatment resistant depressed patients with a MAO/tricyclic combination. J Affect Disord 34: 197–1982

Berman RM, Marcus RN, Swanink R et al. (2007) The efficacy and safety of aripiprazole as adjunctive therapy in major depressive disorder: a multicenter, randomized, double-blind, placebo-controlled study. J Clin Psychiatry 68: 843–853

Berman RM, Fava M, Thase ME et al. (2009) Aripiprazole augmentation in major depresive disorder: a double-blind, placebo-controlled study in patients with inadequate response to antidepressants. CNS spectr 14: 937–948

Blier P, Bergeron R (1995) Effectiveness of pindolol with selected antidepressant drugs in the treatment of major depression. J Clin Psychopharmacol 15: 217–222

Blier P (2006) Medication combination and augmentation strategies in the treatment of major depression, in: The American Psychiatric Publishing Textbook of Mood Disorders. In: Stein DJ, Kupfer DJ, Schatzberg AF (eds) Washington, DC, American Psychiatric Publishing, pp 509–524

Blier P, Gobbi G, Turcotte JE et al. (2009) Mirtazapine and paroxetine in major depression: a comparison of monotherapy versus their combination. Eur Neuropsychopharmacol 19: 457–465

Blier P, Ward HE, Tremblayx P et al. (2010) Combination of antidepressant medications form treatment initiation for major depressive disorder: a double-blind randomized study. Am J Psychiatry 167: 281–288

Bobo WV, Chen H, Trivedi MH et al. (2011) Randomized comparison of selective serotonin reuptake inhibitor (escitalopram) monotherapy and antidepressant combination pharmacotherapy for major depressive disorder with melancholic features: A CO-MED report. J Affect Disord 133: 467–476

Bodkin JA, Lasser RA, Wines JDJ et al. (1997) Combining serotonin reuptake inhibitors and bupropion in partial responders to antidepressant monotherapy. J Clin Psychiatry 58: 137–145

Bonnet U (2003) Moclobemide: therapeutic use and clinical studies. CNS Drug Rev 9: 97–140

Boukoms A, Mangini L (1993) Pergolide: an antidepressant adjuvant for mood disorders? Psychopharmacol Bull 29: 207–211

Boyer EW, Shannon M (2005) The serotonin syndrome. N Engl J Med 352: 1112–1120

Boyer WF, Feighner JP (1993) The combined use of fluoxetine and bupropion (abstract). 146th Annual Meeting of the American Psychiatric Association, San Francisco

Bressa GM (1994) S-adenosyl-L-methionine (SAMe) as antidepressant: meta-analysis of clinical studies. Acta Neurol Scand Suppl 154: 7–14

Bschor T, Canata B, Müller-Oerlinghausen B et al. (2001) Predictors of response to lithium augmentation in tricyclic antidepressant-resistant depression. J Affect Disorders 64: 261–265

Bschor T, Berghöfer A, Ströhle A et al. (2002) How long should the lithium augmentation strategy be maintained A 1-year-follow-up of a placebo-controlled study in unipolar refractory major depression. J Clin Psychopharmacol 22: 427–430

Bschor T, Lewitzka U, Sasse J et al. (2003) Lithium augmentation in treatment-resistant depression: clinical evidence, serotonergic and endocrine mechanisms. Pharmacopsychiatry 36 (Suppl 3): 230–234

Bschor T, Lewitzka U, Pfennig A et al. (2007) Fünfundzwanzig Jahre Lithiumaugmentation. Nervenarzt 78: 1237–1247

Caglieri-Cingolani R, Bencini A (1982) Due case mortali di reazione tossica per assoziazione di farmace antidepressivi inhibitori delle monoamino-ossidase e tricyclici. Riv Pat Nerv Ment 103: 21–31

Calabrese JR, Suppes T, Sachs GS (1999) A double blind placebo-controlled study of lamotrigine monotherapy in outpatients with bipolar I depression. J Clin Psychiatry 60: 79–88

Canadian Psychiatric Association (2001) Clinical guidelines for the treatment of depressive disorders. Can J Psychiatry [Suppl] 46 (Suppl 1): 5–90

Carpenter LL, Jocic Z, Hall JM et al. (1999) Mirtazapine augmentation in the treatment of refractory depression. J Clin Psychiatry 60: 45–49

Carpenter LL, Yasmin S, Price H (2002) A double-blind, placebo-controlled study of antidepressant augmentation with mirtazapine. Biol Psychiatry 51: 183–188

Cassano P, Lattanzi L, Fava M et al. (2005) Ropinirole in treatment-resistant depression: a 16-week pilot study. Can J Psychiatry 50: 357–360

Charney DS, Price LH, Heninger GR (1986) Desipramine-Yohimbine combination treatment for refractory depression. Arch Gen Psychiatry 43: 1155–1161

Chiarello RJ, Cole JO (1987) The use of psychostimulants in general psychiatry. Arch Gen Psychiatry 44: 286–295

Clayton AH, McGarvey EL, Abouesh AI et al. (2001) Substitution of an SSRI with bupropion sustained release following SSRI-induced sexual dysfunction. J Clin Psychiatry 62: 185–190

Cohen SN, Armstrong MF (1974) Drug interactions: a handbook for clinical use. Williams & Wilkins, Baltimore

Connolly KR, Thase ME (2011) If a first you don't succeed. Drugs 7: 43–46

Coppen A, Bailey J (2000) Enhancement of the antidepressant action of fluoxetine by folic acid: a randomised, placebo controlled trial. J Affect Disord 60: 121–130

Corya SA, Williamson D, Sanger TM et al. (2006) A randomized, double-blind comparison of olanzapine/fluoxetine combination, olanzapine, fluoxetine, and venlafaxine in treatment-resistant depression. Depression and Anxiety 23: 364–372

Coryell W (2000) Augmentation strategies for inadequate antidepressant response: a review of placebo-controlled studies. Ann Clin Psychiatry 12: 141–146

Coryell W (2011) The search for improved antidepressant strategies: is bigger better? nAm J Psychiatry 168: 664–666

Crossley NA, Bauer M (2007) Acceleration and augmentation of antidepressants with lithium for depressive disorders: two meta-analysis of randomized, placebo-controlled trials. J Clin Psychiatry 68: 935–940

Cusin C, Iovieno N, Iosifescu DV et al. (2013) A randomized, double-blind, placebo-controlled trial of pramipexole augmenawtion in treatment-resistant major depressive disorder. J Clin Psychiatry 74: 636–641

Dam J, Ryde L, Svejso J, Lauge N et al. (1998) Morning fluoxetine plus evening mianserin versus morning fluoxetine plus evening placebo in the acute treatment of major depression. Pharmacopsychiatry 31: 48–54

Dams R, Benijts TH, Lambert WE et al. (2001) A fatal case of serotonin syndrome after combined moclobemide-citalopram intoxication. J Anal Toxicol 25: 147–151

Davidson J (1982) Adding a tricyclic antidepressant to a monoamine oxidase inhibitor. J Clin Psychopharmacol 3: 216

Davidson J, Mc Leod MN, Law-Yone B, Linnoila M (1978) A comparison of electroconvulsive therapy and combined phenelzine-amitriptyline in refractory depression. Arch Gen Psychiatry 35: 639–642

Davis LL, Kabel D, Patel D, Choate AD et al. (1996) Valproate as an antidepressant in major depressive disorder. Psychopharmacol Bull 32: 647–652

Dawson LA, Nguyen HQ (2000) The role of 5-HAT(1A) and 5-HAT(1B/1D) receptors on the modulation of acute fluoxetine-induced changes in extracellular 5-HAT: the mechanism of action of (+/-) pindolol. Neuropharmacology 39: 1044–1052

DeBattista C (2006) Augmentation and combination strategies for depression. J Psychopharmacol 20: 11–18

DeBattista C, Doghramji K, Menza M et al. (2003a) Adjunct modafinil for the shortterm treatment of fatigue and sleepiness in patients with major depressive disorder: a preliminary double-blind, placebo-controlled study. J Clin Psychiatry 64: 1057–1064

DeBattista C, Solvason HB, Poirier J et al. (2003b) A prosepctive trial of bupropion SR augmentation of partial and non-responders to serotonergic antidepressants. J Clin Psychopharmacol 23: 27–30

Debonnel G, Gobbi G, Turcotte J et al. (2000) The alpha-2 antagonist mirtazapine combined with the SSRI paroxetine induces a greater antidepressant response: a double blind controlled study. Presented at the 39th Annual Meeting of the American College of Neuropsychopharmacology, Dec 10–14, San Juan, Puerto Rico

De la Gandara J, Rojo AL, Ros S et al. (2005) Use of antidepressant combinations: which, when and why? results of a panish survey. Acta Psychiatr Scand 112 (Suppl 428): 32–36

De Montigny C (1994) Lithium addition in treatment resistant depression. Int Clin Psychopharmacol 9 [Suppl] 2: 31–35

Deutsche Gesellschaft für Psychiatrie, Psychotherapie und Nervenheilkunde (DGPPN) (2009) S3-Leitlinie unipolare Depresion. Darmstadt, Steinkopff

Devarajan S, Dursun SM (2000) Citalopram plus reboxetine in treatment-resistant depression. Can J Psychiatry 45: 489–490

Devarajan S, Dursun SM (2005) Olanzapine plus venlafaxine in treatment-resistant depression. J Psychopharmacol 19: 434–435

Dietrich DE, Emrich HM (1998) The use of anticonvulsants to augment antidepressant medication. J Clin Psychiatry 59 [Suppl] 5: 51–58

Dimitriou EC, Dimitriou CE (1998) Buspirone augmentation of antidepressant therapy. J Clin Psychopharmacol 18: 465–469

Dodd S, Horgan D, Malhi G et al. (2005) To combine or not to combine? A literature review of antidepressant combination therapy. J Affect Disord 89: 1–11

Doree JP, Des Rosiers J, Gendron LV et al. (2007) Quetiapine augmentation of treatment-resistant depression: a comparison with lithium. Curr Med Res Opin 23: 333–341

Dunner LD, Amsterdam JD, Shelton RC et al. (2003) Adjunctive ziprasidone in treatment-resistant depression: a pilot study. 156th Annual Meeting of the APA, May 17–22 2003, San Francisco, California, USA

Ebert D, Albert R, May A et al. (1995) Combined SSRI-RIMA treatment in refractory depression. Safety data and efficacy. Psychopharmacology (Berl) 119: 342–344

El-Khalili N, Joyce M, Atkinson S et al. (2010) Extended-release quetiapine fumarate (quetiapine XR) as adjunctive therapy in major depressive disorder (MDD) in patients with an inadequate response to ongoing antidepressant treatment: a multicentre, randomized, double-blind, placebo-controlled study. Int J Neuropsychopharmacol 13: 917–932

Erbe S, Gutwinski S, Bschor T (2012) Augmentation von Antidepressiva mit atypischen Antipsychotika bei Nonresponse auf eine Antidepressiva-Monotherapie. Psychiat Prax 39: 57–63

Erbe S, Pellert UN (2014) Folate in der Depressionsbehandlung. Fortschr Neurol Psychiatr 82: 78–83

Erfurth A, Möller HJ (2000) Vorgehen bei Antidepressiva-Nonrespondern. In: Möller HJ (Hrsg) Therapie psychiatrischer Erkrankungen, 2. Aufl. Thieme, Stuttgart New York, S 407–412

Farah A (1999) Relief of SSRI-induced sexual dysfunction with mirtazapine treatment (letter). J Clin Psychiatry 60: 260–261

Fava M, Rush AJ (2006) Current status of augmentation and combination treatments for major depressive disorder: a literature review and a proposal for a novel approach to improve practice. Psychother Psychosom 3: 139–153

Fava M (2001) Augmentation and combination strategies in treatment-resistant depression. J Clin Psychiatry 62 [Suppl] 18: 4–11

Fava M, Rosenbaum JF, Mc Grath PJ, Stewart JW et al. (1994) Lithium and tricyclic augmentation of fluoxetine treatment for resistant major depression: a double blind controlled study. Am J Psychiatry 151: 1372–1374

Fava M, Alpert J, Nierenberg AA et al. (2002) Double-blind study of high-dose fluoxetine versus lithium or desipramine augmentation of fluoxetine in partial responders and nonresponders to fluoxetine. J Clin Psychopharmacol 22: 379–387

Fawcett J, Kravietz HM, Zajecka MR (1991) CNS stimulant potentiation of monoamine oxidase inhibitors in treatment-refractory depression. J Clin Psychopharmacol 11: 127–132

Feighner JP, Herbstein J, Damlouji N (1985) Combination MAOI, TCA, and direct stimulant therapy of treatment-resistant depression. J Clin Psychiatry 46: 206–209

Feighner JP, Boyer WF, Tyler DL, Neborsky RJ (1990) Adverse consequences of fluoxetine-MAOI combination therapy. J Clin Psychiatry 51: 222–225

Ferreri M, Lavergne F, Berlin I et al. (2001) Benefits from mianserin augmentation of fluoxetine in patients with major depression non-responders to fluoxetine alone. Acta Psychiatr Scand 103: 66–72

Fleishaker JC (2000) Clinical pharmacokinetics of reboxetine, a selective nonrepinephirine reuptake inhibitor for the treatment of patients with depression. Clin Pharmacokinet 39: 413–427

Flockhart DA (2012) Dietary restrictions and drug interactions with monoamine oxidase inhibitors: an update. J Clin Psychiatry 73, Suppl 1: 17–24

Fredman SJ, Fava M, Kienke AS et al. (2000) Partial response, nonresponse, and relapse with selective serotonin reuptake inhibitors in major depression: a survey of current »next-step« practices. J Clin Psychiatry 61: 403–408

Frye MA, Ketter TA, Leverich GS et al. (2000) The increasing use of polypharmacotherapy for refractory mood disorders: 22 years of study. J Clin Psychiatry 61: 9–15

Gander DR (1965) Treatment of depressive illnesses with combined antidepressants. Lancet I: 107–109

Gerner RH, Kaufman KR, Rosen R (1998) Seizures associated with bupropion and SSRI cotherapy (abstract) Biol Psychiatry 43: 995

Goforth HW, Carroll BT (2007) Aripiprazole augmentation of tranylcypromine in treatment-resistant major depression. J Clin Psychopharmacol 27: 216–217

Goldberg RS, Thornton WE (1978) Combined tricyclic-MAOI therapy for refractory depression: a review, with guidelines for appropriate usage. J Clin Pharmacol 18: 143–147

Goodwin FK, Prange AJ, Post RM et al. (1982) A potentiation of antidepressant effect by l-triotdothyronine in tricyclic nonresponders. Am J Psychiatry 139: 34–38

Gupta S, Ghaly N, Dewan M (1992) Augmenting fluoxetine with dextroamphetamine to treat refractory depression. Hosp Com Psychiat 43: 281–283

Guscott R, Grof P (1991) The clinical meaning of refractory depression: a review for the clinician. Am J Psychiatry 148: 695–704

Härter M, Sitta P, Keller F, Metzger R, Wiegand W, Schell G et al. (2004) Stationäre psychiatrisch-psychotherapeutische Depressionsbehandlung. Prozess- und Ergebnisqualität anhand eines Modellprojekts in Baden-Württemberg. Nervenarzt 75: 1083–1091

Harkin A, Kelly JP, McNamara M et al. (1999) Activity and onset of action of reboxetine and effect of combination with sertraline in an animal model of depression. Eur J Pharmacol 364: 123–132

Hawley C, Sivakumaran T, Ochocki M, Bevand J (2000a) Coadministration therapy with reboxetine and serotonin specific reuptake inhibitors in twenty-four patients with major depression (abstract). 23rd Congress of the Collegium Internationale Neuro-Psychopharmacologicum (CINP) Brussels

Hawley CJ, Loughlin PJ, Quick SJ et al. (2000b) Efficacy, safety and tolerability of combined administration of lithium and selective serotonin reuptake inhibitors: a review of the current evidence. Int Clin Psychopharmacology 15: 197–206

Hawley CJ, Quick SJ, Ratnam S (1996) Safety and tolerability of combined treatment with moclobemide and SSRI: a systematic study of 50 patients. Int Clin Psychopharmacol 11: 187–191

Hodgman MJ, Martin TG, Krenzelok EP (1997) Serotonin syndrome due to venlafaxine and maintenance tranylcypromine therapy. Human Exp Toxicol 16: 14–17

Hüttemann K, Nowe T, Köhrmann M et al. (2009) Maligne Hyperthermie und deren Differentialdiagnsoen. Fortschr Neurol Psychiat 77: 203–211

Inoue T, Tsuchiya K, Miura J et al. (1996) Bromocriptine treatment of tricyclic and heterocyclic antidepressant-resistant depression. Biol Psychiatry 40: 151–153

Iosifescu DV, Nierenberg AA, Mischoulon D et al. (2005) An open study of triiodothyronine augmentation of selective serotonin reuptake inhibitors in treatment-resistant major depressive disorder. J Clin Psychiatry 66: 1038–1042

Joffe RT, Roy-Byrne PP, Uhde TW, Post RM (1984) Thyroid function and affective illness: a reappraisal. Biol Psychiatry 19: 1685–1691

Joffe RT, Singer W, Levitt AJ, MacDonald C (1993a) A placebo-controlled comparison of lithium and triiodothyronine augmentation of tricyclic antidepressants in unipolar refractory depression. Arch Gen Psychiatry 50: 387–393

Joffe RT, Schuller DR (1993b) An open study of buspirone augmentation of serotonin reuptake inhibitors in refractory depression. J Clin Psychiatry 54: 269–271

Joffe RT, Lewitt AJ, Bagby RM et al. (1993c) Predictors of response to lithium and triiodothyronine augmentation of antidepressants in tricyclic nonresponders. Br J Psychiatry 163: 574–578

Joffe RT, Bakish D (1994) Combined SSRI-moclobemide treatment of psychiatric illness. J Clin Psychiatry 55: 24–25

Joffe RT, Sokolov ST (1994) Thyroid hormones, the brain, and affective disorders. Crit Rev Neurobiol 8: 45–63

Johnson GF (1987) Lithium in depression: a review of the antidepressant and prophylactic effects of lithium. Aust NZJ Psychiatry 21: 356–365

Khan A, Warner HA, Brown WA (2000) Symptom reduction and suicide risk in patients treated with placebo in antidepressant clinical trials: an analysis of the Food and Drug Administration database. Arch Gen Psychiatry 57: 311–317

Keitner GI, Garlow SJ, Ryan CE et al. (2009) A randomized, placebo-controlled trial of risperidone augmentation for patients with difficult-to-treat unipolar, non-psychotic major depression. J Psychiatr Res 43: 205–214

Keltner N, Harris CP (1994) Serotonin syndrome: a case of fatal SSRI/MAOI interaction. Perspect Psychiatr Care 30: 26–31

Kemp LI (1992) Sodium valproate as an antidepressant. Br J Psychiatry 160: 121–123

Köhler S, Stöver L, Bschor T (2014) MAO-Hemmer als Behandlungsoption der therapieresistenten Depression: Anwendung, Wirksamkeit und Besonderheiten. Fortschr Neurol Psychiat 82 (im Druck)

Köhler S, Unger T, Hoffmann S (2013) Comparing augmentation with non-antidepressants over sticking to antidepressants after treatment failure in depression: a naturalistic study. Pharmacopsychiatry 46: 69–76

Koenig F, Baumann P, Wolfersdorf M et al. (1997a) Hypertensive Reaktion nach Kombinationstherapie von Moclobemid, Trimipramin und Omeprazol. Nervenheilkunde 16: 55–59

Koenig F, Wolfersdorf M (1997b) Combination therapy using moclobemide with tricyclic and tetracyclic antidepressants to treat therapy-resistant depression. Pharmacopsychiatry 30: 93–96

Konstantinidis A, Papageorgiou K, Grohmann R et al. (2012) Increase of antipsychotic medication in depressive inpatients from 2000 to 2007: results from the AMSP International Pharmacovigilance Program. Int J Neuropsychopharmacol 15: 449–457

Labbate LA, Grimes JB, Hines A et al. (1997) Bupropion treatment of serotonin reuptake antidepressant-associated sexual dysfunction. Ann Clin Psychiatry 9: 241–245

Lam RW, Wan DD, Cohen NL, Kennedy SH (2002) Combining antidepressants for treatment-resistant depression. A review. J Clin Psychiatry 63: 685–693

Lam RW, Hossie H, Solomons K et al. (2004) Citalopram and bupropion SR: combining vs. switching in patients with treatment-resistant depression. J Clin Psychiatry 65: 337–340

Landen M, Bjorling G, Agren H et al. (1998) A randomized, double-blind, placebocontrolled trial of buspirone in combination with an SSRI in patients with treatment refractory depression. J Clin Psychiatry 59: 664–668

Lattanzi L, Cassano P, Dell'Osso L et al. (2000) Adjunctive pramipexole in treatment resistant depression. Presented at the 39th annual meeting of the American College of Neuropsychopharmacology, Dec 10–14 San Juan, Puerto Rico

Lejoyeux M, Adès J, Rouillon F (1994) Serotonin syndrome. Incidence, symptoms and treatment. CNS Drugs 2: 132–143

Licht RW, Qvitzau S (2002) Treatment strategies in patients with major depression not responding to first-line sertraline treatment: a randomised study of extended duration of treatment, dose increase or mianserin augmentation. Psychopharmacology (Berl) 161: 143–151

Linet LS (1989) Treatment of a refractory depression with a combination of fluoxetine and d-amphetamine (letter). Am J Psychiatry 146: 803–804

Loveless AH, Maxwell DR (1965) A comparison of the effects of imipramine, trimipramine, and some other drugs in rabbits treated with a monoamine oxidase inhibitor. Br J Pharmacol 25: 158–170

Lucca A, Serretti A, Smeraldi E (2000) Effect of reboxetine augmentation in SSRI resistant patients. Hum Psychopharmacol 15: 143–145

Maes M, Vandoolaeghe E, Desnyder R (1996) Efficacy of treatment with trazodone in combination with pindolol or fluoxetine in major depression. J Affect Disord 41: 201–210

Mahmoud RA, Pandina GJ, Turkoz I et al. (2007) Risperidone for treatment-refractory major depressive disorder. a randomized trial. Ann Intern Med 147: 593–602

Marangell LB, Johnson CR, Kertz B et al. (2002) Olanzapine in the treatment of apathy in previously depressed participants maintained with selective serotonin reuptake inhibitors: an open-label, flexible-dose study. J Clin Psychiatry 63: 391–395

Marcus RN, McQuade RD, Carson WH et al. (2008) The efficacy and safety of aripiprazole as adjunctive therapy in major depressive disorder. J Clin Psychopharmacol 28: 156–165

Markovitz P, Wagner S (2003) An open-label trial of modafinil augmentation in patients with partial response to antidepressant therapy. J Clin Psychopharmacol 23: 1–3

Marks J (1965) Interaction involving drugs used in psychiatry. In: Marks J, Pare CMB (eds) The scientific basis of drug therapy in psychiatry. Pergamon, Oxford, pp 191–201

Marley E, Wozniak KM (1983) Clinical and experimental aspects of interactions between amine oxidase inhibitors and amine reuptake inhibitors. Psychol Med 13: 735–749

Marshall RD, Randall D, Johannet CM et al. (1995) Bupropion and sertraline combination treatment in refractory depression. J Psychopharmacol 9: 284–286

Marshall RD, Liebowitz MR (1996) Paroxetine/bupropion combination treatment for refractory depression. J Clin Psychopharmacol 16: 80–81

Mc Clellan KJ, Spencer CM (1998) Modafinil – a review of its pharmacology and clinical efficacy in the management of narcolepsy. CNS Drugs 9: 311–324

McGrath PJ, Stewart JW, Fava M et al. (2006) Tranylcypromine versus venlafaxine plus mirtazapine following three failed antidepressant medication trials for depression: a Star*D report. Am J Psychiatry 163: 1531–1541

McIntyre RS, Muller A, Mancini DA et al. (2003) What to do if an initial antidepressant fails? Can Fam Physician 49: 449–457

Menza MA, Kaufman KR, Castellanos A (2000) Modafinil augmentation of antidepressant treatment in depression. J Clin Psychiatry 61: 378–381

Michelson D, Bancroft J, Targum S et al. (2000) Female sexual dysfunction associated with antidepressant administration: a randomized, placebo-controlled study of pharmacologic intervention. Am J Psychiatry 157: 239–243

Miller KK, Perlis RH, Papakostas GI et al. (2009) Low-dose transdermal testosterone augmentation therapy improves depression severity in women. CNS Spectr 14: 688–694

Möller HJ (1991) Therapieresistenz auf Antidepressiva: Risikofaktoren und Behandlungsmöglichkeiten. Nervenarzt 62: 658–669

Möller HJ (1994) Non-response to antidepressants: risk factors and therapeutic possibilities. In Clin Psychopharmacol 9 (Suppl) 2: 17–23

Möller HJ (2004a) Therapieresistenz auf Antidepressiva. Nervenarzt 75: 499–517

Möller HJ (2004b) Medikamentöse Therapiestrategien bei therapieresistenter unipolarer Depression. Psychopharmakotherapie 11: 34–41

Möller HJ (2005) Therapieresistenz unipolarer depressiver Erkrankungen: Häufigkeit, Prädiktoren, Risikofaktoren. In: Bauer M, Berghöfer A, Adli M (Hrsg.): Akute und therapieresistente Depressionen, 2 Aufl., S. 21–37. Springer, Heidelberg

Möller HJ, Kissling W, Stoll KD, Wendt G (1989) Psychopharmakotherapie. Kohlhammer, Stuttgart

Moreno FA, Gelenberg AJ, Bachar K et al. (1997) Pindolol augmentation of treatment-resistant depressed patients. J Clin Psychiatry 58: 437–439

Morris DW, Budhwar, Husain M et al. (2012) Depression treatment in patients with general medical conditions: results from the CO-MED trial. Ann Fam Med 10: 23–33

Murphy DL, Sunderland T, Cohen RM (1984) Monoamine oxidase-inhibiting antidepressants – a clinical update. Psychiatr Clin North Am 7: 549–562

Nelson JC (1998a) Augmentation strategies with serotonin-noradrenergic combinations. J Clin Psychiatry 59: 65–68

Nelson JC (1998b) Treatment of antidepressant nonresponders: augmentation or switch? J Clin Psychiatry 59 [Suppl] 15: 35–41

Nelson JC (2000) Augmentation strategies in depression. J Clin Psychiatry 61 (Suppl 2): 13–19

Nelson JC (2003) Managing treatment-resistant major depression. J Clin Psychiatry 64: 5–12

Nelson JC (2010) S-Adenosyl methionine (SAMe) augmentation in major depressive disorder. Am J Psychiatry 167: 889–891

Nelson JC, Mazure CM, Bowers MBJ et al. (1991) A preliminary, open study of the combination of fluoxetine and desipramine for rapid treatment of major depression. Arch Gen Psychiatry 48: 303–307

Nelson JC, Mazure CM, Jatlow PI et al. (2004) Combining norepinephrine and serotonin reuptake inhibiton mechanisms for treatment of depression: a double-blind, randomized study. Biol Psychiatry 55: 296–300

Nelson JC, Pikalov A, Berman RM (2008) Augmentation treatment in major depressive disorder: focus on aripiprazole. Neuropsychiatric Dis Treatment 4: 937–948

Nelson JC, Papakostas GI (2009a) Atypical antipsychotic augmentation in major depressive disorder: a meta-analysis of placebo-controlled randomized trials. Am J Psychiatry 166: 980–991

Nelson JC, Thase ME, Trivedi MH et al. (2009b) Safety and tolerability of adjunctive aripiprazole in major depressive disorder: a pooled post hoc analysis (studies CN138–139 and CN 138–163). J Clin Psychiatry 11: 344–352

Nelson JC, Mankoski R, Baker RA et al. (2010) Effects of aripiprazole adjunctive to standard antidepressant treatment on the core symptomsw of depression. a post-hoc, pooled analysis of two large, placebo-controlled studies. J Affect Disorders 120: 133–140

Nemeroff CB (1996) Augementation strategies in patients with refractory depression. Depress Anxiety 4: 169–181

Neuvonen P, Pohjola-Sintonen S, Tacke U et al. (1993) Five fatal cases of serotonin syndrome after moclobemide-citalopram or moclobemide-clomipramine overdoses. Lancet 342: 1419

Nierenberg AA, Papakostas GI, Petersen T et al. (2003) Lithium augmentation of nortriptyline for subjects resistant to multiple antidepressants. J Clin Psychopharmacol 23: 92–95

Nierenberg AA, Fava M, Trivedi MH (2006) A comparison of lithium and T3 augmentation following two failed medication treatments for depression: A Star*D report. Am J Psychiatry 163: 1519–1530

Ninan PT, Hassman HA, Glass SJ, McManus FC (2004) Adjunctive modafinil at initiation of treatment with a selective serotonin reuptake inhibitor enhances the degree and onset of therapeutic effects in patients with major depressive disorder and fatigue. J Clin Psychiatry 65: 414–420

Norman C, Hummel B, Schärer LO (2002) Lamotrigine as adjunct to paroxetine in acute depression: a placebo-controlled, double-blind study. J Clin Psychiatry 63: 337–344

O'Brien S, McKeon P, O'Regan M (1993) The efficacy and tolerability of combined antidepressant treatment in different depressive subgroups. Br J Psychiatry 163: 363–368

Oefele v. K, Grohmann R, Hippius H, Rüther E (1988) Unerwünschte Arzneimittelwirkungen bei der Kombinationsbehandlung mit trizyklischen Antidepressiva und Monoaminoxidase-Hemmern. Nervenarzt 59: 118–123

Olver JS, Cryan JF, Burrows GD et al. (2000) Pindolol augmentation of antidepressants: a review and rationale. Aust N Z J Psychiatry 34: 71–79

Ostroff RB, Nelson JC (1999) Risperidone augmentation of selective serotonin reuptake inhibitors in major depression. J Clin Psychiatry 60: 256–259

Pande AC, Calarco MM, Grunhaus LJ (1991) Combined MAOI-TCA treatment in refractory depression. In: Amsterdam JD (ed) Advances in neuropsychiatry and psychopharmacology, vol 2: refractory depression. Raven Press, New York, pp 115–121

Papakostas GI (2009) Evidence for S-Adenosyl-L-Methionine (SAM-e) for the treatment of major depressive disorder. J Clin Psychiatry 70: 18–22

Papakostas GI (2010) Switching, combination, and augmentation strategies for major depressive disorder. Ann Clin Psychiatry 22: 9–14

Papakostas GI, Alpert JE, Fava M (2003) SAMe in the treatment of depression: a comprehensive review of the literature. Curr Psychiatry Rep 5: 460–466

Papakostas GI, Petersen TJ, Nierenberg AA et al. (2004) Ziprasidone augmentation of selective serotonin reuptake inhibitors (SSRIs) for SSRI-resistant depressive disorder. J Clin Psychiatry 65: 217–221

Papakostas GI, Petersen TJ, Kinrys G et al. (2005) Aripiprazole augmentation of selective serotonin reuptake inhibitors for treatment-resistant major depressive disorder. J Clin Psychiatry 66: 1326–1330

Papakostas GI, Worthington JJ, Iosifescu DV et al. (2006) The combination of duloxetine and bupropion for treatment-resistant major depressive disorder. Depress Anxiety 3: 178–181

Papakostas GI, Shelton RC, Smith J et al. (2007) Augmentation of antidepressants with atypical antipsychotic medications for treatment-resistant major depressive disorder: a meta-analysis. J Clin Psychiatry 68: 826–831

Papakostas GI, Fava M, Thase ME (2008a) Treatment of SSRI-resistant depression: a meta-analysis comparing within versus across-class switches. Biol Psychiatry 63: 699–704

Papakostas GI, Shelton RC (2008b) Use of atypical antipsychotics for treatment-resistant major depressive disorder. Curr Psychiatry Reports 10: 481–486

Papakostas GI, Mischoulon D, Shyu I et al. (2010) S-Adenosyl methionine (SAMe) augmentation of serotonin reuptake inhibitors for antidepressant nonresponsers with major depressive disorder: a double-blind, randomized clinical trial. Am J Psychiatry 167: 942–948

Papakostas GI, Shelton RC, Zajecka JM (2012a) L-Methylfolate as adjunctive therapy for SSR-resistant major depression: results of two randomized, double-blind, parallel-sequential trials. Am J Psychiatry 169: 1267–1274

Papakostas GI, Cassiello CF, Iovieno N (2012b) Folates and S-Adenosylmethionine for major depressive disorder. Can J Psychiatry 57: 406–413

Pare CMB (1964) Toxicity of psychotropic drugs: side effects and toxic effects of antidepressants. Proc R Soc Med 57: 757–778

Pare CMB (1985) The present status of monoamine oxidase inhibitors. Br J Psychiatry 146: 576–584

Perez V, Soler J, Puigdemont D et al. (1999) A double-blind, randomized, placebo controlled trial of pindolol augmentation in depressive patients resistant to serotonin reuptake inhibitors. Grup de Recerca en Trastorns Afectius. Arch Gen Psychiatry 56: 375–379

Perlis RH, Iosifescu DV, Alpert J et al. (2004) Effect of medical comorbidity on response to fluoxetine augmentation or dose increase in outpatients with treatment-resistant depression. Psychosomatics 45: 224–229

Petty F, Trivedi MH, Fulton M, Rush AJ (1995) Benzodiazepines as antidepressants: does GABA play a role in depression? Biol Psychiatry 38: 578–591

Preskorn SH. (1996) Clinical pharmacology of selective serotonin re-uptake inhibitors. Caddo: Professional Communications

Rapaport MH, Gharabawi GM, Canuso CM et al. (2006) Effects of risperidone augmentation in patients with treatment-resistant depression: results of open-label treatment followed by double-blind continuation. Neuropsychopharmacology 31: 2505–2513

Razzani J, White K, White J, Simpson G et al. (1983) The safety and efficacy of combined amitriptyline and tranylcypromine antidepressant treatment. Arch Gen Psychiatry 40: 657–661

Reeves H, Batra S, May RS et al. (2008) Efficacy of risperidone augmentation to antidepressants in the management of suicidality in major depressive disorder: a randomized, double-blind, placebo-controlled pilot study. J Clin Psychiatry 69: 1228–1236

Resler G, Lavie R, Campos J et al. (2008) Effect of folic acid combined with fluoxetine in patients with major depression on plasma homocysteine and vitamin B12, and serotonin levels in lymphocytes. Neuroimmunomodulation 15: 145–152

Rickels K, Amsterdam JD, Clary C et al. (1991) Buspirone in major depression: a controlled study. J Clin Psychiatry 52: 34–38

Robertson P Jr, Hellriegel ET (2003) Clinical pharmacokinetic profile of modafinil. Clin Pharmacokinet 42: 123–137

Rocha FL, Hara C (2003) Lamotrigine augmentation in unipolar depression. Int Clin Psychopharmacol 18: 97–99

Ros S, Agüera L, de la Gandara J et al. (2005) Potentiation strategies for treatment-resistant depression. Acta Psychiatr Scand 112 (Suppl 428): 14–24

Rosenthal JS, Kaswan MJ, Hemlock C, Winston A (1991) Fluoxetine enhancement of heterocyclic antidepressants. In: Amsterdam JD (ed) Advances in neuropsychiatry and psychopharmacology, vol 2: refractory depression. Raven Press, New York, pp 105–108

Rothschild BS (1994) Fluoxetine-nortriptyline therapy of treatment resistant major depression in a geriatric patient. J Geriatric Psych Neurol 7: 137–138

Rubio G, San L, Lopez-Munoz F et al. (2004) Reboxetine adjunct for partial or nonresponsers to antidepressant treatment. J Affect Disord 81: 67–72

Rush AJ, Trivedi MH, Stewart JW (2011) Combining medications to enhance depression outcomes (CO-MED): acute and long-term outcomes of a single-blind randomized study. Am J Psychiatry 168: 689–701

Sachs G, Collins MA, Altshuler L et al. (2002) Divalproax sodium versus placebo for the treatment of bipolar depression. APA 2002, Syllabus & Proceedings Summary

Schmauß M (1983) Miscellaneous new developments. In: Hippius H, Winokur G (eds) Psychopharmacology 1, part 2, Clinical psychopharmacology Excerpta Medica. Amsterdam, Oxford, Princeton, pp 178–185

Schmauß M (2002) Kombinationstherapie nicht-selektiver Monoamin-Rückaufnahme-Inhibitoren mit MAO-Hemmern. In: Riederer P, Laux G, Pöldinger W (Hrsg) Neuro-Psychopharmaka, Bd 3: Antidepressiva Phasenprophylaktika und Stimmungsstabilisierer, 2. Aufl. Springer, Wien New York, S 551–557

Schmauß M, Kapfhammer HP, Meyr P, Hoff P (1988a) Combined MAO-inhibitor and tri(tetra)cyclic antidepressant treatment in therapy resistant depression. Prog Neuro Psychopharmacol Biol Psychiatry 12: 523–532

Schmauß M, Laakmann G, Dieterle D (1988b) Effects of alpha-receptor blockade in addition to tricyclic antidepressants in therapy resistant depression. J Clin Psychopharmacol 8: 108–111

Schmauß M, Erfurth A (1996) Kombinationstherapien bei Therapieresistenz auf Antidepressiva. Fortschr Neurol Psychiat 64: 390–402

Schmauß M, Messer T (2009) Kombination von Antidepressiva – eine sinnvolle Behandlungsstrategie bei therapieresistenten Depressionen? Fortschr Neurol Psychiat 77: 316–325

Schöpf J (1989) Lithiumzugabe zu Thymoleptika als Behandlung therapieresistenter Depressionen. Nervenarzt 60: 200–205

Schuckit M, Robins E, Feighner J (1971) Tricyclic antidepressants and monoamine oxidase inhibitors. Arch Gen Psychiatry 24: 509–514

Schüle C, Baghai TC, Eser D et al. (2007) Mirtazapine monotherapy versus combination therapiy with mirtazapine and aripiprazole in depressed patients without psychotic features: a 4-week open-label parallel-group study. World J Biol Psychiatry 8: 112–122

Seth R, Jennings AL, Bindman J, Phillips J et al. (1992) Combination treatment with noradrenalin and serotonin reuptake inhibitors in resistant depression. Br J Psychiatry 161: 562–565

Sethna ER (1974) A study of refractory cases of depressive illness and their response to combined antidepressant treatment. Br J Psychiatry 124: 265–272

Shapira B, Oppenheim G, Zoher J, Segal M et al. (1985) Lack of efficacy of estrogen supplementation to imipramine in resistant female depressives. Biol Psychiatry 20: 576–579

Shelton RC, Tollefson GD, Tohen M, Stahl S et al. (2001) A novel augmentation strategy for treating resistant major depression. Am J Psychiatry 158: 131–134

Shelton RC, Williamson DJ, Corya SA et al. (2005) Olanzapine/fluoxetine combination for treatment-resistant depression: a controlled study of SSRI and nortriptyline resistance. J Clin Psychiatry 66: 1289–1297

Shelton RC, Papakostas GI (2008) Augmentation of antidepressants with atypical antipsychotics for treatment-resistant major depressive disorder. Acta Psychiatr Scand 117: 253–259

Sherwin BB (1991) Estrogen and refractory depression. In: Amsteram JD (ed) Advances in neuropsychiatry and psychopharmacology, vol 2: refractory depression. Raven Press, New York, pp 209–218

Sjöqvist F (1965) Psychotropic drugs II: interaction between monoamine oxidase (MAO) inhibitors and other substances. Proc R Soc Med 58: 967–978

Souery D, Amsterdam J, de Montigny C et al. (1999) Treatment resistant depression: methodological overview and operational criteria: Eur Neuropsychopharmacol 9: 83–91

Souery D, Papakostas GI, Trivedi MH (2006) Treatment-resistant depression. J Clin Psychiatry 67 (Suppl 6): 16–22

Spier SA (1998) Use of bupropion with SSRIs and venlafaxine. Depress Anxiety 7: 73–75

Spiker DG, Pugh DD (1976) Combining tricyclic and monoamine oxidase inhibitor antidepressants. Arch Gen Psychiatry 33: 828–830

Spillmann M, Fava M (1996) S-adenosylmethionine (Ademetionine) in psychiatric disorders: historical perspective and current status. CNS Drugs 6: 416–425

Sporn J, Ghaemi SN, Sambur MR et al. (2000) Pramipexole augmentation in the treatment of unipolar and bipolar depression: a retrospective chart review. Ann Clin Psychiatry 12: 137–140

Stahl SM, Felker A (2008) Monoamine oxidase inhibitors: a modern guide to an unrequited class of antidepressants. CNS Spectr 13: 855–870

Stein D, Avni J (1988) Thyroid hormones in the treatment of affective disorders. Acta Psychiatr Scand 77: 623–636

Stein G, Bernadt M (1993) Lithium augmentation therapy in tricyclic resistant depression. A controlled trial using lithium in low and normal doses. Br J Psychiatry 162: 634–640

Sternbach H (1988) Danger of MAOI therapy after fluoxetine withdrawal. Lancet II: 850–851

Stoll AL, Pillay SS, Diamond L et al. (1996) Methylphenidate augmentation of serotonin selective reuptake inhibitors: a case series. J Clin Pychiatry 57: 72–76

Storosum JG, Elferink AJ, van Zwieten BJ et al. (2001) Short-term efficacy of tricyclic antidepressants revisited: a meta-analytic study. Eur Neuropsychopharmacol 11:173–180

Takahashi H, Kamata M, Yoshida K (2008) Augmentation with olanzapine in TCA-refractory depression with melancholic features: a consecutive case series. Hum Psychopharmacol Clin Exp 23: 217–220

Targum SD, Greenberg RD, Harmon RL, Kessler K et al. (1984) Thyroid hormone and the TRH stimulation test in refractory depression. J Clin Psychiatry 45: 345–346

Thase ME (2011) Antidepressant combinations: widely used, but far from empirically validated. Can J Psychiatry 56: 317–323

Thase ME, Trivedi MH, Nelson JC et al. (2008) Examining the efficacy of adjunctive aripiprazole in major depressive disorder: a pooled analysis of 2 studies. J Clin Psychiatry 10: 440–447

Trivedi MH (2003) Treatment-resistant depression: new therapies on the horizont. Ann Clin Psychiatry 15: 59–70

Trivedi MH, Kleiber BA (2001) Using treatment algorithms for the effective management of treatment-resistant depression. J Clin Psychiatry 62 [Suppl 6] 18: 22–29

Trivedi MH, Fava M, Wisniewski SR et al. (2006) Medication augmentation after the failure of SSRIs for depression. N Engl J Med 12: 1243–1252

Vaughan DA (1988) Interaction of fluoxetin with tricyclic antidepressants (letter). Am J Psychiatry 145: 1478

Volz HP, Gleiter CH, Möller HJ (1996) Monoaminoxidasehemmer in der Psychiatrie. Nervenarzt 67: 339–347

Warneke L (1990) Psychostimulants in psychiatry. Can J Psychiatry 35: 3–10

Warner MD, Peabody CA, Whiteford HA, Hollister LE (1988) Alprazolam as an antidepressant. J Clin Psychiatry 49: 148–150

Weilburg JB, Rosenbaum JF, Biederman J, Sachs GS et al. (1989) Fluoxetine added to non-MAOI antidepressants converts nonresponders to responders: a preliminary report. J Clin Psychiatry 50: 447–449

Weilburg JB, Rosenbaum JF, Biedermann J et al. (1991) Tricyclic augmentation of fluoxetine. Ann Clin Psychiatry 3: 209–213

White K, Pistole TA, Boyd J (1980) Combined monoamine oxidase inhibitor tricyclic antidepressant treatment. A pilot study. Am J Psychiatry 137: 1422–1425

White K, Simpson G (1981) Combined MAOI-tricyclic antidepressant treatment. A reevaluation. J Clin Psychopharmacol 1: 264–282

Whybrow PC, Prange AJ Jr (1981) A hypothesis of thyroid-catecholamine receptor interaction. Arch Gen Psychiatry 38: 106–113

Winston F (1971) Combined antidepressant therapy. Br J Psychiatry 118: 301–304

Young JPR, Lader MH, Hughes WC (1979) Controlled trial of trimipramine, monoamine oxidase inhibitors, and combined treatment in depressed outpatients. Br Med J 2: 1315–1317

Young SJ (1996) Panic associated with combining fluoxetine and bupropion (letter). J Clin Psychiatry 57: 177–178

Zajecka JM, Jeffriess H, Fawcett J (1995) The efficacy of fluoxetine combined with a heterocyclic antidepressant in treatment-resistant depression: a retrospective analysis. J Clin Psychiatry 56: 338–343

Zisook S, Rush AJ, Haight BR et al. (2006) Use of bupropion in combination with serotonin reuptake inhibitors. Biol Psychiatry 59: 203–210

Zullino D, Baumann P (2001) Lithium augmentation in depressive patients not responding to selective serotonin reuptake inhibitors. Pharmacopsychiatry 34: 119–127

Behandlung der Schizophrenie

Thomas Messer, Cordula Tiltscher, Max Schmauß

T. Messer, M. Schmauß (Hrsg.), *Polypharmazie in der Behandlung psychischer Erkrankungen*,
DOI 10.1007/978-3-7091-1849-8_2, © Springer-Verlag Wien 2016

2.1 Einleitung

Polypharmazie in der Behandlung der Schizophrenie ist – wie häufig auch in der Behandlung anderer psychischer Störungen – das Resultat einer Therapieresistenz. Bis zu 70% der schizophrenen Patienten erreichen keine Vollremission, mindestens 30% der Betroffenen sprechen auf zwei oder mehr Monotherapien mit modernen Antipsychotika nicht an (De Hert et al. 2007, Suzuki et al. 2011).

Nach wie vor ist die Frage, ob eine Polypharmazie in der Behandlung der Schizophrenie Vorteile gegenüber einer Monotherapie hat, nicht eindeutig geklärt. Die klinische Praxis zeigt jedoch, dass entgegen wiederholt formulierter, plausibler Empfehlungen, z. B. in den Leitlinien von Fachgesellschaften (Barnes 2011, Buchanan et al. 2010, Hasan et al. 2012, Leucht et al. 2011), eine Monotherapie mit Antipsychotika zu verordnen, auch weiterhin häufig und regional sogar mit steigender Tendenz Kombinationstherapien durchgeführt werden (Chakos et al. 2006, Faries et al. 2005, Freudenreich u. Goff 2002, Gallego et al. 2012, Ganguly et al. 2004, Gilmer et al. 2007, Paton et al. 2008).

Obwohl bereits vor mehr als 10 Jahren das Fehlen kontrollierter Studien zur Polypharmazie und die daraus resultierende geringe wissenschaftliche Evidenz für eine weltweit in großem Umfang angewandte Praxis als »a dirty little secret« kritisiert wurde (Stahl 1999), stellt Polypharmazie weiterhin eher die Regel als die Ausnahme dar und wird umso häufiger angewandt, je schwerer und je länger der Patient erkrankt ist (Linden et al. 2004). Stationär behandlungsbedürftige und schizophrene Patienten erhalten häufiger eine Kombinationsbehandlung als ambulant behandelbare Patienten mit anderen psychiatrischen Erkrankungen. Außerdem haben ältere Menschen, ethnische Minoritäten und Patienten mit komorbider Depression oder Substanzmissbrauch/-abhängigkeit eine geringere Wahrscheinlichkeit, polypharmazeutisch behandelt zu werden. Den hohen Erwartungen des Klinikers, mittels einer differenzierten Polypharmazie eine Verbesserung anhaltender Symptome zu erzielen, stehen andererseits Befunde entgegen, die keine Vorteile erkennen lassen (Glick et al. 2006) oder sogar mortalitätsbeeinflussende Risiken betonen (Tiihonen et al. 2012, Weinmann et al. 2009).

2.2 Ambulante Patienten

Die Ergebnisse aus verschiedenen Untersuchungen zeigen, dass 15–25% der ambulant behandelten schizophrenen Patienten eine antipsychotische Polypharmazie erhalten (Stahl 1999, Tapp et al. 2003). In einer älteren australischen Untersuchung wurde festgestellt, dass 13% aller ambulanten Patienten mit mehr als einem Antipsychotikum behandelt werden (Keks et al. 1999). Eine Untersuchung an vier amerikanischen Mental Health Centers ergab, dass 4% der clozapinbehandelten, 12% der olanzapinbehandelten und 20% der risperidonbehandelten Patienten zusätzlich ein konventionelles Neuroleptikum verordnet worden war (Meltzer u. Kostakoglu 2004). In einer Befragung von mehr als 200 französischen Psychiatern erhielten 46,8% aller schizophrenen Patienten wenigstens zwei Neuroleptika, wobei sich sowohl die Anzahl der Antipsychotika als auch die Dosierung bei stationären Patienten im Vergleich zu ambulanten Patienten deutlich unterschied (Brunot et al. 2002). Im Gegensatz zu diesen Befunden erhielten in einer amerikanischen Untersuchung an 1.794 ambulanten atypikabehandelten Patienten nur 13% ein weiteres Antipsychotikum (Tapp et al. 2003), in einer weiteren Studie wurde ebenfalls nur 6,8% der schizophrenen Patienten mehr als ein Antipsychotikum rezeptiert (Leslie u. Rosenheck 2001). Eine chinesische Untersuchung (n = 398) an stabilen ambulanten Patienten wies eine Polypharmazie mit Antipsychotika bei 17,6% der Behandelten nach, wobei u. a. eine Assoziation zum monatlichen Einkommen, zur Schwere der Negativsymptomatik, zu extrapyramidalmotorischen Störungen und der Anzahl der stationären Aufnahmen bestand (Xiang et al. 2007).

Eine kanadische Untersuchung (n = 435) fand, dass das Verhältnis für die definierte tägliche Tagesdosis (DDD) für Patienten mit einer Polypharmazie signifikant höher war als die für Patienten mit einer Monotherapie (1,94 ± 0,12 vs. 0,94 ± 0,04; p < 0,005) (Procyshyn et al. 2010). In der bislang umfangreichsten Untersuchung zur Prävalenz von antipsychotischer Polypharmazie, in die 147 Studien aus den Jahren 1970 bis 2009 einflossen, fand sich eine globale Prävalenzrate für eine Polypharmazie mit Antipsychotika von 19,6% (Range 13–35%) mit großen regionalen Differenzen (Gallego et al. 2012).

2.3 Stationäre Patienten

Eine ältere amerikanische Untersuchung zeigt, dass rund 50% der stationären Patienten eine Kombinationsbehandlung mit Antipsychotika erhalten (Ereshefsky 1999). Schumacher et al. (2003) fanden in ihrer Analyse, dass 85 von 206 stationären Patienten (41%) wenigstens zwei Antipsychotika verordnet werden. 24% der Patienten erhalten eine Dreier-Kombination mit Antipsychotika. Am häufigsten wurde Olanzapin mit Risperidon kombiniert (73% der Zweier-Kombination mit Antipsychotika der zweiten Generation) (SGAs = Second Generation Antipsychotics), gefolgt von der Kombination Olanzapin plus Haloperidol (51% der Zweier-Kombination FGA + SGA) (FGAs = First Generation Antipsychotics) (Schumacher et al. 2003). In einer asiatischen Prävalenzstudie war eine Polypharmazie mit Antipsychotika (45,7% von 2.399 Patienten) u. a. mit männlichem Geschlecht, höherem Alter, einer höheren Chlorpromazinäquivalenzdosis und einer geringeren Verordnung von Atypika assoziiert (Sim et al. 2004). In früheren japanischen Studien war festgestellt worden, dass bis zu 90% der schizophrenen Patienten durchschnittlich 2,6 Antipsychotika erhalten hatten und nur 10,4% der Patienten ein einziges Antipsychotikum bekommen (Ito et al. 1999, Yamauchi et al. 1998). Diese hohe Prävalenz von Kombinationsbehandlungen in Japan wurde einer kritischen Überprüfung unterzogen. 25 chronisch schizophrene Patienten, die zuvor mit einer Hochdosis-Polypharmazie (> 1000 mg Chlorpromazinäquivalent über sechs Wochen) erfolglos behandelt worden waren, wurden auf eine Monotherapie mit einem modernen Antipsychotikum umgestellt. Hier konnte gezeigt werden, dass 23 von 25 Patienten nach weiteren 12 Behandlungswochen mit der Monotherapie sich sowohl in der Global Assessment of Functioning Scale (GAF) verbessert als auch eine signifikant geringere Dosierung des jeweiligen Antipsychotikums benötigt hatten (Suzuki et al. 2004b). Möglicherweise ist deswegen diese Verordnungspraxis in den vergangenen Jahren vor allem im asiatischen Raum deutlich rückläufig (Gallego et al. 2012)

Bereits aus früheren Untersuchungen gibt es Hinweise, dass die Häufigkeit einer Kombinationsbehandlung und die Anzahl der Substanzen in psychiatrischen Versorgungskrankenhäusern höher ist als in universitären Einrichtungen (Muijen u. Silverstone 1987). Ebenso gibt es eine Reihe kultureller Unterschiede (Oepen 2002), z. B. erhielten kaukasische Patienten an der Ostküste der USA eher ein atypisches Antipsychotikum als ein neuroleptisches Depotpräparat (Covell et al. 2002). In einer Medline-Analyse über 18 Jahre (1985–2003) wurden 29 Kasuistiken und Fallserien mit insgesamt 172 Patienten sowie eine doppelblinde, plazebokontrollierte Studie mit 28 Patienten ausgewertet. Es wurden überwiegend Vorteile im Hinblick auf

☐ Tab. 2.1 Faktoren, die mit der Polypharmazie mit Antipsychotika assoziiert sind (aus: Fleischhacker u. Uchida 2012)	
Demographische Faktoren	Männlich
	Jünger
	Alleinstehend
	Ohne Beschäftigung
Klinische Symptomatik	Ausgeprägte Symptome
	Residualsymptomatik
	Kognitive Dysfunktion
	Fehlende Krankheitseinsicht
Behandlungs- und Umgebungsfaktore	Psychiatrische Klinik
	Stationäre Patienten
	Unfreiwillige Aufnahme
	Frequenz der Aufnahmen
	Antipsychotische Depot-Behandlung

die schizophrene Positivsymptomatik und in Einzelfällen auch auf die Negativsymptomatik festgestellt (Lerner et al. 2004). Eine randomisierte doppelblinde Studie, in der akut exazerbierte Patienten mit der Diagnose einer Schizophrenie oder einer schizoaffektiven Störung zunächst 14 Tage lang monotherapeutisch entweder Risperidon (n = 133, 4,7 ± 0,9 mg/Tag), Quetiapin (n = 122, 579,5 ± 128,9 mg/Tag) oder Plazebo (n = 53) erhalten hatten, zeigte, dass 33% der risperidonbehandelten Patienten und 53% der quetiapinbehandelten Patienten innerhalb von 4 Wochen weitere Antipsychotika zusätzlich verordnet wurden (Rupnow et al. 2007).

Procyshyn und Mitarbeiter ermittelten in ihrer retrospektiven 2-Jahres-Analyse (01.11.1996 bis 31.10.1998), dass 27,5% der schizophrenen Patienten bei Entlassung aus stationärer Behandlung eine Kombinationsbehandlung verordnet bekommen hatten. In einer einjährigen Folgeuntersuchung (01.01.2000 bis 31.12.2000) stellte sich heraus, dass bereits 44,7% der schizophrenen Patienten und sogar 49,3% der schizoaffektiv erkrankten Patienten eine Kombinationsbehandlung erhielten (Procyshyn u. Thompson 2004).

Die Praxis der Polypharmazie zeigt, dass die Antipsychotika der zweiten Generation trotz des Wirksamkeitsnachweises in der Behandlung schizophrener Positivsymptome Defizite in der Behandlung der Therapieresistenz, der Negativsymptomatik und der kognitiven Beeinträchtigungen bislang nicht befriedigend kompensieren konnten.

2.4 Gründe für eine Polypharmazie mit Antipsychotika

Eine Befragung ergab, dass als wesentliche Gründe die Verringerung der schizophrenen Positivsymptomatik (61%), die Verbesserung der Negativsymptomatik (20%) oder eine positive Beeinflussung von EPMS (5%) gelten (Sernyak u. Rosenheck 2004). Eine weitere Untersuchung zeigte aber auch, dass sich keine signifikanten Unterschiede in der grundsätzlichen Einstellung der Patienten zu einer Monotherapie oder Polypharmazie erkennen lassen. Allerdings sinkt die Akzeptanz der langfristigen Einnahme, wenn eine Polypharmazie mit subjektiv belastenden Nebenwirkungen verbunden ist, z. B. Gewichtszunahme, Mundtrockenheit oder sexuellen Dysfunktionen (Hashimoto et al. 2012).

Die Gründe für eine Polypharmazie sind vielfältig (☐ Tab. 2.1).

2.5 Kombinationsstrategien

2.5.1 Kombination von Antipsychotika der ersten Generation (FGAs) untereinander

Vor der Einführung moderner Antipsychotika wurden mindestens 4–28% der Patienten polypharmazeutisch behandelt, wobei insbesondere hochpotente Antipsychotika, z. B. Haloperidol, und niederpotente Antipsychotika, z. B. Levomepromazin, kombiniert wurden. Auch wurde die Kombination von Depot-Neuroleptika mit oralen Antipsychotika häufig praktiziert (Godleski et al. 1989, Huttunen et al. 1996). Kontrollierte Studien zur Kombination von konventionellen Antipsychotika untereinander liegen nicht vor.

2.5.2 Kombinationen von Clozapin mit Antipsychotika der ersten Generation (FGAs) oder der zweiten Generation (SGAs)

Bei therapieresistenter Schizophrenie, d. h. wenn mehr als zwei Therapieversuche mit unterschiedlichen Antipsychotika in ausreichend hoher Dosis über mehr als sechs Wochen erfolglos waren, gilt zunächst die Monotherapie mit Clozapin als Mittel der Wahl. Allerdings sprechen auch auf Clozapin nur ca. 50% der therapieresistenten Fälle an und ca. 20% weisen bereits vor Beginn der Clozapinbehandlung somatische Einschränkungen auf, die die Verordnung limitieren (Chakos et al. 2001, Krivoy et al. 2011, Rothbard et al. 2003).

Kombination von Clozapin mit FGAs

Obgleich nachdrücklich eine Monotherapie mit Clozapin empfohlen wird, wurde in einer älteren Erhebung in 32 dänischen Kliniken ermittelt, dass Clozapin in bis zu 35% der Fälle mit anderen Antipsychotika kombiniert wird (Peacock u. Gerlach 1994). Kombinationen von Clozapin mit Antipsychotika der ersten Generation (FGA) (◘ Tab. 2.2), vor allem eine Kombination mit Haloperidol bis maximal 3–5 mg/Tag, erscheint unter der Vorstellung einer Verstärkung des Dopamin-D2-Antagonismus plausibel, wenn eine 6- bis 12-wöchige Clozapinmonotherapie erfolglos bleibt (Kapur et al. 2001). Vorteilhaft könnte sich der hohe 5-HT_{2A}-Antagonismus von Clozapin auswirken, da vermutlich Haloperidol-spezifische Nebenwirkungen, insbesondere extrapyramidalmotorische Störungen (EPMS), kupiert werden. Andererseits führt die geringe Affinität von Haloperidol zu muskarinen und histaminen Rezeptoren zu keiner weiteren Potenzierung clozapinspezifischer Nebenwirkungen, z. B. Sedierung oder Gewichtszunahme. Da Haloperidol Substrat des Zytochrom-P-450-2D6-Isoenzyms ist, Clozapin aber vorrangig über die Isoenzyme 1A2 und 3A4 metabolisiert wird, sind kaum pharmakokinetische Auswirkungen zu erwarten (Kennedy u. Procyshyn 2000).

Obwohl im Hinblick auf die Wirksamkeit eine Reihe positiver Resultate beschrieben wurden, führte die Kombinationsbehandlung von Clozapin mit einem konventionellen Antipsychotikum in Einzelfällen allerdings auch zu schwerwiegenden Nebenwirkungen, wie z. B. Agranulozytose, kardiovaskulären Effekten und sogar zu zwei letalen Ereignissen (Grohmann et al. 1989, Peacock u. Gerlach 1994). Ein Bericht über 20 Kombinationsbehandlungen mit Clozapin und Chlorpromazin beschreibt eine Überlegenheit der Kombinationsbehandlung im Vergleich zu einer Chlorpromazin-Monotherapie, nicht jedoch im Vergleich zu einer Clozapin-Monotherapie (Potter et al. 1989). In einer der ersten randomisierten, kontrollierten Studien wurde bei 16 Patienten mit der Kombination Clozapin (400–450 mg/Tag) plus Sulpirid (600 mg/Tag) eine signifikante Verbesserung der Psychopathologie mittels der Brief Psy-

◻ Tab. 2.2 Clozapin in Kombination mit einem Antipsychotikum der ersten Generation (FGA), modifiziert und ergänzt nach Stahl (Stahl u. Grady 2004)

Report	N*	Substanzen und Dosis mg/Tag	Ergebnisse zur Wirksamkeit	Unerwünschte Nebenwirkungen
Potter et al. 1989	20	Clozapin + Chlorpromazin	Überlegenheit der Kombinationbehandlung vs. Chlorpromazin-Monotherapie, jedoch nicht vs. Clozapin-Monotherapie	Kein Bericht
Grohmann et al. 1989	1	Clozapin + Haloperidol	Kein Bericht	Tod
Peacock u. Gerlach 1994	4	Clozapin + FGA	Kein Bericht	Agranulocytose (n = 1) Kardiovaskuläre Effekte (n = 3) Tod (n = 1)
Shiloh et al. 1997	16	Clozapin + Sulpirid	Signifikante Verbesserung in BPRS, SANS, SAPS	Prolaktinerhöhung, Tardivdyskinesie (n = 1)
Friedman et al. 1997	7	Clozapin + Pimozid	Durchschnittlicher Abfall der BPRS um 24 Punkte	Kein Bericht
Cooke u. De Leon 1999	1	Clozapin + Haloperidol	Bessere Effektivität	Kein Bericht
Stubbs et al. 2000	1	Clozapin + Sulpiride	Klinische Verbesserung	Kein Bericht
Allen 2000	1	Clozapin + Haloperidol	Serumspiegelanstieg von Haloperidol durch Clozapin	Keine
Friedman et al. 2011	25	Clozapin + Pimozid	Keine klinische Verbesserung	Hypersalivation in der Verumgruppe

* Anzahl der Patienten, die die Kombinationsbehandlung erhielten
FGA = First Generation Antipsychotics
SGA = Second Generation Antipsychotics

chiatric Rating Scale (BPRS), der Scale for the Assessment of Positive Symptoms (SAPS) und der Scale for the Assessment of Negative Symptoms (SANS) festgestellt (Shiloh et al. 1997). Gleichzeitig traten in einigen Fällen eine Prolaktinerhöhung und in einem Fall eine Spätdyskinesie als Nebenwirkung auf. In weiteren Kasuistiken zu einer Kombination von Clozapin mit Haloperidol wurde in einem Fall eine bessere Effektivität (Cooke u. de Leon 1999) bzw. ein Anstieg des Serumspiegels von Haloperidol durch Clozapin festgestellt (Allen 2000). Eine doppelblinde, plazebokontrollierte 12-wöchige Parallelgruppenstudie (n = 53), in die Patienten mit Schizophrenie oder schizoaffektiver Störung eingeschlossen waren, ergab keine Vorteile mehr für diese Kombinationsbehandlung (Friedman et al. 2011). Eine Cochrane-Analyse zur Kombination Clozapin mit Sulpirid (n = 221), in die schizophrene Patienten mit ausgeprägter Therapieresistenz oder mit prominenter Negativsymptomatik eingeschlossen wurden, ergab lediglich moderate Vorteile für die Kombination, insbesondere im Hinblick auf eine Verringerung des Gewichts (Wang et al. 2010). Weitere Kasuistiken berichten über Wirksamkeitsvorteile bei guter Verträglichkeit für die Kombination Clozapin mit Zuclopenthixol (Cubala et al. 2007) oder die Kombination Clozapin mit Fluphenazin (Rajarethinam et al. 2003). Zusammengefasst lässt sich feststellen, dass eine Kombinationsbehandlung von Clozapin mit einem konventionellen Antipsychotikum in einigen Fällen zu einer psychopathologischen Verbesserung beigetragen hat, in anderen Fällen allerdings mit erheblichen unerwünschten Nebenwirkungen einherging.

Fazit für die Praxis
- Die Datenlage zu einer Kombination von FGAs mit FGAs oder FGAs mit SGAs ist inkonsistent.
- Es liegen überwiegend Fallberichte vor und es fehlen weitgehend kontrollierte Studien.
- Für die Kombination Clozapin mit Sulpirid gibt es positive Daten hinsichtlich Wirksamkeit bei Therapieresistenz oder Negativsymptomatik.

Kombination von Clozapin mit SGAs

Die Verfügbarkeit moderner Antipsychotika hat zu vielfältigen Kombinationspraktiken geführt, für die neben zahlreichen Fallberichten und offenen Studien auch einige randomisierte kontrollierte Studien (RCTs) und Metaanalysen durchgeführt wurden.

■ Kombination von Clozapin mit Aripiprazol

Zu dieser Kombination liegen einige Publikationen vor, die positive Auswirkungen sowohl auf die Positiv- als auch die Negativsymptomatik der Schizophrenie berichten (Clarke et al. 2006, Lim u. Bowers 2007, Masopust et al. 2008, Pigato et al. 2009, Rocha u. Hara 2006, Ziegenbein et al. 2006a, Ziegenbein et al. 2006b). Es wird vermutet, dass der Wirkmechanismus von Aripiprazol als Partialagonist am D2- und 5-HT_{1A}-Rezeptor bzw. Agonist am 5-HT_2-Rezeptor das Dopamin-Serotonin-System stabilisiert und damit zu einer geringeren Inzidenz von extrapyramidalmotorischen Störungen oder Hyperprolaktinämie führt. In einer 16-wöchigen Untersuchung (n = 27) trug die Kombinationsbehandlungen bei stabilisierten ambulanten Patienten zu einer Verbesserung signifikanter Residualsymptome (Negativsymptomatik, depressive Symptomatik, kognitive Störung) bei (Mitsonis et al. 2007).

Besonders vorteilhaft soll diese Kombination im Hinblick auf eine Gewichtsreduktion sein. Eine retrospektive Untersuchung bei 24 behandlungsresistenten schizophrenen Patienten ergab eine 22%ige Verringerung der Clozapindosis und eine mittlere Gewichtsreduktion von 5 kg bei 75% der Patienten (Karunakaran et al. 2007). Eine weitere europäische multizentrische plazebokontrollierte Untersuchung mit ambulanten Patienten über 16 Wochen ergab mit der Kombination Clozapin plus Aripiprazol neben einer klinisch relevanten Gewichtsabnahme (13%) in der Kombinationsgruppe eine Verringerung des Gesamtcholesterins, des LDL-Cholesterins und der Triglyceride nach 12-wöchiger Behandlung, allerdings ohne signifikanten Unterschied in den PANS-Scores beider Gruppen (Fleischhacker et al. 2010).

In anderen plazebokontrollierten randomisierten Studien fanden sich sowohl im Hinblick auf metabolische Parameter als auch hinsichtlich einer Verbesserung der Psychopathologie inkonsistente Ergebnisse (Barbui et al. 2011, Chang et al. 2008, Chang et al. 2012, Cipriani et al. 2013, De et al. 2011, Muscatello et al. 2011b), sodass noch keine abschließende Empfehlung formuliert werden kann.

Fazit für die Praxis
- Die Kombination von Clozapin mit Aripiprazol ist unter Berücksichtigung der bisherigen Datenlage sicher und verträglich.
- Vorteile lassen sich aus kontrollierten Studien vor allem hinsichtlich einer Beeinflussung metabolischer Faktoren (Gewichtsreduktion, Normalisierung von Lipid-Werten, Normalisierung von Prolaktin) erkennen.
- Die Hinweise auf eine Verbesserung der schizophrenen Negativsymptomatik und der allgemeinen Funktionalität bedürfen weiterer Bestätigung.

▪ Kombination von Clozapin mit Risperidon

Für die Kombination von Clozapin mit Risperidon liegen die meisten Studien (n = 17) vor, in denen sich eine klinische Verbesserung, die zum Teil auch in der BPRS oder in der PANSS dokumentiert war, nachweisen ließ (◻ Tab. 2.3). Als Nebenwirkungen wurden ein Prolaktinanstieg, Akathisie, Hypersalivation und jeweils in einem Fall eine Agranulocytose, eine kardiale Arrhythmie, eine orthostatische Hypotension sowie eine Zwangssymptomatik festgestellt. Diese Kombination gilt unter der Vorstellung einer Verstärkung des Dopamin-Antagonismus bei gleichzeitiger Blockade der 5-HT$_{2A}$-Rezeptoren als hilfreiche Therapieoption (Josiassen et al. 2005). Für diese Kombination existieren drei randomisierte Studien, von denen lediglich eine positiv, die beiden anderen ein negatives Resultat lieferten. In der bislang einzigen positiven Studie von Josiassen und Mitarbeitern wurden randomisiert, doppelblind, plazebokontrolliert (n = 40) über 12 Wochen ausschließlich Clozapinpartial- oder Non-Responder eingeschlossen. Während nach sechs Wochen noch keine signifikante Verbesserung erkennbar war, erlangte die Verum-Gruppe eine signifikante Verbesserung des BPRS-Gesamt- und -Positiv-Scores für beide Gruppen, allerdings waren die Vorteile für die Clozapin-Risperidon-Gruppe deutlich ausgeprägter als für die Clozapin-Plazebo-Gruppe. Sie betraf darüber hinaus auch die mit der SANS gemessene Negativsymptomatik. Die anderen randomisierten, plazebokontrollierten, doppelblinden Studien ergaben keine signifikante Verbesserung der Psychopathologie bei Patienten mit Therapieresistenz unter einer Clozapin-Monotherapie (Anil Yagcioglu et al. 2005, Honer et al. 2006) (◻ Abb. 2.1).

In der doppelblinden, randomisierten und plazebokontrollierten Studie von Anil Yagcioglu und Kollegen erhielten 16 Clozapin-Partialresponder sechs Wochen lang bis zu 6 mg Risperidon zusätzlich zur bestehenden Behandlung mit Clozapin. Während keine Unterschiede in den Gruppen hinsichtlich unerwünschter Nebenwirkung (EPMS, Gewichtszunahme, QTC-Verlängerung, Clozapin-Serum-Spiegel) festgestellt wurden, zeigte sich überraschenderweise eine signifikante Verbesserung der PANSS-Positiv-Skala in der Plazebo-Gruppe (Anil Yagcioglu et al. 2005). In der randomisierten doppelblinden Studie von Honer und Mitarbeitern wurden 68 chronisch therapieresistente schizophrene Patienten aufgenommen und entweder mit Risperidon (n = 34, 2,9 ± 0,2 mg täglich) oder mit Plazebo behandelt. Weder im PANSS-Gesamt-Score noch in der differenzierten Betrachtung von Positiv- und Negativscore fand sich ein signifikanter Gruppenunterschied (Honer et al. 2006). In einer weiteren 6-wöchigen, ambulanten, randomisierten, kontrollierten Studie (RCT) erhielten mäßig erkrankte Clozapin-refraktäre Patienten (durchschnittlicher PANSS-Gesamtscore 75 Punkte) mit einer etablierten Clozapin-Behandlung zusätzlich Risperidon (n = 11) oder Plazebo (n = 13), ohne dass sich für die Patienten einer der beiden Gruppen ein nennenswerter Vorteil ergeben hätte (Freudenreich et al. 2007). Eine ältere 4-wöchige Studie mit 12 Clozapin-resistenten Patienten zeigte ebenfalls unter Zugabe von Risperidon keine Verbesserung der BPRS (de Groot et al. 2001) (◻ Abb. 2.1).

2

◻ **Tab. 2.3**   Clozapin in Kombination mit einem Antipsychotikum der zweiten Generation (SGA), modifiziert und ergänzt nach Stahl u. Grady (2004)

Bericht	N*	Design	Ergebnis	UAW
Tyson et al. 1995	1	Clozapin + Risperidon	Klinische Verbesserung	Kein Bericht
McCarthy u. Terkelsen 1995	2	Clozapin + Risperidon	Klinische Verbesserung	»Minimale« Nebenwirkungen
Henderson u. Goff 1996	12	Clozapin + Risperidon	Bei 10 von 12 Patienten Verbesserung um > 20% in der BPRS	Akathisie (n = 4) Hypersalivation (n = 5)
Koreen et al. 1995	1	Clozapin + Risperidon	Kein Bericht	Leichte okulogyre Krise
Godleski u. Sernyak 1996	1	Clozapin + Risperidon	Kein Bericht	Agranulocytose
Chong et al. 1997	1	Clozapin + Risperidon	Kein Bericht	Arrhythmie
Patel et al 1997	1	Clozapin + Risperidon	Verbesserung der Psychose	Verschlechterung von checking/touching
Gupta et al. 1998	2	Clozapin + Olanzapin	Klinische Verbesserung	Drooling (n = 1)
Morera et al. 1999	2	Clozapin + Risperidon	Klinische Verbesserung in der BPRS	Keine
Adesanya u. Pantelis 2000	2	Clozapin + Risperidon	Klinische Verbesserung	Kein Bericht
Raju et al 2001	2	Clozapin + Risperidon	Klinische Verbesserung in der PANSS	Keine
Raskin et al. 2000	3	Clozapin + Risperidon	25% Verbesserung in der PANSS	Kein Bericht
Rhoads et al. 2000	1	Clozapin + Olanzapin	Klinische Verbesserung	Keine
DeGroot et al 2001	12	Clozapin + Risperidon	Keine Verbesserung in der BPRS	Orthostatische Hypotension (n = 1)
Taylor et al. 2001	13	Clozapin + Risperidon	7 von 13 Patienten zeigten Verbesserung um > 20% in der PANSS	Zwangssymptomatik (n = 1)
Henderson et al. 2001	20	Clozapin + Risperidon	Kein Bericht	Prolaktinerhöhung
Kontaxis et al. 2002	1	Clozapin + Risperidon	Kein Bericht	Neurotoxische Syndrome
Raaska et al. 2002	2	Clozapin + Risperidon	Keine signifikante Änderung des Clozapinspiegels	Kein Bericht
Procyshyn et al. 2002	8	Clozapin + Risperidon	Einschränkung des Rauchens	Kein Bericht

◼ **Tab. 2.3** Fortsetzung

Bericht	N*	Design	Ergebnis	UAW
Kaye 2003	11	Clozapin + Ziprasidon	Reduzierung der clozapin-assoziierten Nebenwirkungen	Keine
Zink et al. 2004a	15	Clozapin + Amisulprid	Klinische Verbesserung in acht Fällen	Reduktion der Clozapindosis führte zu einer Verringerung der Nebenwirkungen
Zink et al. 2004b	1	Clozapin + Ziprasidon	Klinische Verbesserung	Verringerung von Nebenwirkungen
Agelink et al. 2004	7	Clozapin + Amisulprid	Reduktion der BPRS von 50,1 auf 33,7 nach 9 Monaten	Keine Veränderungen im EKG
Munro et al. 2004	33	Clozapin + Amisulprid	71% Responder (> 20% Verbesserung in der BPRS	Kein Bericht
Ziegenbein et al. 2005	9	Clozapin + Ziprasidon	Signifikante Verringerung in der BPRS	Keine
Josiassen et al. 2005	20	Clozapin + Risperidon	Signifikante Verringerung der BPRS-Gesamt- und Positivscores sowie des SANS Scores	Kein Bericht
Anil Yagicioglu et al. 2005b	16	Clozapin + Risperidon	Keine Verbesserung in der Verumgruppe	Kein Bericht
Honer et al. 2006	68	Clozapin + Risperidon	Kein Gruppenunterschied	Keine signifikanten Gruppenunterschiede
Henderson et al. 2006		Clozapin + Aripiprazol	Keine Veränderung in der Positiv- oder Negativsymptomatik	Signifikante Verringerung von Gewicht, BMI, Serumcholesterin und Triglyceriden
Ziegenbein et al. 2006	11	Clozapin + Aripiprazol	Signifikante Verringerung in der BPRS	Keine
Freudenreich et al. 2007	24	Clozapin + Risperidon	Kein Gruppenunterschied	Kein Bericht
Karunakaran et al. 2007	26	Clozapin + Aripiprazol	Verbesserung der Positiv- und Negativsymptomatik	Verringerung der Clozapindosis um 22%; Gewichtsreduktion bei 75% der Patienten um ca. 5,05 kg
Genc et al. 2007	50	Clozapin + Amisulprid vs. Clozapin + Quetiapin	Clozapin + Amisulprid > Clozapin + Quetiapin im BPRS, SANS, SAPS und CGI	Kein Bericht
Mitsonis et al. 2007	27	Clozapin + Aripiprazol	Verbesserung von Negativsymptomatik, Depression und Kognition	

2

◘ Tab. 2.3	Fortsetzung			
Assion et al. 2008	16	Clozapin + Amisulprid	Verumgruppe > Plazebogruppe	Keine klinisch signifikanten UAW
Zink et al. 2008	24	Clozapin + Risperidon vs. Clozapin + Ziprasidon	Signifikante Verbesserung in Positiv- und Negativsymptomatik in beiden Gruppen	Clozapin-Risperidongruppe: Anstieg des Prolaktinspiegels Clozapin-Ziprasidongruppe: Verlängerung des QTC-Intervalls
Chang et al. 2008	62	Clozapin + Aripiprazol	Signifikante Verbesserung der Negativsymptomatik	Signifikante Verringerung des Prolaktin- und Triglyceridspiegels in der Verumgruppe
Fleischhacker et al. 2010		Clozapin + Aripiprazol	Gewichtsabnahme von 13% in der Verumgruppe; Verringerung von Gesamtcholesterin, LDL-Cholesterin und Triglyceriden	

* Anzahl der Patienten, die eine Kombinationsbehandlung erhielten

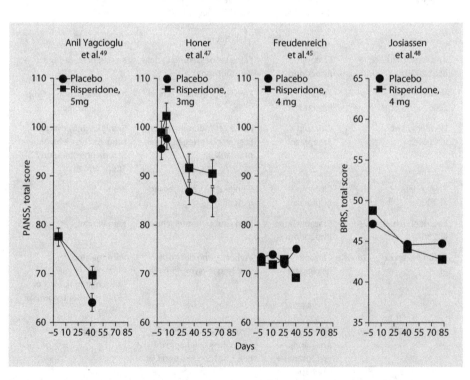

◘ **Abb. 2.1**   Studien zur Kombination von Clozapin mit Risperidon (aus: Anil Yagcioglu et al. 2005, Honer et al. 2006, Josiassen et al. 2005, Freudenreich et al. 2007)

> **Fazit für die Praxis**
> — Die wenigen randomisierten kontrollierten Untersuchungen (RCTs) untersuchten vorwiegend die Kombination von Clozapin mit Risperidon.
> — Nur eine einzige prospektive RCT (Josiassen et al. 2005) konnte bislang einen positiven Nachweis für die Wirksamkeit einer Kombinationstherapie mit zwei Antipsychotika liefern, nämlich die Kombination von Clozapin mit Risperidon.

■ Kombination von Clozapin mit Amisulprid

Für diese Kombination existieren bislang vier doppelblinde Untersuchungen (■ Tab. 2.3). In einer 8-wöchigen Studie (n = 50) wurde die Kombination Clozapin mit Amisulprid (437,03 mg/Tag ± 104,32 mg/Tag) mit Clozapin plus Quetiapin (595,65 mg/Tag ± 125,21 mg/Tag) verglichen. Hier ergaben sich in der Clozapin-Amisulprid-Gruppe stärkere positive Effekte in der BPRS, SAPS, SANS und im CGI (Genc et al. 2007). Dieses Ergebnis wird durch die Untersuchung von Assion und Mitarbeitern gestützt, die in einer 6-wöchigen, plazebokontrollierten RCT (n = 16), Clozapin ebenfalls mit Amisulprid, jedoch in zwei verschiedenen Dosierungen (400 mg/Tag und 600 mg/Tag) kombinierten und klinische Vorteile (Verbesserung von GAF, CGI, MADRS) in der Gruppe mit der höheren Amisulprid-Dosis dokumentierten (Assion et al. 2008). Die Kombination Clozapin mit Amisulprid wurde in zwei anderen doppelblinden RCT untersucht, wobei sich in einer Studie (Kreinin et al. 2011) drei Wochen nach Behandlungsbeginn eine Verringerung der Clozapin-induzierten Hypersalivation ergab. Andere Untersuchungen ergaben Hinweise auf die Möglichkeit einer Clozapindosisreduktion, ohne dass sich ein Wirksamkeitsverlust ergeben hätte (Cook u. Hoogenboom 2004, George u. Cowan 2005, Kampf et al. 2005, Munro et al. 2004).

> **Fazit für die Praxis**
> Angesichts des vergleichsweise geringen Dopaminantagonismus von Clozapin erscheint eine Komedikation mit dem potenten selektiven D2/D3-Antagonisten Amisulprid rational.

■ Kombination von Clozapin mit Olanzapin

Obwohl sich wegen des sehr ähnlichen Rezeptor-Bindungsprofils keine Rationale für eine Kombination von Clozapin mit Olanzapin ergibt, wurden drei Fälle beschrieben, bei denen eine klinische Verbesserung festzustellen war (Gupta et al. 1998, Rhoads 2000) (■ Tab. 2.3).

■ Kombination von Clozapin mit Quetiapin

In der bereits zitierten Arbeit von Genc et al. wurde eine Clozapin-Monotherapie mit der Kombination Clozapin-Amisulprid (bis 600 mg/Tag Amisulprid) und Clozapin-Quetiapin (bis 900 mg/Tag Quetiapin) verglichen. In dieser Studie fand sich ein signifikanter Wirksamkeitsvorteil in der Clozapin-Amisulprid-Gruppe (Genc et al. 2007) (■ Tab. 2.3).

■ Kombination von Clozapin mit Ziprasidon

Hier liegen bislang vier Fallberichte (Kaye 2003, Ziegenbein et al. 2005, Zink et al. 2004b, Zink et al. 2004c) vor (■ Tab. 2.3). In einer von Zink und Mitarbeitern publizierten Head-to-head-Studie hatten Clozapin-refraktäre schizophrene Patienten (n = 24) zusätzlich zur vorbestehenden Clozapin-Therapie entweder Risperidon (3,82 ± 1,8 mg/Tag) oder Ziprasidon

(134 ± 34,4 mg/Tag) erhalten. Während sich in beiden Gruppen ohne Unterschied nach sechs Wochen signifikante Verbesserungen in der Positiv- und Negativsymptomatik ergaben, zeigte sich in der Clozapin-Risperidon-Gruppe ein Anstieg des Prolaktinspiegels und in der Clozapin-Ziprasidon-Gruppe eine Verlängerung des QTC-Intervalls (Zink et al. 2008). In einer Arbeit, in der der Verlauf von elf Patienten dokumentiert wurde, führte die infolge der Kombination mit Ziprasidon möglich gewordene Reduktion der Clozapindosis zu einer Abnahme der clozapinassoziierten Nebenwirkungen (Kaye 2003).

2.5.3 Kombinationen von SGAs mit anderen Antipsychotika (außer Clozapin)

Während es zumindest für die Kombination von Clozapin mit einem FGA oder einem SGA Hinweise aus Fallbeobachtungen gibt, ist die wissenschaftliche Datenlage für eine Kombination von anderen modernen Antipsychotika mit einem weiteren Antipsychotikum unzureichend. Daten aus systematischen Übersichten geben keine Empfehlung für eine Kombinationsbehandlung, auch wenn eine Monotherapie fehlgeschlagen ist (Barnes u. Paton 2011, Chan u. Sweeting 2007).

In einer doppelblinden, plazebokontrollierten RCT über 16 Wochen (n = 323) wurden Patienten mit Quetiapin (400–800 mg/Tag) oder Risperidon (4–8 mg/Tag) mit Aripiprazol (2–15 mg/Tag) kombiniert behandelt, ohne dass sich eine Verbessseunrg der Psychopathologie ergeben hätte (Kane et al. 2009). Andererseits zeigte eine kleine offene Studie (n = 17), dass Patienten, die auf eine sequenzielle Monotherapie mit Olanzapin, Quetiapin und Risperidon anschließend mit einer Kombination Olanzapin plus Risperidon behandelt wurden, sich signifikant verbesserten (Suzuki et al. 2008).

Kombination von Risperidon mit einem anderen Antipsychotikum (außer Clozapin)

Mit Ausnahme von Clozapin wird Risperidon gelegentlich auch mit anderen Antipsychotika erfolgreich kombiniert (◘ Tab. 2.4). Unter der Kombination von Risperidon mit konventionellen Antipsychotika wurde in einer älteren Beobachtung bei 10 von 18 Patienten eine Verringerung von Angst und Halluzinationen bei fehlenden Nebenwirkungen berichtet (Bacher u. Kaup 1996). Terao und Kojima beschrieben hingegen unter der Kombination von Risperidon mit Haloperidol einen Fall, in dem keine Wirkung, sondern sogar die Exazerbation einer Psychose zu beobachten war (Terao u. Kojima 2001). Potkin und Mitarbeiter konnten am Beispiel von 12 Patienten zeigen, dass die Kombination von Risperidon (6 mg/Tag) mit Quetiapin (600 mg/Tag) keine signifikanten pharmakokinetischen Effekte zur Folge hat (Potkin et al. 2002). In einer Kasuistik mit derselben Kombination wurde eine klinische Verbesserung bei gleichzeitig aufgetretenen sexuellen Nebenwirkungen festgestellt (Chue et al. 2001). Auch gibt es Berichte über eine Kombination von Risperidon mit Olanzapin, wobei in einer Arbeit eine Verbesserung von Angst und Halluzinationen bei fehlenden Nebenwirkungen festgestellt wurde (Lerner et al. 2000). In einem weiteren Fall trat bei dieser Kombinationstherapie ein Priapismus auf (Seger u. Lamberti 2001). In einer doppelblinden RCT, in der Aripiprazol Patienten verordnet wurde, die zuvor unzureichend auf eine Monotherapie mit Risperidon oder Quetiapin angesprochen hatten, fanden Kane und Mitarbeiter keine signifikante Verringerung im Körpergewicht, im Gesamtcholesterin oder LDL, jedoch eine Verringerung des Serumprolaktins in der Risperidongruppe (Kane et al. 2009).

◘ Tab. 2.4 Risperidon in Kombination mit anderen Antipsychotika (außer Clozapin)

Report	N	Design	Ergebnis zur Wirksamkeit	UAW
Bacher u. Kaup 1996	18	Risperidon + FGAs	Wirksamkeit in 10 von 18 Patienten => Verringerung von Angst und Halluzinationen	Keine
Lerner et al. 2000	5	Risperidon + Olanzapin	Verbesserung von Angst und Halluzination Verbesserung der BPRS um 30%	Keine
Seger u. Lamberti 2001	1	Risperidon + Olanzapin	Klinische Verbesserung	Priapismus
Chue et al. 2001	1	Risperidon + Quetiapin	Klinische Verbesserung	Sexuelle Nebenwirkungen unter 8 mg Risperidon
Beelen et al. 2001	1	Risperidon + Quetiapin	Kein Bericht	QTC-Verlängerung bei Überdosis von Quetiapin
Terao u. Kojima 2001	1	Risperidon + Haloperidol	Keine Effektivität	Psychose
Potkin et al. 2002	12	Risperidon + Quetiapin	Nicht signifikante pharmakokinetische Effekte	Kein Bericht

Kombination von Olanzapin mit einem anderen Antipsychotikum (außer Clozapin)

Für eine Kombinationsbehandlung von Olanzapin mit anderen Antipsychotika existieren ebenfalls nur wenige Einzelfallberichte (◘ Tab. 2.5). Raskin und Mitarbeiter untersuchten an sechs Patienten die Kombination von Olanzapin mit Sulpirid und berichteten über eine deutliche Verbesserung der Psychopathologie (37% Verbesserung in der BPRS, 32% Verbesserung in der PANSS) (Raskin et al. 2000). Die meisten Kasuistiken existieren für die Kombination von Olanzapin mit einem konventionellen Antipsychotikum. In einem Fall (Kombination mit Pimozid) wurde eine Reduktion von 56 auf 38 Punkte in der BPRS festgestellt, ohne dass Nebenwirkungen beobachtet wurden (Takhar 1999). In zwei Fällen (Kombination mit Levomepromazin bzw. Haloperidol) trat ein malignes neuroleptisches Syndrom auf (Jarventausta u. Leinonen 2000, Mujica u. Weiden 2001). Eine weitere Kombination aus zwei modernen Antipsychotika (Olanzapin und Quetiapin) führte ohne positives Ergebnis zu einem epileptischen Anfall (Hedges u. Jeppson 2002). In einer 8-wöchigen Studie wurden behandlungsresistente schizophrene Patienten 1:1 randomisiert, wobei die Studiengruppe zusätzlich Sulpirid (600 mg/Tag) und die Kontrollgruppe weiterhin Olanzapin erhielt. Es ließ sich eine signifikante Verbesserung der depressiven Symptome mittels der Hamilton-Depressionsskala (HAM-D) feststellen, nicht jedoch Auswirkungen auf die schizophrene Positiv- oder Negativsymptomatik (Kotler et al. 2004). Eine offene Studie (n = 17), in die Patienten nach einer frustranen sequenziellen Behandlung mit Olanzapin, Quetiapin oder Risperidon eingeschlossen wurden, kombinierte schließlich acht Wochen lang Olanzapin (Δ13,7 mg/Tag) mit Risperidon (Δ4,32 mg/Tag). Die Responder (n = 7) verbesserten sich im GAF von 37 auf 53 Punkte und im BPRS von 65 auf 46 Punkte (Suzuki et al. 2008). Eine 10-wöchige plazebokontrollierte RCT untersuchte den

2

◻ Tab. 2.5 Kombination von Olanzapin mit einem anderen Antipsychotikum (außer Clozapin und Risperidon)

Report	N	Kombination	Ergebnis	UAW
Gomberg et al. 1999	1	Olanzapin + Haloperidol	Kein Bericht	Parkinsonoid
Takhar et al. 1999	1	Olanzapin + Pimozid	Verringerung der BPRS von 56 auf 38 Punkte	Keine
Jarventausta u. Leinonen 2000	1	Olanzapin + Levomepromazin	Kein Bericht	NMS
Raskin et al. 2000	6	Olanzapin + Sulpirid	37% Verbesserung der BPRS	Kein Bericht
Mujica et al. 2001	1	Olanzapin + Haloperidol	Kein Bericht	NMS
Hedges u. Jeppson 2002	1	Olanzapin + Quetiapin	Kein Bericht	Epileptischer Anfall
Duggal 2004	1	Olanzapin + Aripiprazol	56% Verbesserung in der PANSS	Kein Bericht
Zink et al. 2004d	7	Olanzapin + Amisulprid	GAF +29,2 Punkte CGI – 2,3 Punkte	Keine Zunahme von UAW, keine Interaktionen
Kotler at al. 2004	9	Olanzapin + Sulpirid	Verbesserung der Depression	Kein Bericht
Suzuki et al. 2008	17	Olanzapin + Risperidon	Responder verbesserten sich im GAF und BPRS	Signifikanter Anstieg von Körpergewicht, Prolaktin und Gesamtcholesterin

Einfluss einer Kombinationsbehandlung von Olanzapin mit Aripiprazol und fand eine Verbesserung metabolischer Paramter (Gewicht, Lipide, Glukose) (Henderson et al. 2009).

2.5.4 Meta-Analysen zu Kombinationsbehandlungen mit Antipsychotika

Eine umfangreiche Meta-Analyse, in die auch chinesische Studien eingingen, wurde von Correll und Mitarbeitern vorgelegt (Correll et al. 2009). Insgesamt wurden 19 Studien (n = 1229) mit 28 Monotherapien und 19 Kombinationstherapien ausgewertet. Die Kombination zweier Antipsychotika war einer Monotherapie dann überlegen, wenn a priori als Outcome-Variable »Studienunterbrechung« oder »Wirkungslosigkeit« festgelegt waren. Eine Subgruppenanalyse ergab, dass eine Polypharmazie u. a. umso erfolgreicher war, wenn ein atypisches Antipsychotikum mit einem konventionellen Neuroleptikum kombiniert oder die Kombinationsbehandlung länger als zehn Wochen durchgeführt wurde (NNT = 5). Dieses Ergebnis deckt sich mit einer zweiten Meta-Analyse, in der vier RCTs (n = 166) und acht offene Studien mit Clozapinpartial- oder Nonrespondern ausgewertet wurden (Paton et al. 2007). Die beiden Studien, in denen Clozapin länger als zehn Wochen mit Sulpirid (Shiloh et al. 1997) bzw. Risperidon (Josiassen et al. 2005) kombiniert worden war, ergab eine Odds Ratio für ein Ansprechen von 4,41. In den offenen Studien, in denen langzeitig ($\geq$ 26 Wochen) Clozapin mit Amisulprid (Munro et al. 2004) oder mit Ziprasidon (Ziegenbein et al. 2005) kombiniert wurde, zeigten zwischen 70 und 80% der Patienten ein Ansprechen ($\geq$ 20% Verringerung im BPRS- oder PANS-Score) auf die Therapie.

Fazit für die Praxis
- Prinzipiell sollte in der Behandlung der Schizophrenie eine Monotherapie favorisiert werden.
- Bei ausgeprägter Therapieresistenz kann bei kritischer Prüfung eine Kombinationsbehandlung von Antipsychotika erwogen werden.
- Für eine Kombinationsbehandlung von Clozapin mit einem Antipsychotikum der ersten Generation gibt es keine ausreichenden Daten.
- Wenn eine Kombinationsbehandlung erwogen wird, sollte sie sich an pharmakologischer Rationale orientieren, die Rezeptorbindungsprofile der Einzelsubstanzen sowie pharmakokinetische und pharmakodynamische Gesichtspunkte beachten.

2.6 Augmentation eines Antipsychotikums mit anderen (Psycho-)Pharmaka

Bei Therapieresistenz, z. B. nicht beeinflussbarer Psychose, persistierender Minussymptomatik oder speziellen Zielsymptomen (z. B. akute Erregung, Angst oder Depression) werden Antipsychotika häufig mit anderen Psychopharmaka kombiniert.

2.6.1 Augmentation von Antipsychotika mit Phasenprophylaktika (Mood Stabilizer)

Aktuelle pharmakoepidemiologische Daten zur Augmentation von Antipsychotika mit anderen (Psycho-)Pharmaka liegen nicht vor. Ältere Untersuchungen haben gezeigt, dass in der Behandlung stationär behandlungsbedürftiger schizophrener Patienten die Verordnung von Stimmungsstabilisatoren von 26,2% im Jahre 1994 auf 43,4% im Jahr 1998 und auf 47,1% im Jahre 2001 angestiegen ist. Während über Jahrzehnte Lithium in Kombination mit konventionellen Neuroleptika eingesetzt wurde, hat vor allem die Anwendung von Valproinsäure deutlich zugenommen (Citrome et al. 2000). Citrome et al. stellten fest, dass 2001 in der Behandlung der Schizophrenie Valproat mit 34,9% an erster Stelle rangierte, gefolgt von Gabapentin mit 8,8%, Topiramat mit 2,9% und Oxcarbazepin mit 2,5%. Carbamazepin wurde nur in 2,1%, Lamotrigin nur in 1% der Fälle eingesetzt (Citrome et al. 2002). Trotz dieses deutlichen Anstiegs in der Verordnung einiger Stimmungstabilisierer sind die Befunde widersprüchlich. Während in einer retrospektiven Untersuchung an 100 clozapinbehandelten Patienten festgestellt wurde, dass 20 Patienten, die zusätzlich ein Antikonvulsivum erhielten, einen schlechteren Verlauf hatten als diejenigen, die eine Clozapinmonotherapie erhielten (Wilson 1995), zeigen andere Studien (siehe unten) eine beachtliche und nachhaltige Beeinflussung schizophrener Begleitsymptome.

■ **Tab. 2.6** Unerwünschte Nebenwirkungen unter der Kombination von Antipsychotika mit Lithium, modifiziert und ergänzt nach Stahl u. Grady (2004a)

Report	N	Kombination	Unerwünschte Nebenwirkung
Valevski 1993	1	Lithium + Clozapin	Neutropenie/Agranulozytose
Garcia 1994	2	Lithium + Clozapin	Epileptischer Anfall
Chen 1996	1	Lithium + Risperidon	Delir
Peterson 1996	1	Lithium + Clozapin	Diabetische Ketoazidose
Blier 1998	1	Lithium + Clozapin	Neutropenie/Agranulozytose
Durrenberger 1999	1	Lithium + Risperidon	Akute Dystonie
Owley 2001	1	Lithium + Risperidon	Priapismus
Berry 2003	1	Lithium + Olanzapin	Malignes neuroleptisches Syndrom

Augmentation von Antipsychotika mit Lithium

In einigen früheren Untersuchungen konnte nachgewiesen werden, dass unter einer Kombination von Antipsychotikum mit Lithium in 30–50% der Non- bzw. Partialresponder sowohl im Hinblick auf die psychotischen Symptome als auch auf die Minussymptomatik profitieren (Delva u. Letemendia 1982, Donaldson et al. 1983, Growe et al. 1979, Small et al. 1975). Eine Studie wies darauf hin, dass vor allem diejenigen schizophrenen Patienten von einer Lithium-Augmentation profitieren, die ausgeprägte affektive Begleitsymptome zeigen und darüber hinaus eine positive Eigen- oder Familienanamnese für affektive Erkrankungen aufweisen (Atre-Vaidya u. Taylor 1989). Andererseits gibt es Befunde, die verdeutlichen, dass psychotische Symptome unter einer Lithium-Augmentation unabhängig von der affektiven Symptomatik remittieren können (Donaldson et al. 1983, Small et al. 2003). Während positive Kasuistiken für die Kombination Lithium plus Olanzapin und Lithium plus Risperidon vorliegen, konnte in einer plazebokontrollierten Studie mit therapieresistenten Patienten kein signifikanter Effekt gefunden werden (Schulz et al. 1999). In einer RCT (n = 20) mit therapieresistenten schizophrenen und schizoaffektiv erkrankten Patienten wurde Clozapin in der Verumgruppe mit Lithium (600 mg/Tag) augmentiert, sodass ein Lithiumspiegel von ≥ 0,5 mmol/L erreicht worden war. Im Ergebnis profitierten die Patienten mit der schizoaffektiven Störung, die schizophrenen Patienten hingegen nicht. Auch die publizierten Meta-Analysen kommen zu dem Ergebnis, dass für die Behandlung der Schizophrenie Lithium alleine keine Alternative darstellt und für die Kombination mit Antipsychotika ebenfalls keine ausreichende Evidenz besteht (Leucht et al. 2003, 2004, 2007a). Kasuistiken zeigen, dass bei einer Kombination von Antipsychotika mit Lithium darüber hinaus eine Reihe unerwünschter Nebenwirkungen beachtet werden müssen (■ Tab. 2.6).

Augmentation von Antipsychotika mit Carbamazepin

Obwohl in einigen Untersuchungen gezeigt wurde, dass die Zugabe von Carbamazepin zu konventionellen Antipsychotika zu einer erheblichen Verminderung von Anspannung, maniformer Überaktivität, Hostilität und Aggression beiträgt (Simhandl u. Meszaros 1992), waren die Auswirkungen auf die Psychose-Symptome nur gering (Ghaemi 2002, Luchins 1984). Leucht und Kollegen stellten in ihrer Cochrane-Analyse (10 Studien, n = 258) fest, dass unter Berücksichtigung der wenigen kontrollierten Studien für die Behandlung der Schizophrenie weder eine Monotherapie noch eine Kombinationsbehandlung mit Carbamazepin empfohlen werden

◻ Tab. 2.7	Augmentation von Antipsychotika mit Valproat			
Bericht	**Patienten**	**Design**	**Intervention**	**Ergebnis**
Fisk u. York 1987	Chronische funktionelle Psychose; n = 62; < 70 Jahre	12 Wochen	Antipsychotische Medikation + Valproat vs. Plazebo	Keine signifikanten Unterschiede, weniger Tardivdyskinesien in der Plazebogruppe
Dose et al. 1998	F20.xx; F25.xx; n = 42	28 Tage	Haloperidol + Val vs. Haloperidol + Plazebo	Keine signifikanten Unterschiede, außer Vorteile bei »Feindseligkeit«
Hesslinger et al.1999	F20.xx; F25.xx; n = 18	4 Wochen	Haloperidol Mono vs. Haloperidol + Valproat vs. Haloperidol + CBZ	Keine signifikanten Unterschiede
Wassef et al. 2000	F20.xx; n = 12 ; 29 Jahre	21 Tage	Haloperidol + Valproat vs. Haloperidol + Plazebo	Verbesserungen in der CGI und SANS in der Valproat-Gruppe
Casey et al. 2003	F20.xx; n = 249; 39 Jahre	28 Tage	Ola/Ris-Monotherapie vs. Ola/Ris-Kombination mit Valproat	Anfangs schnellere Response in Kombi-Gruppe, keine signifikanten Unterschiede zum Ende der Studie
Casey et al. 2009	F20.xx; n = 402	12 Wochen	Ola/Ris-Monotherapie vs. Ola/Ris-Kombination mit Valproat	Keine signifikanten Unterschiede

kann (Leucht et al. 2007b). Außerdem muss darauf hingewiesen werden, dass Carbamazepin über eine Induktion des hepatischen Isoenzyms 3A4 den Plasmaspiegel vieler (Psycho-)Pharmaka senkt und darüber hinaus Fälle von Agranulozytosen (Gerson et al. 1991, Luchins 1984), Asterixis (Rittmannsberger et al. 1991, Rittmannsberger u. Leblhuber 1992) und malignem neuroleptischem Syndrom (Müller et al. 1988) aufgetreten sind. Trotz einer detaillierten Analyse (n = 147), die keine erhöhte Inzidenz von Agranulozytosen bei Patienten mit einer Kombination von Carbamazepin mit Clozapin fand (Junghan et al. 1993), sollte diese Strategie wegen o. g. Risiken nicht favorisiert werden.

Kombination von Antipsychotika mit Valproat

Eine Augmentationstherapie mit Valproat kann angesichts der Recherche von Schwarz und Mitarbeitern (7 Studien, n = 519) in der Behandlung der Schizophrenie generell nicht empfohlen werden, da vermutlich nur einige Begleitsymptome wie Unruhe, Hostilität oder Aggressivität positiv beeinflusst werden, nicht jedoch Wahnsymptome oder Halluzinationen (Schwarz et al. 2008) (◻ Tab. 2.7). In einer 8-wöchigen offenen Parallelgruppenstudie bei schizophrenen Patienten mit ausgeprägter Feindseligkeit war die Augmentation von Valproat zu einer bestehenden Risperidonbehandlung einer Risperidon-Monotherapie nicht überlegen. In einer weiteren doppelblinden, randomisierten, plazebokontrollierten Studie mit 249 Patienten wurden über vier Wochen in der einen Gruppe 125 Patienten monotherapeutisch mit Olanzapin (15 mg/Tag) oder Risperidon (6 mg/Tag) behandelt, während in der Vergleichsgruppe bei 124 Patienten jeweils Valproinsäure (15–30 mg/kg/KG/Tag) komediziert wurde. Patienten, die eine Antipsychotika-Valproinsäure-Kombination erhalten hatten, zeigten eine signifikante Verbesserung psychotischer Symptome gemessen an der PANSS-Skala, sie waren deutlich weniger feindselig und sie hatten eine geringere Drop-Out-Quote. Bis auf eine Gewichtszunahme wurden keine wesentlichen Nebenwirkungen beobachtet (Casey et al. 2003). In einer neueren 12-wöchigen RCT (n = 402) derselben Arbeitsgruppe, in der plazebokontrolliert Valproat ebenfalls entweder mit Olanzapin oder Risperidon kombiniert wurde, war hingegen kein Gruppenunterschied bei der PANSS in den einzelnen Gruppen mehr erkennbar (Casey et al. 2009). Die Kombination von Clozapin und Valproat wird gelegentlich eingesetzt, um das clozapinassoziierte Anfallsrisiko zu minimieren (Haller u. Binder 1990, Kando et al. 1994). Dabei müssen jedoch mögliche Nebenwirkungen in Form von Leber- und Neurotoxizität, Sedierung, Übelkeit, Gewichtszunahme und verstärktem Speichelfluss beachtet werden (Costello u. Suppes 1995, Kando et al. 1994, Wirshing et al. 1997).

> **Fazit für die Praxis**
> Die Augmentation von Antipsychotika mit Valproat kann angesichts der neueren Daten nicht generell empfohlen warden, auch wenn in Einzelfällen schizophrene Begleitsymptome kupiert werden können.

Augmentation von Antipsychotika mit Lamotrigin oder Topiramat

In den letzten Jahren werden auch Lamotrigin und Topiramat in Kombination mit einem Antipsychotikum zur Behandlung von schizophrenen Patienten eingesetzt. In einer der ersten Studien, in der Lamotrigin oder Topiramat therapieresistenten schizophrenen Patienten zu ihrer unterschiedlichen antipsychotischen Medikation augmentiert wurde (n = 26) zeigte sich, dass Patienten mit einer Lamotrigin-Augmentation (n = 17) bereits zwei Wochen nach Behandlungsbeginn eine signifikante Verringerung in den BPRS-Scores aufwiesen, sich jedoch keine signifikante Verbesserung in der Kombination mit anderen Antipsychotika, z. B. Risperidon, Olanzapin oder Haloperidol, nachweisen ließ (Dursun u. Deakin 2001). Dieser positive Effekt einer Clozapin-Lamotrigin-Kombination wurde in einer 14-wöchigen, doppelblinden, plazebokontrollierten Cross-over-Studie bestätigt, in der 34 therapieresistente schizophrene Patienten bis 200 mg/Tag Lamotrigin einschleichend als Add-on-Medikation zu einer fortlaufendenden Clozapintherapie erhalten hatten. Eine Intent-to-treat-Analyse ergab signifikante positive Effekte im Hinblick auf den PANSS-Gesamt- und -Positivscore, nicht jedoch hinsichtlich der schizophrenen Negativsymptomatik (Tiihonen et al. 2003). In einer weiteren plazebokontrollierten Studie (n = 38) erhielten 25 therapieresistente schizophrene Patienten einschleichend Lamotrigin bis 400 mg/Tag. Im Vergleich zur Plazebogruppe ließen sich in der Verumgruppe eine signifikante Verringerung der allgemeinen Psychopathologie und der Positivsymptomatik nachweisen (36,4 vs.17,9%; p < 0,01), unabhängig davon, ob mit einem konventionellen oder einem atypischen Antipsychotikum kombiniert wurde (Kremer et al. 2004). Die Wirksamkeit einer Augmentation von Lamotrigin bis 200 mg täglich hinsichtlich der klinischen Symptomatik und kognitiver Funktionen bei behandlungsresistenter Schizophrenie wurde in einer weiteren 24-wöchigen doppelblinden, randomisierten Untersuchung erfolgreich geprüft. Es zeigten sich positive Effekte sowohl auf die Negativ- als auch auf die Positivsymptomatik sowie die allgemeine Psychopathologie und einige kognitive Funktionen (Zoccali et al. 2007) (◘ Abb. 2.2).

Eine 12-wöchige RCT mit Lamotrigin (100–400 mg/Tag) in der Augmentation von Antipsychotika ergab jedoch nur eine geringe bis moderate Wirkstärke in der Augmentation von Clozapin und keine signifikanten Effekte in Kombination mit einem anderen SGA (Goff et al.

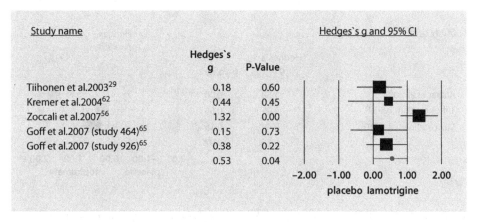

Study name	Hedges's g	P-Value
Tiihonen et al.2003[29]	0.18	0.60
Kremer et al.2004[62]	0.44	0.45
Zoccali et al.2007[56]	1.32	0.00
Goff et al.2007 (study 464)[65]	0.15	0.73
Goff et al.2007 (study 926)[65]	0.38	0.22
	0.53	0.04

□ **Abb. 2.2** Metaanalytische Betrachtung plazebokontrollierter Studien zur Augmentation von Antipsychotika mit Lamotrigin

2007) (□ Abb. 2.2). Eine weitere doppelblinde, randomisierte Untersuchung mit Lamotrigin oder Valproat in der Augmentation von Antipsychotika ergab ebenfalls keine signifikanten Gruppendifferenzen hinsichtlich der Psychopathologie oder Lebensqualität (Glick et al. 2009). Die bislang umfangreichste Metaanalyse beinhaltet fünf Studien (n = 161) und kommt zum Ergebnis, dass eine Lamotrigin-Augmentation bei clozapinrefraktären schizophrenen Patienten wirksam sein kann (Tiihonen et al. 2009).

Der Vorteil von Topiramat wird in den dazu veröffentlichten Kasuistiken vor allem in einer gewichts- und anfallsneutralisierenden Wirkung in Kombination mit Clozapin oder Olanzapin gesehen (Dursun u. Devarajan 2000, Levy et al. 2002, Navarro et al. 2001). Eine 12-wöchige RCT mit Topiramat (100 oder 200 mg/Tag) zeigte in der 200 mg/Tag-Gruppe im Vergleich zu den beiden anderen Gruppen eine signifikante Verringerung von Körpergewicht, BMI und Bauchumfang (Ko et al. 2005). Dieses Ergebnis wurde in einer weiteren 12-wöchigen, randomisierten, offenen Studie bestätigt, in der die Zugabe von Topiramat die Gewichtszunahme bei Patienten mit Olanzapin begrenzte (Kim et al. 2006). In einer RCT (n = 32) war in der Verumgruppe (Clozapin + Topiramat) nach 8-wöchiger Therapie eine signifikante Verringerung des PANS-Scores festzustellen (Afshar et al. 2009) (□ Abb. 2.3).

Eine 12-wöchige naturalistische Untersuchung zeigte positive Effekte einer Augmentation von Clozapin mit Topiramat im Hinblick auf Psychopathologie und metabolische Faktoren (Hahn et al. 2010). In einer 8-wöchigen randomisierten doppelblinden Untersuchung mit Topiramat (300 mg/Tag) oder Plazebo in Kombination mit Clozapin zeigte sich das klinische Ansprechen (Reduktion > 20% in der PANSS) im Vergleich zur Plazebogruppe signifikant höher in der Topiramatgruppe als in der Plazebogruppe (50 vs. 12,5%). Während sich Verbesserungen in allen drei Domänen in der PANS-Skala fanden, traten in der Topiramat-Gruppe häufiger Hypersalivation, Parästhesien, psychomotorische Verlangsamung und Gewichtsabnahme auf. In einer weiteren RCT über 24 Wochen wird über eine signifikante Verringerung von Verhaltensstörungen unter der Kombination Clozapin-Topiramat berichtet (Muscatello et al. 2011a). In einer 17-wöchigen RCT (n = 80) wurden chronisch schizophrene Patienten mit bis zu 300 mg Clozapin täglich behandelt und erhielten zusätzlich 200 mg/Tag (n = 16) oder 300 mg/Tag (n = 12) Topiramat bzw. Plazebo. Hier fanden sich allerdings keine statistisch signifikanten Veränderungen (Behdani et al. 2011).

2

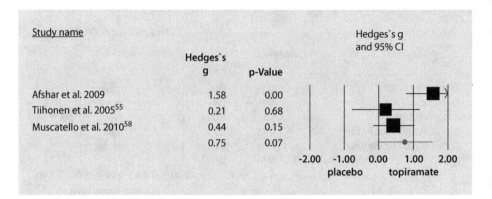

□ **Abb. 2.3**   Metaanalytische Betrachtung plazebokontrollierter Studien zur Augmentation von Antipsychotika mit Topiramat

> **Fazit**
> ▬ Eine Augmentation von Clozapin mit Lamotrigin kann zur Behandlung schizophrener Symptome erwogen werden.
> ▬ Für eine Augmentation anderer FGAs oder SGAs mit Lamotrigin gibt es keine Evidenz.
> ▬ Eine Augmentation von Clozapin mit Topiramat kann im Hinblick auf die clozapinassoziierten metabolischen Nebenwirkungen erwogen werden.

2.6.2   Augmentation von Antipsychotika mit Antidepressiva

Je nach Studie lassen sich bei bis zu 65% der schizophrenen Patienten depressive Symptome nachweisen (Baynes et al. 2000, Harrow et al. 1994, Johnson 1988, Müller u. Wetzel 1998, Sands u. Harrow 1999, Siris 2000, Wassink et al. 1999, Zisook et al. 1999). Vor allem im Prodromalstadium und in der postakuten Remissionsphase werden in einer Vielzahl der Fälle depressive Syndrome beobachtet (Häfner 2004). Obwohl einige moderne Antipsychotika in Studien durchaus eine intrinsische antidepressive Wirkung nachweisen konnten (Peuskens et al. 2000, Tandon u. Jibson 2003, Tollefson et al. 1998), findet sich hinsichtlich der Wirksamkeit einer Kombinationstherapie mit Antidepressiva keine klare Evidenz (Levinson et al. 1999). Während in einigen Studien eine signifikante Wirksamkeit auf postpsychotische Depressionen für trizyklische Antidepressiva und selektive Serotonin-Wiederaufnahmehemmer (SSRI) gezeigt wurde (Kasckow et al. 2001, Kirli u. Caliskan 1998, Siris et al. 1994), fand sich in der bislang einzigen kontrollierten Studie ein hoher Plazebo-Effekt, sodass die Wirksamkeit nicht auf die antidepressive Medikation zurückgeführt werden konnte (Addington et al. 2002). Die Evidenz für die vorwiegend aus theoretischen Überlegungen abgeleiteten Versuche, mit Antidepressiva die schizophrene Minussymptomatik zu beeinflussen, ist ebenfalls gering. Während in der Studie von Buchanan und Mitarbeitern (Buchanan et al. 1996) clozapinbehandelten schizophrenen Patienten und in der Studie von Arango und Mitarbeitern (Arango et al. 2000) antipsychotisch vorbehandelten Patienten Fluoxetin erfolglos komediziert wurde, fanden Goff und Kollegen (Goff et al. 1995) eine Verbesserung der schizophrenen Negativsymptomatik unter einer Komedikation von konventionellen Neuroleptika mit Fluoxetin. Die Kombinationsbehandlungen aus Sertralin mit Haloperidol (Lee et al. 1998b, Lee et al. 1998a), Risperidon mit Fluvoxamin

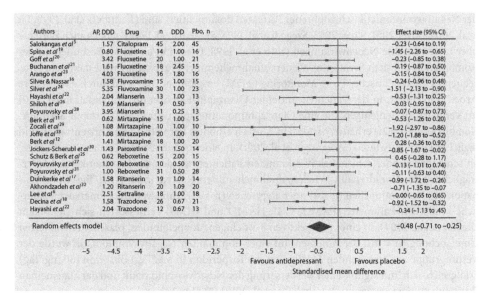

Authors	AP, DDD	Drug	n	DDD	Pbo, n	Effect size (95% CI)
Salokangas et al[5]	1.57	Citalopram	45	2.00	45	−0.23 (−0.64 to 0.19)
Spina et al[19]	0.80	Fluoxetine	14	1.00	16	−1.45 (−2.26 to −0.65)
Goff et al[20]	3.42	Fluoxetine	20	1.00	21	−0.23 (−0.85 to 0.38)
Buchanan et al[21]	1.61	Fluoxetine	18	2.45	15	−0.19 (−0.87 to 0.50)
Arango et al[23]	4.03	Fluoxetine	16	1.80	16	−0.15 (−0.84 to 0.54)
Silver & Nassar[16]	1.58	Fluvoxamine	15	1.00	15	−0.24 (−0.96 to 0.48)
Silver et al[24]	5.35	Fluvoxamine	30	1.00	23	−1.51 (−2.13 to −0.90)
Hayashi et al[22]	2.04	Mianserin	13	1.00	13	−0.53 (−1.31 to 0.25)
Shiloh et al[26]	1.69	Mianserin	9	0.50	9	−0.03 (−0.95 to 0.89)
Poyurovsky et al[28]	3.95	Mianserin	11	0.25	13	−0.07 (−0.87 to 0.73)
Berk et al[11]	0.62	Mirtazapine	15	1.00	15	−0.53 (−1.26 to 0.20)
Zocali et al[29]	1.08	Mirtazapine	10	1.00	10	−1.92 (−2.97 to −0.86)
Joffe et al[33]	1.08	Mirtazapine	20	1.00	19	−1.20 (−1.88 to −0.52)
Berk et al[12]	1.41	Mirtazapine	18	1.00	20	0.28 (−0.36 to 0.92)
Jockers-Scherubl et al[30]	1.43	Paroxetine	11	1.50	14	−0.85 (−1.67 to −0.02)
Schutz & Berk et al[25]	0.62	Reboxetine	15	2.00	15	0.45 (−0.28 to 1.17)
Poyurovsky et al[27]	1.00	Reboxetine	10	0.50	10	−0.13 (−1.01 to 0.74)
Poyurovsky et al[31]	1.00	Reboxetine	31	0.50	28	−0.11 (−0.63 to 0.40)
Duinkerke et al[17]	1.58	Ritanserin	19	1.09	14	−0.99 (−1.72 to −0.26)
Akhondzadeh et al[32]	1.20	Ritanserin	20	1.09	20	−0.71 (−1.35 to −0.07)
Lee et al[6]	2.51	Sertraline	18	1.00	18	−0.00 (−0.65 to 0.65)
Decina et al[18]	1.58	Trazodone	26	0.67	21	−0.92 (−1.52 to −0.32)
Hayashi et al[22]	2.04	Trazodone	12	0.67	13	−0.34 (−1.13 to .45)
Random effects model						−0.48 (−0.71 to −0.25)

Favours antidepressant   Favours placebo
Standardised mean difference

▣ Abb. 2.4 Metaanalytische Betrachtung plazebokontrollierter Studien zu Augmentation von Antipsychotika mit Antidepressiva (Singh et al. 2010)

(Takahashi et al. 2002) oder konventionellen Neuroleptika mit Citalopram (Salokangas et al. 1996) blieben ebenfalls ohne positives Ergebnis (▣ Abb. 2.4).

In einer plazebokontrollierten, 6-wöchigen Studie (n = 30) zeigten diejenigen schizophrenen Patienten, die zusätzlich zur antipsychotischen Basisbehandlung mit Haloperidol 5 mg/Tag Mirtazapin erhalten hatten, im Vergleich zu Plazebo eine Verringerung der Negativsymptomatik auf der PANS-Skala um 42% (Berk et al. 2001). In einer weiteren 6-wöchigen, doppelblinden, randomisierten plazebokontrollierten Untersuchung (n = 40) mit Mirtazapin 30 mg/Tag konnte dieses Ergebnis später nicht mehr bestätigt werden (Berk et al. 2009). In einer weiteren Untersuchung (n = 24) wurde festgestellt, dass Mirtazapin (30 mg/Tag) in Kombination mit Clozapin (200–650 mg/Tag), Risperidon (3–8 mg/Tag) oder Olanzapin (10–20 mg/Tag) keine relevanten pharmakokinetischen Effekte induziert und sogar zu einer geringfügigen Verbesserung der Negativsymptomatik beiträgt (Zoccali et al. 2004). In einer 6-wöchigen offenen Studie mit 14 schizophrenen Patienten mit dominanter Minussymptomatik ergab sich unter einer Augmentation von Clozapin mit Paroxetin eine psychopathologische Verbesserung bei guter Verträglichkeit (Anghelescu et al. 1998). In einer doppelblinden, plazebokontrollierten Studie (n = 29) über 12 Wochen, in der chronisch schizophrene Patienten mit einem Wert von mindestens 20 auf der PANSS-Negativskala zusätzlich zu einem Antipsychotikum Paroxetin (30 mg/Tag) erhalten hatten, ergab sich ein signifikanter Vorteil für die Verumgruppe (Jockers-Scherubl et al. 2005). Bei dieser Strategie ist allerdings besonders zu beachten, dass einige Antidepressiva über ihr jeweiliges Interaktionspotenzial zu einer gravierenden Erhöhung des Plasmaspiegels (Inhibition des Metabolismus) der komedizierten Substanz führen können. Dies trifft insbesondere für die Kombination von Clozapin mit Fluvoxamin, einem starken Inhibitor des Zytochrom-P-450-Enzyms 1A2, zu, bei der es aus pharmakokinetischen Gründen fast regelhaft zu einem drastischen Anstieg des Clozapinserumspiegels kommt (Dequardo u. Roberts 1996, DuMortier et al. 1996, Hiemke et al. 1994, Koponen et al. 1996, Wetzel et al. 1998). Während unter dieser Kombination markante Verbesserungen bei Therapieresistenz und hinsichtlich der Negativsymptomatik schizophrener Patienten dokumentiert sind (Lammers et al. 1999, Lu et al. 2004, Silver 2001, Silver 2003, Szegedi et al. 1995, Szegedi et al. 1999), gibt es auch Berichte über unerwünschte Nebenwirkungen (Kuo et al. 1998, Olesen et al. 1996). Besonders in der Kombination mit dem Serotonin-Wiederaufnahmehemmer Fluvoxamin wird daher ein konsequentes Therapeutisches Drug Monitoring (TDM) empfohlen. Dies wird durch eine weitere Arbeit unterstützt, in der Patienten mit einer Olanzapin-Fluvoxamin-Kombination (n = 10) im Vergleich zu denjenigen, die eine Olanzapinmonotherapie oder eine Olanzapin-Sertralin-Kombination (n = 21) erhalten hatten, ein 2,3-fach erhöhtes Verhältnis von Konzentration und täglicher Dosis aufwiesen (Weigmann et al. 2001). In einer offenen Studie (Dauer 26 ± 17 Tage) an schizophren oder schizoaffektiv erkrankten Patienten wurden die Wirksamkeit und Verträglichkeit des Noradrenalin-Wiederaufnahmehemmers Reboxetin (4–8 mg/Tag) in Kombination mit konventionellen (n = 4) oder atypischen (n = 12) Antipsychotika untersucht. Sämtliche klinischen Parameter (PANSS, CGI, HAMD und CDSS) verbesserten sich signifikant (Raedler et al. 2004). In einer prospektiven 8-wöchigen, doppelblinden, plazebokontrollierten Untersuchung (n = 46) bei Patienten mit einer dominanten Negativsymptomatik wurde der Verumgruppe zur bestehenden Medikation mit Risperidon (6 mg/Tag) Buspiron (60 mg/Tag) erfolgreich, d. h. mit signifikanter Verbesserung der Negativsymptomatik und der allgemeinen Psychopathologie, augmentiert (Ghaleiha et al. 2010) (◘ Abb. 2.4).

Zwei Meta-Analysen zur Augmentation mit Antidepressiva in der Behandlung der Schizophrenie kamen zu unterschiedlichen Ergebnissen: Während Rummel und Mitarbeiter mittels Auswertung von fünf Studien (n = 190) eine klinisch signifikante Verbesserung der schizophrenen Negativsymptomatik feststellten (Rummel et al. 2006), sprechen Sepehry und Kollegen angesichts ihrer Auswertung von elf Studien (n = 393) mit hohem Evidenzgrad trotz eines positiven Trends keine generelle Empfehlung für den Einsatz von SSRIs aus (Sepehry et al. 2007).

Eine Augmentation mit Antidepressiva sollte in jedem Fall vorsichtig geschehen, weil unter adrenerger oder dopaminerger Stimulation auch eine Exazerbation der Psychose nicht ausgeschlossen werden kann (Siris et al. 2000).

2.7   Andere Add-on-/Augmentationsstrategien

Für die meisten anderen Add-on- bzw. Augmentationsstrategien gibt es nach wie vor keine ausreichende Evidenz. Dennoch werden Antipsychotika häufig mit anderen (Psycho-)Pharmaka unter der Vorstellung komediziert, unzureichend beeinflussbare Symptome, z. B. eine anhaltende Schizophrenie/Negativsymptomatik, kognitive Defizite, Angst, Agitiertheit, Aggression oder Schlafstörungen, besser behandeln zu können.

2.7.1   Augmentation mit Benzodiazepinen

Benzodiazepine wurden früher häufig mit konventionellen Antipsychotika kombiniert und werden trotz der teilweise deutlich sedierenden Eigenschaften einiger moderner Antipsychotika auch heute noch fast regelhaft komediziert. Diesem Regime liegt meist die Absicht zugrunde, Angstsymptome zu reduzieren oder hostiles Verhalten, Agitation und aggressive Impulse zu minimieren. In einer älteren Übersichtsarbeit wurden 16 doppelblinde Studien ausgewertet, von denen sieben Vorteile für eine Kombination mit Benzopdiazepinen und vier unterschiedliche Resultate ergaben (Wolkowitz 1993). Es wird geschätzt, dass die Ansprechrate bei 30–50% liegt (Arana et al. 1986, Wolkowitz 1993). In einer Cochrane-Analyse, die 31 Studien mit über

2000 Patienten umfasst, kamen Volz und Kollegen zu dem Ergebnis, dass Benzodiazepine ausschließlich in der zeitlich befristeten Sedierung signifikante Effekte haben, nicht jedoch in der Beeinflussung psychotischer Symptome (Volz et al. 2007). In einer neueren finnischen Untersuchung (n = 2588) wurde festgestellt, dass die Komedikation mit Benzodiazepinen die Mortalität drastisch erhöht und die Suizidrate um den Faktor 3 höher war als unter einer Antipsychotika-Monotherapie (Tiihonen et al. 2012) – ein Ergebnis, das bereits zuvor auch in Dänemark festgestellt worden war (Baandrup et al. 2010). Generell muss eine Komedikation mit Benzodiazepinen kritisch hinterfragt werden (Längle et al. 2012).

Fazit für die Praxis
- Benzodiazepine gelten in Monotherapie als wirksame und sichere Substanzen mit einem vergleichsweise geringen Nebenwirkungsprofil.
- Vorsicht ist geboten in der oralen Augmentation von Clozapin, die – sofern klinisch erforderlich – wegen der eher kürzeren Eliminationshalbwertszeit und fehlender aktiver Metabolite am ehesten mit Lorazepam erfolgen kann.
- Eine parenterale Applikation von Benzodiazepinen ist bei Clozapinpatienten wegen der Gefahr einer Ateminsuffizienz kontraindiziert.
- Außerdem muss auf das Missbrauchs- und Abhängigkeitspotenzial bei längerem Gebrauch hingewiesen werden.

2.7.2 Augmentation mit glutamatergen Substanzen (Glycin, D-Cycloserin und D-Serin)

In der Pathophysiologie der Schizophrenie hat auch weiterhin die Dopaminhypothese den größten Stellenwert (Carlsson et al. 2000). Dennoch werden andere Monoamine, z. B. Glutamat und Gamma-Aminobuttersäure (GABA), wegen ihrer Einflussnahme auf die dopaminerge Transmission fokussiert. Sowohl eine Downregulation mesokortikaler dopaminerger Aktivität (Davis et al. 1991) als auch eine Disinhibition exzitatorischer glutamaterger Neurone (Farber et al. 2002) werden mit den unterschiedlichen schizophrenietypischen Symptomen assoziiert.

Glycin und D-Serin sind potente Vollagonisten am Glycin-Rezeptor, D-Cycloserin ist ein Partialagonist mit einer ca. 60%igen Aktivität an der Glycinbindungsstelle des NMDA-Rezeptors (Ghaemi 2002). Goff und Mitarbeiter konnten nachweisen, dass unter einer Behandlung mit konventionellen Neuroleptika, nicht jedoch unter Clozapin, die Zugabe von D-Cycloserin in einer Dosierung von 50 mg/Tag zwar zu keiner Verbesserung der Positivsymptome, sehr wohl jedoch zu einer Verbesserung der Negativsymptome und der kognitiven Beeinträchtigungen der Schizophrenie führte (Goff et al. 1999a, 1999b, 1996). Während eine Augmentierung von Glycin zu Clozapin in zwei anderen Studien keine weiteren positiven Ergebnisse erbrachte (Evins et al. 2000, Potkin et al. 1999), konnte in einer 6-wöchigen, doppelblinden, plazebokontrollierten Cross-over-Studie (n = 17, Vorbehandlung mit Olanzapin oder Risperidon) mittels hochdosierter Glycinkomedikation (0,8 g/kg/KG/Tag) bei guter Verträglichkeit eine signifikante Verbesserung (p < 0,0001, 23% ± 8%) der Minussymptomatik festgestellt werden (Heresco-Levy et al. 2004). Eine doppelblinde, plazebokontrollierte Studie (n = 138) untersuchte die Wirksamkeit von Memantine bei einer Standardbehandlung mit einem SGA und fand keinen Unterschied (Lieberman et al. 2009). Eine weitere Untersuchung bei therapieresistenten schizophrenen Patienten mit der Augmentation von Clozapin mit Memantine ergab lediglich eine moderate Verringerung von Positiv- und Negativsymptomen in der Verumgruppe (de Lucena et al. 2009).

In einer Meta-Analyse, die 18 Kurzzeitstudien (n = 343) mit Glycin, D-Serin, D-Cycloserin und Ampakine CX 516 als Komedikation zu verschiedenen Antipsychotika umfasst, konnten moderate Effekte von Glycin und D-Serin in der Verbesserung der schizophrenen Negativsymptomatik dokumentiert werden. Ein nachhaltiger Einfluss auf die schizophrenen Positivsymptome oder die kognitiven Defizite war jedoch bislang mit glutamatergen Substanzen nicht überzeugend nachzuweisen (Tuominen et al. 2005). Neuere Metaanalysen kamen zum Ergebnis, dass D-Serin, N-Acetylcystein, Glycin und Sarcosin in der Behandlung von schizophrener Negativ- und Positivsymptomatik zusätzlich Wirksamkeitsvorteile erkennen lassen, wenn sie zu SGAs mit Ausnahme von Clozapin augmentiert wurden (Singh u. Singh 2011).

2.7.3 Augmentation mit Reserpin

Es liegen Berichte vor, dass Reserpin bei bis zu 50% der therapieresistenten schizophrenen Patienten zu einer Befundverbesserung führt. Sowohl Hyperaktivität und Agitiertheit als auch Halluzinationen und Wahnerleben lassen sich in einigen Fällen deutlich verbessern. Die Dosierungen in den Studien betrugen 1,5–3,5 mg/Tag, wobei die Dosis in wöchentlichen 0,5 mg-Schritten langsam gesteigert wurde. Allerdings wird diese Therapieoption wegen verschiedener Nebenwirkungen (Depression, Hypotonie, extrapyramidalmotorische Störungen) kaum angewandt (Berlant 1986, Meltzer 1992, Wolkowitz 1993).

2.7.4 Antiinflammatoria

Seit vielen Jahren wird die Rolle des Immunsystems im Zusammenhang mit der Pathogenese der Schizophrenie diskutiert. So führten Müller und Mitarbeiter eine 5-wöchige, doppelblinde, plazebokontrollierte Studie durch, in der 50 schizophrene Patienten entweder monotherapeutisch mit Risperidon (2–6 mg/Tag) oder in Kombination mit Celecoxib (400 mg/Tag) behandelt wurden. Während sich beide Gruppen im Vergleich zur Baseline sowohl in der Positivskala als auch der Negativskala der PANSS signifikant verbesserten, zeigte sich eine darüber hinaus größere Verbesserung im PANSS-Gesamtscore der Celecoxib-Gruppe (Muller et al. 2002). Eine Metaanalyse, die fünf doppelblinde, randomisierte, kontrollierte Studien beinhaltet (n = 264), ergab, dass die Augmentation von Antipsychotika mit nichtsteroidalen, antiinflammatorischen Substanzen, z. B. Ibuprofen, Diclofenac oder ASS, die schizophrene Psychopathologie verbessern kann (Sommer et al. 2012). Eine weitere aktuelle Analyse, in die die Ergebnisse von 26 doppelblinden RCTs mit unterschiedlichen entzündungshemmenden Substanzen eingingen, ergab signifikante positive Effekte für Acetylsalicylsäure, N-Acetylcystein (NAC) und Östrogene, nicht jedoch für Celecoxib, Davunetide oder Omega-III-Fettsäuren in der Augmentation von Antipsychotika (Sommer et al. 2014).

2.7.5 Cholinesterasehemmer

Kognitive Störungen können als zentrales Symptom der Schizophrenie angesehen werden, die häufig die Langzeitprognose limitieren. Obwohl in vielen kontrollierten Studien atypische Antipsychotika im Vergleich zu konventionellen Substanzen weitaus größere positive Effekte auf die Kognition zeigen konnten, sind die längerfristigen klinisch relevanten Verbesserungen oftmals nur gering ausgeprägt (Harvey u. Keefe 2001). Hinweise aus experimentellen Studien, dass sowohl eine Reduktion der zerebralen Muskarinrezeptoren (Crook et al. 2000) als auch ein Verlust hippokampaler Nikotinrezeptoren (Freedman et al. 1995) mögliche Ursachen für die kognitiven Störungen schizophrener Patienten sind, führten zu dem Bemühen, die cholinerge Aktivität an diesen Rezeptoren zu optimieren. Eine hierzu durchgeführte 12-wöchige, doppelblinde, plazebokontrollierte Studie (n = 36) mit Donepezil (5 oder 10 mg/Tag) in Kombination mit Risperidon (durchschnittlich 6,15 mg/Tag) ergab allerdings bis auf eine geringfügige Steigerung der Vigilanz keine verumbezogenen Vorteile (Friedman et al. 2002). Im Gegensatz dazu zeigte sich in einer 12-wöchigen Studie, in der chronische, stabile Patienten zusätzlich zur Behandlung mit verschiedenen Antipsychotika Donepezil erhielten, eine signifikante Verbesserung im PANS-Negativ-Score (Risch et al. 2001).

2.7.6 Omega-III-Fettsäuren

Es gibt Hinweise, dass der zerebrale Metabolismus der Phospholipide und der ungesättigten Fettsäuren (PUFA = Polyunsaturated Fatty Acids) bei unbehandelten schizophrenen Menschen gestört ist (Fukuzako et al. 1999, Horrobin 1998, Mahadik et al. 2001, Pettegrew et al. 1991, Stanley et al. 1994). Die mit PUFA, vor allem Omega-III-Fettsäuren, bislang durchgeführten Studien sind uneinheitlich und lassen daher eine generelle Empfehlung noch nicht zu. In zwei plazebokontrollierten Studien wurden bis zu 40 Patienten mit 1–4 mg Ethyleicosapenatenoicsäure (EPA) als Add-on zu SGAs erfolgreich im Sinne einer signifikanten Symptomreduktion z. B. auf der PANSS behandelt (Emsley et al. 2002, Peet et al. 2001). Dazu im Gegensatz ergab eine andere Untersuchung keine positiven Effekte (Fenton et al. 2001). In einer weiteren Untersuchung (n = 17) wurden Omega-III-Fettsäuren (180 mg EPA/Tag und 120 mg DHA/Tag), Vitamin E (400 IE) und Vitamin C (1000 mg/Tag) über vier Monate supplementiert. Gemessen mit der BPRS und SANS waren nach 16 Wochen signifikante psychopathologische Verbesserungen (BPRS, SANS) nachweisbar (Sivrioglu et al. 2007).

2.7.7 Dehydroepiandrosteron (DHEA)

Eine 6-wöchige, doppelblinde, randomisierte Augmentationsstudie mit 30 schizophrenen Patienten mit Dehydroepiandrosteron (bis 100 mg/Tag) zeigte in der Verumgruppe eine Verbesserung der Angstsymptome und der Negativsymptomatik (p < 0,01), allerdings ohne Effekt auf den PANSS-Gesamtscore oder die Positiv-Skala (Strous et al. 2003).

2.8 Diskussion und praktische Empfehlungen

Trotz der Fortschritte in der Behandlung der Schizophrenie respondieren bis zu 30% der Patienten nur unzureichend auf eine Monotherapie mit Antipsychotika (Kane 1989). Eine Polypharmazie stellt daher das Resultat aus dem vergeblichen Versuch dar, mittels einer hochdosierten und langfristigen Monotherapie mit Antipsychotika eine persistierende Symptomatik zu supprimieren. Obwohl sich die modernen Antipsychotika in der Monotherapie durch eine im Vergleich zu den konventionellen Antipsychotika gute Verträglichkeit im Hinblick auf die extrapyramidalmotorischen Nebenwirkungen auszeichnen, werden die hohen Erwartungen an eine qualitative und dauerhafte Verbesserung von Effektivitätsparametern (Negativsymptomatik, Kognition, Lebensqualität) in vielen Fällen nicht erfüllt. In einer Reihe von kontrollierten Vergleichsstudien moderner Antipsychotika gegen Haloperidol lag der Prozentsatz der Patienten, die keine Verbesserung ihrer Psychopathologie von mindestens 20% zeigten, je nach

Design zwischen 27 und 49%. Zwischen 5 und 31% der Patienten mussten die Studien wegen Wirkungslosigkeit der Prüfsubstanzen abbrechen (Arvanitis u. Miller 1997, Beasley et al. 1996, Marder 1992, Marder et al. 2003). Eine Analyse von acht randomisierten, kontrollierten Studien kam zu dem Resultat, dass es keinem der modernen Antipsychotika gelungen ist, bei schizophrener Therapieresistenz ebenso effektiv zu sein wie Clozapin (Tuunainen et al. 2002). Andererseits zeigten weitere Studien vergleichbar positive Resultate auch für Olanzapin (Bitter et al. 2004, Conley et al. 1998, Conley et al. 2003), Risperidon (Bondolfi et al. 1998, Lindenmayer et al. 1998) und Quetiapin (Sacchetti et al. 2004).

Die in den letzten Jahren durchgeführten naturalistischen und kontrollierten Studien und systematischen Reviews (Meta-Analysen), in denen eine Monotherapie mit Antipsychotika im Hinblick auf ihre langfristige Einnahme, Rückfall und Rehospitaliserung evaluiert wurden, dokumentierten trotz substanzspezifischer Wirksamkeits- und Verträglichkeitsunterschiede der modernen Antipsychotika das Ausmaß ungelöster Probleme in der Schizophreniebehandlung (Kahn et al. 2008, Kishimoto et al. 2013, Leucht et al. 2012, Lieberman et al. 2005).

Kognitive Störungen sind für den Verlauf und die Prognose einer schizophrenen Erkrankung von besonderer Bedeutung. Störungen der Aufmerksamkeit, der Auffassung und des Gedächtnisses werden als wichtige Prädiktoren für die individuelle Funktionalität angesehen (Green et al. 2000). Nachgewiesenermaßen beeinträchtigen konventionelle Antipsychotika die neurokognitiven Leistungen, während moderne Antipsychotika vergleichsweise die Wortflüssigkeit, das logische Denken und das sekundäre Wortgedächtnis verbessern (Bilder et al. 2002). Allerdings hat sich die mit diesen positiven Auswirkungen verbundene Hoffnung auf eine Verbesserung der medikamentösen Compliance bzw. Adherance bislang nicht erfüllt (Dolder et al. 2002, Strasser et al. 2004). Auch liegen einige Studien vor (Hertling et al. 2003, Kilian et al. 2004), die die propagierten Vorteile der modernen Antipsychotika für die Lebensqualität der Patienten (Karow u. Naber 2002, Ritsner et al. 2004, Voruganti et al. 2000, Voruganti et al. 2002) eher relativieren.

Eine Kombinationsbehandlung soll idealerweise neben einer verbesserten Wirkung bei therapieresistenter Positiv- bzw. Negativsymptomatik auch zu einer Verringerung von Nebenwirkungen unter einer hochdosierten Antipsychotika-Monotherapie beitragen. Außerdem ist häufig eine Sedierung akuter Patienten erwünscht, die früher mit der Kombination eines hochpotenten mit einem niederpotenten Antipsychotikum erzielt wurde. Heute sollte diesem Bedürfnis wegen der initial besseren Verträglichkeit vorzugsweise mit der Applikation eines modernen Antipsychotikums, bei Bedarf in Kombination mit einem Benzodiazepin, z. B. Lorazepam, Rechnung getragen werden (Hovens et al. 2005, Lejeune et al. 2004). Darüber hinaus zeigt die Verordnungspraxis, dass Begleitsymptome der Schizophrenie wie Depressionen, Zwänge oder Phobien eine Kombinationsbehandlung mit einem Antidepressivum oder einem Stimmungsstabilisator zur Folge haben (Zarate et al. 1995).

Die angeblichen Vorteile einer Kombinationsbehandlung sind trotz der seit Jahren formulierten Forderung nach industrieunabhängigen Studien wissenschaftlich völlig unzureichend belegt und stehen im Widerspruch zu den beobachteten Nachteilen, wie z. B. der Auslösung oder Verstärkung von unerwünschten Kurzzeit- oder Langzeitnebenwirkungen, dem erhöhten Risiko für Interaktionen, einer höheren Gesamtdosis an Psychopharmaka und den damit verbundenen höheren Kosten (Fehr 2006). Centorrino und Mitarbeiter wiesen nach, dass bei Patienten mit einer Polypharmazie die zuletzt verordnete antipsychotische Dosis 78% höher lag als bei der monotherapierten Vergleichsgruppe, dafür aber die stationäre Verweildauer um 55% (9,5 Tage) länger und das Risiko für unerwünschte Arzneimittelnebenwirkungen um 56% höher war (Centorrino et al. 2004). Janssen und Mitarbeiter stellten in ihrer Untersuchung fest, dass Patienten, die bei Entlassung mehr als drei psychotrop wirksame Medikamente erhalten hatten, einen höheren PANSS-Gesamtwert aufwiesen als Patienten ohne Polypharmazie (Janssen et al. 2004). Besonders kritikwürdig erscheint die Tatsache, dass vielfach ungeprüfte Gewohnhei-

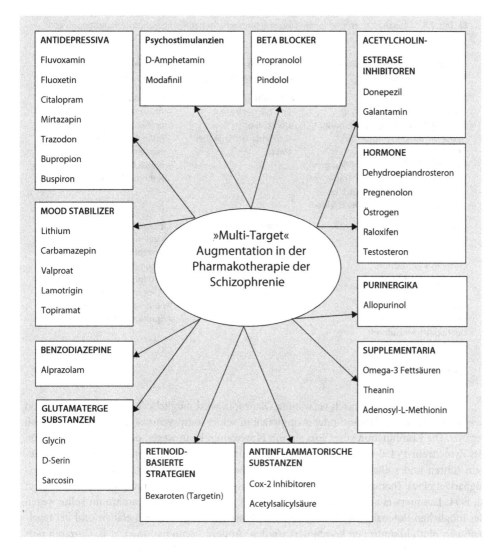

■ Abb. 2.5 Augmentation und Adjuvantien in der Pharmakotherapie der Schizophrenie

ten das Verordnungsverhalten der Behandler bestimmen. Dieser Umstand wird noch insofern verschärft, als für diese weit verbreitete Behandlungspraxis international kaum konsentierte Empfehlungen oder Leitlinien existieren. Im Texas Medication Algorithm Project (TMAP) wird eine Kombinationsbehandlung von Antipsychotika als letzte Alternative diskutiert (Moore et al. 2007). Trotz dieser Mängel scheint jedoch in vielen Einzelfällen eine Polypharmazie mit Antipsychotika für die behandelten Patienten sinnvoll zu sein. Dabei sollten zumindest aus theoretischen Überlegungen (Rezeptorbindungsprofil, Pharmakokinetik, Pharmakodynamik, Interaktionspotenzial) zweckmäßige Kombinationstherapien von problematischen oder irrationalen Kombinationstherapien unterschieden werden. Einige Beobachtungen deuten darauf hin, dass sich insbesondere Clozapin mit einer vergleichsweise geringeren Affinität zum Dopamin-D2-Rezeptor für eine Kombination mit Amisulprid, einem selektiven Dopamin-D2/D3-Antagonisten, eignet, um die antipsychotische Wirkung zu verstärken (Agelink et al. 2004, Lerner et al. 2005, Munro et al. 2004, Zink et al. 2004a). Eine ähnliche Überlegung gilt für Risperidon bzw. Paliperidon (Josiassen et al. 2005) oder Ziprasidon (Zink et al. 2004b) (■ Abb. 2.5).

2

◻ **Tab. 2.8** Übersicht zu empfehlenswerten und problematischen Kombinationsbehandlungen von Antipsychotika

Möglicherweise zweckmäßige Kombinationstherapien	Problematische Kombinationstherapie	Irrationale Kombinationstherapien
Begründung: – Verstärkung der antipsychotischen Wirkung bei persistierender Positiv-/Negativsymptomatik (Therapieresistenz) – Verringerung von Nebenwirkungen bei hochdosierter Monotherapie – Tolerable pharmamkokinetische oder pharmakodynamische Effekte	Begründung: – Erhebliches Interaktionsrisiko – Risiko hämatologischer UAW	Begründung: – Ähnliche Rezeptorbindungsprofile – Bislang kein Hinweis auf Wirksamkeitsvorteile – Mögliche Verstärkung von Nebenwirkungen
Clozapin + Amisulprid Clozapin + Aripiprazol Clozapin + Risperidon Clozapin + Ziprasidon Olanzapin + Amisulprid Olanzapin + Aripiprazol Olanzapin + Risperidon Olanzapin + Ziprasidon Quetiapin + Amisulprid Quetiapin + Aripiprazol Quetiapin + Risperidon Quetiapin + Ziprasidon	Clozapin + Fluvoxamin Clozapin + Carbamazepin	Clozapin + Olanzapin Clozapin + Quetiapin Olanzapin + Quetiapin Amisulprid + Ziprasidon Amisulprid + Risperidon Aripiprazol + Ziprasidon Aripiprazol + Amisulprid Aripiprazol + Risperidon

Auch das strukturchemisch verwandte Olanzapin wird möglicherweise durch Risperidon bzw. Paliperidon, Amisulprid oder Aripiprazol in seiner antipsychotischen Effizienz sinnvoll ergänzt. Die Kombination von Clozapin mit Fluvoxamin kann wegen der potenten Inhibition des Zytochrom-P-450-Enzyms 1A2 durch Fluvoxamin zu extrem hohen Clozapinplasmaspiegeln führen und sollte daher allenfalls im Rahmen eines stationären Settings mit der Verfügbarkeit eines Therapeutischen Drug Monitorings (TDM) angewendet werden (Hiemke et al. 1994, Lammers et al. 1999, Szegedi et al. 1999). Clozapin und Carbamazepin sollte wegen der möglichen Potenzierung hämatologischer Risiken nur in Ausnahmefällen und bei regelmäßigen Blutbildkontrollen kombiniert werden. Andere Kombinationen, z. B. Clozapin plus Olanzapin oder Quetiapin, oder Amisulprid plus Ziprasidon oder Risperidon, erscheinen wegen der ähnlichen Rezeptorbindungsprofile zumindest aus theoretischer Sicht ohne Rationale. Allerdings ist nicht auszuschließen, dass zukünftig auch zu solchen Kombinationen positive Einzelfallberichte publiziert werden. In einer offenen Untersuchung wurden 47 Patienten mit chronischer Schizophrenie von Polypharmazie auf Monotherapie umgestellt. 24 Patienten (54,5%) blieben stabil, 10 (22,7%) verbesserten sich und bei zehn Patienten (22,7) trat eine Verschlechterung ein, bei welchen sich der Zustand wieder verbesserte, als sie wieder auf die ursprüngliche Medikation eingestellt waren (Suzuki et al. 2004a). Essock und Kollegen wiesen in ihrer randomisierten, kontrollierten Studie über sechs Monate an ambulanten schizophrenen Patienten (n = 127) nach, dass die langfristige Behandlung mit zwei oder mehr Antipsychotika trotz geringer Gewichtszunahme mit einer größeren Befundstabilität verbunden ist im Vergleich zu Patienten, die auf eine Monotherapie umgestellt wurden (Essock et al. 2011) (◻ Tab. 2.8).

Für das praktische Vorgehen empfehlen wir, die Möglichkeiten einer Monotherapie mit Antipsychotika zu optimieren. Dazu gehört insbesondere eine adäquate Dosierung, die sich an der maximal vertretbaren Obergrenze orientiert. Darüber hinaus sollte lange genug und unter Einbeziehung des Therapeutischen Drug Monitorings als wesentliche complianceprüfende Maßnahmen behandelt werden. Jeder Substanzmissbrauch, der einen nachteiligen Einfluss auf die medikamentöse Therapie haben könnte, sollte ebenfalls ausgeschlossen werden. Schließlich sollte die Dauer einer Kombinationsbehandlung mit Psychopharmaka oder anderen transmissionsmodulierenden Substanzen limitiert und der Erfolg bzw. Misserfolg der Behandlung sorgfältig dokumentiert werden.

Angesichts der Häufigkeit der Polypharmazie in der täglichen Praxis bedarf es dringend kontrollierter Studien, um für diese wichtige Behandlungsalternative eine valide Nutzen-Risiko-Beurteilung abgeben zu können.

Literatur

Addington D, Addington J, Patten S, Remington G, Moamai J, Labelle A, Beauclair L (2002) Double-blind, placebo-controlled comparison of the efficacy of sertraline as treatment for a major depressive episode in patients with remitted schizophrenia, J. Clin. Psychopharmacol., 22(1), 20–25

Adesanya A, Pantelis C (2000) Adjunctive risperidone treatment in patients with 'clozapine-resistant schizophrenia', Aust N Z J Psychiatry. 34(3), 533–4

Afshar H, Roohafza H, Mousavi G, Golchin S, Toghianifar N, Sadeghi M, Talaei M (2009) Topiramate add-on treatment in schizophrenia: a randomised, double-blind, placebo-controlled clinical trial, J. Psychopharmacol., 23(2), 157–162

Agelink MW, Kavuk I, Ak I (2004) Clozapine with amisulpride for refractory schizophrenia, Am. J. Psychiatry, 161(5), 924–925

Allen SA (2000) Effect of chlorpromazine and clozapine on plasma concentrations of haloperidol in a patient with schizophrenia, J. Clin. Pharmacol., 40(11), 1296–1297

Anghelescu I, Szegedi A, Schlegel S, Weigmann H, Hiemke C, Wetzel H (1998) Combination treatment with clozapine and paroxetine in schizophrenia: safety and tolerability data from a prospective open clinical trial, Eur. Neuropsychopharmacol., 8(4), 315–320

Anil Yagcioglu AE, Kivircik Akdede BB, Turgut TI, Tumuklu M, Yazici MK, Alptekin K, Ertugrul A, Jayathilake K, Gogus A, Tunca Z, Meltzer HY (2005) A double-blind controlled study of adjunctive treatment with risperidone in schizophrenic patients partially responsive to clozapine: efficacy and safety, J. Clin. Psychiatry, 66(1), 63–72

Arana GW, Ornsteen ML, Kanter F, Friedman HL, Greenblatt DJ, Shader RI (1986) The use of benzodiazepines for psychotic disorders: a literature review and preliminary clinical findings, Psychopharmacol. Bull., 22(1), 77–87

Arango C, Kirkpatrick B, Buchanan RW (2000) Fluoxetine as an adjunct to conventional antipsychotic treatment of schizophrenia patients with residual symptoms, J. Nerv. Ment. Dis., 188(1), 50–53

Arvanitis LA, Miller BG (1997) Multiple fixed doses of "Seroquel" (quetiapine) in patients with acute exacerbation of schizophrenia: a comparison with haloperidol and placebo. The Seroquel Trial 13 Study Group, Biol. Psychiatry, 42(4), 233–246

Assion HJ, Reinbold H, Lemanski S, Basilowski M, Juckel G (2008) Amisulpride augmentation in patients with schizophrenia partially responsive or unresponsive to clozapine. A randomized, double-blind, placebo-controlled trial, Pharmacopsychiatry, 41(1), 24–28

Atre-Vaidya N, Taylor MA (1989) Effectiveness of lithium in schizophrenia: do we really have an answer?, J. Clin. Psychiatry, 50(5), 170–173

Baandrup L, Gasse C, Jensen VD, Glenthoj BY, Nordentoft M, Lublin H, Fink-Jensen A, Lindhardt A, Mortensen PB (2010) Antipsychotic polypharmacy and risk of death from natural causes in patients with schizophrenia: a population-based nested case-control study, J. Clin. Psychiatry, 71(2), 103–108

Bacher NM, Kaup BA (1996) Combining risperidone with standard neuroleptics for refractory schizophrenic patients, Am. J. Psychiatry, 153(1), 137

Barbui C, Accordini S, Nose M, Stroup S, Purgato M, Girlanda F, Esposito E, Veronese A, Tansella M, Cipriani A (2011) Aripiprazole versus haloperidol in combination with clozapine for treatment-resistant schizophrenia in routine clinical care: a randomized, controlled trial, J. Clin. Psychopharmacol., 31(3), 266–273

Barnes, T. R. (2011) Evidence-based guidelines for the pharmacological treatment of schizophrenia: recommendations from the British Association for Psychopharmacology, J. Psychopharmacol., 25(5), 567–620

Barnes, T. R, C. Paton (2011) Antipsychotic polypharmacy in schizophrenia: benefits and risks, CNS. Drugs, 25(5), 383–399

Baynes D, Mulholland C, Cooper SJ, Montgomery RC, MacFlynn G, Lynch G, Kelly C, King DJ (2000) Depressive symptoms in stable chronic schizophrenia: prevalence and relationship to psychopathology and treatment, Schizophr. Res., 45(1–2), 47–56

Beasley CM Jr., Tollefson G, Tran P, Satterlee W, Sanger T, Hamilton S (1996) Olanzapine versus placebo and haloperidol: acute phase results of the North American double-blind olanzapine trial, Neuropsychopharmacology, 14(2), 111–123

Beelen AP1, Yeo KT, Lewis LD (2001) Asymptomatic QTc prolongation associated with quetiapine fumarate overdose in a patient being treated with risperidone, Hum Exp Toxicol. 20(4), 215–9

Behdani, F, P. Hebrani, A. A. Rezaei, E. Rafee (2011) Effect of topiramate augmentation in chronic schizophrenia: a placebo-controlled trial, Arch. Iran Med., 14(4), 270–275

Berk M, Gama CS, Sundram S, Hustig H, Koopowitz L, D'Souza R, Malloy H, Rowland C, Monkhouse A, Monkhouse A, Bole F, Sathiyamoorthy S, Piskulic D, Dodd S (2009) Mirtazapine add-on therapy in the treatment of schizophrenia with atypical antipsychotics: a double-blind, randomised, placebo-controlled clinical trial, Hum. Psychopharmacol., 24(3), 233–238

Berk M, Ichim C, Brook S (2001) Efficacy of mirtazapine add on therapy to haloperidol in the treatment of the negative symptoms of schizophrenia: a double-blind randomized placebo-controlled study, Int. Clin. Psychopharmacol., 16(2), 87–92

Berry N, Pradhan S, Sagar R, Gupta SK (2003) Neuroleptic malignant syndrome in an adolescent receiving olanzapine-lithium combination therapy, Pharmacotherapy. 23(2), 255–9. Review

Berlant JL (1986) Neuroleptics and reserpine in refractory psychoses, J. Clin. Psychopharmacol., 6(3), 180–184

Bilder RM, Goldman RS, Volavka J, Czobor P, Hoptman M, Sheitman B, Lindenmayer JP, Citrome L, McEvoy JK, Kunz M, Chakos M, Cooper TB, Horowitz TL, Lieberman JA (2002) Neurocognitive effects of clozapine, olanzapine, risperidone, and haloperidol in patients with chronic schizophrenia or schizoaffective disorder, Am. J Psychiatry, 159(6), 1018–1028

Bitter I, Dossenbach MR, Brook S, Feldman PD, Metcalfe S, Gagiano CA, Furedi J, Bartko G, Janka Z, Banki CM, Kovacs G, Breier A (2004) Olanzapine versus clozapine in treatment-resistant or treatment-intolerant schizophrenia, Prog. Neuropsychopharmacol Biol. Psychiatry, 28(1), 173–180

Blier P, Slater S, Measham T, Koch M, Wiviott G (1998) Lithium and clozapine-induced neutropenia/agranulocytosis, Int Clin Psychopharmacol. 13(3), 137–40

Bondolfi G, Dufour H, Patris M, May JP, Billeter U, Eap CB, Baumann P (1998) Risperidone versus clozapine in treatment-resistant chronic schizophrenia: a randomized double-blind study. The Risperidone Study Group, Am. J Psychiatry, 155(4), 499–504

Brunot A, Lachaux B, Sontag H, Casadebaig F, Philippe A, Rouillon F, Clery-Melin P, Hergueta T, Llorca PM, Moreaudefarges T, Guillon P, Lebrun T (2002) Pharmaco-epidemiological study on antipsychotic drug prescription in French Psychiatry: Patient characteristics, antipsychotic treatment, and care management for schizophrenia, Encephale, 28(2), 129–138

Buchanan RW, Kirkpatrick B, Bryant N, Ball P, Breier A (1996) Fluoxetine augmentation of clozapine treatment in patients with schizophrenia, Am. J. Psychiatry, 153(12), 1625–1627

Buchanan RW, Kreyenbuhl J, Kelly DL, Noel JM, Boggs DL, Fischer BA, Himelhoch S, Fang B, Peterson E, Aquino PR, Keller W (2010) The 2009 schizophrenia PORT psychopharmacological treatment recommendations and summary statements, Schizophr. Bull., 36(1), 71–93

Carlsson A, Waters N, Waters S, Carlsson ML (2000) Network interactions in schizophrenia – therapeutic implications, Brain Res. Brain Res. Rev., 31(2–3), 342–349

Casey DE, Daniel DG, Tamminga C, Kane JM, Tran-Johnson T, Wozniak P, bi-Saab W, Baker J, Redden L, Greco N, Saltarelli M (2009) Divalproex ER combined with olanzapine or risperidone for treatment of acute exacerbations of schizophrenia, Neuropsychopharmacology, 34(5), 1330–1338

Casey DE, Daniel DG, Wassef A, Tracy KA, Wozniak P, Sommerville KW (2003) Effect of divalproex combined with olanzapine or risperidone in patients with an acute exacerbation of schizophrenia, Neuropsychopharmacology, 28(1), 182–192

Centorrino F, Goren JL, Hennen J, Salvatore P, Kelleher JP, Baldessarini RJ (2004) Multiple versus single antipsychotic agents for hospitalized psychiatric patients: case-control study of risks versus benefits, Am. J. Psychiatry, 161(4), 700–706

Chakos M, Lieberman J, Hoffman E, Bradford D, Sheitman B (2001) Effectiveness of second-generation antipsychotics in patients with treatment-resistant schizophrenia: a review and meta-analysis of randomized trials,
Am. J. Psychiatry, 158(4), 518–526

Chakos MH, Glick ID, Miller AL, Hamner MB, Miller DD, Patel JK, Tapp A, Keefe RS, Rosenheck RA (2006) Baseline
use of concomitant psychotropic medications to treat schizophrenia in the CATIE trial, Psychiatr. Serv.,
57(8), 1094–1101

Chan J, Sweeting M (2007) Review: Combination therapy with non-clozapine atypical antipsychotic medication:
a review of current evidence, J. Psychopharmacol., 21(6), 657–664

Chang JS, Ahn YM, Park, Lee KY, Kim SH, Kang UG, Kim YS (2008) Aripiprazole augmentation in clozapine-treated patients with refractory schizophrenia: an 8-week, randomized, double-blind, placebo-controlled trial,
J. Clin. Psychiatry, 69(5), 720–731

Chang, J. S., Lee NY, Ahn YM, Kim YS (2012) The sustained effects of aripiprazole-augmented clozapine treatment
on the psychotic symptoms and metabolic profiles of patients with refractory schizophrenia, J. Clin. Psychopharmacol., 32(2), 282–284

Chen B, Cardasis W (1996) Delirium induced by lithium and risperidone combination, Am J Psychiatry. 153(9),
1233–4

Chong SA, Tan CH, Lee HS (1997) Atrial ectopics with clozapine-risperidone combination, J Clin Psychopharmacol. 17(2), 130¬–1

Chue P, Welch R, Snaterse M (2001) Combination risperidone and quetiapine therapy in refractory schizophrenia, Can. J. Psychiatry, 46(1), 86–87

Cipriani A., Accordini S, Nose M, Purgato M, Girlanda F, Tansella M, Barbui C (2013) Aripiprazole versus haloperidol in combination with clozapine for treatment-resistant schizophrenia: a 12-month, randomized,
naturalistic trial, J. Clin. Psychopharmacol., 33(4), 533–537

Citrome L, Jaffe A, Levine J, Allingham B (2002) Use of mood stabilizers among patients with schizophrenia,
1994–2001, Psychiatr. Serv., 53(10), 1212

Citrome L, Levine J, Allingham B (2000) Changes in use of valproate and other mood stabilizers for patients with
schizophrenia from 1994 to 1998, Psychiatr. Serv., 51(5), 634–638

Clarke LA, Lindenmayer JP, Kaushik S (2006) Clozapine augmentation with aripiprazole for negative symptoms,
J. Clin. Psychiatry, 67(4), 675–676

Conley RR, Kelly DL, Richardson CM, Tamminga CA, Carpenter WT Jr. (2003) The efficacy of high-dose olanzapine
versus clozapine in treatment-resistant schizophrenia: a double-blind crossover study, J Clin. Psychopharmacol., 23(6), 668–671

Conley RR, Tamminga CA, Bartko JJ, Richardson C, Peszke M, Lingle J, Hegerty J, Love R, Gounaris C, Zaremba S
(1998) Olanzapine compared with chlorpromazine in treatment-resistant schizophrenia, Am. J Psychiatry,
155(7), 914–920

Cook B, Hoogenboom G (2004) Combined use of amisulpride and clozapine for patients with treatment-resistant schizophrenia, Australas. Psychiatry, 12(1), 74–76

Cooke C, de Leon J (1999) Adding other antipsychotics to clozapine, J. Clin. Psychiatry, 60(10), 710

Correll CU, Rummel-Kluge C, Corves C, Kane JM, Leucht S (2009) Antipsychotic combinations vs monotherapy in
schizophrenia: a meta-analysis of randomized controlled trials, Schizophr. Bull., 35(2), 443–457

Costello LE, Suppes T (1995) A clinically significant interaction between clozapine and valproate, J. Clin. Psychopharmacol., 15(2), 139–141

Covell NH, Jackson CT, Evans AC, Essock SM (2002) Antipsychotic prescribing practices in Connecticut's public
mental health system: rates of changing medications and prescribing styles, Schizophr. Bull., 28(1), 17–29

Crook JM, Tomaskovic-Crook E, Copolov DL, Dean B (2000) Decreased muscarinic receptor binding in subjects
with schizophrenia: a study of the human hippocampal formation, Biol. Psychiatry, 48(5), 381–388

Cubala WJ, Wichowicz HM, Landowski J (2007) Refractory schizophrenia treated with clozapine combined with
zuclopenthixol, Prog. Neuropsychopharmacol. Biol. Psychiatry, 31(3), 781–783

Davis KL, Kahn RS, Ko G, Davidson M (1991) Dopamine in schizophrenia: a review and reconceptualization, Am. J
Psychiatry, 148(11), 1474–1486

De RA, Pancheri A, Simonetti G, Giannarelli D, Stefanutto L, Gentile B (2011) Add-on of aripiprazole improves outcome in clozapine-resistant schizophrenia, Prog. Neuropsychopharmacol. Biol. Psychiatry, 35(4), 1112–1116

de Groot IW, Heck AH, van Harten PN (2001) Addition of risperidone to clozapine therapy in chronically psychotic inpatients, J Clin Psychiatry. 62(2), 129–30

De Hert HM, van Winkel R, Wampers M, Kane J, van Os J, . Peuskens J (2007) Remission criteria for schizophrenia:
evaluation in a large naturalistic cohort, Schizophr. Res., 92(1–3), 68–73

de Lucena D, Fernandes BS, Berk M, Dodd S, Medeiros DW, Pedrini M, Kunz M, Gomes FA, Giglio LF, Lobato MI, Belmonte-de-Abreu PS, Gama CS (2009) Improvement of negative and positive symptoms in treatment-refractory schizophrenia: a double-blind, randomized, placebo-controlled trial with memantine as add-on therapy to clozapine, J. Clin. Psychiatry, 70(10), 1416–1423

Delva NJ, Letemendia FJ (1982) Lithium treatment in schizophrenia and schizo-affective disorders, Br. J. Psychiatry, 141, 387–400

Dequardo JR, Roberts M (1996) Elevated clozapine levels after fluvoxamine initiation, Am. J Psychiatry, 153(6), 840–841

Dolder CR, Lacro JP, Dunn LB, Jeste DV (2002) Antipsychotic medication adherence: is there a difference between typical and atypical agents?, Am. J. Psychiatry, 159(1), 103–108

Donaldson SR, Gelenberg AJ, Baldessarini RJ (1983) The pharmacologic treatment of schizophrenia: a progress report, Schizophr. Bull., 9(4), 504–527

Duggal HS (2004) Aripirazole-olanzapine combination for treatment of schizophrenia, Can J Psychiatry. 49(2), 151

DuMortier G, Lochu A, Colen DM, Ghribi O, Roche-Rabreau D, DeGrassat K, Desce JM (1996) Elevated clozapine plasma concentrations after fluvoxamine initiation, Am. J Psychiatry, 153(5), 738–739

Durrenberger S, de Leon J (1999) Acute dystonic reaction to lithium and risperidone, J Neuropsychiatry Clin Neurosci, 11(4), 518–9

Dursun SM, Deakin JF (2001) Augmenting antipsychotic treatment with lamotrigine or topiramate in patients with treatment-resistant schizophrenia: a naturalistic case-series outcome study, J. Psychopharmacol., 15(4), 297–301

Dursun SM, Devarajan S (2000) Clozapine weight gain, plus topiramate weight loss, Can. J Psychiatry, 45(2), 198

Emsley R, Myburgh C, Oosthuizen P, van Rensburg SJ (2002) Randomized, placebo-controlled study of ethyl-eicosapentaenoic acid as supplemental treatment in schizophrenia, Am. J. Psychiatry, 159(9), 1596–1598

Ereshefsky L (1999) Pharmacologic and pharmacokinetic considerations in choosing an antipsychotic, J. Clin. Psychiatry, 60 Suppl 10, 20–30

Essock SM, Schooler NR, Stroup TS, McEvoy JP, Rojas I, Jackson C, Covell NH (2011) Effectiveness of switching from antipsychotic polypharmacy to monotherapy, Am. J. Psychiatry, 168(7), 702–708

Evins AE, Fitzgerald SM, Wine L, Rosselli R, Goff DC (2000) Placebo-controlled trial of glycine added to clozapine in schizophrenia, Am. J. Psychiatry, 157(5), 826–828

Fan X, Borba CP, Copeland P, Hayden D, Freudenreich O, Goff DC, Henderson DC (2013) Metabolic effects of adjunctive aripiprazole in clozapine-treated patients with schizophrenia, Acta Psychiatr Scand. 127(3), 217–26

Farber NB, Kim SH, Dikranian K, X. P. Jiang, C. Heinkel (2002) Receptor mechanisms and circuitry underlying NMDA antagonist neurotoxicity, Mol. Psychiatry, 7(1), 32–43

Faries D, Scher-Svanum H, Zhu B, Correll C, Kane J (2005) Antipsychotic monotherapy and polypharmacy in the naturalistic treatment of schizophrenia with atypical antipsychotics, BMC. Psychiatry, 5, 26

Fehr C. (2006) For: is monotherapy the gold standard of psychopharmacology?, Psychiatr. Prax., 33(5), 207–208

Fenton WS, Dickerson F, Boronow J, Hibbeln JR, Knable M (2001) A placebo-controlled trial of omega-3 fatty acid (ethyl eicosapentaenoic acid) supplementation for residual symptoms and cognitive impairment in schizophrenia, Am. J. Psychiatry, 158(12), 2071–2074

Fleischhacker WW, Heikkinen ME, Olie JP, Landsberg W, Dewaele P, McQuade RD, Loze JY, Hennicken D, Kerselaers W (2010) Effects of adjunctive treatment with aripirazole on body weight and clinical efficacy in schizophrenia patients treated with clozapine: a randomized, double-blind, placebo-controlled trial, Int. J. Neuropsychopharmacol., 13(8), 1115–1125

Fleischhacker WW, Uchida H (2012) Critical review of antipsychotic polypharmacy in the treatment of schizophrenia, Int. J. Neuropsychopharmacol., 1–11

Freedman R, Hall M, Adler LE, Leonard S (1995) Evidence in postmortem brain tissue for decreased numbers of hippocampal nicotinic receptors in schizophrenia, Biol. Psychiatry, 38(1), 22–33

Freudenreich O, Goff DC (2002) Antipsychotic combination therapy in schizophrenia. A review of efficacy and risks of current combinations, Acta Psychiatr. Scand., 106(5), 323–330

Freudenreich O, Henderson DC, Walsh JP, Culhane MA, Goff DC (2007) Risperidone augmentation for schizophrenia partially responsive to clozapine: a double-blind, placebo-controlled trial, Schizophr. Res., 92(1–3), 90–94

Friedman J, Ault K, Powchik P (1997) Pimozide augmentation for the treatment of schizophrenic patients who are partial responders to clozapine, Biol Psychiatry. 15;42(6): 522–352

Friedman JI, Adler DN, Howanitz E, Harvey PD, Brenner G, Temporini H, White L, Parrella M, Davis KL (2002) A double blind placebo controlled trial of donepezil adjunctive treatment to risperidone for the cognitive impairment of schizophrenia, Biol. Psychiatry, 51(5), 349–357

Friedman JI, Lindenmayer JP, Alcantara, Bowler S, Parak M, White L, Iskander A, Parrella M, Adler DN, Tsopelas ND, Tsai WY, Novakovic V, Harvey PD, Davis KL, Kaushik S (2011) Pimozide augmentation of clozapine inpatients with schizophrenia and schizoaffective disorder unresponsive to clozapine monotherapy, Neuropsychopharmacology, 36(6), 1289–1295

Fukuzako H, Fukuzako T, Hashiguchi T, Kodama S, Takigawa M, Fujimoto T (1999) Changes in levels of phosphorus metabolites in temporal lobes of drug-naive schizophrenic patients, Am. J Psychiatry, 156(8), 1205–1208

Gallego JA, Bonetti J, Zhang J, Kane JM, Correll CU (2012) Prevalence and correlates of antipsychotic polypharmacy: a systematic review and meta-regression of global and regional trends from the 1970s to 2009, Schizophr. Res., 138(1), 18–28

Ganguly R, Kotzan JA, Miller LS, Kennedy K, Martin BC (2004) Prevalence, trends, and factors associated with antipsychotic polypharmacy among Medicaid-eligible schizophrenia patients, 1998-2000, J. Clin. Psychiatry, 65(10), 1377–1388

Garcia G, Crismon ML, Dorson PG (1994) Seizures in two patients after the addition of lithium to a clozapine regimen, J Clin Psychopharmacol. 14(6), 426–8

Genc Y, Taner E, Candansayar S (2007) Comparison of clozapine-amisulpride and clozapine-quetiapine combinations for patients with schizophrenia who are partially responsive to clozapine: a single-blind randomized study, Adv. Ther., 24(1), 1–13

George S, Cowan C (2005) Effectiveness of amisulpride augmentation of clozapine in a non-responder to either drug alone: a case report, Acta Psychiatr. Scand., 111(2), 163

Gerson SL, Lieberman JA, Friedenberg WR, Lee D, Marx JJ Jr, Meltzer H (1991) Polypharmacy in fatal clozapine-associated agranulocytosis, Lancet, 338(8761), 262–263

Ghaemi SN (2002) Polypharmacy in Psychiatry, in Polypharmacy in Schizophrenia, edited by G. Oepen, pp. 101–132

Ghaleiha A, Noorbala AA, Farnaghi F, Hajiazim M, Akhondzadeh S (2010) A double-blind, randomized, and placebo-controlled trial of buspirone added to risperidone in patients with chronic schizophrenia, J. Clin. Psychopharmacol., 30(6), 678–682

Gilmer TP, Dolder CR, Folsom DP, Mastin W, Jeste DV (2007) Antipsychotic polypharmacy trends among Medicaid beneficiaries with schizophrenia in San Diego County, 1999–2004, Psychiatr. Serv., 58(7), 1007–1010

Glick ID, Bosch J, Casey DE (2009) A double-blind randomized trial of mood stabilizer augmentation using lamotrigine and valproate for patients with schizophrenia who are stabilized and partially responsive, J. Clin. Psychopharmacol., 29(3), 267–271

Glick ID, Pham D, Davis JM (2006) Concomitant medications may not improve outcome of antipsychotic monotherapy for stabilized patients with nonacute schizophrenia, J. Clin. Psychiatry, 67(8), 1261–1265

Godleski LS, Kerler R, Barber JW, Glick JL, Kellogg E, Vieweg WV, Yank GR (1989) Multiple versus single antipsychotic drug treatment in chronic psychosis, J. Nerv. Ment. Dis., 177(11), 686–689

Godleski LS, Sernyak MJ (1996) Agranulocytosis after addition of risperidone to clozapine treatment, Am J Psychiatry. 153(5), 735–6

Goff DC, Henderson DC, Evins AE, Amico E (1999a) A placebo-controlled crossover trial of D-cycloserine added to clozapine in patients with schizophrenia, Biol. Psychiatry, 45(4), 512–514

Goff DC, Keefe R, Citrome L, Davy K, Krystal JH, Large C, Thompson TR, Volavka J, Webster EL (2007) Lamotrigine as add-on therapy in schizophrenia: results of 2 placebo-controlled trials, J. Clin. Psychopharmacol., 27(6), 582–589

Goff DC, Midha KK, Sarid-Segal O, Hubbard JW, Amico E (1995) A placebo-controlled trial of fluoxetine added to neuroleptic in patients with schizophrenia, Psychopharmacology (Berl), 117(4), 417–423

Goff DC, Tsai G, Levitt J, Amico E, Manoach D, Schoenfeld DA, Hayden DL, McCarley R, Coyle JT (1999b) A placebo-controlled trial of D-cycloserine added to conventional neuroleptics in patients with schizophrenia, Arch. Gen. Psychiatry, 56(1), 21–27

Goff DC, Tsai G, Manoach DS, Flood J, Darby DG, Coyle JT (1996) D-cycloserine added to clozapine for patients with schizophrenia, Am. J. Psychiatry, 153(12), 1628–1630

Gomberg RF (1999) Interaction between olanzapine and haloperidol, J Clin Psychopharmacol. 19(3), 272–3

Green MF, Kern RS, Braff DL, Mintz J (2000) Neurocognitive deficits and functional outcome in schizophrenia: are we measuring the "right stuff"?, Schizophr. Bull., 26(1), 119–136

Grohmann R, Ruther E, Sassim N, Schmidt LG (1989) Adverse effects of clozapine, Psychopharmacology (Berl), 99 Suppl, S101–S104

Growe GA, Crayton JW, Klass DB, Evans H, Strizich M (1979) Lithium in chronic schizophrenia, Am. J. Psychiatry, 136(4A), 454–455

Gupta S, Sonnenberg SJ, Frank B (1998) Olanzapine augmentation of clozapine, Ann. Clin. Psychiatry, 10(3), 113–115

Häfner H (2004) Schizophrenie – von der Tradition zur Gegenwart, Neurotransmitter,(4), 64–68

Hahn MK, Remington G, Bois D, Cohn T (2010) Topiramate augmentation in clozapine-treated patients with schizophrenia: clinical and metabolic effects, J Clin Psychopharmacol. 30(6), 706–710

Haller E, Binder RL (1990) Clozapine and seizures, Am. J. Psychiatry, 147(8), 1069–1071

Harrow M, Yonan CA, Sands JR, Marengo J (1994) Depression in schizophrenia: are neuroleptics, akinesia, or anhedonia involved?, Schizophr. Bull., 20(2), 327–338

Harvey PD, Keefe RS (2001) Studies of cognitive change in patients with schizophrenia following novel antipsychotic treatment, Am. J Psychiatry, 158(2), 176–184

Hasan A, Falkai P, Wobrock T, Lieberman J, Glenthoj B, Gattaz WF, Thibaut F, Moller HJ (2012) World Federation of Societies of Biological Psychiatry (WFSBP) Guidelines for Biological Treatment of Schizophrenia, part 1: update 2012 on the acute treatment of schizophrenia and the management of treatment resistance, World J. Biol. Psychiatry, 13(5), 318–378

Hashimoto Y, Uno J, Miwa T, Kurihara M, Tanifuji H, Tensho M (2012) Effects of antipsychotic polypharmacy on side-effects and concurrent use of medications in schizophrenic outpatients, Psychiatry Clin Neurosci. 66(5), 405–410. doi: 10.1111/j.1440-1819.2012.02376.x

Hedges DW, Jeppson KG (2002) New-onset seizure associated with quetiapine and olanzapine, Ann. Pharmacother., 36(3), 437–439

Henderson DC, Fan X, Copeland PM, Sharma B, Borba CP, Boxill R, Freudenreich O, Cather C, Evins AE, Goff DC (2009) Aripiprazole added to overweight and obese olanzapine-treated schizophrenia patients, J. Clin. Psychopharmacol., 29(2), 165–169

Henderson DC, Goff DC (1996) Risperidone as an adjunct to clozapine therapy in chronic schizophrenics, J Clin Psychiatry. 57(9), 395–7

Henderson DC, Goff DC, Connolly CE, Borba CP, Hayden D (2001) Risperidone added to clozapine: impact on serum prolactin levels, J Clin Psychiatry. 62(8): 605–8

Henderson DC, Kunkel L, Nguyen DD, Borba CP, Daley TB, Louie PM, Freudenreich O, Cather C, Evins AE, Goff DC (2006) An exploratory open-label trial of aripiprazole as an adjuvant to clozapine therapy in chronic schizophrenia, Acta Psychiatr Scand. 113(2), 142–7

Heresco-Levy U, Ermilov M, Lichtenberg P, Bar G, Javitt DC (2004) High-dose glycine added to olanzapine and risperidone for the treatment of schizophrenia, Biol. Psychiatry, 55(2), 165–171

Hertling I, Philipp M, Dvorak A, Glaser T, Mast O, Beneke M, Ramskogler K, Saletu-Zyhlarz G, Walter H, Lesch OM (2003) Flupenthixol versus risperidone: subjective quality of life as an important factor for compliance in chronic schizophrenic patients, Neuropsychobiology, 47(1), 37–46

Hiemke C, Weigmann H, Hartter S, Dahmen N, Wetzel H, Muller H (1994) Elevated levels of clozapine in serum after addition of fluvoxamine, J Clin. Psychopharmacol., 14(4), 279–281

Honer WG, Thornton AE, Chen EY, Chan RC, Wong JO, Bergmann A, Falkai P, Pomarol-Clotet E, McKenna PJ, Stip E, Williams R, MacEwan, Wasan K, Procyshyn R (2006) Clozapine alone versus clozapine and risperidone with refractory schizophrenia, N. Engl. J Med., 354(5), 472–482

Horrobin DF (1998) The membrane phospholipid hypothesis as a biochemical basis for the neurodevelopmental concept of schizophrenia, Schizophr. Res., 30(3), 193–208

Hovens JE, Dries PJ, Melman CT, Wapenaar RJ, Loonen AJ (2005) Oral risperidone with lorazepam versus oral zuclopenthixol with lorazepam in the treatment of acute psychosis in emergency psychiatry: a prospective, comparative, open-label study, J. Psychopharmacol., 19(1), 51–57

Huttunen MO, Tuhkanen H, Haavisto E, Nyholm R, Pitkanen M, Raitasuo V, Romanov M (1996) Low- and standard-dose depot haloperidol combined with targeted oral neuroleptics, Psychiatr. Serv., 47(1), 83–85

Ito C, Kubota Y, Sato M (1999) A prospective survey on drug choice for prescriptions for admitted patients with schizophrenia, Psychiatry Clin. Neurosci., 53 Suppl, S35–S40

Janssen B, Weinmann S, Berger M, Gaebel W (2004) Validation of polypharmacy process measures in inpatient schizophrenia care, Schizophr. Bull., 30(4), 1023–1033

Jarventausta K, Leinonen E (2000) Neuroleptic malignant syndrome during olanzapine and levomepromazine treatment, Acta Psychiatr. Scand., 102(3), 231–233

Jockers-Scherubl MC, Bauer A, Godemann F, Reischies FM, Selig F, Schlattmann P (2005) Negative symptoms of schizophrenia are improved by the addition of paroxetine to neuroleptics: a double-blind placebo-controlled study, Int Clin. Psychopharmacol., 20(1), 27–31

Johnson DA (1988) The significance of depression in the prediction of relapse in chronic schizophrenia, Br. J. Psychiatry, 152, 320–323

Josiassen RC, Joseph A, Kohegyi E, Stokes S, Dadvand M, Paing WW, Shaughnessy RA (2005) Clozapine augmented with risperidone in the treatment of schizophrenia: a randomized, double-blind, placebo-controlled trial, Am. J. Psychiatry, 162(1), 130–136

Junghan U, Albers M, Woggon B (1993) Increased risk of hematological side-effects in psychiatric patients treated with clozapine and carbamazepine?, Pharmacopsychiatry, 26(6), 262

Kahn, R. S., W. W. Fleischhacker, H. Boter, M. Davidson, Y. Vergouwe, I. P. Keet, M. D. Gheorghe, J. K. Rybakowski, S. Galderisi, J. Libiger, M. Hummer, S. Dollfus, J. J. Lopez-Ibor, L. G. Hranov, W. Gaebel, J. Peuskens, N. Lindefors, A. Riecher-Rossler, D. E. Grobbee (2008) Effectiveness of antipsychotic drugs in first-episode schizophrenia and schizophreniform disorder: an open randomised clinical trial, Lancet, 371(9618), 1085–1097

Kampf P, Agelink MW, Naber D (2005) Augmentation of clozapine with amisulpride: a promising therapeutic approach to refractory schizophrenic symptoms, Pharmacopsychiatry, 38(1), 39–40

Kando JC, Tohen M, Castillo J, Centorrino F (1994) Concurrent use of clozapine and valproate in affective and psychotic disorders, J. Clin. Psychiatry, 55(6), 255–257

Kane JM (1989) The current status of neuroleptic therapy, J. Clin. Psychiatry, 50(9), 322–328

Kane JM, Correll CU, Goff DC, Kirkpatrick B, Marder SR, Vester-Blokland E, Sun W, Carson WH, Pikalov A, Assuncao-Talbott S (2009) A multicenter, randomized, double-blind, placebo-controlled, 16-week study of adjunctive aripiprazole for schizophrenia or schizoaffective disorder inadequately treated with quetiapine or risperidone monotherapy, J. Clin. Psychiatry, 70(10), 1348–1357

Kapur S, Roy P, Daskalakis J, Remington G, Zipursky R (2001) Increased dopamine d(2) receptor occupancy and elevated prolactin level associated with addition of haloperidol to clozapine, Am. J. Psychiatry, 158(2), 311–314

Karow, A, D. Naber (2002) Subjective well-being and quality of life under atypical antipsychotic treatment, Psychopharmacology (Berl), 162(1), 3–10

Karunakaran K, Tungaraza TE, Harborne GC (2007) Is clozapine-aripiprazole combination a useful regime in the management of treatment-resistant schizophrenia?, J. Psychopharmacol., 21(4), 453–456

Kasckow JW, Mohamed S, Thallasinos A, Carroll B, Zisook S, Jeste DV (2001) Citalopram augmentation of antipsychotic treatment in older schizophrenia patients, Int. J. Geriat. Psychiatry, 16(12), 1163–1167

Kaye NS (2003) Ziprasidone augmentation of clozapine in 11 patients, J. Clin. Psychiatry, 64(2), 215–216

Keks NA, Altson K, Hope J, Krapivensky N, Culhane C, Tanaghow A, Doherty P, Bootle A (1999) Use of antipsychosis and adjunctive medications by an inner urban community psychiatric service, Aust. N. Z. J. Psychiatry, 33(6), 896–901

Kennedy NB, Procyshyn RM (2000) Rational antipsychotic polypharmacy, Can. J. Clin. Pharmacol., 7(3), 155–159

Kilian R, Dietrich S, Toumi M, Angermeyer MC (2004) Quality of life in persons with schizophrenia in out-patient treatment with first- or second-generation antipsychotics, Acta Psychiatr. Scand., 110(2), 108–118

Kim, JH, Yim SJ, Nam JH (2006) A 12-week, randomized, open-label, parallel-group trial of topiramate in limiting weight gain during olanzapine treatment in patients with schizophrenia, Schizophr. Res., 82(1), 115–117

Kirli S, Caliskan M (1998) A comparative study of sertraline versus imipramine in postpsychotic depressive disorder of schizophrenia, Schizophr. Res., 33(1–2), 103–111

Kishimoto T, Agarwal V, Kishi T, Leucht S, Kane JM, Correll CU (2013) Relapse prevention in schizophrenia: a systematic review and meta-analysis of second-generation antipsychotics versus first-generation antipsychotics, Mol. Psychiatry, 18(1), 53–66

Ko YH, Joe SH, Jung IK, Kim SH (2005) Topiramate as an adjuvant treatment with atypical antipsychotics in schizophrenic patients experiencing weight gain, Clin. Neuropharmacol., 28(4), 169–175

Kontaxakis VP, Havaki-Kontaxaki BJ, Stamouli SS, Christodoulou GN (2002) Toxic interaction between risperidone and clozapine: a case report, Prog Neuropsychopharmacol Biol Psychiatry.26(2), 407–409

Koponen HJ, Leinonen E, Lepola U (1996) Fluvoxamine increases the clozapine serum levels significantly, Eur Neuropsychopharmacol, 6(1), 69–71

Koreen AR, Lieberman JA, Kronig M, Cooper TB (1995) Cross-tapering clozapine and risperidone, Am J Psychiatry. 152(11), 1690

Kotler M, Strous RD, Reznik I, Shwartz S, Weizman A, Spivak B (2004) Sulpiride augmentation of olanzapine in the management of treatment-resistant chronic schizophrenia: evidence for improvement of mood symptomatology, Int Clin. Psychopharmacol., 19(1), 23–26

Kreinin A, Miodownik C, Sokolik S, Shestakova D, Libov I, Bergman J, Lerner V (2011) Amisulpride versus moclobemide in treatment of clozapine-induced hypersalivation, World J. Biol. Psychiatry, 12(8), 620–626

Kremer I, Vass A, Gorelik I, Bar G, Blanaru M, Javitt DC, Heresco-Levy U (2004) Placebo-controlled trial of lamotrigine added to conventional and atypical antipsychotics in schizophrenia, Biol. Psychiatry, 56(6), 441–446

Krivoy A, Malka L, Fischel T, Weizman A, Valevski A (2011) Predictors of clozapine discontinuation in patients with schizophrenia, Int. Clin. Psychopharmacol., 26(6), 311–315

Kuo FJ, Lane HY, Chang WH (1998) Extrapyramidal symptoms after addition of fluvoxamine to clozapine, J Clin. Psychopharmacol., 18(6), 483–484

Längle G, Steinert T, Weiser P, Schepp W, Jaeger S, Pfiffner C, Frasch K, Eschweiler GW, Messer T, Croissant D, Becker T, Kilian R (2012) Effects of polypharmacy on outcome in patients with schizophrenia in routine psychiatric treatment, Acta Psychiatr Scand. 125(5), 372–81

Lammers CH, Deuschle M, Weigmann H, Hartter S, Hiemke C, Heese C, Heuser I (1999) Coadministration of clozapine and fluvoxamine in psychotic patients – clinical experience, Pharmacopsychiatry, 32(2), 76–77

Lee MS, Han CS, You YW, Kim SH (1998a) Co-administration of sertraline and haloperidol, Psychiatry Clin. Neurosci., 52 Suppl, S193–S198

Lee MS, Kim YK, Lee SK, Suh KY (1998b) A double-blind study of adjunctive sertraline in haloperidol-stabilized patients with chronic schizophrenia, J. Clin. Psychopharmacol., 18(5), 399–403

Lejeune J, Larmo I, Chrzanowski W, Witte R, Karavatos A, Schreiner, Lex A, Medori R (2004) Oral risperidone plus oral lorazepam versus standard care with intramuscular conventional neuroleptics in the initial phase of treating individuals with acute psychosis, Int. Clin. Psychopharmacol., 19(5), 259–269

Lerner V, Bergman J, Borokhov A, Loewenthal U, Miodownik C (2005) Augmentation With Amisulpride for Schizophrenic Patients Nonresponsive to Antipsychotic Monotherapy, Clin. Neuropharmacol., 28(2), 66–71

Lerner V, Chudakova B, Kravets S, Polyakova I (2000) Combined use of risperidone and olanzapine in the treatment of patients with resistant schizophrenia: a preliminary case series report, Clin. Neuropharmacol., 23(5), 284–286

Lerner V, Libov I, Kotler M, Strous RD (2004) Combination of "atypical" antipsychotic medication in the management of treatment-resistant schizophrenia and schizoaffective disorder, Prog. Neuropsychopharmacol. Biol. Psychiatry, 28(1), 89–98

Leslie DL, Rosenheck RA (2001) Use of pharmacy data to assess quality of pharmacotherapy for schizophrenia in a national health care system: individual and facility predictors, Med. Care, 39(9), 923–933

Leucht S, Heres S, Kissling W, Davis JM (2011) Evidence-based pharmacotherapy of schizophrenia, Int. J. Neuropsychopharmacol., 14(2), 269–284

Leucht S, Kissling W, McGrath J (2004) Lithium for schizophrenia revisited: a systematic review and meta-analysis of randomized controlled trials, J. Clin. Psychiatry, 65(2), 177–186

Leucht S, Kissling W, McGrath J (2007a) Lithium for schizophrenia, Cochrane. Database. Syst. Rev.,(3), CD003834

Leucht S, Kissling W, McGrath J, White P (2007b) Carbamazepine for schizophrenia, Cochrane. Database. Syst. Rev.,(3), CD001258

Leucht S, McGrath J, Kissling W (2003) Lithium for schizophrenia, Cochrane. Database. Syst. Rev.,(3), CD003834

Leucht S, Tardy M, Komossa K, Heres S, Kissling W, Salanti G, Davis JM (2012) Antipsychotic drugs versus placebo for relapse prevention in schizophrenia: a systematic review and meta-analysis, Lancet, 379(9831), 2063–2071

Levinson DF, Umapathy C, Musthaq M (1999) Treatment of schizoaffective disorder and schizophrenia with mood symptoms, Am. J. Psychiatry, 156(8), 1138–1148

Levy E, Margolese HC, Chouinard G (2002) Topiramate produced weight loss following olanzapine-induced weight gain in schizophrenia, J Clin. Psychiatry, 63(11), 1045

Lieberman JA, Papadakis K, Csernansky J, Litman R, Volavka J, Jia XD, Gage A (2009) A randomized, placebo-controlled study of memantine as adjunctive treatment in patients with schizophrenia, Neuropsychopharmacology, 34(5), 1322–1329

Lieberman JA, Stroup TS, McEvoy JP, Swartz MS, Rosenheck RA, Perkins DO, Keefe RS, Davis SM, Davis CE, Lebowitz BD, Severe J, Hsiao JK (2005) Effectiveness of antipsychotic drugs in patients with chronic schizophrenia, N. Engl. J. Med., 353(12), 1209–1223

Lim S, Bowers MB (2007) Augmentation of clozapine treatment with aripiprazole, J. Clin. Psychiatry, 68(5), 798–799

Linden M, Scheel T, Xaver EF (2004) Dosage finding and outcome in the treatment of schizophrenic inpatients with amisulpride. Results of a drug utilization observation study, Hum. Psychopharmacol., 19(2), 111–119

Lindenmayer JP, Iskander A, Park M, Apergi FS, Czobor P, Smith R, Allen D (1998) Clinical and neurocognitive effects of clozapine and risperidone in treatment-refractory schizophrenic patients: a prospective study, J Clin. Psychiatry, 59(10), 521–527

Lu ML, Lane HY, Lin SK, Chen KP, Chang WH (2004) Adjunctive fluvoxamine inhibits clozapine-related weight gain and metabolic disturbances, J Clin. Psychiatry, 65(6), 766–771

Luchins DJ (1984) Fatal agranulocytosis in a chronic schizophrenic patient treated with carbamazepine, Am. J. Psychiatry, 141(5), 687–688

McCarthy RH, Terkelsen KG (1995) Risperidone augmentation of clozapine, Pharmacopsychiatry. 28(2), 61–3

Mahadik SP, Evans D, Lal H (2001) Oxidative stress and role of antioxidant and omega-3 essential fatty acid supplementation in schizophrenia, Prog. Neuropsychopharmacol. Biol. Psychiatry, 25(3), 463–493

Marder SR (1992) Risperidone: clinical development: north American results, Clin. Neuropharmacol., 15 Suppl 1 Pt A, 92A–93A

Marder SR, Glynn SM, Wirshing WC, Wirshing DA, Ross D, Widmark C, Mintz J, Liberman RP, Blair KE (2003) Maintenance treatment of schizophrenia with risperidone or haloperidol: 2-year outcomes, Am. J. Psychiatry, 160(8), 1405–1412

Masopust J, Tuma I, Libiger J (2008) Adjunctive aripiprazole decreased metabolic side effects of clozapine treatment, Neuro. Endocrinol. Lett., 29(4), 435–437

Meltzer HY, Kostakoglu A (2004) Combining Antipsychotics: Is there Evidence for Efficacy?, Psychiatric Times, XVII(9)

Meltzer HY (1992) Treatment of the neuroleptic-nonresponsive schizophrenic patient, Schizophr. Bull., 18(3), 515–542

Mitsonis CI, Dimopoulos NP, Mitropoulos PA, Kararizou EG, Katsa AN, Tsakiris FE, Katsanou MN (2007) Aripiprazole augmentation in the management of residual symptoms in clozapine-treated outpatients with chronic schizophrenia: An open-label pilot study, Prog. Neuropsychopharmacol. Biol. Psychiatry, 31(2), 373–377

Moore TA, Buchanan RW, Buckley PF, Chiles JA, Conley RR, Crismon ML, Essock SM, Finnerty M, Marder SR, Miller DD, McEvoy JP, Robinson DG, Schooler NR, Shon SP, Stroup TS, Miller AL (2007) The Texas Medication Algorithm Project antipsychotic algorithm for schizophrenia: 2006 update, J. Clin. Psychiatry, 68(11), 1751–1762

Morera AL1, Barreiro P, Cano-Muñoz JL (1999) Risperidone and clozapine combination for the treatment of refractory schizophrenia, Acta Psychiatr Scand. 99(4), 305–6; discussion 306¬–7

Muijen M, Silverstone T (1987) A comparative hospital survey of psychotropic drug prescribing, Br. J. Psychiatry, 150, 501–504

Mujica R, Weiden P (2001) Neuroleptic malignant syndrome after addition of haloperidol to atypical antipsychotic, Am. J. Psychiatry, 158(4), 650–651

Muller MJ, Wetzel H (1998) Dimensionality of depression in acute schizophrenia: a methodological study using the Bech-Rafaelsen Melancholia Scale (BRMES), J. Psychiatr. Res., 32(6), 369–378

Muller N, Riedel M, Scheppach C, Brandstatter B, Sokullu S, Krampe K, Ulmschneider M, Engel RR, Moller HJ, Schwarz MJ (2002) Beneficial antipsychotic effects of celecoxib add-on therapy compared to risperidone alone in schizophrenia, Am. J. Psychiatry, 159(6), 1029–1034

Muller T, Becker T, Fritze J (1988) Neuroleptic malignant syndrome after clozapine plus carbamazepine, Lancet, 2(8626–8627), 1500

Munro J, Matthiasson P, Osborne S, Travis M, Purcell S, Cobb AM, Launer M, Beer MD, Kerwin R (2004) Amisulpride augmentation of clozapine: an open non-randomized study in patients with schizophrenia partially responsive to clozapine, Acta Psychiatr. Scand., 110(4), 292–298

Muscatello MR, Bruno A, Pandolfo G, Mico U, Bellinghieri PM, Scimeca G, Cacciola M, Campolo D, Settineri S, Zoccali R (2011a) Topiramate augmentation of clozapine in schizophrenia: a double-blind, placebo-controlled study, J. Psychopharmacol., 25(5), 667–674

Muscatello MR, Bruno A, Pandolfo G, Mico U, Scimeca G, Di NF, Santoro V, Spina E, Zoccali RA (2011b) Effect of aripiprazole augmentation of clozapine in schizophrenia: a double-blind, placebo-controlled study, Schizophr. Res., 127(1–3), 93–99

Navarro V, Pons A, Romero A, Bernardo M (2001) Topiramate for clozapine-induced seizures, Am. J. Psychiatry, 158(6), 968–969

Oepen G (2002) Polypharmacy in Schizophrenia, in Polypharmacy in Psychiatry, edited by S. N. Ghaemi, Dekker

Olesen OV, Starup G, Linnet K (1996) Serious drug interaction between clozapine-Leponex and fluvoxamine-Fevarin, Ugeskr. Laeger, 158(48), 6931–6932

Owley T, Leventhal B, Cook EH Jr (2001) Risperidone-induced prolonged erections following the addition of lithium, J Child Adolesc Psychopharmacol, 11(4), 441–2

Patel JK, Salzman C, Green AI, Tsuang MT (1997) Chronic schizophrenia: response to clozapine, risperidone, and paroxetine, Am J Psychiatry. 154(4), 543–6

Paton C, Barnes TR, Cavanagh MR, Taylor D, Lelliott P (2008) High-dose and combination antipsychotic prescribing in acute adult wards in the UK: the challenges posed by p.r.n. prescribing, Br. J. Psychiatry, 192(6), 435–439

Paton C, Whittington C, Barnes TR (2007) Augmentation with a second antipsychotic in patients with schizophrenia who partially respond to clozapine: a meta-analysis, J. Clin. Psychopharmacol., 27(2), 198–204

Peacock L, Gerlach J (1994) Clozapine treatment in Denmark: concomitant psychotropic medication and hematologic monitoring in a system with liberal usage practices, J. Clin. Psychiatry, 55(2), 44–49

Peet M, Brind J, Ramchand CN, Shah S, Vankar GK (2001) Two double-blind placebo-controlled pilot studies of eicosapentaenoic acid in the treatment of schizophrenia, Schizophr. Res., 49(3), 243–251

Peterson GA, Byrd SL (1996) Diabetic ketoacidosis from clozapine and lithium cotreatment, Am J Psychiatry. 153(5), 737–8

Pettegrew JW, Keshavan MS, Panchalingam K, Strychor S, Kaplan DB, Tretta MG, Allen M (1991) Alterations in brain high-energy phosphate and membrane phospholipid metabolism in first-episode, drug-naive schizophrenics. A pilot study of the dorsal prefrontal cortex by in vivo phosphorus 31 nuclear magnetic resonance spectroscopy, Arch. Gen. Psychiatry, 48(6), 563–568

Peuskens J, Van Baelen B, De Smedt C, Lemmens P (2000) Effects of risperidone on affective symptoms in patients with schizophrenia, Int. Clin. Psychopharmacol., 15(6), 343–349

Pigato G, Toffanin T, Perini GI (2009) Is a high dosage aripiprazole-clozapine combination an effective strategy for treatment-resistant schizophrenic patients? A case report, Prog. Neuropsychopharmacol. Biol. Psychiatry, 33(1), 153–155

Potkin SG, Jin Y, Bunney BG, Costa J, Gulasekaram B (1999) Effect of clozapine and adjunctive high-dose glycine in treatment-resistant schizophrenia, Am. J. Psychiatry, 156(1), 145–147

Potkin SG, Thyrum PT, Alva G, Bera R, Yeh C, Arvanitis LA (2002) The safety and pharmacokinetics of quetiapine when coadministered with haloperidol, risperidone, or thioridazine, J. Clin. Psychopharmacol., 22(2), 121–130

Potter WZ, Ko GN, Zhang LD, Yan WW (1989) Clozapine in China: a review and preview of US/PRC collaboration, Psychopharmacology (Berl), 99 Suppl, S87–S91

Procyshyn RM, Honer WG, Wu TK, Ko RW, McIsaac SA, Young AH, Johnson JL, Barr AM (2010) Persistent antipsychotic polypharmacy and excessive dosing in the community psychiatric treatment setting: a review of medication profiles in 435 Canadian outpatients, J. Clin. Psychiatry, 71(5), 566–573

Procyshyn RM, Thompson B (2004) Patterns of antipsychotic utilization in a tertiary care psychiatric institution, Pharmacopsychiatry, 37(1), 12–17

Procyshyn RM, Tse G, Sin O, Flynn S (2002) Concomitant clozapine reduces smoking in patients treated with risperidone, Eur Neuropsychopharmacol. 12(1), 77–80

Raaska K, Raitasuo V, Neuvonen PJ (2002) Therapeutic drug monitoring data: risperidone does not increase serum clozapine concentration, Eur J Clin Pharmacol. 58(9), 587–591. Epub 2002 Nov 13

Raedler TJ, Jahn H, Arlt J, Kiefer F, Schick M, Naber D, Wiedemann K (2004) Adjunctive use of reboxetine in schizophrenia, Eur Psychiatry, 19(6), 366–369

Raju, Kumar R, Khanna S (2001) Clozapine-risperidone combination in treatment-resistant schizophrenia, Aust N Z J Psychiatry. 35(4), 543

Rajarethinam R, Gilani S, Tancer M, DeQuardo J (2003) Augmentation of clozapine partial responders with conventional antipsychotics, Schizophr. Res., 60(1), 97–98

Raskin S, Durst R, Katz G, Zislin J (2000) Olanzapine and sulpiride: a preliminary study of combination/augmentation in patients with treatment-resistant schizophrenia, J. Clin. Psychopharmacol., 20(5), 500–503

Rhoads E (2000) Polypharmacy of 2 atypical antipsychotics, J. Clin. Psychiatry, 61(9), 678–680

Risch SC, McGurk S, Horner MD, Nahas Z, Owens SD, Molloy M, Gilliard C, Christie S, Markowitz JS, DeVane CL, Mintzer J, George MS (2001) A double-blind placebo-controlled case study of the use of donepezil to improve cognition in a schizoaffective disorder patient: functional MRI correlates, Neurocase., 7(2), 105–110

Ritsner M, Gibel A, Perelroyzen G, Kurs R, Jabarin M, Ratner Y (2004) Quality of life outcomes of risperidone, olanzapine, and typical antipsychotics among schizophrenia patients treated in routine clinical practice: a naturalistic comparative study, J. Clin. Psychopharmacol., 24(6), 582–591

Rittmannsberger H, Leblhuber F (1992) Asterixis induced by carbamazepine therapy, Biol. Psychiatry, 32(4), 364–368

Rittmannsberger H, Leblhuber F, Sommer R (1991) Asterixis as a side effect of carbamazepine therapy, Klin. Wochenschr., 69(6), 279–281

Rocha FL, Hara C (2006) Benefits of combining aripiprazole to clozapine: three case reports, Prog. Neuropsychopharmacol. Biol. Psychiatry, 30(6), 1167–1169

Rothbard AB, Kuno E, Foley K (2003) Trends in the rate and type of antipsychotic medications prescribed to persons with schizophrenia, Schizophr. Bull., 29(3), 531–540

Rummel C, Kissling W, Leucht S (2006) Antidepressants for the negative symptoms of schizophrenia, Cochrane. Database. Syst. Rev., 3, CD005581

Rupnow MF, Greenspan A, Gharabawi GM, Kosik-Gonzalez C, Zhu Y, Stahl SM (2007) Incidence and costs of poly-pharmacy: data from a randomized, double-blind, placebo-controlled study of risperidone and quetiapine in patients with schizophrenia or schizoaffective disorder, Curr. Med. Res. Opin., 23(11), 2815–2822

Sacchetti E, Panariello A, Regini C, Valsecchi P (2004) Quetiapine in hospitalized patients with schizophrenia refractory to treatment with first-generation antipsychotics: a 4-week, flexible-dose, single-blind, explora-tory, pilot trial, Schizophr. Res., 69(2–3), 325–331

Salokangas RK, Saarijarvi S, Taiminen T, Kallioniemi H, Lehto H, Niemi H, Tuominen J, Ahola V, Syvalahti E (1996) Citalopram as an adjuvant in chronic schizophrenia: a double-blind placebo-controlled study, Acta Psychi-atr. Scand., 94(3), 175–180

Sands JR, Harrow M (1999) Depression during the longitudinal course of schizophrenia, Schizophr. Bull., 25(1), 157–171

Schulz SC, Thompson PA, Jacobs M, Ninan PT, Robinson D, Weiden PJ, Yadalam K, Glick ID, Odbert CL (1999) Lithium augmentation fails to reduce symptoms in poorly responsive schizophrenic outpatients, J. Clin. Psychiatry, 60(6), 366–372

Schumacher JE, Makela EH, Griffin HR (2003) Multiple antipsychotic medication prescribing patterns, Ann. Pharmacother., 37(7–8), 951–955

Schwarz C, Volz A, Li C, Leucht S (2008) Valproate for schizophrenia, Cochrane. Database. Syst. Rev.,(3), CD004028

Seger A, Lamberti JS (2001) Priapism associated with polypharmacy, J. Clin. Psychiatry, 62(2), 128

Sepehry A A, Potvin S, Elie R, Stip E (2007) Selective serotonin reuptake inhibitor (SSRI) add-on therapy for the negative symptoms of schizophrenia: a meta-analysis, J. Clin. Psychiatry, 68(4), 604–610

Sernyak MJ, Rosenheck R (2004) Clinicians' reasons for antipsychotic coprescribing, J. Clin. Psychiatry, 65(12), 1597–1600

Shiloh R, Zemishlany Z, Aizenberg D, Radwan M, Schwartz B, Dorfman-Etrog P, Modai I, Khaikin M, Weizman A (1997) Sulpiride augmentation in people with schizophrenia partially responsive to clozapine. A double-blind, placebo-controlled study, Br. J. Psychiatry, 171, 569–573

Silver H (2001) Fluvoxamine as an adjunctive agent in schizophrenia, CNS. Drug Rev., 7(3), 283–304

Silver H (2003) Selective serotonin reuptake inhibitor augmentation in the treatment of negative symptoms of schizophrenia, Int Clin. Psychopharmacol., 18(6), 305–313

Sim K, Su A, Fujii S, Yang SY, Chong MY, Ungvari GS, Si T, Chung EK, Tsang HY, Chan YH, Heckers S, Shinfuku N, Tan CH (2004) Antipsychotic polypharmacy in patients with schizophrenia: a multicentre comparative study in East Asia, Br. J. Clin. Pharmacol., 58(2), 178–183

Simhandl C, Meszaros K (1992) The use of carbamazepine in the treatment of schizophrenic and schizoaffective psychoses: a review, J. Psychiatry Neurosci., 17(1), 1–14

Singh SP, Singh V (2011) Meta-analysis of the efficacy of adjunctive NMDA receptor modulators in chronic schizo-phrenia, CNS. Drugs, 25(10), 859–885

Singh SP, Singh V, Kar N, Chan K (2010) Efficacy of antidepressants in treating the negative symptoms of chronic schizophrenia: meta-analysis, Br. J. Psychiatry, 197(3), 174–179

Siris SG (2000) Depression in schizophrenia: perspective in the era of "Atypical" antipsychotic agents, Am. J. Psychiatry, 157(9), 1379–1389

Siris SG, Bermanzohn PC, Mason SE, Shuwall MA (1994) Maintenance imipramine therapy for secondary depres-sion in schizophrenia. A controlled trial, Arch. Gen. Psychiatry, 51(2), 109–115

Sivrioglu EY, Kirli S, Sipahioglu D, Gursoy B, Sarandol E (2007) The impact of omega-3 fatty acids, vitamins E and C supplementation on treatment outcome and side effects in schizophrenia patients treated with haloperi-dol: an open-label pilot study, Prog. Neuropsychopharmacol. Biol. Psychiatry, 31(7), 1493–1499

Small JG, Kellams JJ, Milstein V, Moore J (1975) A placebo-controlled study of lithium combined with neurolep-tics in chronic schizophrenic patients, Am. J. Psychiatry, 132(12), 1315–1317

Small JG, Klapper MH, Malloy FW, Steadman TM (2003) Tolerability and efficacy of clozapine combined with lithium in schizophrenia and schizoaffective disorder, J Clin Psychopharmacol. 23(3), 223–8

Sommer IE, de Witte L, Begemann M, Kahn RS (2012) Nonsteroidal anti-inflammatory drugs in schizophrenia: ready for practice or a good start? A meta-analysis, J. Clin. Psychiatry, 73(4), 414–419

Sommer IE, van Westrhenen R, Begemann MJ, de Witte LD, Leucht S, Kahn RS (2014) Efficacy of Anti-inflammato-ry Agents to Improve Symptoms in Patients With Schizophrenia: An Update, Schizophr. Bull., 40(1), 181–191

Stahl SM (1999) Antipsychotic polypharmacy, Part 1: Therapeutic option or dirty little secret?, J. Clin. Psychiatry, 60(7), 425–426

Stahl SM, Grady MM (2004) A critical review of atypical antipsychotic utilization: comparing monotherapy with polypharmacy and augmentation, Curr. Med. Chem., 11(3), 313–327

Stanley JA, Williamson PC, Drost DJ, Carr TJ, Rylett RJ, Morrison-Stewart S, Thompson RT (1994) Membrane phospholipid metabolism and schizophrenia: an in vivo 31P-MR spectroscopy study, Schizophr. Res., 13(3), 209–215

Strasser O, Schmauss M, Messer T (2004) Rehospitalization rates of newly diagnosed schizophrenic patients on atypical neuroleptic medication, Psychiatr. Prax., 31 Suppl 1, S38–S40

Strous RD, Maayan R, Lapidus R, Stryjer R, Lustig M, Kotler M, Weizman A (2003) Dehydroepiandrosterone augmentation in the management of negative, depressive, and anxiety symptoms in schizophrenia, Arch. Gen. Psychiatry, 60(2), 133–141

Stubbs JH, Haw CM, Staley CJ, Mountjoy CQ (2000) Augmentation with sulpiride for a schizophrenic patient partially responsive to clozapine, Acta Psychiatr Scand. 102(5) : 390–3; discussion 393–4. Review.

Suzuki T, Remington G, Mulsant BH, Rajji TK, Uchida H, Graff-Guerrero A, Mamo DC (2011) Treatment resistant schizophrenia and response to antipsychotics: a review, Schizophr. Res., 133(1–3), 54–62

Suzuki T, Uchida H, Tanaka KF, Nomura K, Takano H, Tanabe A, Watanabe K, Yagi G, Kashima H (2004a) Revising polypharmacy to a single antipsychotic regimen for patients with chronic schizophrenia, Int. J. Neuropsychopharmacol., 7(2), 133–142

Suzuki T, Uchida H, Watanabe K, Nakajima S, Nomura K, Takeuchi H, Tanabe A, Yagi G, Kashima H (2008) Effectiveness of antipsychotic polypharmacy for patients with treatment refractory schizophrenia: an open-label trial of olanzapine plus risperidone for those who failed to respond to a sequential treatment with olanzapine, quetiapine and risperidone, Hum. Psychopharmacol., 23(6), 455–463

Suzuki T, Uchida H, Watanabe K, Yagi G, Kashima H (2004b) A clinical case series of switching from antipsychotic polypharmacy to monotherapy with a second-generation agent on patients with chronic schizophrenia, Prog. Neuropsychopharmacol. Biol. Psychiatry, 28(2), 361–369

Szegedi A, Anghelescu I, Wiesner J, Schlegel S, Weigmann H, Hartter S, Hiemke C, Wetzel H (1999) Addition of low-dose fluvoxamine to low-dose clozapine monotherapy in schizophrenia: drug monitoring and tolerability data from a prospective clinical trial, Pharmacopsychiatry, 32(4), 148–153

Szegedi A, Wiesner J, Hiemke C (1995) Improved efficacy and fewer side effects under clozapine treatment after addition of fluvoxamine, J Clin. Psychopharmacol., 15(2), 141–143

Takahashi H, Sugita T, Higuchi H, Shimizu T (2002) Fluvoxamine augmentation in risperidone-resistant schizophrenia: an open trial, Hum. Psychopharmacol., 17(2), 95–98

Takhar J (1999) Pimozide augmentation in a patient with drug-resistant psychosis previously treated with olanzapine, J. Psychiatry Neurosci., 24(3), 248–249

Tandon R, Jibson MD (2003) Efficacy of newer generation antipsychotics in the treatment of schizophrenia, Psychoneuroendocrinology, 28 Suppl 1, 9–26

Tapp A, Wood AE, Secrest L, Erdmann J, Cubberley L, Kilzieh N (2003) Combination antipsychotic therapy in clinical practice, Psychiatr. Serv., 54(1), 55–59

Taylor CG, Flynn SW, Altman S, Ehmann T, MacEwan GW, Honer WG (2001) An open trial of risperidone augmentation of partial response to clozapine, Schizophr Res. 48(1), 155–8

Terao T, Kojima H (2001) Risperidone addition and psychotic exacerbation, J. Neuropsychiatry Clin. Neurosci., 13(1), 114–115

Tiihonen J, Hallikainen T, Ryynanen OP, Repo-Tiihonen E, Kotilainen I, Eronen M, Toivonen P, Wahlbeck K, Putkonen A (2003) Lamotrigine in treatment-resistant schizophrenia: a randomized placebo-controlled crossover trial, Biol. Psychiatry, 54(11), 1241–1248

Tiihonen J, Suokas JT, Suvisaari JM, Haukka J, Korhonen P (2012) Polypharmacy with antipsychotics, antidepressants, or benzodiazepines and mortality in schizophrenia, Arch. Gen. Psychiatry, 69(5), 476–483

Tiihonen J, Wahlbeck K, Kiviniemi V (2009) The efficacy of lamotrigine in clozapine-resistant schizophrenia: a systematic review and meta-analysis, Schizophr. Res., 109(1–3), 10–14

Tollefson GD, Sanger TM, Lu Y, Thieme ME (1998) Depressive signs and symptoms in schizophrenia: a prospective blinded trial of olanzapine and haloperidol, Arch. Gen. Psychiatry, 55(3), 250–258

Tuominen HJ, Tiihonen J, Wahlbeck K (2005) Glutamatergic drugs for schizophrenia: a systematic review and meta-analysis, Schizophr. Res., 72(2–3), 225–234

Tuunainen A, Wahlbeck K, Gilbody S (2002) Newer atypical antipsychotic medication in comparison to clozapine: a systematic review of randomized trials, Schizophr. Res., 56(1–2), 1–10

Tyson SC, Devane CL, Risch SC (1995) Pharmacokinetic interaction between risperidone and clozapine, Am J Psychiatry. 152(9), 1401–2

Valevski A, Modai I, Lahav M, Weizman A (1993) Clozapine-lithium combined treatment and agranulocytosis, Int Clin Psychopharmacol. 8(1), 63–5

Volz A, Khorsand V, Gillies D, Leucht S (2007) Benzodiazepines for schizophrenia, Cochrane. Database. Syst. Rev.,(1), CD006391

Voruganti L, Cortese L, Owyeumi L, Kotteda V, Cernovsky Z, Zirul S, Awad A (2002) Switching from conventional to novel antipsychotic drugs: results of a prospective naturalistic study, Schizophr. Res., 57(2–3), 201–208

Voruganti L, Cortese L, Oyewumi L, Cernovsky Z, Zirul S, Awad A (2000) Comparative evaluation of conventional and novel antipsychotic drugs with reference to their subjective tolerability, side-effect profile and impact on quality of life, Schizophr. Res., 43(2–3), 135–145

Wang J, Omori IM, Fenton M, Soares B (2010) Sulpiride augmentation for schizophrenia, Cochrane. Database. Syst. Rev., (1), CD008125

Wassink TH, Flaum M, Nopoulos P, Andreasen NC (1999) Prevalence of depressive symptoms early in the course of schizophrenia, Am. J. Psychiatry, 156(2), 315–316

Weigmann H, Gerek S, Zeisig A, Muller M, Hartter S, Hiemke C (2001) Fluvoxamine but not sertraline inhibits the metabolism of olanzapine: evidence from a therapeutic drug monitoring service, Ther. Drug Monit., 23(4), 410–413

Weinmann S, Read J, Aderhold V (2009) Influence of antipsychotics on mortality in schizophrenia: systematic review, Schizophr. Res., 113(1), 1–11

Wetzel H, Anghelescu I, Szegedi A, Wiesner J, Weigmann H, Harter S, Hiemke C (1998) Pharmacokinetic interactions of clozapine with selective serotonin reuptake inhibitors: differential effects of fluvoxamine and paroxetine in a prospective study, J Clin. Psychopharmacol., 18(1), 2–9

Wilson WH (1995) Do anticonvulsants hinder clozapine treatment?, Biol. Psychiatry, 37(2), 132–133

Wirshing WC, Ames D, Bisheff S, Pierre JM, Mendoza A, Sun A (1997) Hepatic encephalopathy associated with combined clozapine and divalproex sodium treatment, J. Clin. Psychopharmacol., 17(2), 120–121

Wolkowitz OM (1993) Rational polypharmacy in schizophrenia, Ann. Clin. Psychiatry, 5(2), 79–90

Xiang YT, Weng YZ, Leung CM, Tang WK, Ungvari GS (2007) Clinical and social determinants of antipsychotic polypharmacy for Chinese patients with schizophrenia, Pharmacopsychiatry, 40(2), 47–52

Yamauchi K, Baba K, Ikegami N, Miyaoka H, Kamijima K (1998) A survey of drug utilization in psychiatric hospitals in Japan: the basic analysis of the current status of prescription patterns, Seishin Shinkeigaku Zasshi, 100(1), 51–68

Zarate CA Jr, Daniel DG, Kinon BJ, Litman RE, Naber D, Pickar D, Sato M (1995) Algorithms for the treatment of schizophrenia, Psychopharmacol. Bull., 31(3), 461–467

Ziegenbein M, Kropp S, Kuenzel HE (2005) Combination of clozapine and ziprasidone in treatment-resistant schizophrenia: an open clinical study, Clin. Neuropharmacol., 28(5), 220–224

Ziegenbein M, Wittmann G, Kropp S (2006) Aripiprazole augmentation of clozapine in treatment-resistant schizophrenia: a clinical observation, Clin. Drug Investig., 26(3), 117–124

Zink M, Henn FA, Thome J (2004d) Combination of amisulpride and olanzapine in treatment-resistant schizophrenic psychoses, Eur Psychiatry. 19(1), 56–58

Zink M, Knopf U, Henn FA, Thome J (2004a) Combination of clozapine and amisulpride in treatment-resistant schizophrenia – case reports and review of the literature, Pharmacopsychiatry, 37(1), 26–31

Zink M, Kuwilsky A, Krumm B, Dressing H (2008) Efficacy and tolerability of ziprasidone versus risperidone as augmentation in patients partially responsive to clozapine: a randomised controlled clinical trial, J. Psychopharmacol.

Zink M, Mase E, Dressing H (2004c) Ziprasidone-augmentation of clozapine, Psychiatr. Prax., 31(5), 259–261

Zink M, Mase E, Dressing H (2004b) Combination of ziprasidone and clozapine in treatment-resistant schizophrenia, Hum. Psychopharmacol., 19(4), 271–273

Zisook S, McAdams LA, Kuck J, Harris MJ, Bailey A, Patterson TL, Judd LL, Jeste DV (1999) Depressive symptoms in schizophrenia, Am. J. Psychiatry, 156(11), 1736–1743

Zoccali R, Muscatello MR, Bruno A, Cambria R, Mico U, Spina E, Meduri M (2007) The effect of lamotrigine augmentation of clozapine in a sample of treatment-resistant schizophrenic patients: a double-blind, placebo-controlled study, Schizophr. Res., 93(1–3), 109–116

Zoccali R, Muscatello MR, Cedro C, Neri P, La Torre D, Spina E, Di Rosa AE, Meduri M (2004) The effect of mirtazapine augmentation of clozapine in the treatment of negative symptoms of schizophrenia: a double-blind, placebo-controlled study, Int Clin. Psychopharmacol., 19(2), 71–76

Behandlung bipolarer Störungen

Heinz Grunze, Anna Grunze, Christoph Born

T. Messer, M. Schmauß (Hrsg.), *Polypharmazie in der Behandlung psychischer Erkrankungen,*
DOI 10.1007/978-3-7091-1849-8_3, © Springer-Verlag Wien 2016

3.1   Epidemiologie und Verlauf bipolarer Störungen

Bipolare Störungen (Bipolar Disorder, BPD) stellen eine schwere, komplexe und bei jedem Patienten individuell zu behandelnde psychische Erkrankung dar. Verläufe lassen sich grob kategorisierend als sogenannte Bipolar-I-Störung, d. h. das mindestens einmalige Auftreten einer typischen Manie, oder als Bipolar-II-Störung kennzeichnen. Bei letzterer dominieren schwere depressive Episoden mit einer oder mehreren Hypomanien. Aber auch weitere, mildere Verlaufsformen wie beispielsweise die Zyklothymia können durchaus behandlungsrelevant sein.

> ❯ Die Lebenszeitprävalenz der Bipolar-I-Störung schätzt man um 1% und für das traditionelle Spektrum bipolarer Störungen, Bipolar I und II, etwa um 2%.

Dabei kennt die in Deutschland genutzte Klassifikation nach ICD-10 (International Classification of Diseases, 10th edition; World Health Organization 1992) den Begriff der Bipolar-II-Störung gar nicht. Da allerdings gerade diese Manifestationsform der BPD von hoher Relevanz im klinischen Alltag ist, beziehen wir uns in diesem Kapitel auf das amerikanische Klassifikationssystem »Diagnostic and Statistical Manual of Mental disorders, 5th edition« (DSM 5) (American Psychiatric Association 2013). Nachfolgende Übersicht stellt kurz zusammengefasst die diagnostischen Kriterien für die Bipolar-I- und Bipolar-II-Störung gemäß den neuen DSM-5-Kriterien dar.

Bipolar-I- und Bipolar-II-Störungen gemäß den Kriterien des DSM-5 (verkürzte Darstellung in der Übersetzung des Autors)
Für die Diagnose einer Bipolar-I-Störung müssen zumindest einmalig die nachfolgenden Kriterien A–D einer manischen Episode erfüllt worden sein. Fakultativ, aber für die Diagnose nicht zwingend, können zusätzlich hypomane und depressive Episoden aufgetreten sein.

A. Für den Zeitraum von mindestens einer Woche (bei Hospitalisierung auch kürzer) liegt eine abnorm und anhaltend gehobene, expansive oder reizbare Stimmung sowie ein anhaltend gesteigerter, zielgerichteter Tatendrang oder erhöhtes Energieniveau vor.

B. Während der Periode der Stimmungsveränderung bestehen mindestens drei (bei nur reizbarer Verstimmung mindestens vier) der folgenden Symptome in einem deutlichen Ausmaß:
   1. Übersteigertes Selbstwertgefühl oder Größenideen
   2. Vermindertes Schlafbedürfnis
   3. Rededrang
   4. Subjektives Gefühl des Gedankenrasens oder Ideenflucht
   5. Erhöhte Ablenkbarkeit
   6. Übermäßiger zielgerichteter Tatendrang oder ungerichtete psychomotorische Unruhe
   7. Übermäßige Beschäftigung mit Aktivitäten, die mit hoher Wahrscheinlichkeit unangenehme Konsequenzen nach sich ziehen

C. Die Stimmungsstörung ist so ausgeprägt, dass sie zu eindeutigen Beeinträchtigungen im sozialen und beruflichen Bereich führt oder eine Krankenhauseinweisung zur Abwendung von Schaden für sich selbst oder andere erforderlich macht, oder es bestehen psychotische Symptome.

D. Die Symptome sind nicht durch direkte physiologische Effekte einer Substanz (z. B. Drogenmissbrauch, Medikamente oder andere Behandlungen) oder eine medizinische Erkrankung verursacht.

NB: Eine manische Episode, die unter antidepressiver Behandlung (z. B. Medikamente, Elektrokonvulsionsbehandlung) auftritt, aber in voller Ausprägung über die physiologische Wirkdauer der Behandlung hinaus anhält, erfüllt die diagnostischen Kriterien einer manischen Episode und damit einer Bipolar-I-Störung.

Für die Diagnose einer Bipolar-II-Störung müssen zumindest einmalig die nachfolgenden Kriterien A–F einer hypomanischen Episode erfüllt worden sein. Zusätzlich müssen die Kriterien einer gegenwärtigen oder zurückliegenden Episode einer Major Depression (MDE) erfüllt sein (die Kriterien einer MDE werden an dieser Stelle nicht weiter ausgeführt).

A. Für den Zeitraum von mindestens vier Tagen liegen eine abnorm und anhaltend gehobene, expansive oder reizbare Stimmung sowie ein anhaltend gesteigerter Tatendrang oder erhöhtes Energieniveau vor.

B. Während der Periode der Stimmungsveränderung bestehen mindestens drei (bei nur reizbarer Verstimmung mindestens vier) der folgenden Symptome, unterscheidbar von dem üblichen Verhalten und in einem erkennbaren Ausmaß:
   1. Übersteigertes Selbstwertgefühl oder Größenideen
   2. Vermindertes Schlafbedürfnis
   3. Rededrang
   4. Subjektives Gefühl des Gedankenrasens oder Ideenflucht
   5. Erhöhte Ablenkbarkeit
   6. Übermäßiger zielgerichteter Tatendrang oder ungerichtete psychomotorische Unruhe
   7. Übermäßige Beschäftigung mit Aktivitäten, die mit hoher Wahrscheinlichkeit unangenehme Konsequenzen nach sich ziehen

C. Während der Episode besteht eine eindeutige Veränderung der Funktionalität, die uncharakteristisch für die Person in gesundem Zustand ist.

D. Stimmungsstörung und veränderte Funktionalität sind für Außenstehende wahrnehmbar.

E. Die Episode ist nicht von einer Schwere, die zu einer deutlichen Beeinträchtigung der sozialen oder beruflichen Funktionalität führt oder eine Krankenhausbehandlung notwendig macht. Sollten psychotische Symptome auftreten, ist eine manische Episode zu diagnostizieren.

F. Die Symptome sind nicht durch direkte physiologische Effekte einer Substanz (z. B. Drogenmissbrauch, Medikamente oder andere Behandlungen) verursacht.

NB: Eine hypomanische Episode, die unter antidepressiver Behandlung (z. B. Medikamente, Elektrokonvulsionsbehandlung) auftritt, aber in voller Ausprägung über die physiologische Wirkdauer der Behandlung hinaus anhält, erfüllt die diagnostischen Kriterien einer hypomanischen Episode. Man soll jedoch Vorsicht walten lassen und nicht ein oder zwei Symptome (vor allem erhöhte Reizbarkeit, Nervosität oder Unruhe nach Antidepressiva-Gebrauch) als ausreichend für die Diagnose einer hypomanen Episode oder einer bipolaren Veranlagung ansehen.

Relevant sind jedoch auch Verläufe, die diese Kriterien nicht restlos erfüllen, z. B. durch eine Dauer der Hypomanien von weniger als vier Tagen oder die Entwicklung von Hypomanien nur in unmittelbarem Zusammenhang mit Antidepressiva-Gabe (einen sogenannten medikamenteninduzierten Switch). Auch diese Patienten sollten nicht wie Patienten mit rezidivierenden Depressionen, sondern wie bipolare Patienten behandelt werden (Angst 1995). Unter Einbezug dieses sogenannten bipolaren Spektrums geht man von einer Lebenszeitprävalenz von 4,5% aus (Merikangas et al. 2007). Die Kosten der Behandlung sind nicht unerheblich; so werden sie z. B. für Großbritannien im Jahre 2009 auf 342 Mio. Pfund geschätzt (Young et al. 2011).

> ❯ **Zusätzlich wird der Verlauf bipolarer Störungen durch das hohe Maß an Komorbiditäten kompliziert.**

Bei über 40% der bipolaren Patienten ist eine 1-Jahres-Koinzidenz mit Sucht- und Angsterkrankungen beschrieben, bei etwa 9% mit Essstörungen (McElroy et al. 2001) sowie bei etwa 10% mit Impulskontrollstörungen (McElroy et al. 1996). Auf die Lebenszeit bezogen, können die Komorbiditätsraten mit Angststörungen sogar über 80% und mit Suchterkrankungen bis zu 60% erreichen (Kessler et al. 2007). Die höchste Komorbidität liegt dabei mit Alkoholabhängigkeit, gefolgt von Cannabis, vor (Merikangas et al. 2007). Selbstverständlich müssen auch diese Störungsbilder bei der Pharmakotherapie mit berücksichtigt werden, um einen zufriedenstellenden Therapieerfolg zu gewährleisten.

Sicher wäre es wünschenswert, wenn der Komplexität des Krankheitsbildes durch ein einziges Medikament Rechnung getragen werden könnte. De facto ist es jedoch so, dass in allen kontrollierten und veröffentlichten Studien – sowohl zur Akuttherapie der Manie, zur bipolaren Depression als auch zu der Langzeittherapie – die Responseraten nie wesentlich über 60% lagen. Dies bedeutet, dass mindestens ein Drittel der Patienten von der zunächst gewählten Therapie nicht profitiert hat.

Aus diesem Grunde ist in der klinischen Praxis das Vorgehen in der Therapie bipolarer Störungen eher symptom- und syndromorientiert und berücksichtigt neben eventuellen Komorbiditäten zusätzlich Charakteristika des Langzeitverlaufes, wie beispielsweise das Vorliegen oder Nichtvorliegen eines sogenannten Rapid-cycling-Verlaufes (vier oder mehr Episoden pro Jahr). Letzteres hat sich als ein negativer Prädiktor für das Ansprechen einiger Medikamente – wie z. B. Lithium – in der Vergangenheit gezeigt (Dunner u. Fieve 1974).

Somit ähnelt in der klinischen Praxis die medikamentöse Therapie bipolarer Störungen viel eher dem Vorgehen wie zum Beispiel bei einer Krebserkrankung, wo die individuelle Therapieauswahl im Rahmen eines »Staging« ermittelt wird, bei dem die Art des Tumors, das Stadium, der Organbefall und nicht zuletzt auch der Allgemeinzustand des Patienten Berücksichtigung finden (Fries et al. 2012).

> ❯ **Die aus dem »Staging« der bipolaren Erkrankung abgeleitete Therapie ist im Regelfall eine Kombinationstherapie, die unterschiedliche Aspekte besser berücksichtigen kann als eine Monotherapie.**

Ebenfalls nicht unähnlich der Pharmakotherapie in der Somatik gibt es auch für die Kombinationstherapien bei bipolaren Störungen einige Prinzipien, an denen man sich orientieren sollte:

Man sollte bevorzugt Medikamente mit verschiedenen Wirkmechanismen kombinieren, um somit die Wahrscheinlichkeit additiver oder sogar potenzierender pharmakologischer Effekte zu erhöhen.

Weiter gilt es sicherzustellen, dass Nebenwirkungen auch in der Kombination von Medikamenten gering bleiben und sich hier keine potenzierenden Effekte zeigen.

3.2   Häufigkeit der Polypharmazie in der klinischen Praxis

3.2.1   Polypharmazie in der Langzeitbehandlung

Polypharmazie bei affektiven Störungen zeigt generell seit den 70er Jahren einen stark steigenden Trend.

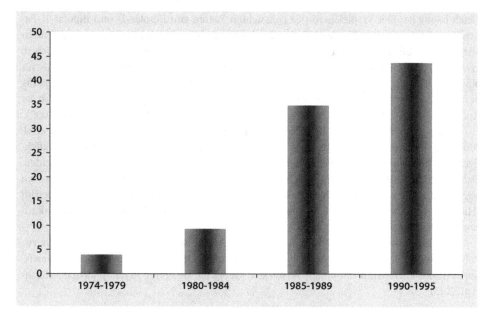

◘ Abb. 3.1 Prozentualer Anteil der Patienten mit affektiven Störungen in 5-Jahres-Intervallen, die mit drei oder mehr Psychopharmaka aus der stationären Behandlung am NIMH in Bethesda, USA, entlassen wurden (Frye et al. 2000)

— Frye und Mitarbeiter (Frye et al. 2000) berichten, dass in den 70ern nur 3,3% der Patienten des National Institute of Mental Health (NIMH) mit affektiven Störungen mit drei oder mehr verschiedenen Medikamenten entlassen wurden, in den 90ern jedoch bereits 43,8% (◘ Abb. 3.1).
— Eine Analyse der Verschreibungsdaten der Teilnehmer an der amerikanischen Studie Systematic Treatment Enhancement Program for Bipolar Disorder (STEP-BD) zeigte, dass weniger als 20% der Patienten nur eine Monotherapie benötigen (Goldberg et al. 2009, Sachs et al. 2011a).
— Eine Analyse der ersten 258 Patienten des Stanley Foundation Bipolar Networks zeigte, dass während der prospektiven Nachverfolgung über die Dauer eines Jahres die Patienten durchschnittlich 4,1 verschiedene Psychopharmaka erhielten (Post et al. 2003). In der Gruppe der Rapid-cycling-Patienten waren dies sogar durchschnittlich vier verschiedene Klassen von Medikamenten, beispielsweise also Antikonvulsiva, Lithium, Neuroleptika und Antidepressiva (Kupka et al. 2005).

Die Tendenz scheint eher steigend zu sein: In der Australischen Bipolar Comprehensive Outcomes Study (BCOS) lag der Median der eingenommenen Psychopharmaka bei fünf Medikamenten (Kulkarni et al. 2012). Dabei ist Polypharmazie nicht allein auf Erwachsene beschränkt, sondern findet sich in vergleichbarem Ausmaß bei Kindern und Jugendlichen mit bipolaren Störungen (Biederman et al. 1998, Kowatch et al. 2003, Kowatch et al. 2005, Duffy et al. 2005, Comer et al. 2010, Toteja et al. 2013) und sogar bei Schwangeren (Peindl et al. 2007).
　　Polypharmazie bei bipolaren Störungen ist allerdings bei weitem nicht ein rein außereuropäisches Phänomen. Eigene Daten der Stanley Foundation Ambulanz in München zeigen, dass in der Langzeittherapie Polypharmazie in diesem ambulanten Patientenkollektiv mindestens

gleich häufig ist. Der Vergleich von 23 gematchten Paaren von Bipolar-I- und Bipolar-II-Patienten zeigt dabei, dass Bipolar-I-Patienten signifikant häufiger gleichzeitig zwei oder mehr Stimmungsstabilisierer (Mood Stabilizer) nehmen (34,8 vs. 8,2%). Einschränkend ist jedoch zu erwähnen, dass die Patientenkollektive der Stanley Ambulanzen sicher nicht repräsentativ für bipolare Patienten im Allgemeinen sind, da in Spezialambulanzen überdurchschnittlich häufig besonders schwer behandelbare Patienten vorstellig werden. So beträgt auch beispielsweise der Anteil der Rapid-cyling-Patienten im Stanley-Patientenkollektiv fast 50% (Kupka et al. 2005)

Ebenfalls für Deutschland berichten Brüggemann und Mitarbeiter (Brüggemann et al. 2008) von 38% Kombinationstherapien in der psychiatrischen Institutionsambulanz bei affektiven Störungen, ohne jedoch weiter zwischen uni- und bipolaren Störungen zu unterscheiden. Dabei ist die Anzahl gleichzeitig verschriebener Psychopharmaka in Deutschland bei Frauen signifikant größer als bei Männern, zumindest was Schizophrenie und Depression betrifft (Hausner et al. 2008); es gibt wenig Grund zur Annahme, dass dies bei bipolaren Erkrankungen grundlegend anders ist.

Auch bestimmte Persönlichkeitsmerkmale eines bipolaren Patienten scheinen ihn zur Polypharmazie zu prädisponieren. Ein geringeres Maß an Offenheit, Extraversion und Gewissenhaftigkeit korrelieren mit einem verstärkten Gebrauch mehrerer Psychopharmaka (Sachs et al. 2013).

3.2.2   Polypharmazie in der Akutbehandlung

Auch bezüglich der Akuttherapie der Manie gibt es pharmakoepidemiologische Zahlen, die die Häufigkeit der Kombinationstherapie belegen. Wolfsperger und Mitarbeiter (Wolfsperger et al. 2007) analysierten Stichtagserhebungen an manischen Patienten an 63 Kliniken in Deutschland, der Schweiz und Österreich in den Jahren 1994 bis 2004. 1291 Datensätze von Patienten mit akuter euphorischer Manie und 143 von Patienten mit Mischzuständen flossen in die Untersuchung ein. Durchschnittlich $2,9 \pm 1,2$ Psychopharmaka erhielten Patienten mit euphorischer Manie und $3,3 \pm 1,5$ diejenigen mit Mischzuständen. Dabei war über die Untersuchungsdauer die Tendenz zur Polypharmazie eindeutig ansteigend: Im Zeitraum 1994 bis 1999 betrug die durchschnittliche Anzahl der Psychopharmaka pro manischem Patient $2,7 \pm 1,2$ und stieg signifikant auf $3,0 \pm 1,3$ im Zeitraum 2000–2004. Ähnlich wie in der Untersuchung von Brüggemann (Brüggemann et al. 2008) entwickelten sich dabei atypische Neuroleptika (aNL) zu bevorzugten Bausteinen einer Kombinationstherapie.

Einige Daten liegen auch zur Polypharmazie in der Akutbehandlung bipolarer Depressionen vor: Goldberg et al. (2009) zeigten anhand der Daten der STEP-BD-Studie, dass Polypharmazie gehäuft bei bipolaren Depressionen sowie Suizidalität zu beobachten ist.

Für den deutschsprachigen Raum beschreiben langjährige Daten des AMSP-Programmes die Behandlungsstrategien. So zeigen die Stichtagserhebungen, dass zwischen 1994 und 2009 85% der bipolar depressiven Patienten mehr als eine Klasse von Psychopharmaka gleichzeitig erhielten: 74% hatten Antidepressiva in Kombinationstherapie, 55% Neuroleptika, 48% Antikonvulsiva und 33% Lithium. Die am häufigsten verschriebene Einzelsubstanz in Kombinationstherapien war Lithium (33%), gefolgt von Valproat (23%), Mirtazapin und Venlafaxin (jeweils 16%), Quetiapin (15%), Lamotrigin (14%) und Olanzapin (13%) (Haeberle et al. 2012).

Wenn wir Polypharmazie bei bipolarer Depression betrachten, so muss man allerdings dessen gewahr sein, dass dies durchaus konform mit gängigen Guidelines ist. Anders als bei den Therapieempfehlungen zur Maniebehandlung ist hier ein in den Guidelines empfohlener Therapiestandard die primäre Kombination eines Stimmungsstabilisierers mit einem Antidepressivum. So führen die jüngsten kanadischen Guidelines (Yatham et al. 2013) neben der Monotherapie mit Lithium, Lamotrigin und Quetiapin verschiedene Kombinationstherapien (Olanzapin plus SSRI und Lithium oder Valproat plus SSRI oder Bupropion) als Behandlung der ersten Wahl auf. In den noch gültigen, aber in Überarbeitung befindlichen Guidelines der APA aus dem Jahr 2002 (American Psychiatric Association 2002) hingegen ist gängige Empfehlung, zunächst mit einer Stimmungsstabilisierer-Monotherapie zu beginnen. Realität ist jedoch, dass – analog zur Diskrepanz zwischen Therapieempfehlung und klinischer Realität bei der Manie – selbst in den USA die überwiegende Anzahl bipolar depressiver Patienten in Kombination mit einem Antidepressivum und einem Stimmungsstabilisierer behandelt wird (Ghaemi et al. 2006).

> **Das Vorliegen einer Polypharmazie bei Patienten mit bipolarer Depression korreliert deutlich mit der Anzahl und Schwere prognostisch ungünstiger Faktoren.**

Bipolar depressive Patienten, die in der STEP-BD-Studie gleichzeitig vier oder mehr Medikamente erhielten, wiesen häufiger folgende Charakteristika auf, die man als Indikator der Erkrankungsschwere interpretieren kann: Behandlung mit einem aNL, sechs oder mehr depressive Episoden in der Vorgeschichte sowie ein früherer Suizidversuch. Zusätzlich gehörten diese Patienten zu den Besserverdienern, was aber eher mit einem Selbstzahler-Gesundheitssystem zu erklären ist (Goldberg et al. 2009).

3.3 Studienlage zu Kombinationstherapie

Allgemein setzt sich Polypharmazie bei BPD aus drei unterschiedlichen Segmenten und Entwicklungslinien zusammen:

- evidenz-basierte Kombinationen, oft a priori angewendet;
- empirisch ermittelte, im individuellen Fall erfolgreiche komplexe Kombinationen;
- ineffektive Akkumulation von Medikamenten.

Der folgende Abschnitt widmet sich den evidenzbasierten Kombinationstherapien in der Akut- und Langzeittherapie bipolarer Störungen. Dabei wird der Begriff »Stimmungsstabilisierer« (engl. mood stabilizer), über dessen Definition und Berechtigung sich trefflich streiten lässt (Goodwin u. Malhi 2007), als Sammelbegriff für Lithium, Valproat, Lamotrigin und Carbamazepin verwendet.

> **Neben der primären Kombinationstherapie zweier Substanzen wird auch häufig von der Möglichkeit einer sogenannten Augmentationstherapie Gebrauch gemacht.**

Augmentationstherapie meint dabei den gezielten Versuch der Wirkungsverstärkung einer vorbestehenden Behandlung durch Zugabe einer weiteren Substanz. Diese kann per se auch wirksam sein (z. B. Lithiumaugmentation) oder durch Änderung physiologischer Abläufe die andere Substanz wirksamer machen (z. B. Augmentation mit Schilddrüsenhormonen oder Antiglukokortikoiden).

3.3.1 Akuttherapie bipolarer Störungen

Akute Manie

Zwei kleine, naturalistische Untersuchungen widmeten sich der primären Kombinationstherapie mit Stimmungsstabilisierern. Frye und Mitarbeiter (Frye et al. 1996) konnten zeigen, dass die Kombination von Lithium und Carbamazepin die Dauer der Hospitalisierung im Vergleich zur Lithium-Monotherapie deutlich verringert. Ähnlich zeigten Reischies und Mitarbeiter (Reischies et al. 2002), dass durch die Kombination von Lithium und Valproat im Vergleich zur Lithium-Monotherapie die Episodendauer verkürzt und der Beigebrauch von Neuroleptika eingeschränkt werden kann.

> Die Kombination zweier Stimmungsstabilisierer ist möglicherweise effektiver als eine Stimmungsstabilisierer-Monotherapie in der Maniebehandlung.

Nicht zuletzt aufgrund der geänderten Zulassungsbestimmungen für die Indikation »akute Manie« verfügen wir nunmehr aber auch über eine mittlerweile beträchtliche Anzahl großer kontrollierter Studien, die die Kombinationstherapie für die akute Manie untersucht haben. Dabei wurde in kontrollierten Studien fast ausschließlich die Zugabe von aNL zu Stimmungsstabilisieren untersucht.

- ■ **Stimmungsstabilisierer + typisches Neuroleptikum**

Eine große randomisierte, plazebokontrollierte dreiarmige Studie untersuchte die Zugabe eines typischen Neuroleptikums (Haloperidol) zu Lithium oder Valproat als Stimmungsstabilisierer. Dieser Arm diente der internen Validierung der Studie; primäres Untersuchungsziel war die Untersuchung einer Kombination von Risperidon und Stimmungsstabilisierer (Sachs et al. 2002). Sowohl die Kombinationen des Stimmungsstabilisierers mit Haloperidol als auch mit Risperidon waren der Stimmungsstabilisierer-Monotherapie signifikant überlegen. Eine weitere Manie-Studie (Müller-Oerlinghausen et al. 2000) untersuchte umgekehrt die plazebokontrollierte additive Zugabe von Valproat als Stimmungsstabilisierer zu einer Basistherapie mit einem typischen Neuroleptikum, in diesem Falle Haloperidol, oder, in einem geringen Prozentsatz, Perazin. Dabei zeigte sich in dieser 3-wöchigen Studie, dass Patienten, die auf den Valproat-Arm randomisiert wurden, in der zweiten und dritten Woche signifikant weniger Haloperidol-Äquivalente benötigten. Gleichzeitig wiesen diese Patienten auch gegenüber der Neuroleptika-Monotherapie eine signifikant größere Abnahme des Young-Mania-Rating-Scores (YMRS) zum Studienendpunkt in Woche drei auf. Bezüglich Interaktion der Medikamente wurde eine geringgradige Erhöhung des Haloperidol-Plasmaspiegels unter Valproat-Therapie beobachtet, allerdings kein signifikant vermehrtes Auftreten extrapyramidal-motorischer Störungen.

- ■ **Stimmungsstabilisierer + atypisches Neuroleptikum**

Die nachfolgend beschriebenen Studien untersuchten den Effekt der Beigabe eines aNL vs. Plazebo zu einem Stimmungsstabilisierer, bis auf wenige Ausnahmen Lithium oder Valproat.

> Die weitaus überwiegende Evidenz unterstützt die bessere Wirksamkeit einer antimanischen Kombinationstherapie mit aNL und Stimmungsstabilisierer im Vergleich zur Monotherapie. Hinsichtlich der Verträglichkeit wird in allen Kombinationsstudien von aNL mit einem Stimmungsstabilisierer keine signifikant höhere Inzidenz schwerer Nebenwirkungen beobachtet.

Da all diese Studien jedoch relativ neuen Datums sind, findet die Empfehlung einer primären Kombinationstherapie bisher nur zögerlich Niederschlag in die gegenwärtig gängigen Therapieleitlinien.

▪▪ Aripiprazol

Für Aripiprazol konnte der plazebokontrollierte Nachweis einer signifikanten antimanischen Wirkungsverstärkung bei Zugabe zu Lithium oder Valproat erbracht werden (Vieta et al. 2008c). Studienteilnehmer erhielten zunächst für zwei Wochen Lithium oder Valproat zur Behandlung der akuten Manie. Diejenigen, die eine unzureichende Response zeigten, erhielten dann in einem doppelblinden Design entweder Aripiprazol oder Plazebo hinzu, so dass diese Untersuchung an partiell therapierefraktären Patienten durchgeführt wurde (Augmentationstherapie). Vermehrte schwere Nebenwirkungen wurden in der Kombinationstherapie nicht beobachtet.

▪▪ Asenapin

In einem ähnlichen Design wurde auch Asenapin als Teil einer antimanischen Kombinationstherapie mit Lithium oder Valproat untersucht. Auch hier war Asenapin-Zugabe sowohl nach drei Wochen (primärer Endpunkt) als auch nach 12 Wochen (sekundärer Endpunkt) der Stimmungsstabilisierer-Monotherapie überlegen (Szegedi et al. 2012).

▪▪ Olanzapin

In der ersten Studie erhielten Studienteilnehmer ebenfalls zunächst für zwei Wochen Lithium oder Valproat zur Behandlung der akuten Manie (Tohen et al. 2002) und nur Patienten mit unzureichender Response wurden sodann auf die Studienarme (Olanzapin vs. Plazebo, jeweils zum Stimmungsstabilisierer) randomisiert. Nach sechs Wochen zeigte sich eine unter Olanzapin-Zugabe signifikant größere Besserung der manischen Symptomatik. Bezüglich der Verträglichkeit wird von den Autoren keine höhere Inzidenz an Nebenwirkungen, insbesondere nicht an extrapyramidal-motorischen Störungen unter Kombinationstherapie berichtet. Erst kürzlich untersuchte eine weitere Studie gezielt den Effekt einer Kombinationstherapie auf manische Mischzustände (Houston et al. 2009). Die Zugabe von Olanzapin zu Valproat war dabei der Valproat-Monotherapie sowohl bezüglich einer Reduktion manischer, als auch depressiver Symptome signifikant überlegen.

> Eine bessere Wirksamkeit von Kombinationstherapien mit einem aNL und Stimmungsstabilisierer scheint somit auch bei manischer Mischsymptomatik zu bestehen.

▪▪ Quetiapin

Während die Patienten in den ersten beiden zitierten Untersuchungen als zumindest teilrefraktär anzusehen waren, wurde in den Studien zu anderen aNL die Kombinationstherapie mit einem Stimmungsstabilisierer vs. der Plazebo-Zugabe zu einem Stimmungsstabilisierer von Beginn an verglichen. Quetiapin zeigte dabei in einer 3-wöchigen Studie (Sachs et al. 2004) in der Kombination mit Lithium oder Valproat eine signifikant bessere Wirksamkeit als die Plazebo-Zugabe.

▪▪ Risperidon

Zu Risperidon gibt es zwei Kombinationstherapiestudien. In der ersten, bereits zitierten amerikanischen Studie wurde die Kombinationstherapie mit Risperidon vs. Haloperidol vs. Plazebo jeweils als Zugabe zu Lithium oder Valproat untersucht (Sachs et al. 2002). In einer zweiten internationalen Studie war auch Carbamazepin als Stimmungsstabilisierer zusätzlich zugelassen (Yatham et al. 2003). In der amerikanischen Studie zeigten Haloperidol- und Risperidon-Zugaben hinsichtlich der Besserung der manischen Symptomatik gegenüber Plazebo einen signifikanten Vorteil. Dies schaffte Risperidon jedoch in der internationalen Studie nicht.

- ▪ **Negative Studien zur Kombinationstherapie und ihre mutmaßlichen Ursachen**

Eine retrospektive Analyse zeigte, dass in der internationalen Risperidon-Studie Signifikanz bei alleiniger Berücksichtigung der Lithium- und Valproat-Patienten auch erreicht worden wäre, nicht jedoch bei Hinzuziehung der Carbamazepin-Patienten. Eine Analyse der Blutspiegel ergab, dass unter der Kombinationstherapie mit Carbamazepin kaum wirksame Spiegel von Risperidon aufgebaut wurden (Yatham et al. 2003). Ein ähnliches Schicksal ereilte eine weitere Kombinationsstudie, nämlich die Zugabe von Olanzapin vs. Plazebo zu einer Carbamazepin-Basistherapie. Auch hier konnte Olanzapin keine zusätzliche, signifikante Verbesserung erbringen. Post-hoc-Blutspiegeluntersuchungen zeigten ebenfalls Olanzapin-Blutspiegel weit unter dem Erwartungswert (Tohen et al. 2008). Analog konnten z. B. Hesslinger und Kollegen auch an einem Kollektiv schizophrener Patienten nachweisen, dass unter der Kombinationstherapie von Haloperidol und Carbamazepin die Patienten signifikant geringere Haloperidol-Spiegel und auch einen schlechteren klinischen Verlauf zeigten (Hesslinger et al. 1999).

❯ Dies sind eindrucksvolle Beispiele dafür, dass nicht jede Kombination sinnvoll ist, und eine mögliche Induktion des Metabolismus einer Substanz, z. B. durch Carbamazepin, immer mit bedacht werden muss.

Ziprasidon schließlich konnte in Kombinationstherapiestudien mit einem Stimmungsstabilisierer für einige, aber nicht alle Messinstrumente Überlegenheit gegenüber der Monotherapie mit einem Stimmungsstabilisierer in der akuten Manie zeigen (Weisler et al. 2004). Als wohl ursächlich ist eine sehr hohe Plazebo-Response in dieser Studie anzusehen. Ähnliches gilt für eine weitere, negative Studie mit Quetiapin. Auch hier ließ sich aufgrund einer ungewöhnlich hohen Plazebo-Responserate nur ein Trend, aber keine Signifikanz zugunsten der Kombinationstherapie zeigen (Yatham et al. 2004).

- ▪ **Typisches vs. atypisches NL als Kombinationspartner**

Ob eine Kombination eines typischen oder atypischen Neuroleptikums mit einem Stimmungsstabilisierer wirksamer ist, lässt sich nicht abschließend beantworten. In der bereits erwähnten Studie mit Risperidon bzw. Haloperidol + Stimmungsstabilisierer zeigte sich kein Unterschied in der Wirksamkeit der Behandlungen (Sachs et al. 2002). In einer offenen, aber randomisierten Vergleichsstudie zwischen Amisulprid + Valproat vs. Haloperidol + Valproat (ohne Plazeboarm) war ebenfalls kein Wirksamkeitsunterschied festzustellen (Thomas u. Vieta 2008). Beide Studien beschreiben jedoch eine bessere Verträglichkeit des jeweiligen Studienarmes mit dem aNL.

Akuttherapie der bipolaren Depression

- ▪ **Kombinationstherapie Stimmungsstabilisierer + Antidepressivum**

Obwohl – wie bereits erwähnt – klinisch häufig praktiziert, existiert für die Kombinationstherapie eines Antidepressivums mit einem Stimmungsstabilisierer vs. einer Stimmungsstabilisierer-Monotherapie mit Plazebo nur eine kontrollierte Studie (Sachs et al. 2007). Diese konnte für die Kombinationstherapie (Paroxetin oder Bupropion zu Lithium oder Valproat) keine höhere Remissionsrate, aber auch keine erhöhte Switch-Rate zeigen.

Mehr Daten existieren für den direkten Vergleich zweier oder mehrerer Antidepressiva, jeweils als Kombinationstherapie mit Stimmungsstabilisierern. Bupropion, Sertralin, Venlafaxin und Paroxetin erschienen wirksam, sofern eine solche Folgerung bei fehlender Plazebo-Kontrolle zulässig ist (Vieta et al. 2002, Leverich et al. 2006). Auffällig war in diesen Studien die erhöhte Rate eines manischen Switch unter Venlafaxin im Vergleich zu den anderen Antidepressiva.

In diesen Studien erhielten die Teilnehmer fast ausschließlich Lithium oder Valproat als Stimmungsstabilisierer, also Substanzen, deren Stärke eher in der Verhinderung einer manischen Episode liegt. Daher wäre es interessant zu sehen, ob Kombinationen mit Lamotrigin zusätzliche Vorteile im Sinne einer stärkeren antidepressiven Wirksamkeit als eine Monotherapie bringen. Erstaunlicherweise ist die Studienlage dazu aber sehr dürftig. In einer kontrollierten Studie mit 40 unipolar und bipolar depressiven Patienten konnten Normann und Mitarbeiter (Normann et al. 2002) zeigen, dass die kombinierte Behandlung mit Paroxetin und Lamotrigin zu einer schnelleren Besserung einiger psychischer Symptome der Depression sowie des Clinical Global Impression (CGI)-Punktwertes führt als die Paroxetin-Monotherapie. Bei Studienende nach neun Wochen zeigte sich jedoch in keinem Messparameter mehr ein signifikanter Unterschied zwischen Paroxetin-Monotherapie und der Kombinationstherapie mit Lamotrigin. Allerdings muss hier einschränkend gesagt werden, dass das Kollektiv überwiegend aus unipolar depressiven Patienten bestand; nur bei sieben Patienten wurde die Diagnose einer bipolaren Depression gestellt.

- **Kombinationstherapie aNL + Antidepressivum**

Die Wirkungslosigkeit der Antidepressiva-Zugabe in dieser Studie steht dabei in einem gewissen Widerspruch zu zwei weiteren doppelblinden, kontrollierten Studien, die in der Akutbehandlung der bipolaren Depression das aNL Olanzapin und die Kombination von Olanzapin und Fluoxetin mit Plazebo verglichen. Die Ergebnisse wurden in einer kombinierten Auswertung berichtet (Tohen et al. 2003). Es zeigte sich, dass sowohl die Kombinationstherapie von Fluoxetin und Olanzapin als auch die Olanzapin-Monotherapie der Plazebo-Bedingung hinsichtlich der Reduktion der depressiven Symptomatik signifikant überlegen waren. Dabei war die Effektstärke der Kombination Fluoxetin/Olanzapin noch einmal fast doppelt so groß wie diejenige der Olanzapin-Monotherapie; auch zeigte die Kombinationstherapie bereits nach der ersten Woche eine signifikante Besserung, die Olanzapin-Monotherapie erst nach der vierten der insgesamt acht Studienwochen. Ein Vergleich der Switch-Raten zeigte keinen Unterschied zwischen den drei Studienbedingungen (Keck et al. 2005). Dies erscheint nicht verwunderlich: Zum einen ist die Switch-Rate unter SSRI ohnehin gering und nicht mit derjenigen älterer Trizyklika vergleichbar (Peet 1994), zum anderen ist anzunehmen, dass die Olanzapin-Zugabe auch einen gewissen antimanischen Schutz ausgeübt hat.

Auch im Vergleich zu einer Lamotrigin-Monotherapie ist die Olanzapin/Fluoxetin-Kombinationstherapie wirksamer (Brown et al. 2006). Aufgrund dieser Studien wurden Olanzapin und Fluoxetin in einer fixen Kombinationstablette in den USA zur Behandlung der bipolaren Depression zugelassen; ein solcher Antrag wurde in Europa allerdings nicht gestellt.

Für den Kliniker kann dies bedeuten, dass bei Patienten mit bipolaren Depressionen, die andererseits in der Vorgeschichte aber auch ein hohes Rückfallrisiko in die Manie unter antidepressiver Therapie aufwiesen, eine aNL-Antidepressivum-Kombination hilfreich sein kann, wenn aus verschiedensten Gründen die Kombination eines Antidepressivums mit einem klassischen Stimmungsstabilisierer nicht in Frage kommt.

Kombinationstherapie aNL + Stimmungsstabilisierer

Erstaunlich wenige Daten liegen für eine Kombination eines aNL mit einem Stimmungsstabilisierer zur Akutbehandlung bipolarer Depressionen vor. Daten der offenen Vorbehandlungsphasen der Langzeitstudien mit Quetiapin + Stimmungsstabilisierer legen Wirksamkeit und Verträglichkeit einer solchen Kombination nahe, allerdings fehlt hier der Plazebo-Vergleich. Eine kleine offene Studie mit 39 akut depressiven Bipolar-I- und Bipolar-II-Patienten legt nahe, dass die Kombination von Quetiapin und Lamotrigin bei Versagen einer Monotherapie mit einer der beiden Substanzen hilfreich ist (Ahn et al. 2011).

Allein für Ziprasidon gibt es eine vollständig publizierte, aber negative Studie als Kombinationsbehandlung mit Stimmungsstabilisierer (Lithium, Valproat oder Lamotrigin) bei akuter bipolarer Depression (Sachs et al. 2011b). Hier brachte die Zugabe von Ziprasidon zum Stimmungsstabilisierer keinerlei Vorteile.

Augmentationstherapie

Allerdings ist diese Studienlage bezüglich aNL im Begriff, sich bald zu ändern. In Europa läuft gegenwärtig das Zulassungsverfahren für Lurasidon, allerdings nur in der Indikation Schizophrenie. In den USA hingegen wurde Lurasidon im Juli 2013 zusätzlich als Mono- oder Kombinationstherapie für bipolare Depressionen zugelassen. Grundlage der amerikanischen Zulassung ist neben dem erfolgreichen Nachweis der Wirksamkeit in Monotherapie auch eine positive, randomisierte, plazebokontrollierte Augmentationsstudie zu Lithium oder Valproat (Loebel et al. 2014).

Zahlreiche Erfahrungen existieren zu therapieresistenten, überwiegend unipolaren Depressionen unter augmentativer Behandlung mit Lithium (Bauer et al. 2003). Auch hierzu existieren keine großen randomisierten, doppelblinden Vergleichsstudien; ihre Nützlichkeit hat sie aber nicht zuletzt im Berliner Algorithmus-Therapie-Programm (Adli et al. 2003) bewiesen. Analog existieren auch zu bipolar depressiven Patienten größere Kasuistiken, die die Wirksamkeit einer Lithium-Augmentation (Fawcett 2003), aber auch einer Augmentation mit anderen Antikonvulsiva, wie Gabapentin (Wang et al. 2002), zu einem Antidepressivum nahelegen.

Aussagekräftiger ist da eine doppelblinde, plazebokontrollierte Studie, die in den Niederlanden und Spanien durchgeführt wurde und die Augmentation eines Stimmungsstabilisierers (Lithium) mit einem weiteren (Lamotrigin) bei bipolarer Depression untersuchte (van der Loos et al. 2009). Bipolare depressive Patienten, die auf eine initiale Lithiumtherapie nicht hinreichend ansprachen, erhielten Lamotrigin oder Plazebo als zusätzliches Medikament. Im Unterschied zu den einzelnen Monotherapiestudien (Fountoulakis et al. 2008) konnte Lamotrigin hier antidepressive Wirksamkeit in der Kombination mit Lithium nachweisen (■ Abb. 3.2).

Gut evidenzbasierte Augmentationstherapien bei akuter bipolarer Depression sind somit gegenwärtig Lithium + Lamotrigin sowie Lurasidon + Lithium oder Valproat.

In zwei doppelblind randomisierten Studien wurde zudem die augmentative Therapie von Omega-III-Fettsäuren bei bipolarer Depression zu Stimmungsstabilisierern untersucht. Während sich in der einen Studie (Frangou et al. 2006) unter einer Dosis von 1 bzw. 2 g Ethyl-Ei-

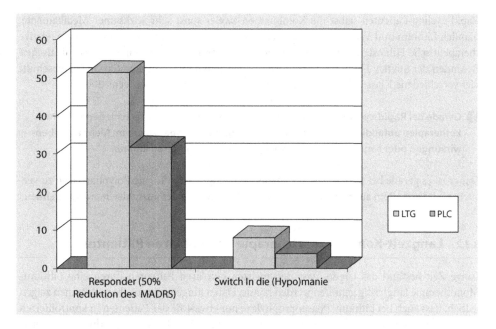

□ Abb. 3.2 Die Kombination von Lamotrigin mit Lithium hat eine signifikant bessere antidepressive Wirksamkeit als die Lithium-Monotherapie. Das Switch-Risiko erhöht sich nur tendenziell, aber nicht signifikant (van der Loos et al. 2009)

cosapentaenoic acid (Ethyl-EPA) eine signifikante Besserung der depressiven Symptomatik im Plazebo-Vergleich zeigte, konnte dies bei höher dosierten Omega-III-Fettsäuren (6 g pro Tag Ethyl-EPA) in einer Studie der Stanley Foundation (Keck et al. 2006) nicht reproduziert werden. Die Gabe supraphysiologischer Dosen von Schilddrüsenhormonen, die schon bisher bei unipolar depressiven Patienten als Augmentationsbehandlung zum Einsatz kommt, erscheint in erster Linie bei Frauen mit therapierefraktären bipolaren Depressionen eine Option darzustellen (Stamm et al. 2013).

Kombinationstherapie bei Rapid-cycling-Patienten

Als »rapid cycling« (RC) bezeichnet man einen Verlauf bipolarer Erkrankungen mit vier oder mehr Episoden pro Jahr (Dunner u. Fieve 1974). Zur akuten Wirksamkeit von Kombinationstherapien gibt es Subgruppenanalysen von RC-Patienten, die in den bereits genannten großen Zulassungsstudien zur Kombination von aNL und Stimmungsstabilisierern mit eingeschlossen wurden. Dabei zeigte sich durchgängig, dass sie in vergleichbarem Maße von der Kombinationstherapie profitiert haben, also eine signifikante Reduktion manischer Symptome aufwiesen (z. B. für Olanzapin, Vieta et al. 2004) Diese Akut-Studien haben jedoch nur eine sehr beschränkte Beobachtungsdauer von wenigen Wochen und sagen wenig über den weiteren Verlauf bei diesen Patienten aus. Vor diesem Hintergrund erscheint eine große doppelblinde, randomisierte Studie von Calabrese (Calabrese et al. 2005) wesentlich relevanter, in der über die Dauer von 20 Monaten die rückfallprophylaktische Wirksamkeit von Valproat vs. Lithium bei Bipolar-I-Rapid-cycling-Patienten verglichen werden sollte. Bedingung für die Randomisierung war jedoch eine mindestens 6-monatige, beschwerdefreie Zeit unter der kombinierten Therapie mit Valproat und Lithium. Dieses Kriterium wurde überhaupt nur von 24% der ursprünglich eingeschlossenen 254 Patienten erreicht. Dies bedeutet umgekehrt, dass bei drei Vierteln aller

Rapid-cycling-Patienten selbst die Kombination zweier sonst sehr wirksamer Medikamente, nämlich Lithium und Valproat, nicht zu der erhofften Stabilisierung geführt hat. Diese relative therapeutische Hilflosigkeit spiegelt sich auch – wie bereits erwähnt – in den naturalistischen Befunden der Stanley Foundation wieder, in denen Rapid-cycling-Patienten im Durchschnitt vier verschiedene Klassen von Medikamenten pro Jahr erhalten (Kupka et al. 2005).

> ❯ Gerade bei Rapid-cycling-Patienten besteht die Gefahr, dass sich verschiedene Pharmakotherapien aufaddieren und nicht zu mehr Wirksamkeit, aber zu einem Mehr an Nebenwirkungen oder sogar zu Destabilisierung der Stimmung führen können.

Daher ist es gerade bei Rapid-cycling-Patienten wichtig, eine rationale Polypharmazie zu versuchen und vor allem auch nicht wirksame Medikamente wieder ausschleichend zu beenden.

3.3.2 Langzeit-Kombinationstherapie bei bipolaren Patienten

Lange Zeit bestand das Credo, dass den meisten bipolaren Patienten durch eine Lithium-Monotherapie langfristig geholfen werden könne. Daten jüngerer kontrollierter Studien zeigen jedoch, dass auch bei Lithium-Phasenprophylaxe nur etwa 40% der Patienten in kontrollierten Studien mit einer Dauer von 12 (Bowden et al. 2000) bzw. 18 Monaten (Goodwin et al. 2004) bei Survival-Analyse in den Studien verbleiben. Für die Vergleichssubstanzen in den jeweiligen Studien, nämlich Valproat und Lamotrigin, sieht das Ergebnis allerdings auch nicht günstiger aus. Längerfristige naturalistische Beobachtungen wie beispielsweise von Gitlin (Gitlin et al. 1995) zeigen noch deutlich schlechtere Ansprechraten. In seiner Untersuchung konnte er zeigen, dass – über fast fünf Jahre betrachtet – allein 15% der Lithium-Patienten rückfall- und symptomfrei geblieben sind und 17% zwar keine neuen Episoden, aber doch noch deutliche subsyndromale Symptome aufwiesen. Über 2/3 der Patienten jedoch erlitten mindestens einen Rückfall. Andere Substanzen, wie z. B. Carbamazepin, schneiden in kontrollierten Studien sogar noch signifikant schlechter ab als Lithium (Greil et al. 1997, Hartong et al. 2003).

> ❯ Somit ist es offensichtlich, dass für eine langfristig erfolgreiche Therapie in der Mehrzahl der Patienten Kombinationstherapien erforderlich sein werden.

Dabei ist zu unterscheiden zwischen Erhaltungstherapien, in denen die initial erfolgreiche Kombination fortgeführt wird, sowie phasenprophylaktischer Neueinstellung während einer euthymen Phase. Zu beiden Bedingungen gibt es bisher nur wenige Studien, die im Folgenden beschrieben werden sollen.

Erhaltungstherapie

- **Kombination zweier Stimmungsstabilisierer**

Bereits erwähnt wurde die augmentative Behandlung mit Lamotrigin zu Lithium bei der bipolaren Depression (van der Loos et al. 2009). An die 8-wöchige Akutstudie schloss sich eine 60-wöchige, doppelblinde Erhaltungstherapie an. Die Dauer bis zu einem Rückfall war dabei unter der Kombinationstherapie mit Lithium und Lamotrigin signifikant länger als unter Lithium + Plazebo (van der Loos et al. 2011).

> Kombinierte Behandlung mit Lithium und Lamotrigin kann eine sinnvolle Langzeit-Kombination bei bipolaren Patienten mit unzureichender Lithium-Response darstellen.

▪ **Typisches Neuroleptikum + Stimmungsstabilisierer**
Erstaunlicherweise hat bisher nur eine einzige, kleine Studie unter plazebokontrollierten Bedingungen die Fortführung eines typischen Neuroleptikums (Perphenazin) in Kombination mit einem Stimmungsstabilisierer nach erfolgreicher Maniebehandlung untersucht. Das Ergebnis sprach deutlich gegen den Langzeitgebrauch eines typischen Neuroleptikums, auch in Kombination mit einem Stimmungsstabilisierer. Unter der Fortführung der Behandlung mit Perphenazin traten vermehrt depressive Symptome auf, die Zeit bis zu einem depressiven Rückfall verkürzte sich und extrapyramidal-motorische Nebenwirkungen führten zusätzlich zu einer schnelleren Beendigung der Studienteilnahme (Zarate u. Tohen 2004).

▪ **Atypisches Neuroleptikum + Stimmungsstabilisierer**
Vor der Einführung der modernen aNL wurde die Kombination von Clozapin mit einem Stimmungsstabilisierer bei bipolaren Patienten mit einem hohen Rückfallrisiko häufig eingesetzt (Calabrese et al. 1991, Suppes et al. 1999, Hummel et al. 2002). Allerdings gibt es auch hierzu keine großen kontrollierten Studien. Bezüglich hiermit verbundener möglicher Sicherheitsbedenken sei auf ► Kap. 2 »Polypharmazie in der Behandlung der Schizophrenie« in diesem Buch verwiesen.

▪▪ **Aripiprazol + Stimmungsstabilisierer**
Zwei große, plazebokontrollierte Studien untersuchten die Kombination von Aripiprazol mit einem Stimmungsstabilisierer: in der ersten Studie die Kombination mit Lithium oder Valproat, in der zweiten Studie mit Lamotrigin.

Bei der Kombinationsstudie mit Lithium oder Valproat handelt es sich um eine 40-wöchige, doppelblinde Verlängerung der bereits erwähnten Akutstudie (Vieta et al. 2008d). Im Vergleich zu Plazebo kam es unter Aripiprazol zu einer signifikanten Verlängerung der Zeit bis zu einem Rückfall (Marcus et al. 2011); jedoch gilt dies nur für neue manische, nicht depressive Episoden. Allerdings war die Wahrscheinlichkeit des Auftretens einer depressiven Episode aufgrund des Studiendesigns generell eher gering (Grunze et al. 2013).

In der zweiten Studie wurden die bei Studieneintritt manischen oder gemischt-manischen Patienten zunächst mit der Kombinationstherapie von Aripiprazol und Lamotrigin stabilisiert – ein attraktives Konzept der Rückfallverhütung, das auf den unterschiedlichen Polaritätsindezes der beiden Substanzen beruht (Popovic et al. 2011). Nach der Stabilisierungsphase wurde dann randomisiert bei der Hälfte der Patienten Aripiprazol durch Plazebo ersetzt. Unter der Fortführung der Kombinationstherapie über 12 Monate verlängerte sich die Zeit bis zu einer neuen manischen/gemischten Episode, aber ohne Signifikanz zu erreichen (Carlson et al. 2012). Die wahrscheinliche Ursache ist allerdings nicht eine Wirkungslosigkeit der Kombination, sondern eine unzureichende Powerkalkulation bei insgesamt geringer Rückfallrate.

▪▪ **Asenapin + Stimmungsstabilisierer**
Die bereits erwähnte Akutstudie zur Kombination von Asenapin und Stimmungsstabilisierer mündete in eine fakultative 40-wöchige, doppelblinde Erhaltungstherapiephase ein. Allerdings waren die Fallzahlen zum Studienende nach einem Jahr zu klein, um eine statistisch belegbare Aussage zur Wirksamkeit der Kombinationstherapie zu machen. Die Langzeitverträglichkeit der Kombination von Asenapin + Stimmungsstabilisierer war laut den Autoren aber gegeben (Szegedi et al. 2012).

3

▪▪ Olanzapin + Stimmungsstabilisierer

Der bereits erwähnten doppelblind-kontrollierten Manie-Studie, welche Olanzapin vs. Plazebo in Kombination mit einem Stimmungsstabilisierer verglich (Tohen et al. 2002), schloss sich eine doppelblinde, 18-monatige Erhaltungstherapiephase an. Dabei wurden die Responder der Akutstudie am Studienende re-randomisiert und über 18 Monate weiter unter doppelblinden Bedingungen beobachtet. Es ergab sich dabei, dass signifikant weniger Patienten unter der Kombinationstherapie einen symptomatischen Rückfall erlitten als unter der Plazebo- plus Stimmungsstabilisierer-Bedingung (Tohen et al. 2004). Allerdings verblieben von 51 Patienten, die auf die Kombination von Olanzapin und Stimmungsstabilisierer randomisiert wurden, am Ende nur 16 in der Studie (im Vergleich: Plazebo plus Stimmungsstabilisierer fünf von ursprünglich 48), so dass die Aussagekraft dieses Ergebnisses sehr beschränkt ist. Zudem fand sich ein signifikantes Ergebnis auch nur bei weiblichen, aber nicht bei männlichen Patienten. Bezüglich der Nebenwirkungen zeigten Patienten unter der Kombinationstherapie signifikant häufiger Benommenheit (25 vs. 4%) sowie Gewichtszunahme (20 vs. 6%).

▪▪ Quetiapin + Stimmungsstabilisierer

Aussagekräftiger sind dagegen zwei große, kontrollierte Studien, in denen die Kombinationstherapie von Quetiapin mit Lithium oder Valproat untersucht wurde. Alle Patienten wurden im Rahmen einer akuten Episode (Manie, Depression oder Mischzustand) mit Quetiapin und einem der beiden Stimmungsstabilisierer behandelt. Nach Remission gemäß vorgegebenen Kriterien erfolgte die Randomisierung auf Stimmungsstabilisierer plus Quetiapin oder Stimmungsstabilisierer plus Plazebo mit anschließender zweijähriger doppelblinder Weiterbehandlung. In beiden Studien zeigten sich hochsignifikant weniger Rückfälle, sowohl in Manie als auch in Depression, unter der Kombinationstherapie (Vieta et al. 2008b). Ein interessanter Nebenbefund war, dass die Kombination von Quetiapin und Stimmungsstabilisierer auch bei Patienten mit einem initialen Mischzustand vergleichbar erfolgreich war (Vieta et al. 2012).

> ❯ Hinsichtlich des Nebenwirkungsspektrums, sowohl der Kombinationstherapie mit Olanzapin als auch mit Quetiapin, aber auch Risperidon und Asenapin, sollte ein Augenmerk auf die mögliche Entwicklung eines metabolischen Syndroms gelegt werden.

Auch in den Quetiapin-Langzeitstudien kam es signifikant öfter zu einer Gewichtszunahme.

▪▪ Risperidon + Stimmungsstabilisierer

In einer einjährigen, plazebokontrollierten Erhaltungstherapiestudie der Kombination von Risperidon als Depotinjektion mit Stimmungsstabilisierern konnte ein signifikant besserer rückfallverhütender Effekt der Kombination bei RC-Patienten nachgewiesen werden. Allerdings wurde dieses positive Ergebnis allein durch eine Verminderung manischer, aber nicht depressiver Rückfälle erzielt (Macfadden et al. 2009).

▪▪ Ziprasidon + Stimmungsstabilisierer

Manische Patienten durchliefen eine 8-wöchige Stabilisierungsphase in Kombinationstherapie mit Lithium oder Valproat + Ziprasidon. Anschließend wurde randomisiert bei der Hälfte der Patienten Ziprasidon durch Plazebo ersetzt. Nach sechs Monaten, dem Endpunkt der Studie, zeigte sich, dass Patienten mit Ziprasidon signifikant länger in der Studie verblieben waren und die Zeitspanne bis zu einer neuen Episode sich ebenfalls signifikant verlängerte (Bowden et al. 2010).

> Ähnlich wie bei den Studien mit Aripiprazol und Risperidon war es auch bei Ziprasidon jedoch nur die Zeit bis zu einer neuen manischen, nicht depressiven Episode, die durch die Kombinationstherapie signifikant verlängert wurde.

Es bleibt unklar, ob dies ein durch Patientenselektion und Studiendesign bedingtes Artefakt darstellt oder ob diese aNL (Aripiprazol, Risperidon, Ziprasidon) in der Tat keine protektive Wirksamkeit gegen neue depressive Episoden entfalten. Somit werden Kombinationen mit den genannten aNL bei Patienten mit überwiegend depressiven Episoden bis zur Klärung dieser Frage keine wirklichen, evidenzbasierten Behandlungsalternativen darstellen.

Rückfallprophylaxe

Rückfallprophylaxe im Nachfolgenden meint den Beginn einer medikamentösen Behandlung während Euthymie zur Verhütung von neuen Episoden, ohne dass dieses Medikament in der vorausgehenden Akutbehandlung eingesetzt wurde und dabei wirkungsvoll war. Dadurch findet also, im Unterschied zur Erhaltungstherapie, keine Selektion nach Akut-Respondern statt.

Kombination zweier Stimmungsstabilisierer

In einer Post-hoc-Analyse verglichen Bäthge et al. (2005) bei 46 Bipolar-I-Patienten die Hospitalisierungsdauer vor und nach prophylaktischer Behandlung, zum einen unter Monotherapie mit Lithium oder Carbamazepin, zum anderen unter kombinierter Therapie mit beiden Medikamenten.

> Unter der Kombinationstherapie mit Lithium und Carbamazepin ergab sich im Vergleich zur Monotherapie eine hochsignifikante Verminderung der Krankenhaustage pro Jahr (Verminderung um 55,9%, $p = 0,004$) und eine Abnahme der Hospitalisierungen um über 1/3. Allerdings nahmen auch die Nebenwirkungen zu; es wurden etwa 2,5-mal mehr Nebenwirkungen als unter Monotherapiebedingungen erfasst.

Für kontrollierte Studien gilt leider, dass die Studienlage für die Rezidivprophylaxe bisher sehr beschränkt ist. Eine kleine, plazebokontrollierte Studie von Solomon et al. (1997) untersuchte die Kombination von Lithium und Valproat vs. Lithium und Plazebo in der Erhaltungstherapie und der Rezidivprophylaxe bipolarer Patienten. Eine statistisch signifikante, geringere Rückfallrate konnte für die Kombinationstherapie gezeigt werden, aber auch eine größere Wahrscheinlichkeit von mindestens einer schweren Nebenwirkung.

Die Wirksamkeit von Valproat als Teil einer Kombinationstherapie mit Lithium konnte jedoch von einer nachfolgenden offenen, aber randomisierten großen Studie (BALANCE, Geddes et al. 2010) mit 330 euthymen Bipolar-I-Patienten nicht bestätigt werden. Nach 4- bis 8-wöchiger Vorbehandlung mit Lithium und Valproat – eine Vorselektion nach Verträglichkeit, nicht nach Wirksamkeit – erfolgte eine Randomisierung entweder zu einer der beiden Monotherapien oder der Fortführung der Kombination. Die Beobachtungsdauer konnte bis zu zwei Jahren betragen. Primärer Zielparameter war die Zeitdauer bis zu einer Intervention aufgrund einer neuen manischen, gemischten oder depressiven Episode. Die Kombinationstherapie mit Lithium und Valproat war der Valproat-Monotherapie signifikant überlegen, aber nicht der Lithium-Monotherapie. Hier zeigte sich nur eine leichte numerische Überlegenheit.

> Die Zugabe von Valproat zu einer Lithiumphasenprophylaxe bringt, gemäß den Ergebnissen der BALANCE-Studie, keinen signifikanten zusätzlichen Nutzen.

Positiver erscheinen die Ergebnisse für Carbamazepin als Bestandteil einer kombinierten Phasenprophylaxe. Eine Studie von Denicoff et al. (1997) verglich die Rezidivprophylaxe mit Lithium, Carbamazepin und der Kombination der beiden Medikamente in einer randomisierten Abfolge, wobei jede Behandlungsbedingung für jeweils ein Jahr verabreicht wurde. Es ergab sich, dass für nicht Rapid-cycling-Patienten Lithium-Monotherapie geringfügig, aber nicht signifikant besser war als Carbamazepin-Monotherapie (gemessen als Verbesserung des CGI-BP, 33,3 vs. 31,4% der Patienten). Die Kombination beider Medikamente war deutlich numerisch, aber ebenfalls nicht statistisch signifikant besser mit einer Besserungsrate von 55% im CGI BP. Bei Patienten mit einer Vorgeschichte eines rapid cycling hingegen wurde der Vorteil der Kombinationstherapie auch statistisch signifikant deutlich; während 28% als Lithium-Monotherapie-Responder und 19% als Carbamazepin-Monotherapie-Responder klassifiziert wurden, zeigten 56,3% ($p < 0,05$) eine signifikante Besserung unter der Kombination.

❯ **Im Gegensatz zu den bereits zitierten, eher entmutigenden Daten von Calabrese et al. (2005) zur Kombination von Lithium und Valproat haben wir hier zumindest einen Hinweis, dass die Kombination zweier Stimmungsstabilisierer (Lithium und Carbamazepin) bei Rapid-cycling-Patienten eine sinnvolle Behandlungsform darstellt.**

Eine weitere Studie der gleichen Forschungsgruppe untersuchte die Wirksamkeit des Kalziumkanalblockers Nimodipin bei therapierefraktären bipolaren Patienten, zunächst in einer Monotherapiestudie vs. Plazebo. Dabei zeigte sich eine signifikant bessere Wirksamkeit der Nimodipin-Therapie. Diejenigen Patienten, die auf Nimodipin-Monotherapie nicht hinreichend angesprochen hatten, erhielten in einer zweiten Studienphase eine augmentative Therapie mit Carbamazepin (Pazzaglia et al. 1998). Darunter zeigten sie gegenüber der vorausgegangenen Monotherapie eine weitere, signifikante Besserung. Zwei dieser Patienten waren rapid cycler, was wiederum Hinweis darauf ist, dass eine Kombinationstherapie unter Einbezug von Carbamazepin bei diesen Patienten sinnvoll sein könnte.

3.4   Verträglichkeit einer Kombinationstherapie

❯ **Bei Kombinationstherapien ist nicht nur eine Maximierung der Effektivität anzustreben, sondern gleichzeitig eine höchstmögliche Sicherheit, Nebenwirkungsfreiheit und damit auch Gewährleistung einer zuverlässigen Einnahme.**

Die Compliance nimmt in Abhängigkeit von der Anzahl der einzunehmenden Medikamente deutlich ab (Colom et al. 2000), weswegen es sinnvoll ist, Kombinationstherapien möglichst mit zeitgleichen Gaben der Einzelmedikamente durchzuführen.

Generell beschreiben die zitierten Studien, mit Ausnahme der kleinen Studie von Solomon et al. (1997), keine Zunahme schwerer Nebenwirkungen unter der Kombinationstherapie zweier Stimmungsstabilisierer im Vergleich zu den Einzeltherapien. Hinsichtlich der Verträglichkeit zeigen sich Unterschiede, die in erster Linie durch das spezifische Nebenwirkungsprofil des hinzugegebenen Medikamentes bedingt sind; so tritt beispielsweise bei Olanzapin- und Quetiapin-Zugabe zu einem Stimmungsstabilisierer eine vermehrte Sedierung oder in der langfristigen Therapie eine vermehrte Gewichtszunahme auf.

Deutlich seltener als bei schizophrenen Patienten wird bei bipolaren Patienten die Kombination zweier Neuroleptika sein. Wie eine Analyse von 364 Patienten zeigte, ist die Kombination zweier Neuroleptika deutlich mit einem erhöhten Risiko eines metabolischen Syndroms (50,0% für zwei oder mehr Neuroleptika vs. 34,3% bei nur einem Neuroleptikum, p=0,015) und einer ungünstigen Verschiebung des Verhältnisses von Triglyzeriden zu HDL, einem Indikator für Insulin-Resistenz und kardiovaskuläres Risiko (Kannel et al. 2008), behaftet (TG/HDL: 50,7% vs. 35,0%, p=0,016) (Correll et al. 2007)

> **Aufgrund des deutlich erhöhten Risikos metabolischer Veränderungen sollte man die Kombination mehrerer aNL in der Langzeittherapie vermeiden.**

Extrapyramidal-motorische Nebenwirkungen werden in allen Kombinationsstudien mit Neuroleptika nicht häufiger als unter der jeweiligen Monotherapiebedingung beschrieben. Bei der Kombination eines aNL mit Valproat muss bei einer Bewusstseinstrübung auch an die Möglichkeit eines Valproat- Komas gedacht werden (Rottach et al. 2000), welches in der Epileptologie unter Kombinationstherapien von Valproat vor allem mit Barbituraten gelegentlich beschrieben wurde.

Hinsichtlich der kardialen Sicherheit der Kombinationstherapie von Neuroleptika und einem weiteren Psychopharmakon verglichen Sala et al. (2005) jeweils 19 Patientinnen verschiedener Diagnosen (Schizophrenie, bipolare oder schizoaffektive Störung) mit Neuroleptika-Monotherapie und Kombinationstherapien (Neuroleptikum + Antidepressivum oder Lithium). Sie beschreiben eine signifikante mittlere QTC-Verlängerung von 24 ± 21 msec im Vergleich zum Ausgangs-EKG in der Kombinationstherapie-Gruppe, aber nicht in der Monotherapie-Gruppe (-1 ± 30 msec). Dabei verlängerte sich bei sieben Patientinnen unter Kombinationstherapie die QTC-Zeit über 450 msec hinaus, hingegen nur bei einer unter Monotherapie. QTC-Zeiten über 450 msec werden allgemein als kritisch angesehen.

> **Es wird daher empfohlen, eine noch sorgfältigere und regelmäßigere EKG-Kontrolle bei Kombinationstherapien von aNL mit Lithium und/oder Antidepressiva aufgrund des erhöhten Risikos einer QTC-Intervallverlängerung durchzuführen.**

Kombinationen von Stimmungsstabilisierern untereinander, in den hier beschriebenen Studien also Carbamazepin, Lithium, Lamotrigin und Valproat, könnten theoretisch zur Verstärkung einiger gemeinsamer Nebenwirkungen, wie z. B. einer Kleinhirnsymptomatik, führen. Dies setzt jedoch im Regelfall meist toxische Plasmaspiegel voraus, wobei der Trend in der Kombinationstherapie meist eher zu geringeren Dosierungen als in der jeweiligen Monotherapie geht.

> **Interaktionen der Stimmungsstabilisierer untereinander mit der Folge veränderter Plasmaspiegel sind zu beachten.**

Insbesondere die Antikonvulsiva Carbamazepin, Valproat und Lamotrigin können sich gegenseitig durch Verdrängung aus der Eiweißbindung in ihren Wirkspiegeln beeinflussen. Bei Carbamazepin ist vor allen Dingen die Induktion des Zytochrom-P-450 3A4 von klinischer Bedeutung, da hierdurch die Plasmaspiegel vieler Psychopharmaka gesenkt werden, u. a. wie bereits erwähnt Risperidon, Olanzapin und Haloperidol. Umgekehrt können einige Antidepressiva, beispielsweise Fluvoxamin, Nefazodon, Fluoxetin und Sertralin, den Carbamazepin-Spiegel erhöhen.

Wird Lamotrigin mit einer vorbestehenden Carbamazepin-Therapie kombiniert, so muss aufgrund der Induktion des Abbaus hier eine etwa doppelt so hohe Dosis Lamotrigin gewählt werden, um suffiziente Plasmaspiegel zu erzielen. Durch Valproat hingegen wird der Metabolismus von Lamotrigin gehemmt. Hier soll daher zunächst nur mit der halben Dosis Lamotrigin begonnen werden, um das Risiko einer allergischen Reaktion zu senken. Klinisch relevante Wechselwirkungen mit Lithium sind für die besprochenen Medikamente bisher nicht beschrieben. Hohe Dosen von Lithium und Carbamazepin zusammen oder in Kombination mit typischen Neuroleptika können jedoch laut einiger Fallberichte zu neurotoxischen Schäden führen (Shukla et al. 1984, Normann et al. 1998)

3.5   Praktische Vorgehensweise in der Kombinationstherapie bipolarer Störungen

Wie soll nun der behandelnde Arzt bei bipolaren Patienten die Kombinationstherapie gezielt einsetzen? In den meisten Fällen führt der Weg zur Kombinationstherapie über eine nicht hinreichend oder gar nicht wirksame Monotherapie:

— Hat die Monotherapie überhaupt keinen Erfolg gezeigt, so werden vor den Kombinationen zunächst ein Medikamentenwechsel und ein zweiter Therapieversuch mit einer Monotherapie stehen.

— Hat sich jedoch ein begrenzter Erfolg gezeigt bzw. sollte das Medikament aus grundsätzlichen Überlegungen in der Langzeittherapie (z. B. Lithium für die Suizidprophylaxe) beibehalten werden, so wird der nächste Schritt die Kombination sein.

3.5.1   Kombinationsbehandlung der Manie

Kombinationen in der antimanischen Akuttherapie sind primär auf eine größtmögliche und schnellstmögliche Effektivität ausgerichtet. Dabei gibt es zwischen aktuellen Therapieempfehlungen jedoch keinen eindeutigen Konsens, ab welchem Zeitpunkt Kombinationstherapien zum Einsatz kommen sollten (❑ Tab. 3.1). Um ein möglichst breites Wirkspektrum zu erreichen, wird man, wenn man kombiniert, beispielsweise Lithium nicht mit einem dem eigenen Wirkmechanismus ähnlichen Medikament wie z. B. Valproat oder – mit Einschränkungen – Carbamazepin kombinieren, sondern am ehesten mit einem Neuroleptikum. Dabei können von der Wirkstärke her die aNL den klassischen Neuroleptika durchaus als vergleichbar angesehen werden, wie kontrollierte Monotherapiestudien mit Risperidon, Olanzapin, Quetiapin und Aripiprazol mit Haloperidol als Vergleichssubstanz gezeigt haben (Scherk et al. 2007). Allerdings scheint Haloperidol über einen schnelleren Wirkeintritt als die meisten aNL (mit Ausnahme von Risperidon) zu verfügen (Goikolea et al. 2013). Vor dem Hintergrund der besseren Verträglichkeit empfehlen aber aktuelle Guidelines meist den Einsatz eines aNL (DGBS e.V. und DGPPN e.V. 2012, Yatham et al. 2013).

> ❯ **Lithium oder Valproat + aNL ist die in Guidelines zumeist empfohlene Kombinationsbehandlung der Wahl in der akuten Manie.**

◨ **Tab. 3.1** Aktuelle Therapieempfehlungen zur Behandlung der akuten Manie und dem Einsatz von Kombinationstherapien

	WFSBP (Grunze et al. 2009)	BAP (Goodwin 2009)	Katal. Guideline (Vieta et al. 2010)
Empfehlung zur Initialtherapie	Beginn mit einer Monotherapie mit einer empfohlenen Grad-A1-Substanz	Bei schwerer Manie oder Mischzustand: aNL oder Valproat Bei weniger schwerer Manie auch Carbamazepin oder Lithium möglich	Entweder Monotherapie oder Kombinationstherapie in Abhängigkeit von anamnestischem Ansprechen in früheren manischen Episoden
Bei partiellem Ansprechen der Initialtherapie	Dosisoptimierung, bei ausbleibender Besserung Kombination mit einer anderen Grad-A-Substanz	Dosisoptimierung der Initialtherapie Falls unzureichende Symptomkontrolle und/oder eine schwerste Manie vorliegen, Kombination von Lithium oder Valproat mit einem Neuroleptikum in Betracht ziehen	Therapiewechsel auf eine andere Grad-1- oder Grad-2-Monotherapie. Behandlungsresistente oder hochgradig komplexe manische Episoden sollten von einem Expertenteam behandelt werden, die dabei wahrscheinlich komplexe Kombinationstherapien einsetzen werden.
Bei ausbleibender Besserung auf Initialtherapie	Nach zwei Wochen Therapiewechsel auf eine andere Grad-A1-Monotherapie. Wenn keine Besserung, Beginn einer Kombinationstherapie		

3.5.2 Kombinationsbehandlung der bipolaren Depression

Handelt es sich um eine Durchbruchsdepression unter laufender Stimmungsstabilisierer-Therapie, so wird sich zunächst die zusätzliche Gabe eines Antidepressivums oder von Quetiapin anbieten (Grunze u. Dargel 2010).

Nicht zuletzt aufgrund der wohl geringeren Switch-Rate bietet sich bei den Antidepressiva ein Serotonin-Wiederaufnahmehemmer als erste Wahl an. Bei schwersten Depressionen sollte allerdings auch vor der Gabe eines Antidepressivums mit kombiniertem, auch noradrenergem Wirkmechanismus nicht zurückgeschreckt werden, da nicht zuletzt eine latente Suizidgefahr eine schnell wirksame Therapie erforderlich machen kann.

Monotherapie-Studien konnten die Wirksamkeit der aNL Olanzapin (Tohen et al. 2013) sowie Quetiapin (Bogart u. Chavez 2009) in der Akutbehandlung bipolarer Depressionen zeigen. Randomisierte Akutstudien zur Kombinationstherapie mit einem Stimmungsstabilisierer liegen allerdings nicht vor; die Stabilisierungsphase der beiden großen Erhaltungstherapiestudien mit Quetiapin und Stimmungsstabilisierer erfolgte in einem offenen Design.

3.5.3 Was tun, wenn eine Zweier-Kombination nicht hilft?

Zeigen Zweier-Kombinationen sowohl in der akuten Manie als auch in der bipolaren Depression keinen Erfolg, so wäre vor einer zusätzlichen augmentativen Therapie nochmals ein Wechsel des Neuroleptikums (in der Manie) bzw. des Antidepressivums (bei bipolarer Depression) zu erwägen, um eine Akkumulation von Medikamenten mit nur eingeschränkter oder gar keiner Wirksamkeit zu vermeiden. Im klinischen Alltag wird man sich jedoch nicht zuletzt unter dem Eindruck schwerster Manien oder suizidaler Depressionen scheuen, dem Patienten ein Medikament erst abzusetzen, sondern wird zunächst weiter kombinieren. Spätestens ab diesem Punkt jedoch ist es unerlässlich, sich über mögliche Wechselwirkungen Gedanken zu machen und auch an Sicherheitsaspekte wie z. B. die QTC-Verlängerung zu denken.

> ❯ Bei Therapieversagen sollte man auch immer, wenn möglich, eine Kontrolle der Plasma-spiegel durchführen.

3.5.4 Erhaltungs- und Langzeitkombinationsbehandlung

Oft ist in der Akuttherapie die Mehrfachkombination von Medikamenten erforderlich.

> ❯ Die Erhaltungstherapie wird zur Minimierung von Medikamentennebenwirkungen eher bestrebt sein, die Anzahl und Dosierungen der verschiedenen Psychopharmaka wieder auf ein geringeres Maß zurückzuführen.

Gute Verträglichkeit der Kombinationen vorausgesetzt, sollte eine Medikamentenreduktion langsam und über einen Zeitraum von mindestens sechs Monaten bis einem Jahr geschehen, da das unmittelbare Rückfallrisiko bipolarer Störungen sehr hoch ist.

Zusätzlich spielen jetzt Überlegungen zum bisherigen Langzeitverlauf der Erkrankung eine wichtige Rolle. Litt der Patient beispielsweise unter häufigen Manien, so wird ein Baustein einer Kombinationstherapie eher Lithium als Stimmungsstabilisierer darstellen, möglicherweise auch ein aNL wie Risperidon oder Aripiprazol mit einem ausgeprägtem Manie verhütenden Profil. Standen Depressionen im Vordergrund, wird man Lamotrigin oder Quetiapin als Kombinationspartner erwägen. Eine Orientierung, wie ein Medikament jeweils hinsichtlich antimanischer vs. antidepressiver Eigenschaft einzuordnen ist, gibt der jeweilige ihm zugeordnete Polaritätsindex. Zu dessen Ermittlung wird die in kontrollierten Studien ermittelte »Number needed to treat (NNT)« für die Behandlung bzw. Verhütung neuer depressiver Episoden durch die NNT für manische Episoden dividiert. Die NNT bezeichnet die Anzahl der zu behandelnden Patienten, bei der ein Patient mehr auf die aktive Behandlung als auf Plazebo anspricht. Ein Polaritätsindex von »1« bedeutet dementsprechend ein ausgeglichenes Profil, ein Polaritätsindex > 1 eine Manie verhütende, ein Polaritätsindex < 1 eine eher depressionsverhütende Wirksamkeit (Popovic et al. 2011) (❏ Tab. 3.2). Einschränkend ist zu sagen, dass die Aussagekraft des Polaritätsindex entscheidend von der Anzahl qualitativ guter Studien abhängt. So etwa findet sich für Valproat, basierend auf einer negativen Studie (Bowden et al. 2000), ein Polaritätsindex von 0,49, der eine stärkere Depressions- als Manieprophylaxe suggeriert. Dies steht allerdings im Gegensatz zu der stärkeren antimanischen Wirkung in der Akuttherapie.

Bei Patienten mit rezidivierenden, sehr schweren Depressionen, aber nur abortiven Hypomanien wird man unter Umständen auch das begrenzte Switch-Risiko einer Antidepressiva-Dauertherapie zusätzlich zu einem Stimmungsstabilisierer in Kauf nehmen (Bond et al. 2008).

Andere Überlegungen, wie beispielsweise die suizidprophylaktische Wirksamkeit von Lithium oder die in offenen Studien beschriebene bessere Wirksamkeit von Antiepileptika bei komorbiden Suchterkrankungen oder neurologischen Störungen, wird man mit in den Entscheidungsprozess einbeziehen.

Der Stellenwert von Carbamazepin in der Langzeittherapie scheint gerade aufgrund der Anzahl von neueren Alternativen zunehmend zu schwinden, nicht zuletzt, weil die Kombinierbarkeit aufgrund der Enzyminduktion schwierig sein kann. Dennoch sollte man – zumindest bei Rapid-cycling-Patienten – auch Carbamazepin als ein Kombinationsmedikament nicht verges-

◘ **Tab. 3.2** NNT zur Manie- und Depressionsprophylaxe sowie der sich daraus berechnende Polaritätsindex (nach Popovic et al. 2011)

	NNT-Manieprophylaxe	NNT-Depressionsprophylaxe	Polaritätsindex
Aripiprazol	6,2	50,0	8,06
Lamotrigin	25,7	19,1	0,74
Lithium	11,91	18,12	1,52
Olanzapin	5,72	10,75	1,88
Oxcarbazepin	8,2	5,1	0,62
Quetiapin	5,39	4,92	0,91
Risperidon (Consta®)	4,76	22,42	4,71
Valproat	21,3	10,5	0,49
Ziprasidon	14,1	55,1	3,91

sen; häufigere Spiegelkontrollen sowohl bei Carbamazepin als auch den Kombinationspartnern werden dann jedoch unter Umständen notwendig. Oxcarbazepin kann eine mögliche Alternative aus dem Off-label-Bereich sein; positive kontrollierte Studiennachweise zur Wirksamkeit in der Langzeittherapie liegen jedoch noch nicht vor. Eine 1-Jahres-Studie zur Kombination von Oxcarbazepin und Lithium vs. Lithiummonotherapie konnte einen signifikanten Vorteil der Kombination nur für sekundäre Erfolgskriterien zeigen, aber nicht für den primären Zielparameter, die Zeitdauer bis zu einem Rückfall (Vieta et al. 2008a). Auch andere Antiepileptika können ggf. auf syndromaler Ebene zusätzlich eingesetzt werden, so beispielsweise Topiramat oder Zonisamid in geringen Dosierungen zur Vermeidung einer Gewichtszunahme (McElroy et al. 2000, McElroy et al. 2005) oder Gabapentin bei gleichzeitig bestehenden neuropathischen Schmerzen oder einer Angstsymptomatik. Weitere Kombinationen zur Behandlung eines bestimmten Symptoms – z. B. von Schlafstörungen mit Benzodiazepinen, niederpotenten Neuroleptika oder gering dosierten aNL wie Olanzapin und Quetiapin – sind im klinischen Alltag häufig, werden hier aber nicht weiter vertieft, da sie im Regelfall nur punktuell und akut eingesetzt werden sollten.

❯ Unabdingbar ist die regelmäßige Überprüfung von Kombinationstherapien, ob durch eine Vereinfachung bis hin zu einer Monotherapie ein besseres Nutzen-Risiko-Verhältnis der Therapie erreicht wird.

3.6 Schlussfolgerungen

Kombinationstherapien bei bipolaren Störungen sind im Regelfall wirksamer als Monotherapien. In kontrollierten Studien ist die Differenz der Effektstärken einer Kombinationstherapie vs. einer Monotherapie plus Plazebo etwa von der gleichen Größenordnung wie die Differenz der Effektstärken zwischen einer Monotherapie und Plazebo (Sachs u. Gardner-Schuster 2007, Sachs et al. 2011a). Kombinationstherapien bei bipolaren Störungen werden in Zukunft sicher noch weiter zunehmen. Bei der Komplexität des Krankheitsbildes und seiner Begleiterkrankungen ist es nicht zu erwarten, dass wir eines Tages den idealen Stimmungsstabilisierer finden, der alle Stimmungsauslenkungen erfolgreich kuriert bzw. verhindert.

> ⊙ **Wichtig ist, was oft unter dem Schlagwort »skillful polypharmacy« beschrieben wird: Die Kombination von Medikamenten soll langfristig in minimal wirksamen Dosierungen erfolgen, um Nebenwirkungen und Risiken für den Patienten zu minimieren; gleichzeitig sollten Medikamente eingesetzt werden, die sich sowohl hinsichtlich des Wirkmechanismus als auch des Wirkspektrums sinnvoll ergänzen.**

Letztendlich sollte auch in der Polypharmazie gelten, die Einnahme für den Patienten so übersichtlich wie möglich zu gestalten. Einmal-Dosierungen pro Tag werden sicher eher die Ausnahme sein, aber es sollte versucht werden, mit so wenigen Einnahmezeitpunkten wie möglich auszukommen, um dem Patienten die Therapietreue zu erleichtern.

Literatur

Adli M, Rush AJ, Moller HJ, Bauer M (2003) Algorithms for optimizing the treatment of depression: making the right decision at the right time. Pharmacopsychiatry 36 Suppl 3: 222–229

Ahn YM, Nam JY, Culver JL, Marsh WK, Bonner JC, Ketter TA (2011) Lamotrigine plus quetiapine combination therapy in treatment-resistant bipolar depression. Ann Clin Psychiatry 23: 17–24

American Psychiatric Association (2002) American Psychiatric Association Practice Guidelines for the Treatment of Patients With Bipolar Disorder. Washington, DC

American Psychiatric Association (2013) Diagnostic and statistical manual of mental health disorders: DSM-5 (5th ed.). American Psychiatric Publishing, Washington, DC

Angst J (1995) Epidemiologie du spectre bipolaire. Encephale 21: 37–42

Baethge C, Baldessarini RJ, Mathiske-Schmidt K, Hennen J, Berghofer A, Muller-Oerlinghausen B, Bschor T, Adli M, Bauer M (2005) Long-term combination therapy versus monotherapy with lithium and carbamazepine in 46 bipolar I patients. J Clin Psychiatry 66: 174–182

Bauer M, Forsthoff A, Baethge C, Adli M, Berghofer A, Dopfmer S, Bschor T (2003) Lithium augmentation therapy in refractory depression-update 2002. Eur Arch Psychiatry Clin Neurosci 253: 132–139

Biederman J, Mick E, Bostic JQ, Prince J, Daly J, Wilens TE, Spencer T, Garcia-Jetton J, Russell R, Wozniak J, Faraone SV (1998) The naturalistic course of pharmacologic treatment of children with maniclike symptoms: a systematic chart review. J Clin Psychiatry 59: 628–637

Bogart GT, Chavez B (2009) Safety and efficacy of quetiapine in bipolar depression. Ann Pharmacother 43: 1848–1856

Bond DJ, Noronha MM, Kauer-Sant'Anna M, Lam RW, Yatham LN (2008) Antidepressant-Associated Mood Elevations in Bipolar II Disorder Compared With Bipolar I Disorder and Major Depressive Disorder: A Systematic Review and Meta-Analysis. J Clin Psychiatry 69: 1589–1601

Bowden CL, Calabrese JR, McElroy SL, Gyulai L, Wassef A, Petty F, Pope HG, Chou JC, Keck PE, Rhodes LJ, Swann AC, Hirschfeld RM, Wozniak PJ (2000) A randomized, placebo-controlled 12-month trial of divalproex and lithium in treatment of outpatients with bipolar I disorder. Divalproex Maintenance Study Group. Arch Gen Psychiatry 57: 481–489

Bowden CL, Vieta E, Ice KS, Schwartz JH, Wang PP, Versavel M (2010) Ziprasidone plus a mood stabilizer in subjects with bipolar I disorder: a 6-month, randomized, placebo-controlled, double-blind trial. J Clin Psychiatry 71: 130–137

Brown EB, McElroy SL, Keck PE, Jr., Deldar A, Adams DH, Tohen M, Williamson DJ (2006) A 7-week, randomized, double-blind trial of olanzapine/fluoxetine combination versus lamotrigine in the treatment of bipolar I depression. J Clin Psychiatry 67: 1025–1033

Brüggemann BR, Elgeti H, Ziegenbein M (2008) Polypharmazie in einer psychiatrischen Institutsambulanz. PPT 15: 75–79

Calabrese JR, Meltzer HY, Markovitz PJ (1991) Clozapine prophylaxis in rapid cycling bipolar disorder. J Clin Psychopharmacol 11: 396–397

Calabrese JR, Rapport DJ, Youngstrom EA, Jackson K, Bilali S, Findling RL (2005) New data on the use of lithium, divalproate, and lamotrigine in rapid cycling bipolar disorder. Eur Psychiatry 20: 92–95

Carlson BX, Ketter TA, Sun W, Timko K, McQuade RD, Sanchez R, Vester-Blokland E, Marcus R (2012) Aripiprazole in combination with lamotrigine for the long-term treatment of patients with bipolar I disorder (manic or mixed): a randomized, multicenter, double-blind study (CN138–392). Bipolar Disord 14: 41–53

Colom F, Vieta E, Martinez-Aran A, Reinares M, Benabarre A, Gasto C (2000) Clinical factors associated with treatment noncompliance in euthymic bipolar patients. J Clin Psychiatry 61: 549–555

Comer JS, Olfson M, Mojtabai R (2010) National trends in child and adolescent psychotropic polypharmacy in office–based practice, 1996–2007. J Am Acad Child Adolesc Psychiatry 49: 1001–1010

Correll CU, Frederickson AM, Kane JM, Manu P (2007) Does antipsychotic polypharmacy increase the risk for metabolic syndrome? Schizophr Res 89: 91–100

Denicoff KD, Smith-Jackson EE, Disney ER, Ali SO, Leverich GS, Post RM (1997) Comparative prophylactic efficacy of lithium, carbamazepine, and the combination in bipolar disorder. J Clin Psychiatry 58: 470–478

DGBS e.V. und DGPPN e.V. (2012) S3-Leitlinie zur Diagnostik und Therapie Bipolarer Störungen. Langversion 1.0, Mai 2012. Ref Type: Data File

Duffy FF, Narrow WE, Rae DS, West JC, Zarin DA, Rubio-Stipec M, Pincus HA, Regier DA (2005) Concomitant pharmacotherapy among youths treated in routine psychiatric practice. J Child Adolesc Psychopharmacol 15: 12–25

Dunner DL, Fieve RR (1974) Clinical factors in lithium carbonate prophylaxis failure. Arch Gen Psychiatry 30: 229–233

Fawcett JA (2003) Lithium combinations in acute and maintenance treatment of unipolar and bipolar depression. J Clin Psychiatry 64 Suppl 5: 32–37

Fountoulakis KN, Grunze H, Panagiotidis P, Kaprinis G (2008) Treatment of bipolar depression: An update. J Affect Disord 109: 21–34

Frangou S, Lewis M, McCrone P (2006) Efficacy of ethyl-eicosapentaenoic acid in bipolar depression: randomised double-blind placebo-controlled study. Br J Psychiatry 188: 46–50

Fries GR, Pfaffenseller B, Stertz L, Paz AV, Dargel AA, Kunz M, Kapczinski F (2012) Staging and neuroprogression in bipolar disorder. Curr Psychiatry Rep 14: 667–675

Frye MA, Altshuler LL, Szuba MP, Finch NN, Mintz J (1996) The relationship between antimanic agent for treatment of classic or dysphoric mania and length of hospital stay. J Clin Psychiatry 57: 17–21

Frye MA, Ketter TA, Leverich GS, Huggins T, Lantz C, Denicoff KD, Post RM (2000) The increasing use of polypharmacotherapy for refractory mood disorders: 22 years of study. J Clin Psychiatry 61: 9–15

Geddes JR, Goodwin GM, Rendell J, Azorin JM, Cipriani A, Ostacher MJ, Morriss R, Alder N, Juszczak E (2010) Lithium plus valproate combination therapy versus monotherapy for relapse prevention in bipolar I disorder (BALANCE): a randomised open-label trial. Lancet 375: 385–395

Ghaemi SN, Hsu DJ, Thase ME, Wisniewski SR, Nierenberg AA, Miyahara S, Sachs G (2006) Pharmacological Treatment Patterns at Study Entry for the First 500 STEP-BD Participants. Psychiatr Serv 57: 660–665

Gitlin MJ, Swendsen J, Heller TL, Hammen C (1995) Relapse and impairment in bipolar disorder. Am J Psychiatry 152: 1635–1640

Goikolea JM, Colom F, Capapey J, Torres I, Valenti M, Grande I, Undurraga J, Vieta E (2013) Faster onset of antimanic action with haloperidol compared to second-generation antipsychotics. A meta-analysis of randomized clinical trials in acute mania. Eur Neuropsychopharmacol 23: 305–316

Goldberg JF, Brooks JO, III, Kurita K, Hoblyn JC, Ghaemi SN, Perlis RH, Miklowitz DJ, Ketter TA, Sachs GS, Thase ME (2009) Depressive illness burden associated with complex polypharmacy in patients with bipolar disorder: findings from the STEP-BD. J Clin Psychiatry 70: 155–162

Goodwin GM (2009) Evidence-based guidelines for treating bipolar disorder: revised second edition recommendations from the British Association for Psychopharmacology. J Psychopharmacol 23: 346–388

Goodwin GM, Bowden CL, Calabrese JR, Grunze H, Kasper S, White R, Greene P, Leadbetter R (2004) A pooled analysis of 2 placebo-controlled 18-month trials of lamotrigine and lithium maintenance in bipolar I disorder. J Clin Psychiatry 65: 432–441

Goodwin GM, Malhi GS (2007) What is a mood stabilizer? Psychol Med 37: 609–614

Greil W, Ludwig-Mayerhofer W, Erazo N, Schöchlin C, Schmidt S, Engel RR, Czernik A, Giedke H, Müller-Oerlinghausen B, Osterheider M, Rudolf GA, Sauer H, Tegeler J, Wetterling T (1997) Lithium versus carbamazepine in the maintenance treatment of bipolar disorders – a randomised study. J Affect Disord 43: 151–161

Grunze H, Dargel S (2010) Akut- und Langzeittherapie der bipolaren Depressionen. Nervenarzt 81: 539–548

Grunze H, Vieta E, Goodwin GM, Bowden C, Licht RW, Moller HJ, Kasper S (2009) The World Federation of Societies of Biological Psychiatry (WFSBP) Guidelines for the Biological Treatment of Bipolar Disorders: Update 2009 on the Treatment of Acute Mania. World J Biol Psychiatry 10: 85–116

3

Grunze H, Vieta E, Goodwin GM, Bowden C, Licht RW, Moller HJ, Kasper S (2013) The World Federation of Societies of Biological Psychiatry (WFSBP) Guidelines for the Biological Treatment of Bipolar Disorders: Update 2012 on the long-term treatment of bipolar disorder. World J Biol Psychiatry 14: 154–219

Haeberle A, Greil W, Russmann S, Grohmann R (2012) Mono- and combination drug therapies in hospitalized patients with bipolar depression. Data from the European drug surveillance program AMSP. BMC Psychiatry 12: 153

Hartong EG, Moleman P, Hoogduin CA, Broekman TG, Nolen WA (2003) Prophylactic efficacy of lithium versus carbamazepine in treatment-naive bipolar patients. J Clin Psychiatry 64: 144–151

Hausner H, Wittmann M, Hajak G, Haen E (2008) Polypharmazie als geschlechtsspezifisches Phänomen in der Psychiatrie. PPT 15: 21–23

Hesslinger B, Normann C, Langosch JM, Klose P, Berger M, Walden J (1999) Effects of carbamazepine and valproate on haloperidol plasma levels and on psychopathologic outcome in schizophrenic patients. J Clin Psychopharmacol 19: 310–315

Houston JP, Tohen M, Degenhardt EK, Jamal HH, Liu LL, Ketter TA (2009) Olanzapine-divalproex combination versus divalproex monotherapy in the treatment of bipolar mixed episodes: a double-blind, placebo-controlled study. J Clin Psychiatry 70: 1540–1547

Hummel B, Dittmann S, Forsthoff A, Matzner N, Amann B, Grunze H (2002) Clozapine as add-on medication in the maintenance treatment of bipolar and schizoaffective disorders: a case series. Neuropsychobiology 45 Suppl 1: 37–42

Kannel WB, Vasan RS, Keyes MJ, Sullivan LM, Robins SJ (2008) Usefulness of the triglyceride-high-density lipoprotein versus the cholesterol-high-density lipoprotein ratio for predicting insulin resistance and cardiometabolic risk (from the Framingham Offspring Cohort). Am J Cardiol 101: 497–501

Keck PE, Corya SA, Altshuler LL, Ketter TA, McElroy SL, Case M, Briggs SD, Tohen M (2005) Analyses of Treatment-Emergent Mania With Olanzapine/Fluoxetine Combination in the Treatment of Bipolar Depression. J Clin Psychiatry 66: 611–616

Keck PE, Mintz J, McElroy SL, Freeman MP, Suppes T, Frye MA, Altshuler LL, Kupka R, Nolen WA, Leverich GS, Denicoff KD, Grunze H, Duan N, Post RM (2006) Double-blind, randomized, placebo-controlled trials of ethyl-eicosapentanoate in the treatment of bipolar depression and rapid cycling bipolar disorder. Biol Psychiatry 60: 1020–1022

Kessler RC, Merikangas KR, Wang PS (2007) Prevalence, comorbidity, and service utilization for mood disorders in the United States at the beginning of the twenty-first century. Annu Rev Clin Psychol 3: 137–158

Kowatch RA, Fristad M, Birmaher B, Wagner KD, Findling RL, Hellander M (2005) Treatment guidelines for children and adolescents with bipolar disorder. J Am Acad Child Adolesc Psychiatry 44: 213–235

Kowatch RA, Sethuraman G, Hume JH, Kromelis M, Weinberg WA (2003) Combination pharmacotherapy in children and adolescents with bipolar disorder. Biol Psychiatry 53: 978–984

Kulkarni J, Filia S, Berk L, Filia K, Dodd S, de CA, Brnabic AJ, Lowry AJ, Kelin K, Montgomery W, Fitzgerald PB, Berk M (2012) Treatment and outcomes of an Australian cohort of outpatients with bipolar I or schizoaffective disorder over twenty-four months: implications for clinical practice. BMC Psychiatry 12:228. doi: 10.1186/1471-244X-12-228.: 228–12

Kupka RW, Luckenbaugh DA, Post RM, Suppes T, Altshuler LL, Keck PE, Jr., Frye MA, Denicoff KD, Grunze H, Leverich GS, McElroy SL, Walden J, Nolen WA (2005) Comparison of rapid-cycling and non-rapid-cycling bipolar disorder based on prospective mood ratings in 539 outpatients. Am J Psychiatry 162: 1273–1280

Leverich GS, Altshuler LL, Frye MA, Suppes T, McElroy SL, Keck PE, Jr., Kupka RW, Denicoff KD, Nolen WA, Grunze H, Martinez MI, Post RM (2006) Risk of switch in mood polarity to hypomania or mania in patients with bipolar depression during acute and continuation trials of venlafaxine, sertraline, and bupropion as adjuncts to mood stabilizers. Am J Psychiatry 163: 232–239

Loebel A, Cucchiaro J, Silva R, Kroger H, Sarma K, Xu J, Calabrese JR (2014) Lurasidone as adjunctive therapy with lithium or valproate for the treatment of bipolar I depression: a randomized, double-blind, placebo-controlled study. Am J Psychiatry 171: 169–177

Macfadden W, Alphs L, Haskins JT, Turner N, Turkoz I, Bossie C, Kujawa M, Mahmoud R (2009) A randomized, double-blind, placebo-controlled study of maintenance treatment with adjunctive risperidone long-acting therapy in patients with bipolar I disorder who relapse frequently. Bipolar Disord 11: 827–839

Marcus R, Khan A, Rollin L, Morris B, Timko K, Carson W, Sanchez R (2011) Efficacy of aripiprazole adjunctive to lithium or valproate in the long-term treatment of patients with bipolar I disorder with an inadequate response to lithium or valproate monotherapy: a multicenter, double-blind, randomized study. Bipolar Disord 13: 133–144

McElroy SL, Altshuler LL, Suppes T, Keck PE, Frye MA, Denicoff KD, Nolen WA, Kupka RW, Leverich GS, Rochussen JR, Rush AJ, Post RM (2001) Axis I psychiatric comorbidity and its relationship to historical illness variables in 288 patients with bipolar disorder. Am J Psychiatry 158: 420–426

McElroy SL, Pope HG, Keck PE, Hudson JI, Phillips KA, Strakowski SM (1996) Are impulse-control disorders related to bipolar disorder? Compr Psychiatry 37: 229–240

McElroy SL, Suppes T, Keck PE, Jr., Black D, Frye MA, Altshuler LL, Nolen WA, Kupka RW, Leverich GS, Walden J, Grunze H, Post RM (2005) Open-label adjunctive zonisamide in the treatment of bipolar disorders: a prospective trial. J Clin Psychiatry 66: 617–624

McElroy SL, Suppes T, Keck PE, Frye MA, Denicoff KD, Altshuler LL, Brown ES, Nolen WA, Kupka RW, Rochussen J, Leverich GS, Post RM (2000) Open-label adjunctive topiramate in the treatment of bipolar disorders. Biol Psychiatry 47: 1025–1033

Merikangas KR, Akiskal HS, Angst J, Greenberg PE, Hirschfeld RM, Petukhova M, Kessler RC (2007) Lifetime and 12-month prevalence of bipolar spectrum disorder in the National Comorbidity Survey replication. Arch Gen Psychiatry 64: 543–552

Müller-Oerlinghausen B, Retzow A, Henn F, Giedke H, Walden J (2000) Valproate as an adjunct to neuroleptic medication for the treatment of acute episodes of mania. A prospective, randomized, double-blind, placebo-controlled multicenter study. J Clin Psychopharmacol 20: 195–203

Normann C, Brandt C, Berger M, Walden J (1998) Delirium and persistent dyskinesia induced by a lithium-neuroleptic interaction. Pharmacopsychiatry 31: 201–204

Normann C, Hummel B, Scharer LO, Horn M, Grunze H, Walden J (2002) Lamotrigine as adjunct to paroxetine in acute depression: a placebo-controlled, double-blind study. J Clin Psychiatry 63: 337–344

Pazzaglia P, Post RM, Ketter TA, Callahan AM, Marangell LB, Frye MA, George MS, Kimbrell TA, Leverich GS, Cora-Locatelli G, Luckenbaugh DA (1998) Nimodipine monotherapy and carbamazepine augmentation in patients with refractory recurrent affective illness. J Clin Psychopharmacol 18: 404–413

Peet M (1994) Induction of mania with selective serotonin re-uptake inhibitors and tricyclic antidepressants. Br J Psychiatry 164: 549–550

Peindl KS, Masand P, Mannelli P, Narasimhan M, Patkar A (2007) Polypharmacy in pregnant women with major psychiatric illness: a pilot study. J Psychiatr Pract 13: 385–392

Popovic D, Reinares M, Goikolea JM, Bonnin CM, Gonzalez-Pinto A, Vieta E (2011) Polarity index of pharmacological agents used for maintenance treatment of bipolar disorder. Eur Neuropsychopharmacol

Post RM, Denicoff KD, Leverich GS, Altshuler LL, Frye MA, Suppes TM, Rush AJ, Keck PE, Jr., McElroy SL, Luckenbaugh DA, Pollio C, Kupka R, Nolen WA (2003) Morbidity in 258 bipolar outpatients followed for 1 year with daily prospective ratings on the NIMH life chart method. J Clin Psychiatry 64: 680–690

Reischies FM, Hartikainen J, Berghofer A (2002) Initial lithium and valproate combination therapy in acute mania. Neuropsychobiology 46 Suppl 1: 22–27

Rottach KG, Weiss-Brummer J, Wieland U, Schmauss M (2000) Valproinsäure als Phasenprophylaktikum – Ein Fall von Valproat-Enzephalopathie. Nervenarzt 71: 401–403

Sachs G, Chengappa KN, Suppes T, Mullen JA, Brecher M, Devine NA, Sweitzer DE (2004) Quetiapine with lithium or divalproex for the treatment of bipolar mania: a randomized, double-blind, placebo-controlled study. Bipolar Disord 6: 213–223

Sachs GS, Dupuy JM, Wittmann CW (2011a) The pharmacologic treatment of bipolar disorder. J Clin Psychiatry 72: 704–715

Sachs GS, Gardner-Schuster EE (2007) Adjunctive treatment of acute mania: a clinical overview. Acta Psychiatr Scand Suppl 27–34

Sachs GS, Grossman F, Ghaemi SN, Okamoto A, Bowden CL (2002) Combination of a mood stabilizer with risperidone or haloperidol for treatment of acute mania: a double-blind, placebo-controlled comparison of efficacy and safety. Am J Psychiatry 159: 1146–1154

Sachs GS, Ice KS, Chappell PB, Schwartz JH, Gurtovaya O, Vanderburg DG, Kasuba B (2011b) Efficacy and safety of adjunctive oral ziprasidone for acute treatment of depression in patients with bipolar I disorder: a randomized, double-blind, placebo-controlled trial. J Clin Psychiatry 72: 1413–1422

Sachs GS, Nierenberg AA, Calabrese JR, Marangell LB, Wisniewski SR, Gyulai L, Friedman ES, Bowden CL, Fossey MD, Ostacher MJ, Ketter TA, Patel J, Hauser P, Rapport D, Martinez JM, Allen MH, Miklowitz DJ, Otto MW, Dennehy EB, Thase ME (2007) Effectiveness of adjunctive antidepressant treatment for bipolar depression. N Engl J Med 356: 1711–1722

Sachs GS, Peters AT, Sylvia GS, Grunze H (2013) Polypharmacy and bipolar disorder: what's personality got to do with it? Int J Neuropsychopharmacol. Ref Type: In Press

Sala M, Vicentini A, Brambilla P, Montomoli C, Jogia JR, Caverzasi E, Bonzano A, Piccinelli M, Barale F, De Ferrari GM (2005) QT interval prolongation related to psychoactive drug treatment: a comparison of monotherapy versus polytherapy. Ann Gen Psychiatry 4: 1–6

Scherk H, Pajonk FG, Leucht S (2007) Second-generation antipsychotic agents in the treatment of acute mania: a systematic review and meta-analysis of randomized controlled trials. Arch Gen Psychiatry 64: 442–455

Shukla S, Godwin CD, Long LE, Miller MG (1984) Lithium-carbamazepine neurotoxicity and risk factors. Am J Psychiatry 141: 1604–1606

Solomon DA, Ryan CE, Keitner GI, Miller IW, Shea MT, Kazim A, Keller MB (1997) A pilot study of lithium carbonate plus divalproex sodium for the continuation and maintenance treatment of patients with bipolar I disorder. J Clin Psychiatry 58: 95–99

Stamm TJ, Lewitzka U, Sauer C, Pilhatsch M, Smolka MN, Koeberle U, Adli M, Ricken R, Scherk H, Frye MA, Juckel G, Assion HJ, Gitlin M, Whybrow PC, Bauer M (2013) Supraphysiologic Doses of Levothyroxine as Adjunctive Therapy in Bipolar Depression: A Randomized, Double-Blind, Placebo-Controlled Study. J Clin. Psychiatry 74. Ref Type: In Press

Suppes T, Webb A, Paul B, Carmody T, Kraemer H, Rush AJ (1999) Clinical outcome in a randomized 1-year trial of clozapine versus treatment as usual for patients with treatment-resistant illness and a history of mania. Am J Psychiatry 156: 1164–1169

Szegedi A, Calabrese JR, Stet L, Mackle M, Zhao J, Panagides J (2012) Asenapine as adjunctive treatment for acute mania associated with bipolar disorder: results of a 12-week core study and 40-week extension. J Clin Psychopharmacol 32: 46–55

Thomas P, Vieta E (2008) Amisulpride plus valproate vs haloperidol plus valproate in the treatment of acute mania of bipolar I patients: a multicenter, open-label, randomized, comparative trial. Neuropsychiatr Dis Treat 4: 675–686

Tohen M, Bowden CL, Smulevich AB, Bergstrom R, Quinlan T, Osuntokun O, Wang WV, Oliff HS, Martenyi F, Kryzhanovskaya LA, Greil W (2008) Olanzapine plus carbamazepine v. carbamazepine alone in treating manic episodes. Br J Psychiatry 192: 135–143

Tohen M, Chengappa KN, Suppes T, Baker RW, Zarate CA, Bowden CL, Sachs GS, Kupfer DJ, Ghaemi SN, Feldman PD, Risser RC, Evans AR, Calabrese JR (2004) Relapse prevention in bipolar I disorder: 18-month comparison of olanzapine plus mood stabiliser v. mood stabiliser alone. Br J Psychiatry 184: 337–345

Tohen M, Chengappa KN, Suppes T, Zarate CA, Calabrese JR, Bowden CL, Sachs GS, Kupfer DJ, Baker RW, Risser RC, Keeter EL, Feldman PD, Tollefson GD, Breier A (2002) Efficacy of olanzapine in combination with valproate or lithium in the treatment of mania in patients partially nonresponsive to valproate or lithium monotherapy. Arch Gen Psychiatry 59: 62–69

Tohen M, Katagiri H, Fujikoshi S, Kanba S (2013) Efficacy of olanzapine monotherapy in acute bipolar depression: a pooled analysis of controlled studies. J Affect Disord 149: 196–201

Tohen M, Vieta E, Calabrese J, Ketter TA, Sachs G, Bowden C, Mitchell PB, Centorrino F, Risser R, Baker RW, Evans AR, Beymer K, Dube S, Tollefson GD, Breier A (2003) Efficacy of olanzapine and olanzapine-fluoxetine combination in the treatment of bipolar I depression. Arch Gen Psychiatry 60: 1079–1088

Toteja N, Gallego JA, Saito E, Gerhard T, Winterstein A, Olfson M, Correll CU (2013) Prevalence and correlates of antipsychotic polypharmacy in children and adolescents receiving antipsychotic treatment. Int J Neuropsychopharmacol 1–11

van der Loos ML, Mulder P, Hartong EG, Blom MB, Vergouwen AC, van Noorden MS, Timmermans MA, Vieta E, Nolen WA (2011) Long-term outcome of bipolar depressed patients receiving lamotrigine as add-on to lithium with the possibility of the addition of paroxetine in nonresponders: a randomized, placebo-controlled trial with a novel design. Bipolar Disord 13: 111–117

van der Loos ML, Mulder PG, Hartong EG, Blom MB, Vergouwen AC, de Keyzer HJ, Notten PJ, Luteijn ML, Timmermans MA, Vieta E, Nolen WA (2009) Efficacy and safety of lamotrigine as add-on treatment to lithium in bipolar depression: a multicenter, double-blind, placebo-controlled trial. J Clin Psychiatry 70: 223–231

Vieta E, Calabrese JR, Hennen J, Colom F, Martinez-Aran A, Sanchez-Moreno J, Yatham LN, Tohen M, Baldessarini RJ (2004) Comparison of rapid-cycling and non-rapid-cycling bipolar I manic patients during treatment with olanzapine: analysis of pooled data. J Clin Psychiatry 65: 1420–1428

Vieta E, Cruz N, Garcia-Campayo J, de AR, Manuel CJ, Valles V, Perez-Blanco J, Roca E, Manuel OJ, Morinigo A, Fernandez-Villamor R, Comes M (2008a) A double-blind, randomized, placebo-controlled prophylaxis trial of oxcarbazepine as adjunctive treatment to lithium in the long-term treatment of bipolar I and II disorder. Int J Neuropsychopharmacol 11: 445–452

Vieta E, Martinez-Aran A, Goikolea JM, Torrent C, Colom F, Benabarre A, Reinares M (2002) A randomized trial comparing paroxetine and venlafaxine in the treatment of bipolar depressed patients taking mood stabilizers. J Clin Psychiatry 63: 508–512

Vieta E, Murru A, Pueyo MJ Guia sobre el maneig del trastorn bipolar a Catalunya (Guidelines on the management of bipolar disorder in Catalunya). ► http://www.gencat.cat/salut/depsan/units/aatrm/pdf/guia_trastorn_bipolar_aiaqs_2010ca.pdf. 2010. 2010. Ref Type: Electronic Citation

Vieta E, Suppes T, Eggens I, Persson I, Paulsson B, Brecher M (2008b) Efficacy and safety of quetiapine in combination with lithium or divalproex for maintenance of patients with bipolar I disorder (international trial 126). J Affect Disord 109: 251–263

Vieta E, Suppes T, Ekholm B, Udd M, Gustafsson U (2012) Long-term efficacy of quetiapine in combination with lithium or divalproex on mixed symptoms in bipolar I disorder. J Affect Disord 142: 36–44

Vieta E, T'joen C, McQuade RD, Carson WH, Jr., Marcus RN, Sanchez R, Owen R, Nameche L (2008c) Efficacy of Adjunctive Aripiprazole to Either Valproate or Lithium in Bipolar Mania Patients Partially Nonresponsive to Valproate/Lithium Monotherapy: A Placebo-Controlled Study. Am J Psychiatry (Epub ahead of print)

Vieta E, T'joen C, McQuade RD, Carson WH, Jr., Marcus RN, Sanchez R, Owen R, Nameche L (2008d) Efficacy of adjunctive aripiprazole to either valproate or lithium in bipolar mania patients partially nonresponsive to valproate/lithium monotherapy: a placebo-controlled study. Am J Psychiatry 165: 1316–1325

Wang PW, Santosa C, Schumacher M, Winsberg ME, Strong C, Ketter TA (2002) Gabapentin augmentation therapy in bipolar depression. Bipolar Disord 4: 296–301

Weisler RH, Warrington L, Dunn J, English PA (2004) Adjunctive Ziprasidone in Bipolar Mania: Short-Term and Long-Term Data. Proc APA Annual Meeting NR 358

Wolfsperger M, Greil W, Rossler W, Grohmann R (2007) Pharmacological treatment of acute mania in psychiatric in-patients between 1994 and 2004. J Affect Disord 99: 9–17

World Health Organization (1992) The ICD-10 Classification of Mental and behavioural Disorders. Clinical Descriptions and Diagnostic Guidelines. WHO, Geneva

Yatham LN, Grossman F, Augustyns I, Vieta E, Ravindran A (2003) Mood stabilisers plus risperidone or placebo in the treatment of acute mania. International, double-blind, randomised controlled trial. Br J Psychiatry 182: 141–147

Yatham LN, Kennedy SH, Parikh SV, Schaffer A, Beaulieu S, Alda M, O'Donovan C, Macqueen G, McIntyre RS, Sharma V, Ravindran A, Young LT, Milev R, Bond DJ, Frey BN, Goldstein BI, Lafer B, Birmaher B, Ha K, Nolen WA, Berk M (2013) Canadian Network for Mood and Anxiety Treatments (CANMAT) and International Society for Bipolar Disorders (ISBD) collaborative update of CANMAT guidelines for the management of patients with bipolar disorder: update 2013. Bipolar Disord 15: 1–44

Yatham LN, Paulsson B, Mullen J, Vagero AM (2004) Quetiapine versus placebo in combination with lithium or divalproex for the treatment of bipolar mania. J Clin Psychopharmacol 24: 599–606

Young AH, Rigney U, Shaw S, Emmas C, Thompson JM (2011) Annual cost of managing bipolar disorder to the UK healthcare system. J Affect Disord 133: 450–456

Zarate CA, Tohen M (2004) Double-blind comparison of the continued use of antipsychotic treatment versus its discontinuation in remitted manic patients. Am J Psychiatry 161: 169–171

Behandlung von Menschen mit geistiger Behinderung

Frank Häßler

T. Messer, M. Schmauß (Hrsg.), *Polypharmazie in der Behandlung psychischer Erkrankungen*,
DOI 10.1007/978-3-7091-1849-8_4, © Springer-Verlag Wien 2016

4.1   Einleitung – geistige Behinderung und psychische Störungen

4.1.1   Definition und Häufigkeit

Nach dem Klassifikationssystem ICD-10 ist geistige Behinderung/Intelligenzminderung wie folgt definiert:

ICD-10 der WHO (2000) ─────────────────────────────────

Eine sich in der Entwicklung manifestierende, stehengebliebene oder unvollständige Entwicklung der geistigen Fähigkeiten, mit besonderer Beeinträchtigung von Fertigkeiten, die zum Intelligenzniveau beitragen, wie z. B. Kognition, Sprache, motorische und soziale Fähigkeiten.

Im Diagnostic and Statistical Manual of Mental Disorder, 5th edition (DSM-5), das 2013 eingeführt wurde, ersetzt der Begriff »intellectual disability (intellectual developmental disorder)« den alten Terminus des DSM-IV »mental retardation«. Gekennzeichnet ist die »intellektuelle Unfähigkeit/Benachteiligung« durch Einschränkungen auf der konzeptuellen Ebene wie Sprache, Lesen, Schreiben, Rechnen, Wissen und Gedächtnis, der sozialen Ebene wie Empathiefähigkeit, soziales Urteilsvermögen, Fähigkeiten in der interpersonellen Kommunikation und der Beziehungsfähigkeit sowie der praktischen Ebene wie Selbstbetätigung, Umgang mit Geld, Schul- und Berufsbewährung, Freizeitgestaltung und Verantwortungsbewusstsein im Beruf.

Sowohl im Sozialgesetzbuch IX (SGB IX) als auch der Internationalen Klassifikation der Funktionsfähigkeit, Behinderung und Gesundheit der WHO (ICF) erfolgt eine Abkehr von primär defektorientierten Denkmodellen (disability, impairment, handicap) zu prozessorientierten Modellen, die auf individuelle Ressourcen/Kompetenzen (empowerment), Normalisierung und Selbstbestimmung abzielen und Funktionen und Teilhabe in den Vordergrund stellen (◘ Tab. 4.1).

Bevor sich die neue Klassifikation ICF international durchgesetzt hat, gilt nach wie vor die ebenfalls von der WHO vorgenommene Klassifikation der geistigen Behinderung in vier Schweregradstufen, die sich am Intelligenzquotienten orientiert (◘ Tab. 4.2). Problematisch dabei ist, dass die gängigen und zur Verfügung stehenden psychometrischen Verfahren zur Bestimmung der Intelligenz unterhalb eines zu erwartenden Intelligenzquotienten von 50–45 nicht mehr praktikabel sind und keine validen Ergebnisse liefern.

4.1.2   Komorbide psychische Störungen

Geistige Behinderung ist keine Krankheit, aber Menschen mit geistiger Behinderung weisen ein erhöhtes Risiko auf, sowohl somatisch als auch psychisch zu erkranken. Ein großes Problem in der Vergleichbarkeit diesbezüglicher Studien ist die unscharfe Abgrenzung von Verhaltensmerkmalen, Symptomen, Verhaltensauffälligkeiten und Diagnosen. Der Schweregrad einer Intelligenzminderung sowie begleitende somatische Störungen haben aber unzweifelhaft Auswirkungen auf die Ausprägung einer Psychopathologie und damit auf die Prävalenz psychischer Störungen.

Die medizinische Komorbidität und die Prävalenzraten für psychische Störungen sind mindestens 1,5- bis 4-mal so hoch wie in der allgemeinen Bevölkerung. Cooper et al. (2007) fanden unter 1023 intelligenzgeminderten Erwachsenen 40,9%, die irgendeine psychische

⊡ **Tab. 4.1** Funktionsfähigkeit und Behinderung nach ICF

Komponenten	Körperfunktionen und -strukturen	Aktivitäten und Partizipation
Domänen	Körperfunktionen und -strukturen	Lebensbereiche (Aufgabe, Handlungen)
Konstrukte	Veränderung in Körperfunktion (physiologisch) und in Körperstruktur (anatomisch)	Leistungsfähigkeit (Durchführung von Aufgaben in standardisierter Umwelt), Leistung (in üblicher Umwelt)
Positiver Aspekt	Funktionale und strukturelle Integrität	Aktivitäten und Partizipation
Negativer Aspekt	Schädigung – Behinderung	Beeinträchtigungen der Aktivität und der Partizipation – Behinderung

⊡ **Tab. 4.2** Überblick zur alten und neuen Klassifikation sowie zu den entsprechenden Prävalenzen (Prävalenzangaben nach Roeleveld et al. 1997)

Kategorie	Ausprägung	IQ	Prävalenz	Klassifikation alt
	Sehr leicht	70–84		Leichte Debilität/ Lernbehinderung
F70 (80% aller Intelligenzminderungen)	Leicht	50–69	0,4–3,7%	Debilität
F71 (12%)	Mittelschwer	35–49	0,28–0,73%	Leichte Imbezillität
F72 (7%)	Schwer	20–34		Schwere Imbezillität
F73 (1%)	Schwerst	< 20		Idiotie

Störung aufwiesen. Bei Anwendung von ICD-10-DCR-Kriterien lag diese Rate nur noch bei 16,6%. Es dominierten affektive Störungen (4,8%), gefolgt von Angststörungen (2,8%), Psychosen (2,6%) und Autismus-Spektrums-Störungen (2,2%). Nur 0,8% betrieben einen Substanzmissbrauch und 0,5% erfüllten die Kriterien einer Aufmerksamkeitsdefizit-/Hyperaktivitätsstörung. Koinzident zu solchen psychiatrischen Störungen bzw. völlig unabhängig von diesen weisen Menschen mit geistiger Behinderung in 6 bis 62% sozial inakzeptables Verhalten, sogenanntes Problemverhalten oder herausforderndes Verhalten, auf (Ballinger et al. 1991, Deb et al. 2001, Deb et al. 2009). Ein solches Problemverhalten schließt sowohl fremd- als auch autoaggressives Verhalten ein. Deb et al. (2001) untersuchten 101 Menschen mit geistiger Behinderung im Alter von 16 bis 64 Jahren. Davon zeigten neben anderen Verhaltensauffälligkeiten 23% fremdaggressives und 24% selbstverletzendes Verhalten. Sowohl emotionale Störungen als auch Verhaltensauffälligkeiten weisen im Entwicklungsverlauf eine hohe Stabilität auf.

In epidemiologischen Studien an geistig behinderten Kindern und Jugendlichen lagen die Prävalenzraten für psychische Störungen bei 13 bis 24% (Emerson et al. 2010, Steinhausen et al. 2013), wobei expansive Störungen wie die Störung des Sozialverhaltens und die Aufmerksamkeitsdefizit-/Hyperaktivitätsstörung (ADHS) (F90.0 nach ICD-10) dominieren (⊡ Tab. 4.3).

Simonoff et al. (2007) untersuchten eine Population 12- bis 15-Jähriger (n = 2,726) des Londoner Stadtteils Croydon, wovon 192 im WISC-III-UK die Kriterien einer leichten Intelligenzminderung erfüllten. Sie fanden zwischen Eltern- und Lehrer-Hyperaktivitätsscore und der Intelligenz eine negative lineare Beziehung, d. h. je intelligenter ein Kind war, desto weniger Hyperaktivität zeigte es. Statistisch liegt der Zusammenhang zwischen ADHS-Symptomen und dem IQ generell in einem mittleren signifikanten Bereich von r = -0,3 (Antshel et al. 2006).

◻ Tab. 4.3 Prävalenz psychischer Störungen (Emerson et al. 2010)

	Intelligenzminde-rung (%)	Lernbehinderung (%)	Kontrollgruppe (%)
Verhaltensprobleme	24	19	8
Emotionale Probleme	13	15	6
Hyperaktivität	26	15	8
Probleme in Peer Group	35	21	11
Odds ratios			
Verhaltensprobleme	3,4	2,3	1,0
Emotionale Probleme	2,2	2,5	1,0
Hyperaktivität	3,8	2,0	1,0
Probleme in Peer Group	4,4	2,2	1,0

In einer deutschen Studie (Wriedt et al. 2010) erhielten von 257 psychiatrisch auffälligen Kindern und Jugendlichen mit einer Intelligenzminderung (durchschnittliches Alter 12,3 Jahre) 11,3% der leicht, 6,1% der mittelgradig und 6,5% der schwer Intelligenzgeminderten eine F90.0-Diagnose nach ICD-10.

Während z. B. die Prävalenz von Epilepsien in der Allgemeinbevölkerung bei 0,5 bis 1% liegt, schwankt sie bei Menschen mit Intelligenzminderung zwischen 14,1 und 32% (Huber 2004). Da Menschen mit einer geistigen Behinderung häufig eine zusätzliche körperliche Behinderung aufweisen (die Prävalenzen koinzidenter Hör- oder Sehstörungen liegen ebenfalls zwischen 10 und 15%), steigt bei diesen Menschen mit Mehrfachbehinderung die Epilepsie-Prävalenz auf bis zu 62,5% (Airaksinen et al. 2000).

4.2   Psychopharmakoprävalenz

4.2.1   Allgemeine Psychopharmakoprävalenz

Da ein Großteil der Menschen mit geistiger Behinderung auf Grund der beschriebenen psychischen Auffälligkeiten Psychopharmaka erhält, gehört die diesbezügliche Prävalenz von Substanzklassen und Einzelpräparaten zu den gut untersuchten Problemen im Zusammenhang mit seelischer Gesundheit bei Kindern, Jugendlichen und Erwachsenen mit Intelligenzminderung (Ipser u. Stein 2007, Matson u. Neal 2009). Dagegen sind in randomisierten kontrollierten Studien Menschen mit einer Intelligenzminderung nach wie vor unterrepräsentiert (Scheifes et al. 2011). Die frühe Literatur wird ausführlich in den Übersichten von Aman (1983), Gadow (1986) und Aman u. Singh (1988) dargestellt. In den 80er Jahren lagen die Prävalenzraten von Psychopharmaka, die in Großeinrichtungen betreute bzw. untergebrachte Menschen mit geistiger Behinderung erhielten, zwischen 30 und 50%. Dagegen nahmen nur 25 bis 35% aller gemeindenah in unterschiedlichen Wohnformen lebenden geistig Behinderten Psychopharmaka. Nicht eingerechnet wurden in diese Angaben Antiepileptika, die neben der Indikation bei zerebralen Krampfanfällen oder einer Epilepsie auch bei psychischen Problemen bzw. Verhaltensauffälligkeiten eingesetzt wurden. Singh et al. (1997) werteten die Literatur der Jahre 1986 bis 1995 aus und kamen zu der Beurteilung, dass die typischen Prävalenzraten für Psychopharmaka und/oder Antikonvulsiva in Großeinrichtungen zwischen 44% und 60% liegen. Unter Berücksichtigung der bereits erwähnten Prävalenzraten psychischer Störungen bei leicht bis mittelschwer geistig Behinderten ist der Einsatz von Psychopharmaka in dieser Größen-

◘ Tab. 4.4 Psychopharmakaprävalenz bei Menschen mit geistiger Behinderung (Angaben in %)

Autoren	Neuroleptika, davon Atypika	Antidepressiva, davon SSRIs	Anxiolytika	Sedativa	Antiepileptika
Stolker et al. 2002	41,2	15,3	21,5	k.A.	21,5
Spreat et al. 2004	20,8 7,7	15,0 11,1	11,7	2,2	7,6 (nur psychiatrische Indikation)
Engel et al. 2010	28 27	10 4		6	19,8
De Kuijper et al. 2010	32,2 26	17		7	

ordnung sachlich nachvollziehbar. Zu erwarten wäre, dass in den letzten 10 Jahren mit der Ära der atypischen Neuroleptika und der Serotonin-Wiederaufnahmehemmer (SSRI) sowie der Fokussierung auf bipolare Störungen sowohl eine Änderung in der Psychopharmakaprävalenz als auch im Verordnungsverhalten bezüglich einzelner Substanzklassen eingetreten ist. Eine Antwort auf diese Fragen findet sich unter anderem in der Untersuchung von Spreat et al. (2004). Die Autoren verglichen an 2248 geistig behinderten Personen in Oklahoma die Psychopharmakamedikation 1994 und 2000. Bei einer nahezu gleichbleibenden Antipsychotikaprävalenz von 21% nahm der Anteil der Atypika von 0,1 auf 7,7% und der der SSRIs von 1,2 auf 11,1% zu. Die Psychopharmakaprävalenz in Pflegeheimen lag mit 31,7% um 12,2% über der in betreuten Wohneinrichtungen. In einer eigenen Untersuchung (Engel et al. 2010), in der die Psychopharmakoprävalenz bei den gleichen Heimbewohnern 2005 im Vergleich zu 1991 (n = 220) untersucht wurde, ergab einen Anstieg der Neuroleptika von 9% und der der Antidepressiva von 7%. De Kuijper et al. (2010) werteten die Daten von 2373 intelligenzgeminderten Bewohnern von drei Anbietern der Behinderhilfe, die Antipsychotika erhalten hatten, aus. 44% wiesen neben ihrer Intelligenzminderung eine psychische Störung, vor allem aus dem Autismusspektrum auf.

Die ◘ Tab. 4.4 gibt einen Überblick über Studien in den letzten Jahren bezüglich der Psychopharmakaprävalenz.

Bezüglich einzelner Substanzen liegen nur wenige aussagekräftige Studien vor. Paton et al. (2011) analysierten Datensätze von 2319 intelligenzgeminderten Patienten, die sich in Betreuung des britischen Gesundheitssystems befanden und ein Antipsychotikum verschrieben bekommen hatten. Davon erhielten in Monotherapie 791 Risperidon (34,1%), 380 Olanzapin (16,4%), 183 Quetiapin (7,9%), 143 Chlorpromazin (6,2%) und117 Haloperidol (5,0%).

4.2.2 Prävalenz von Psychopharmakokombinationen

Eine aktuelle Recherche in Pubmed (Juni 2013) erbrachte unter den Stichworten »polypharmacy of intellectually disabled/mentally retarded people«, »combinations of psychotropic drugs/ substances/agents«, »add-on psychopharmacotherapy« und »augmentation strategies in psychopharmcotherapy« sowie »tandem psychopharmacotherapy« keine aktuellen Treffer.

Lott et al. (2004) untersuchten die Arzneimittelverschreibungen von 2344 Personen, die auf Grund von tiefgreifenden Entwicklungsstörungen mit und ohne Intelligenzminderung in gemeindenahen Institutionen untergebracht waren. 62% dieser Population hatten mehr als ein Psychopharmakon und 36% nahmen sogar drei und mehr Psychopharmaka ein.

In der bereits erwähnten holländischen Studie von de Kuijper et al. (2010) lag die Prävalenz der Kombination eines klassischen mit einem atypischen Neuroleptikums bei nur 5%. Eine Dreierkombination inklusive eines atypischen Neuroleptikums erhielten weitere 7% von insgesamt 760 untersuchten Patienten mit einer Intelligenzminderung. Paton et al. (2011) fanden bei den atypischen Neuroleptika in 14 bis 19% Kombinationen, vorrangig mit einem klassischen Neuroleptikum und bei den klassischen Neuroleptika wie Haloperidol und Chlorpromazin in 41 bis 51% aller Fälle.

In zwei eigenen Untersuchungen (Engel et al. 2010, Gerhardt u. Häßler 2011) in Rheinland-Pfalz und in Mecklenburg-Vorpommern wurden in insgesamt drei Heimeinrichtungen der Behindertenhilfe (Diakonie) zwischen 18,2 und 44,3% aller psychopharmakologisch behandelten Heimbewohner kombiniert, d. h. vorrangig mit einem klassischen als auch mit einem atypischen Neuroleptikum behandelt. Je größer die Einrichtung war, desto höher waren die Psychopharmakoprävalenz und die Prävalenz der Polypharmazie mit Psychopharmaka, vor allem mit unterschiedlichen Antipsychotika.

4.3 Rechtliche Aspekte

Auf der Basis einer fundierten Diagnose, in die auch entwicklungspsychologische, sozialpsychologische und psychodynamische, insbesondere situative, Faktoren einfließen sollten, geht es um die störungsspezifische Indikation für den Einsatz von Psychopharmaka, unabhängig davon, ob es sich um »krankheitsbedingte« oder »nicht krankheitsbedingte« Störungen handelt. Neben den außerhalb jeder Kritik stehenden psychotischen Störungen geht es dabei in erster Linie um »organisch bedingte psychische Störungen«. Wenn letztendlich eine Psychopharmakotherapie indiziert ist, sollte sie als nachgeordnete Interventionsstrategie in ein Gesamtbehandlungskonzept unter primärer Ausschöpfung allgemeiner und spezieller psycho- und soziotherapeutischer sowie pädagogischer Maßnahmen in Abhängigkeit von einer differentiellen Indikation eingebettet sein. Vor Beginn der Psychopharmakotherapie sollte nach angemessener und dokumentierter Aufklärung bei Einwilligungsfähigkeit des Betroffenen eine rechtsverbindliche Zustimmung eingeholt werden oder bei Einwilligungsunfähigkeit die des gesetzlichen Vertreters bzw. Betreuers. Zu einer angemessenen Aufklärung gehört auch die Erörterung von Alternativen, der angestrebten Dauer der Behandlung sowie von Risiken und Wahrscheinlichkeiten bezüglich des Auftretens von Nebenwirkungen. Im Hinblick auf die §§ 1904 und 1906 BGB kommt der Entscheidung, ob es sich um eine Heilbehandlung oder eine »freiheitsentziehende Maßnahme« durch den Einsatz von Medikamenten handelt, eine juristische Bedeutung zu. Bei einer Heilbehandlung, soweit sie nicht mit einer extremen Gefährdung des Betroffenen einhergeht, wovon bei zugelassenen Medikamenten, insbesondere Neuroleptika, a priori nicht ausgegangen werden muss, reicht die Zustimmung des Personensorgeberechtigten bzw. Betreuers. Im Falle »freiheitsentziehender Maßnahmen« bedarf es der Zustimmung des Vormundschaftsgerichtes. Weiterhin sind frühere Psychopharmakobehandlungen hinsichtlich ihrer Effizienz vs. Nichteffizienz und der aufgetretenen Nebenwirkungen unbedingt zu berücksichtigen.

In Anlehnung an die WPA-Richtlinien sollten folgende Empfehlungen beachtet werden (Deb et al. 2009):

- Es ist sicherzustellen, dass alle notwendigen körperlichen, apparativen (z. B. EKG und EEG) und laborchemischen Untersuchungen durchgeführt werden.

- Es ist sicherzustellen, dass alle erforderlichen Untersuchungen in regelmäßigen Abständen wiederholt werden und deren Ergebnisse mit den Betroffenen bzw. ihren Angehörigen/Betreuern besprochen werden.
- Es ist eine verantwortliche Person zu bestimmen, die die Einnahme des Medikamentes sicherstellt und die wesentlichen Beteiligten über alle Veränderungen informiert.
- Zur Einschätzung von Wirkung und Nebenwirkungen sollten standardisierte Skalen verwendet werden oder ein Monitoring der Schwere und Frequenz des Zielverhaltens erfolgen.
- Es ist sicherzustellen, dass ein angemessenes Follow-up arrangiert ist und auch durchgeführt wird.
- Der Einsatz mehrerer Psychopharmaka gegen das Problemverhalten sollte die Ausnahme sein und erst nach Ausreizen der Monotherapie überhaupt in Erwägung gezogen werden.
- Im Verlauf ist immer wieder zu überprüfen, ob eine Dosisreduktion bzw. ein Absetzen des Psychopharmakons möglich sind.

Für den pädiatrischen bzw. kinder- und jugendpsychiatrischen Bereich ist die folgende Leitlinie empfehlenswert, auch wenn sie nicht speziell für intelligenzgeminderte Kinder und Jugendliche aufgestellt wurde.

CERT-Guidelines (Center for Education and Research on Mental Health Therapeutics Treatment of Maladaptive Aggression in Youth) (Rosato et al. 2012)

- Die initiale Medikation sollte auf die zugrunde liegende psychische Störung abzielen.
- Die entsprechenden Leitlinien für diese psychische Störung sind zu berücksichtigen.
- Psychopharmakotherapie erst bei Persistieren schwerer Aggressivität nach Ausschöpfung adäquater psychosozialer Therapien.
- Wenn ein Antipsychotikum erforderlich ist, dann das mit der höchsten Effizienz und Sicherheit (aktuelle Studienlage beachten!).
- Beachten der empfohlenen Titrierungsschritte, vor Umstellung Ausdosierung über eine angemessene Zeitspanne.
- Bei Nonresponse eine pharmakologisch sich unterscheidende Alternativsubstanz wählen.
- Bei Partialresponse auf das initiale Antipsychotikum Augmentation mit einem Mood Stabilizer versuchen.
- Nicht mehr als zwei psychotrope Substanzen gleichzeitig einsetzen!!
- Nebenwirkungen erfassen sowie routinemäßige Laborkontrollen durchführen.
- Betroffene und Eltern über potenzielle Nebenwirkungen aufklären.

Auch nach der restriktiveren Handhabung der »Anwendungsgebiete« besteht im Rahmen der »Therapiefreiheit« die Möglichkeit, zur Behandlung bestimmter Störungen bzw. Diagnosen zugelassene Medikamente nach entsprechender Aufklärung und dokumentierten Indikationsstellung auf andere Anwendungen auszudehnen. Dieses Vorgehen birgt aber im ambulanten/niedergelassenen Bereich die Gefahr eines Regresses durch die Krankenkassen.

Da Menschen mit einer geistigen Behinderung besonders vulnerabel, d. h. generell anfälliger für Nebenwirkungen sind, sollten deren Auftreten systematisch und regelmäßig, wie auch von Deb et al. (2009) empfohlen, mit entsprechend validierten Skalen erfasst werden (Matson u. Mahan 2010), wozu die Dyskinesia Identification System Condensed User Scale (DISCUS) und die Matson Evaluation of the Drug Side Effects (MEDS) zählen. Mit Hilfe der

◧ Tab. 4.5 Medikamentennebenwirkungen, die bei Menschen mit geistiger Behinderung häufiger und stärker ausgeprägt vorkommen können (modifiziert)

Medikament	Nebenwirkungen
Aminophyllin	Aggression
Anticholinergika	Höhere Wahrscheinlichkeit kognitiver Störungen, Delirium bei Patienten mit Trisomie 21
Carbamazepin	Höhere Serumspiegel bei antepileptischer Polytherapie, Intoxikationsgefahr, Hyponatriämie, Hypovitaminose D, Folsäuremangel, Erregbarkeit
Clobazam	Aggressivität, Agitiertheit, selbstverletzendes Verhalten, Insomnie, Hyperaktivität
Gabapentin	Aggessivität, Choreoathetose
Lithium	Kognitive Schwerfälligkeit
Benzodiazepine	Hyperaktivität, paradoxe Phänomene, entzugsbedingte manische Symptome, Depression, Impulskontrollverlust, Aggression (Kalachnik et al. 2002)
Methylphenidat	Sozialer Rückzug, motorische Tics, Verschlechterung der Primärsymptomatik (Pearson et al. 2004)
Neuroleptika	Höheres Risiko für EPMS (speziell tardive Dyskinesie), selbstverletzendes Verhalten, Insomnien
Phenobarbital	Erregbarkeit, Depression, Aggressivität, selbstverletzendes Verhalten
Phenytoin	Hohes Intoxikationsrisiko, Kleinhirn- und Hirnstammatrophie, Osteomalazie
Valproat	Pankreatitis, Hepatotoxizität

EPMS – Extrapyramidal motorische Symptome

MEDS lassen sich nicht nur extrapyramidal motorische Nebenwirkungen, sondern gleichzeitig auch gastrointestinale und kardiovaskuläre Nebenwirkungen dokumentieren (Matson et al. 2008).

4.4   Kombinationen

Die medizinische Betreuung von Menschen mit geistiger Behinderung, einschließlich der neurologischen und psychiatrischen, liegt vorrangig in den Händen von Allgemeinmedizinern. Nebenwirkungen, die bei Menschen mit geistiger Behinderung unter bestimmten Medikamenten schneller und ausgeprägter auftreten können, können so kaum adäquat eingeordnet und minimiert werden. Ein Therapeutisches Drug Monitoring erfolgt aus Kostengründen nicht flächendeckend, wäre aber insbesondere bei Kombinationstherapien angezeigt. Die Amerikanische Gesellschaft für Kinder- und Jugendpsychiatrie (AACAP) gab in ihren 1999 publizierten Diagnostik- und Therapierichtlinien für Menschen mit geistiger Behinderung Warnhinweise heraus, die in ◧ Tab. 4.5 durch die Ergebnisse der Publikationen von Kalachnik et al. (2002) und Matson u. Mahan (2010) ergänzt wurden.

Die folgenden Kombinationstherapien stützen sich in erster Linie auf praktische Erfahrungen (experience-based) und weniger auf statistisch abgesicherte, methodisch anspruchsvolle Studien (evidence-based).

4.4.1 Konventionelles Antipsychotikum mit konventionellem Antipsychotikum

In der Studienauswertung von Baumeister et al. (1993), in die annähernd 200 Studien bezüglich der Psychopharmakatherapie von Verhaltensstörungen bei Menschen mit geistiger Behinderung einflossen, findet sich nur eine Untersuchung, in der der Effekt von Thioridazin in Kombination mit Chlorprothixen auf hyperaktives Verhalten beschrieben wurde. Ohne nähere Angaben wird allgemein nur von einem positiven Effekt berichtet.

In der eigenen Recherche bezüglich der Psychopharmakoprävalenz in der Förder- und Pflegeeinrichtung Michaelshof fanden sich sechs Patienten, die eine Kombination zweier niedrig potenter Neuroleptika erhielten. Es dominierten die Kombinationen Levomepromazin mit Melperon und Levomepromazin mit Promethazin. Trotz der nach wie vor gängigen Praxis ist diese nicht zu verallgemeinern. Vom Standpunkt einer modernen Psychopharmakologie aus sind solche Kombinationen nur passager bei akuten Schizophrenien sinnvoll, wenn die Notwendigkeit besteht, Haloperidol oral oder intravenös gemeinsam mit einem sedierend wirkenden niedrig potenten Neuroleptikum zu applizieren.

4.4.2 Atypisches Antipsychotikum mit konventionellem Antipsychotikum

In der Übersichtsarbeit von King (2002) findet sich nur ein Hinweis auf eine psychopharmakologische Kombinationstherapie. In den erwähnten sieben Fällen erhielten Menschen mit geistiger Behinderung und selbstverletzendem Verhalten Olanzapin in Kombination mit anderen nicht genannten Neuroleptika.

▪ **Kombinationstherapie Risperidon und Zuclopenthixol**
Sowohl Risperidon als auch Zuclopenthixol allein haben sich in vielen Studien als potente Substanzen bei aggressivem Verhalten von Menschen mit geistiger Behinderung erwiesen (Häßler und Reis 2010).

Fremdaggressives Verhalten wird aber oft nicht ausreichend durch Risperidon beeinflusst, welches am effektivsten auf autoaggressives Verhalten wirkt. Hier scheint das konventionelle Neuroleptikum Zuclopenthixol überlegen zu sein. Für diese empirisch gestützte Annahme spricht auch die Feststellung »Zuclopenthixol is the only conventional antipsychotic that has any positive effect on chronic behavioural disturbances« (Santosh u. Baird 1999). Daraus ergibt sich die sinnvolle Überlegung, beide potenten Medikamente miteinander zu kombinieren, wobei Zuclopenthixol auch als Depot appliziert werden kann. In der Förder- und Pflegeeinrichtung Michaelshof waren 11 Patienten auf diese Kombination eingestellt. Die Tagesdosis von Zuclopenthixol lag zwischen 6 und 30 mg, die von Risperidon zwischen 1 und 3 mg. Diese Kombination hat sich in Einzelfällen auch bei der Behandlung von impulsiven intelligenzgeminderten Sexualstraftätern im Jugendmaßregelvollzug bewährt (Häßler u. Schläfke 2004).

▪ **Kombinationsterapie Risperidon und niedrig potente konventionelle Neuroleptika**
Auf diese Kombination waren im Michaelshof sieben Patienten eingestellt, wobei diese Kombination insbesondere dann Sinn macht, wenn eine gewisse motorische Unruhe nicht allein durch Risperidon beeinflussbar ist bzw. unter Risperidon Einschlafstörungen auftreten. Insbesondere bei akuten Exazerbationen hat sich temporär die Kombination von Risperidon (1–3 mg/Tag) und Levomepromazin (bis 400 mg/Tag) bewährt.

4.4.3   Atypisches Neuroleptikum (Risperidon) mit Methylphenidat

Methylphenidat ist das am häufigsten verschriebene Psychopharmakon bei Kindern mit einer unterdurchschnittlichen Intelligenz (Bramble 2007). In über 20 kontrollierten Studien bei intelligenzgeminderten Kindern und Jugendlichen lagen die Responseraten von Stimulanzien zwischen 45 und 66%, also um ca. 10–30% unter denen bei normal intelligenten ADHS-Kindern (Handen u. Gilchrist 2006). Der wichtigste Prädiktor für einen positiven Behandlungseffekt ist ein IQ größer 50 (Aman et al. 2003). Daher wird empfohlen, bei einem IQ unter 50 keine Stimulanzien zu geben, da die Responserate unter 20% liegt und die Nebenwirkungsrate (Tics, Dysphorie, sozialer Rückzug, emotionale Instabilität, Angst, Anorexie) auf 22 bis > 50% steigt (Stigler et al. 2004).

Aber auch im Bereich eines IQ > 50 zeigen intelligenzgeminderte Kinder und Jugendliche höhere Nebenwirkungsraten (Research units on pediatric psychopharmacology autism network 2005). Offensichtlich sind die Ansprechrate und die Ansprechreaktion auf die adäquate und etablierte Therapie mit Stimulanzien bei geistig behinderten Personen anders, d. h. die Symptome Hyperaktivität, Unaufmerksamkeit und Impulsivität haben möglicherweise eine andere Ursache (Häßler u. Thome 2012). Unter Stimulanzien, insbesondere unter Dosen bis 0,30 mg/kgKG, können sich bei intelligenzgeminderten Kindern die Zielsymptome Hyperaktivtät, Aufmerksamkeitsstörung und Impulsivität paradoxerweise sogar verstärken (Pearson et al. 2004). Inwieweit Stimulanzien Verhaltensauffälligkeiten bei geistig behinderten Menschen, die kein ADHS haben, positiv beeinflussen, ist in keiner einzigen größeren Untersuchung bisher gezeigt worden (Deb u. Unwin 2007).

Liegen sowohl Symptome einer hyperkinetischen Störung als auch einer Störung des Sozialverhaltens vor, bietet sich aufgrund erster Erfahrungen die Kombination von Methylphenidat und Risperidon an (Cosgrove 1996). Wir untersuchten 10 Kinder im Alter von 8–15 Jahren (IQ 58–88 im HAWIK-R), die aufgrund einer expansiven Verhaltensstörung stationär aufgenommen worden waren (Tiedtke et al. 2002). Zu der bereits ambulant vorgenommenen Einstellung auf Methylphenidat, die zu keiner befriedigenden Verhaltenskorrektur geführt hatte, titrierten wir Risperidon bis zu einer maximalen Dosis von 2 mg/Tag auf. Die Einzeldosierung wurde in der Kombinationstherapie sowohl für Methylphenidat (Ø 0,39 mg/kgKG) als auch für Risperidon (Ø 0,04 mg/kgKG) niedrig gehalten. Im durchschnittlich 4-wöchigen Beobachtungsintervall konnte eine positive Verhaltensmodifikation erreicht werden. Im Konzentrationstest d2 war im Prä-Post-Vergleich bei fünf Kindern eine signifikante Verbesserung der Aufmerksamkeitsleistung zu verzeichnen. Die durchschnittliche Gewichtszunahme im BMI lag bei 0,9. Nur ein Kind zeigte eine Gewichtszunahme von 2,6. Andere Nebenwirkungen, insbesondere EPMS, wurden unter der Kombinationstherapie nicht beobachtet.

4.4.4   Neuroleptika (Atypika) mit Antidementiva

In mehreren Studien zeigte Rivastigmin signifikante Effekte auf depressive, ängstliche und halluzinatorische Symptome (Rösler et al. 1999, McKeith et al. 2000). Insbesondere in den ADENA-Studien 1–8 (n = 5381) wurden günstige Effekte von Rivastigmin auf kognitive Leistungen, Aktivitäten des täglichen Lebens und die klinische Gesamtbeurteilung nachgewiesen (Rösler et al. 1998). In nahezu allen internationalen Demenz-Leitlinien wird Rivastigmin als Mittel der ersten Wahl empfohlen (Müller et al. 2003). Diese vorliegenden Studienergebnisse waren letztendlich für den Einsatz von Rivastigmin bei Menschen mit geistiger Behinderung, die die Kriterien für einen demenziellen Prozess erfüllten, ausschlaggebend. Insbesondere bei

Patienten mit einer Trisomie 21 beginnt ein demenzieller Prozess wesentlich früher, d. h. im 4. bis 5. Lebensjahrzehnt, obwohl die allgemeine Lebenserwartung nahezu der nicht behinderter Menschen entspricht.

Insgesamt wurden von neun auf Rivastigmin eingestellten Patienten vier in der Kombination mit Risperidon behandelt, da sie im Rahmen des dementiellen Abbaus impulsiv aggressiv, insbesondere autoaggressiv agierten. Sowohl die primäre als auch die Verlaufseinschätzung der Demenz erfolgte mittels Global Deterioration Scale (GDS) und modifizierter Epworth Sleepiness Scale (ESS). Die evaluierte Behandlungsdauer lag zwischen vier und sechs Jahren, die Dosierung von Rivastigmin zwischen 1,5 und 9,5 mg/Tag.

Die Ergebnisse untermauern die bereits in größeren Studien nachgewiesene kognitive Wirksamkeit und Sicherheit dieses relativ hirnselektiven AChE-Hemmers vom Carbamat-Typ. Nebenwirkungen traten im gewählten Dosierungsbereich nicht auf. Hinsichtlich einer prolongierten Aufrechterhaltung einer an sich schon bei Menschen mit geistiger Behinderung eingeschränkten Lebensqualität und Teilhabe am gesellschaftlichen Leben kommt einer Früherkennung eines beginnenden dementiellen Prozesses zwecks psychopharmakologischer Frühintervention eine immense Bedeutung zu, um ein Abrutschen in einen nur noch »Pflegefall« über einen längeren Zeitraum zu verhindern (Häßler 2005). Erfahrungen mit anderen Antidementiva wie Galantamin bedürfen einer Absicherung über einen längeren Zeitraum, um gültige Aussagen hinsichtlich der Wirksamkeit und der Risiko-Nutzen-Relation in Kombination mit Atypika treffen zu können. Erste Fallvignetten bezüglich einer Add-on-Therapie mit Galantamin bei Erwachsenen mit Autismus gehen von einem positiven Effekt auf Redefluss und soziale Adaptation aus. Donezepil führte dagegen wieder zu einer Verschlechterung dieser Zielkriterien. Bei einem Patienten wurde Galantamin zusätzlich zu Quetiapin, Risperidon und Lorazepam eingesetzt (Hertzman 2003).

4.4.5 Neuroleptika mit Antidepressiva (SSRIs)

In einer Studie mit 20 depressiven geistig behinderten Patienten verabreichten Verhoeven et al. (2001) Citalopram sechs Wochen in einer Tagesdosis von 20 mg, 12 Wochen bis zu einer Dosis von 60 mg und behielten dann ein Jahr die individuell optimale Dosis bei. Die nicht beschriebene psychotrope und antiepileptische Begleitmedikation wurde beibehalten. Die Responserate lag bei 60%. Sedierende Antiepileptika reduzierten die Effizienz von Citalopram. Die Kombination von Antipsychotika und Citalopram erhöhte die Wahrscheinlichkeit des Auftretens von selbstverletzendem und stereotypem Verhalten.

Davanzo et al. (1998) untersuchten in einer offenen Studie an 15 geistig behinderten Patienten mit selbstverletzendem Verhalten den Effekt von Paroxetin. Sechs dieser Patienten erhielten gleichzeitig Antipsychotika. Paroxetin hatte nur einen Effekt auf die allgemeine Aggressivität (Schwere und Frequenz), aber nicht auf autoaggressives Verhalten. Nach vier Wochen ließ der positive Anfangseffekt sogar nach, was auf eine Veränderung der Rezeptordichte, der Rezeptorsensibilität und der Wiederaufnahmekapazität von 5-HT zurückgeführt wurde. Zu ähnlichen Ergebnissen kamen Untersuchungen mit SSRIs bei Patienten mit einem Lesch-Nyhan- bzw. einem Prader-Willi-Syndrom. In der Gruppe, die sowohl Paroxetin als auch ein Neuroleptikum erhalten hatte, wurde entgegen den Annahmen keine Zunahme an EPMS beobachtet. Bei einem Patienten kam es wegen einer erheblichen Agitiertheit zum vorzeitigen Studienabbruch.

Betrachtet man die neuen Antidepressiva, insbesondere die SSRIs unter dem Aspekt der pharmakokinetischen Sicherheit, so muss man konstatieren, dass keine der Substanzen ein klinisch relevantes Interaktionspotenzial aufweist (Härtter 2004).

4.4.6 Neuroleptika mit Antiepileptika

Da Menschen mit geistiger Behinderung nicht nur vulnerabler für das Auftreten von psychischen Störungen sind, sondern gleichzeitig eine erhöhte Prävalenz für Epilepsie aufweisen, die wiederum psychische Symptome zur Folge haben kann, kommt es in der Realität gehäuft zu einer Kombination beider Medikamentengruppen (Espie et al. 2003, Kerr et al. 2013). In diesen Fällen ist schon bei der Wahl des indizierten Neuroleptikums auf dessen epileptogene Potenz zu achten. Clozapin, Promethazin, Promazin und Chlorpromazin (Letzteres in einer Dosis über 1000 mg/Tag) besitzen eine beträchtliche bis sehr hohe epileptogene Potenz. Unter den Atypika hat nur Zotepin ein hohes prokonvulsives Risiko. Dagegen zeigte sich unter Olanzapin und Quetiapin eine Anfallsrate von 0,9% und unter Risperidon von 0,3% (Alper et al. 2007). Aus einer anderen Perspektive untersuchten Advocat et al. (2000) den Einfluss zusätzlicher psychotroper Medikamente, darunter Antiepileptika, auf Antipsychotika. Antiepileptika verstärkten bei ihren 12 Patienten weder die bekannten Nebenwirkungen der konventionellen (Thioridazin, Chlorpromazin, Haloperidol) noch der atypischen (Risperidon und Olanzapin) Neuroleptika. Unabhängig davon traten unter Atypika weniger stereotype Bewegungsmuster (EPMS) als unter konventionellen Neuroleptika auf.

Da Antiepileptika als Mood Stabilizer fungieren, ist ihr Einsatz auch jenseits einer antiepileptischen Indikation häufig sinnvoll. Insbesondere bei extremen Stimmungsschwankungen im Sinne von ultrarapid cycling sowie bei bipolaren Störungen sollte an Valproat/Valproinsäure oder Carbamazepin gedacht werden. Einzelfallberichte unterstreichen die Effizienz solcher Kombinationen (Wachtel und Hagopian 2006). Nicht selten kommen auch zwei Mood Stabilizer und ein niedrig dosiertes Neuroleptikum zum Einsatz, um die Wirksamkeit und die Prognose zu verbessern (Handen u. Gilchrist 2006).

4.5   Zusammenfassung und Empfehlungen

Bereits in einer Monotherapie können viele Nebenwirkungen auftreten, die sich auf Grund zu wenig beachteter und teils auch nicht bekannter und zu wenig untersuchter Interaktionen bei Polypharmazie zu einem kaum beherrschbaren Problem ausweiten. Mit immer mehr Medikamenten, die verordnet werden, steigen die möglichen Wechselwirkungen und unvorhersehbaren unerwünschten Arzneimittelnebenwirkungen an, wobei sich die Nutzen-Risiko-Relation zugunsten des Risikos verschieben kann. Auch nicht primär psychotrop wirkende Medikamente können auf Grund von Interaktionen auf pharmakokinetischer und pharmakodynamischer Ebene psychische Veränderungen bis hin zu Psychosen auslösen. Insbesondere Antibiotika in Kombination mit Lithium, Benzodiazepinen, Neuroleptika, Antidepressiva, Methadon und Disulfiram sind dafür bekannt. Da Menschen mit einer geistigen Behinderung nicht nur vulnerabler hinsichtlich des Auftretens psychischer Störungen, sondern auch belasteter mit somatischen Störungen und Erkrankungen sind, müssen die Vor- und Nachteile einer Polypharmazie sorgfältig gegeneinander abgewogen werden. Generell bis auf wenige Ausnahmen gilt, dass Menschen mit einer geistigen Behinderung ähnlich zu behandeln sind wie Menschen mit der gleichen psychischen Störung ohne geistige Behinderung. Zu beachten ist bei einer Psychopharmakatherapie der Leitspruch: **Start low, go slow**. Die Möglichkeiten einer Monotherapie sollten primär ausgeschöpft werden, ehe eine Kombinationstherapie in Erwägung gezogen wird. Ein Therapeutisches Drug Monitoring (TDM) sollte bei einer Polypharmazie gewährleistet sein. Auch die epileptogene Potenz eines jeden Psychopharmakons muss berücksichtigt werden. Unter den zahlreichen möglichen Kombinationen haben sich hinsichtlich der

◻ Tab. 4.6 Zu empfehlende experienced-/evidence-based Polypharmazie

Schizophrenie	Akutphase (Dominanz von Plussymptomen mit Erregung, Aggressivität) – Einstellung auf Haloperidol i.v. 5–15 (30) mg/Tag, meistens in Kombination mit einem niedrigpotenten Neuroleptikum (z. B. Levomepromazin 50–150 (300) mg/Tag) – nicht länger als maximal 14 Tage (Kreislauf überwachen, EKG-Ableitung vor und nach Neuroleptikaeinstellung, Laborparameter, Prolactinspiegel und Blutzucker regelmäßig, zu Therapiebeginn wöchentlich, bestimmen); bei EPMS zusätzlich ein Anticholinergikum (Biperiden), überlappende Umstellung auf ein atypisches Neuroleptikum ab dem 3. Tag, zur Vermeidung von Spätdyskinesien Bei weniger Akuität – primäre Einstellung auf ein Atypikum oder konventionelles Neuroleptikum
Schizoaffektive Störung	Kombination eines Neuroleptikums (z. B. Quetiapin bis 800 (1200) mg/Tag mit einem Antiepileptikum als Phasenprohylaktikum (bei vorwiegend depressiver Gestimmtheit Lamotrigen 50–200 mg/Tag, bei vorwiegend manischer, submanischer Stimmung Valproat 300–600 mg/Tag)
Auto- und fremdaggressives Verhalten	Risperidon 0,5 bis 4 (6) mg/Tag + Zuclopenthixol 6 bis 20 mg/Tag
Impulsives Verhalten (aggressiv und hypermotorisch) bei einem IQ nicht unter 60	Risperidon 0,5 bis 4 (6) mg/d + Methylphenidat bis max. 1 mg/kgKG
Dementieller Prozess	Atypisches Neuroleptikum + Cholinesterasehemmer (Rivastigmin 1,5–4,5 (6) mg/Tag)

einzelnen psychischen Störungen bzw. Verhaltensauffälligkeiten die in ◻ Tab. 4.6 aufgeführten als effektiv und nebenwirkungsarm erwiesen.

Literatur

AACAP (1999) Practice Parameters for the Assessment and Treatment for Children, Adolescents, and Adults With Mental Retardation and Comorbid Mental Disorders. J Am Acad Child Adolesc Psychiatry 38 (suppl. 12): 5–31

Advokat CD, Mayville EA, Matson JL (2000) Side effect profiles of atypical antipsychotics, typical antipsychotics, or no psychotropic medications in persons with mental retardation. Res Dev Disabil 21: 75–84

Airaksinen EM, Matilainen R, Mononen T, Mustonen K, Partanen J, Jokela V (2000) A population-based study on epilepsy in mentally retarded children. Epilepsia 41: 1214–1220

Alper K, Schwartz KA, Kolts RL, Khan A (2007) Seizure incidence in psychopharmacological clinical trials: an analysis of FDA summary basis of approval reports. Biol Psychiatry 62: 345–354

Aman MG (1983) Psychoactive drugs in mental retardation. In: Matson JL, Andrasik F (Hrsg.) Treatment issues and innovations in mental retardation. Plenum Press, New York, S 455–513

Aman MG, Singh NN (1988) Patterns of drug use: Methodological considerations, measurement techniques, and future trends. In: Aman MG, Singh NN (Hrsg.) Psychopharmacology of the developmental disabilities. Springer, New York, S 1–28

Aman MG, Buican B, Arnold LE (2003) Methylphenidate treatment in children with borderline IQ and mental retardation: analysis of three aggregated studies. Journal of Child and Adolescent Psychopharmacology 13: 29–40

Antshel KM, Phillips MH, Gordon M, Barkley R, Faraone SV (2006) Is ADHD a valid disorder in children with intellectual delays? Clin Psychol Rev 26: 555–572

Ballinger BR, Ballinger CB, Reid AH, McQueen E (1991) The psychiatric symptoms, diagnoses and care need of 100 mentally handicapped patients. Br J Psychiatry 158: 251–254

Bramble D (2007) Psychotropic drug prescribing in child and adolescent learning disability psychiatry. Journal of Psychopharmacology 21: 486–491

Baumeister AA, Todd ME, Sevin JA (1993) Efficacy and Specifity of Pharmacological Therapies for Behavioral Disorders in Persons with Mental Retardation. Clin Neuropharmacology 16: 271–294

Cooper SA, Smiley E, Morrison J, Williamson A, Allan L (2007) Mental ill-health in adults with intellectual disabilities: prevalence and associated factors. Br J Psychiatry 190: 27–35

Cosgrove PVF (1996) Risperidone added to methylphenidate in attention deficit hyperactivity disorder. Eur Neuropsychopharmacol 6 (suppl. 3): 11–12

Davanzo PA, Belin TR, Widawski MH, King BH (1998) Paroxetine Treatment of Aggression and Self-Injury in Persons With Mental Retardation. Am J Ment Retard 102: 427–437

Deb S, Thomas M, Bright C (2001) Mental disorder in adults with intellectual disability. 2: The rate of behaviour disorders among a community-based population aged between 16 and 64 years. J Intellect Disabil Res 45: 506–514

Deb S, Unwin GL (2007) Psychotropic medication for behaviour problems in people with intellectual disability: a review of the current literature. Curr Opin Psychiat 20: 461–466

Deb S, Kwok H, Bertelli M, Salvador-Carulla L, Bradley E, Torr J, Barnhill J, fort he Guideline Development Group of the WPA Section on Psychiatry of intellectual disability (2009) International guide to prescribing psychotropic medication for the management of problem behaviours in adults with intellectual disabilities. World Psychiatry 8: 181–186

DSM-5 (2013) dsm 5-intellectual disability-fact-sheet.pdf

Emerson E, Einfeld S, Stancliffe RJ (2010) The mental health of young children with intellectual disabilities or borderline intellectual functioning. Soc Psychiat Epidemiol 45: 579–587

Engel C, Szrama E, Häßler F (2010) Die psychopharmakologische Therapie von Menschen mit geistiger Behinderung – Ein Vergleich der Jahre 1991 und 2005. Psychiat Prax 37: 391–396

Espie CA, Watkins J, Curtice L, Espie A, Duncan R, Ryan JA (2003) Psychopathology in people with epilepsy and intellectual disability; an investigation of potential explanatory variables. J Neurol neurosurg Psychiatry 74: 1485–1492

Gadow KD (1986) Children on Medication. College Hill Press, San Diego

Gerhardt N, Häßler F (2011) Psychopharmakaprävalenz bei Menschen mit geistiger Behinderung. Südwestdeutscher Verlag für Hochschulschriften, Saarbrücken

Handen BL, Gilchrist R (2006) Practitioner review: psychopharmacology in children and adolescent with mental retardation. Journal of Child Psychology and Psychiatry 47: 871–882

Härtter S (2004) Moderne Antidepressiva: Pharmakokinetik, Interaktionspoenzial und TDM. Pharm Unserer Zeit 33: 296–303

Häßler F, Schläfke D (2004) Impulskontrollstörungen und ihre medikamentöse Behandlung bei Sexualstraftätern. Recht & Psychiatrie 22: 213–218

Häßler F (2005) Rivastigmin in der Demenz-Therapie bei Menschen mit geistiger Behinderung. Psychopharmakotherapie 13: 205–209

Häßler F, Reis O (2010) Pharmacotherapy of disruptive behavior in mentally retarded subjects: A review of the current literature. Develop Disabil Res Rev 16: 265–272

Häßler F, Thome J (2012) Intelligenzminderung und ADHS. Z Kinder-Jugendpsychiatr Psychother 40: 83–94

Hertzman M (2003) Galantamin in the treatment of adult autism: a report of three clinical cases. Intl J Psychiatry in Medicine 33: 395–398

Huber B (2004) Epilepsien bei geistiger Behinderung. In: Häßler F, Fegert JM (Hrsg) Geistige Behinderung und seelische Gesundheit. Schattauer, Stuttgart, S 193–251

ICD-10 (2000) Internationale Klassifikation psychischer Störungen. Hans Huber, Göttingen

ICF (2001) ► www.dimdi.de

Ipser J, Stein DJ (2007) Systematic review of psychopharmacotherapy of disruptive behavior disorders in children and adolescents. Psychopharmacology 191: 127–140

Kalachnik JE, Hanzel TE, Sevenich R, Harder SR (2002) Benzodiazepine behavioural side effects: Review and implications for individuals with mental retardation. Am J Ment Retard 5: 376–410

Kerr M, Gil-Nagel A, Glynn M, Mula M, Thompson R, Zuberi SM (2013) treatment of behavioural problems in intellectually disabled adult patients with epilepsy. Epilepsia 54 (suppl. 1): 34–40

King BH (2002) Psychopharmacology in mental retardation. Curr Opin Psychiatry 15: 497–502

De Kuijper G, Hoekstra P, Visser F, Scholte FA, Penning C, Evenhuis H (2010) Use of antipsychotic drugs in individuals with intellectual disability (ID) in the Netherlands: prevalence and reasons for prescription. J Intell Dis Res 54: 659–667

Lott IT, McGregor M, Engelman L, Touchette P, Tournay A, Sandman C, Fernandez G, Plon L, Walsh D (2004) Longitudinal prescribing patterns for psychoactive medications in community-based individuals with developmental disabilities: utilization of pharmacy records. J Intellect Disabil Res 48: 563–571

Matson JL, Fodstad JC, Rivet TT (2008) The convergent and divergent validity of the Matson Evaluation of Drug Side-effects (MEDS) and the Dyskinesia Identification System: Condensed User Scale (DISCUS). J Intellect Dev Disabil 33: 337–344

Matson JL, Neal D (2009) Psychotropic medication use for challenging behaviors in persons with intellectual disabilities: An overview. Res Dev Disabil 30: 572–586

Matson JL, Mahan S (2010) Antipsychotic drug side effects for persons with intellectual disability. Res Dev Disabil 31: 1570–1576

McKeith IG, Grace JB, Walker Z, Byrne EJ, Wilkinson D, Stevens T, Perry EK (2000) Rivastigmine in the treatment of dementia with Lewy bodies: preliminary findings from an open trail. Int J Geriat Psychiatry 15: 387–392

Müller U, Wolf H, Kiefer M, Gertz HJ (2003) Nationale und internationale Demenz-Leitlinien im Vergleich. Fortschr Neurol Psychiat 71: 285–295

Paton C, Flynn A, Shingleton-Smith A, McIntyre S, Bhaumik S, Rasmussen J, Hardy S, Barnes T (2011) Nature and quality of antipsychotic prescribing practice in UK psychiatry of intellectual disability services. J Intell Disabil Res 55: 665–674

Pearson DA, Lane DM, Santos CW, Casat CD, Jerger SW, Loveland KA, Faria LP; Mansour R, Henderson JA, Payne CD, Roache JD, Lachar D, Cleveland LA (2004) Effects of Methylphenidate Treatment in Children With Mental Retardation and ADHD: Individual Variation in Medication Response. J Am Acad Child Adolesc Psychiatry 43: 686–698

Research units on pediatric psychopharmacology autism network (2005) Randomized, controlled, crossover trial of methylphenidate in pervasive developmental disorders with hyperactivity. Archives of General Psychiatry 62: 1266–1274

Roeleveld N, Zielhuis GA, Gabreels F (1997) The prevalence of mental retardation: a critical review of recent literature. Developmental Medicine and Child Neurology 39: 125–139

Rosato NS, Correll CU, Pappadopulos E, Chait A, Crystal S, Jensen PS (2012) Treatment of maladaptive aggression in youth: CERT guidelines II. treatment and ongoing management. Pediatrics 129: 1577–1586

Rösler M, Retz-Junginger P, Retz W (1998) Alzheimer Demenz und Exelon®. Thieme, Stuttgart

Rösler M, Anand R, Cicin-Sain A, Gauthier S, Agid Y, Dal-Bianco P, Szählin HB, Hartman R, Gharabawi M (1999) Efficacy and safety of rivastigmine in patients with Alzheimer's disease: international randomised controlled trial. BMJ 318: 633–640

Santosh PJ, Baird G (1999) Psychopharmacotherapy in children and adults with intellectual disability. Lancet 354: 233–242

Scheifes A, Stolker JJ, Egberts ACG, Nijman HLI, Heerdink ER (2011) Representation of people with intellectual disabilities in randomised controlled trials on antipsychotic treatment for behavioural problems. J Intell Disabil Res 55: 650–664

Simonoff E, Pickles A, Wood N, Gringras P, Chadwick O (2007) ADHD symptoms in children with mild intellectual disability. J Am Acad Child Adolesc Psychiatry 46: 591–600

Singh NN, Ellis CR, Wechsler HBA (1997) Psychopharmacoepidemiology of mental retardation: 1966 to 1995. J Child Adolesc Psychopharmacol 4: 255–266

Spreat S, Conroy JW, Fullerton A (2004) Statewide Longitudinal Survey of Psychotropic Medication Use for Persons With Mental Retardation: 1994 to 2000. Am J Ment Retard 109: 322–331

Steinhausen HC, Häßler F, Sarimski K (2013) Psychische Störungen und Verhaltensprobleme. In: Neuhäuser G, Steinhausen HC, Häßler F, Sarimski K (Hrsg.) Geistige Behinderung, Kohlhammer, Stuttgart S 141–171

Stigler KA, Desmond LA, Posey DJ, Wiegand RE, McDougle CJ (2004) A naturalistic retrospective analysis of psychostimulants in pervasive developmental disorders. Journal of Child and Adolescent Psychopharmacology 14: 49–56

Stolker JJ, Koedoot PJ, Heerdink ER, Leufkens HGM, Nolen WA (2002) Psychotropic drug use in intellectually disabled group-home residents with behavioural problems. Pharmacopsychiatry 35: 19–23

Tiedtke K, Haury S, Eichhorn C, Nordbeck R, Fegert JM, Häßler F (2002) Einsatz einer kombinierten Psychopharmakotherapie mit Risperidon und Methylphenidat bei Kindern, die eine expansive Verhaltensstörung und eine leichte Intelligenzminderung aufweisen. In: Lehmkuhl U (Hrsg.) Seelische Krankheit im Kindes- und Jugendalter – Wege zur Heilung. Vandenhoeck & Ruprecht, Göttingen, S 130–131

Verhoeven WMA, Veendrik-Meekens, Jacobs GAJ, van den Berg YWMM, Tuinier S (2001) Citalopram in mentally retarded patients with depression: a long-term clinical investigation. Eur Psychiatry 16: 104–108

Wachtel LE, Hagopian LP (2006) Psychopharmacology and applied behavioural analysis: tandem treatment of severe problem behaviors in intellectual disability and a case series. Isr J Psychiatry Relat Sci 43: 265–274

Wriedt E, Wiberg A, Sakar V, Noterdaeme M (2010) Psychiatrische Störungen und neurologische Komorbiditäten bei Kindern und Jugendlichen mit Intelligenzminderung. Z Kinder- und Jugendpsychiatr Psychother 38: 201–209

Behandlung von Persönlichkeits- und Verhaltensstörungen

Michael Rentrop

T. Messer, M. Schmauß (Hrsg.), *Polypharmazie in der Behandlung psychischer Erkrankungen*,
DOI 10.1007/978-3-7091-1849-8_5, © Springer-Verlag Wien 2016

5.1   Persönlichkeitsstörungen

Unter Persönlichkeit wird die Summe der einem Menschen eigenen Verhaltensweisen und Eigenschaften verstanden, mit denen dieser die gesellschaftlichen Anforderungen und Erwartungen erfüllt, zwischenmenschliche Beziehungen gestaltet und persönliche Identität und Sinn im Leben erfährt (modifiziert nach Fiedler 2001). Störungen bedeuten hier eine einseitige, unbalancierte und extreme Ausprägung einzelner Merkmale, die in milderer Form jedem Menschen bekannt sind. Seit den grundlegenden Arbeiten von Kurt Schneider in den 1920er Jahren wird von einer Persönlichkeitsstörung dann ausgegangen, wenn die Ausprägung einer Persönlichkeitseigenschaft beim Betroffenen selbst und/oder seiner Umwelt zu Beeinträchtigungen und Leid führt, die Erreichung wichtiger Lebensziele verhindert und zwischenmenschliche Kontakte erschwert werden. Der Übergang von »durchschnittlicher« Persönlichkeit zu »gestörter« ist fließend (Schneider 1992).

5.1.1   Diagnose und Klassifikation

Mit Einführung des Diagnostischen und Statistischen Manuals in der III. Revision (DSM-III, APA 1980) im Jahre 1980 beruht unser Verständnis von Persönlichkeitsstörungen auf drei wesentlichen Grundannahmen: Es wird vorausgesetzt, dass sich erstens Persönlichkeitsstörungen als Extremvarianten der Persönlichkeit mit Hilfe einer überschaubaren Anzahl definierender Kriterien beschreiben lassen, zweitens die daraus resultierenden Störungsbilder hinreichend voneinander abgegrenzt werden können und drittens eine Persönlichkeitsstörung ab der Adoleszenz weitgehend stabil bei einem betroffenen Menschen vorliegt. Zudem wurde zunächst allen beschriebenen Persönlichkeitsstörungen die gleiche Wertigkeit im diagnostischen System gegeben. Die wissenschaftlich wenig belegten Grundannahmen wurden früh kritisiert (Frances 1980), blieben jedoch bei den 1987 und 1994 folgenden Revisionen des DSM (DSM-IIIR und DSM-IV, APA 1987, 1994) unverändert und gingen in nur leicht modifizierter Form in das Persönlichkeitsstörungskonzept der Internationalen Klassifikation der Erkrankungen in deren 10. Revision ein (ICD-10, WHO 1994).

Zwischenzeitlich kann als belegt gelten, dass keine der grundlegenden Annahmen zutrifft. So sind für eine valide Beschreibung der Persönlichkeit mehr Faktoren und Eigenschaften notwendig, als von den DSM-III-Begründern angelegt wurden, eine eindeutige diagnostische Abgrenzung der einzelnen Persönlichkeitsstörungen gelingt meist nicht und von einer zeitlichen Konstanz der Persönlichkeitsstörungsdiagnosen ist ebenfalls nicht auszugehen. In einer großen randomisierten, kontrollierten Studie (RCT) zur Psychotherapie der Borderline-Persönlichkeitsstörung (BPD) wiesen die Probandinnen durchschnittlich 2,86 Persönlichkeitsstörungsdiagnosen auf (Döring et al. 2010). Dies entspricht der klinischen Erfahrung vielfacher Überschneidungen der einzelnen Persönlichkeitsstörungen nach dem derzeitigen Modell. Die Arbeitsgruppe um Mary Zanarini konnte in einer über 16 Jahre laufenden Beobachtungsstudie zeigen, dass bei einem überwiegenden Teil der Patienten Besserungen im Störungsbild oder Remissionen auftraten. Als Besserung gilt ein deutlicher Symptomrückgang, sodass Probanden zum Nachuntersuchungszeitpunkt die diagnostischen Kriterien der Persönlichkeitsstörung nicht mehr erfüllten. Als vollständige Ausheilung (recovery) wurde eine gleichzeitig gegebene soziale und berufliche Integration gewertet. Für die als besonders schwerwiegend geltende Borderline-Persönlichkeitsstörung konnten Besserungsraten bis 99% und Ausheilungsraten von 40–60% festgestellt werden. Gegenüber anderen Formen von Persönlichkeitsstörungen zeigt die BPD jedoch geringere Raten der Besserung und des Ausheilens, zudem wurden häufiger Rückfälle mit erneutem Erfüllen der diagnostischen Kriterien beobachtet (Zanarini 2012).

Neben den heute fraglichen Grundannahmen besteht bei dem kategorial-deskriptiven Diagnoseinstrument der DSM-IV die Schwierigkeit der heterogenen Patientenpopulationen. So ergeben sich z. B. für die Borderline-Persönlichkeitsstörung mit der Diagnosevoraussetzung, fünf von neun diagostischen Kriterien zu erfüllen, 256 verschiedene Wege zur Diagnose (Johansen et al. 2004). Damit bleibt bei einer größeren Gruppe von Patienten als einzige Gemeinsamkeit, dass alle die formale Diagnosevoraussetzung erfüllen, auf der Kriterienebene jedoch kaum diagnosedefinierende Eigenschaften übereinstimmen. Allein damit ist nicht anzunehmen, für diese gemischte Patientenpopulation eine auch nur im Ansatz gemeinsame somatische (medikamentöse) Behandlung finden zu können. Zudem ist durch die Diagnosestellung allein keine Aussage über den klinischen Schweregrad der Störung abzuleiten; es fehlt damit an jeglicher Dimensionalität, wie bei der Formulierung von Theorien zur Persönlichkeit bereits durch Schneiders Psychopathiekonzept in den 20er Jahren des letzten Jahrhunderts nahegelegt wurde (Schneider 1992). Eine differenzierte Einschätzung der klinischen Bedeutung der Persönlichkeitsproblematik macht die Anwendung anderer Untersuchungsinstrumente erforderlich (z. B. Borderline-Symptom-Liste – BSL, Wolf et al. 2009, oder das strukturierte Interview zur Borderline-Persönlichkeitsorganisation – STIPO, Clarkin et al. 2004, Hörz et al. 2010).

■ **Fortentwicklung des Persönlichkeitsstörungskonzeptes**
Aufgrund zahlreicher Forschungsergebnisse wurde bei der aktuellen Revision des DSM ein radikal anderer Weg vorgeschlagen. Der Bereich der Persönlichkeitsstörungsdiagnostik ist zukünftig als gemischt kategorial-dimensionales Instrument konzipiert. Die Anzahl der Persönlichkeitsstörungen soll auf sechs reduziert werden (antisozial, vermeidend, Borderline, narzisstisch, zwanghaft und schizotyp). Zur weiteren Erfassung des Persönlichkeitsstils wurde ein Modell entwickelt, welches die dimensionale Beschreibung von Auffälligkeiten mit Hilfe eines 5-Faktoren-Modells (Costa u. Widiger 2002) mit 25 Facetten erlaubt. Damit ist ein der klinischen Erfahrung entsprechendes Modell eines Kontinuums von Persönlichkeitseigenschaften in einer Dimensionalität von kaum vorhanden bis extrem ausgeprägt abgebildet.

Diese Veränderungen scheinen derart grundlegend, dass mit Inkrafttreten der DSM-5 ab Mitte 2013 die Diagnosen des Bereichs der Persönlichkeitsstörungen von der Umsetzung ausgenommen wurden und vorerst weiter nach dem alten Modell des DSM-IV-TR verfahren wird. Für Deutschland und Europa bleibt es bei der Anwendung der ICD-10.

5.1.2 Einteilung der Persönlichkeitsstörungen

DSM-IV teilt die Persönlichkeitsstörungen in drei Gruppen ein; diese sind in der folgenden Übersicht zusammengefasst. Aufgrund der Plausibilität der Einteilung wird diese hier dargestellt, im Weiteren werden Diagnosekriterien und -voraussetzungen soweit möglich der ICD-10 entnommen.

Persönlichkeitsstörungen nach DSM-IV (APA 1994)
- Cluster A (sonderbar, exzentrisch)
    - Schizoide Persönlichkeit
    - Paranoide Persönlichkeit
    - Schizotypische Persönlichkeit

- Cluster B (dramatisch, emotional, launisch)
  - Antisoziale Persönlichkeit
  - Histrionische Persönlichkeit
  - Borderline-Persönlichkeit
  - Narzisstische Persönlichkeit
- Cluster C (ängstlich, furchtsam)
  - Vermeidend-selbstunsichere Persönlichkeit
  - Dependente Persönlichkeit
  - Zwanghafte Persönlichkeit
- Forschungskriterien
  - Depressiv
  - Negativistisch

In der ICD-10 werden Persönlichkeitsstörungen einzeln beschrieben. Weitere Unterschiede ergeben sich für die Anzahl der einzelnen Störungsbilder, z. B. mit der narzisstischen Persönlichkeit, die als »sonstige spezifische Persönlichkeitsstörung« in eine Restkategorie (ICD-10: F60.8) fällt, und der schizotypen Persönlichkeitsstörung, die in die Kerngruppe schizophrener Erkrankungen (ICD-10: F21) fällt.

Voraussetzung zur Diagnose einer Persönlichkeitsstörung nach ICD-10 ist, dass die Störungen der Persönlichkeit und des Verhaltens nicht direkt auf eine Hirnschädigung oder -krankheit oder eine andere psychische Störung zurückzuführen sind (Dillling u. Freyberger 2012). Weitere Voraussetzungen werden in folgender Übersicht zusammengefasst.

Grundlegende diagnostische Kriterien (gekürzt nach Dilling u. Freyberger 2012)
- G1: Dauerhafte, charakteristische, innere Erfahrungs- und Verhaltensmuster weichen deutlich von kulturell erwarteten und akzeptierten Normen ab und betreffen mehr als einen Bereich aus:
  1. Kognition,
  2. Affektivität,
  3. Impulskontrolle,
  4. Umgang mit anderen Menschen.
- G2: Das abweichende Verhalten ist in vielen persönlichen und sozialen Situationen unflexibel, unangepasst und unzweckmäßig.
- G3: Persönlicher Leidensdruck und nachteiliger Einfluss auf die soziale Umwelt.
- G4: Lang andauernde, stabile Abweichung und Nachweis ab dem Kindesalter/Adoleszenz
- G5: Abweichungen werden nicht durch das Vorliegen einer anderen psychischen Störung erklärt, episodische oder chronische Zustandsbilder der Kapitel F0–F5 können neben dieser Störung existieren.
- G6: Organische Erkrankungen oder deutliche Funktionsstörungen des Gehirns müssen ausgeschlossen sein.

5.1.3 Epidemiologie

Zur Gesamthäufigkeit von Persönlichkeitsstörungen existieren bislang nur wenig gesicherte Daten. Schätzungen gehen davon aus, dass bis zu 10 bis 15% der Bevölkerung an einer

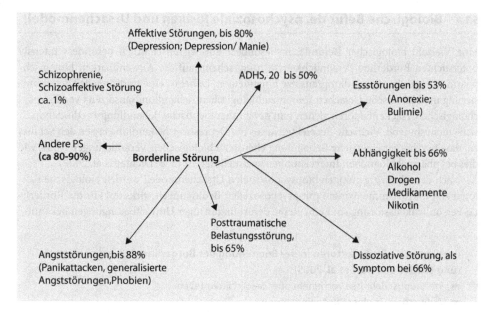

□ Abb. 5.1 Komorbide Störungen und Häufigkeit ihres Auftretens bei Borderline-Persönlichkeitsstörung (modifiziert nach Rentrop et al. 2006, Lieb et al. 2004, Bohus u. Wolf 2009)

Persönlichkeitsstörung leiden (NMH statistics, Grant et al. 2004). Männer und Frauen sind allgemein gleich häufig betroffen, mit ausgeprägten Unterschieden bei einzelnen Unterformen der Persönlichkeitsstörungen, in der diagnostischen Erfassung durch Kliniker und einem sehr unterschiedlichen Verhalten, Behandlungsmöglichkeiten wahrzunehmen. Allgemein wird eine höhere Bereitschaft bei Frauen beschrieben, sich in Behandlung zu begeben (Gunderson 2013)

Unter den Patienten psychiatrischer Kliniken weisen nach Untersuchungen von Stevenson je nach Altersgruppe bis zu 74% eine (Zusatz-)Diagnose aus dem Bereich der Persönlichkeitsstörungen auf (Stevenson et al. 2011), unter forensisch-psychiatrischen Patienten 70–90%. Dabei führen vielfach auftretende komorbide psychische Störungen häufig dazu, dass das Bild der Persönlichkeitsstörung verschleiert wird. Am Beispiel der Borderline-Persönlichkeitsstörung soll in □ Abb. 5.1 aufgezeigt werden, welche anderen psychischen Störungen im Verlauf auftreten können.

Hinsichtlich der diagnostischen Validität, der internalen Kohärenz und der Abgrenzbarkeit gegenüber anderen psychischen Störungen nimmt die Borderline-Persönlichkeitsstörung eine Sonderstellung unter den Persönlichkeitsstörungen ein. Wissenschaftlich kann als belegt gelten, dass diese Störung ihren eigenständigen Verlauf sowie ihre eigenständige Pathogenese und Behandelbarkeit aufweist (Gunderson et al. 2013). Der überwiegende Teil der anderen beschriebenen Persönlichkeitsvarianten tritt als Nebendiagnose auf; häufig ergeben sich diese Diagnosen erst nach ausführlicher Persönlichkeitsdiagnostik, der nur ein Bruchteil aller Patienten unterzogen wird. In einzelnen Patientengruppen, wie etwa polyvalent abhängigen Menschen, kann der Anteil nicht diagnostizierter Persönlichkeitsstörungen einen Großteil der Population ausmachen, wie sich dies in einer Pilotuntersuchung besonders schwer Erkrankter zeigte (Rentrop et al. 2014).

5.1.4   Biologische Befunde, psychosoziale Risiken und Ursachenmodell

Eine Vielzahl biologischer Befunde, insbesondere zur wissenschaftlich besonders intensiv untersuchten Borderline-Persönlichkeitsstörung, scheint auf die Anwendbarkeit biologisch-pharmakologischer Behandlungsansätze hinzudeuten. Dabei ist eine traditionelle Dichotomisierung in »biologische Ursachen führen zu biologischen Behandlungsansätzen« versus »psychologische Ursachenfaktoren ziehen rein psychotherapeutische Behandlungsmethoden nach sich« nicht sinnvoll. Vielfache Beispiele etwa aus der Depressionsbehandlung lassen den Schluss zu, dass psychotherapeutische Behandlung ebenso zu biologischen Veränderungen führt, wie dies bei pharmakologischen Interventionen anzunehmen ist (z. B. Dichter et al. 2009).

Nach dem derzeit gültigen biopsychosozialen Ursachenmodell werden biologische Faktoren erst im Zusammenwirken mit psychosozialen Bedingungen wirksam. Für die Borderline-Persönlichkeitsstörung sind eine Reihe derart ungünstiger Umweltbedingungen bekannt.

Psychosoziale Risikofaktoren in der Entstehung der Borderline-Persönlichkeitsstörung (nach Bandelow et al. 2005)
- Trennungserlebnisse von einem oder beiden Elternteilen
- Aufwachsen in einer Pflegeeinrichtung
- Eheprobleme, -trennung der Eltern
- Eigene schwere körperliche Erkrankung in der Kindheit
- Körperliche Behinderung
- Körperliche Gewalt durch den Vater
- Sexuelle Belästigung, sexueller Missbrauch
- Ungünstiger elterlicher Erziehungsstil (schwere Strafen, geringe Flexibilität, Ungeduld, Lieblosigkeit)
- Psychische Erkrankungen in der Familie (Angststörung, Depression, Persönlichkeitsstörung, Alkoholabhängigkeit)
- Frühgeburtlichkeit
- Multiple Traumatisierung

5.1.5   Biologische Befunde und Symptomebene

Anspannung, Dissoziation, Impulsivität und depressive Symptome bei Borderline-Patienten sind mit einem reduzierten zerebralen Blutfluss im orbitofrontalen Kortex assoziiert (z. B. Wolf et al. 2012). Diese Region des Gehirns ist nach derzeitiger Auffassung für die Steuerung des Verhaltens auf Basis der früheren Lernerfahrungen zuständig; zudem werden affektive Reaktionen moduliert. Impulsives Verhalten wird neurobiologisch mit funktionalen Veränderungen in dieser Region in Verbindung gebracht.

Arbeiten, die sich mit dem sogenannten »Default-mode«-Netzwerk (DMN) beschäftigen, konnten ebenfalls Veränderungen bei Vorliegen einer Borderline-Persönlichkeitsstörung zeigen. Ausgehend von der Beobachtung, dass das Gehirn in Ruhephasen kaum weniger Glukose verbraucht als unter spezifischen Aufgabenstellungen, entstand die Hypothese in Ruhephasen aktiver kortikaler Nervenzellgebiete. Bildgebungsstudien zeigen ein komplexes Netzwerk funktionell und anatomisch eng miteinander verbundener Nervenzellzentren, welche sich im Laufe des Lebens in ihrer Architektur mehrfach verändern.

> **Anatomische Strukturen des DMN (Otti et al. 2012)**
> - Medialer Anteil:
>   - Ventraler und dorsaler medialer präfrontaler Kortex
>   - Anteriores Cingulum
>   - Posteriorer cingulärer Kortex
>   - Retrosplenialer Kortex
>   - Precuneus und hippocampale Formation
>   - Parahippocampus
> - Lateraler Anteil:
>   - Temporoparietale Junktion
>   - Inferiorer parietaler Lobulus
>   - Temporaler Kortex

Eine Aktivierung dieser Strukturen konnte für Situationen von stimulusunabhängigem Nachdenken, Verstehen von Emotionen und Intentionen anderer Menschen, Tagträumen und Innenschau nachgewiesen werden (Otti et al. 2012). Für Patienten mit Borderline-Persönlichkeitsstörung zeigte sich eine Abweichung in der Konnektivität des DMN, womit eine Reihe störungsspezifischer Defizite in Verbindung gebracht werden. Angenommen wird ein Einfluss auf Emotionsregulation, Schmerzverarbeitung und -bewertung, einer reduzierten Kapazität, sich zu fokussieren und die Aufmerksamkeit von einer Aufgabe zu einer anderen zu verschieben (Kluetsch et al. 2012). Die weiteren Funktionen des DMN legen Defizite in den Bereichen »Empathie« und »Theory of Mind« nahe, wie sie in dieser Patientengruppe und bei anderen Persönlichkeitsstörungen ebenfalls beschrieben wurden (z. B. Rentrop 2007).

Einschränkend ist festzuhalten, dass es nicht gelungen ist, eine Spezifität etwa der bildgebenden Befunde für die Borderline-Störung nachzuweisen (Herpertz 2011); auch die Funktionsbeeinträchtigungen im DMN finden sich bei einer ganzen Reihe psychischer Erkrankungen (Otti et al. 2012).

- **Genetik**

Genetische Veränderungen im Bereich des serotonergen und dopaminergen Systems werden in Zusammenhang mit der Entstehung der Borderline-Persönlichkeitsstörung beschrieben (z. B. Herpertz 2011). Es geht dabei nicht um ein einfaches Vererbungsmuster, sondern vielmehr um ein Zusammenspiel multipler Gene. Diese stellen nach heutigem Wissensstand einen gewichtigen Risikofaktor für die Entstehung einer impulsiv-aggressiven Persönlichkeitsvariante dar, welche durch Risikofaktoren aus der Umwelt wirksam wird. In einer Untersuchung bei 161 Borderline-Patientinnen wurde eine auffällige Häufung der Catechol-O-Methyl-Transferase (COMT) Genvariante mit niedriger COMT-Aktivität (COMT Met (158)) und einem Polymorphismus in der Serotonin-Transporter-Region (5-HTTLPR) gefunden (Tadic et al. 2009). Bislang ist es aber auch in der genetischen Forschung nicht gelungen, zweifelsfrei spezifische Gene für Persönlichkeitsstörungen zu identifizieren.

Gunderson und Mitarbeiter zeigten in einer Interviewstudie mit Borderline-Patienten und depressiven Kontrollpatienten, unter Einbeziehung von Geschwistern und Eltern, dass das Risiko, eine Borderline-Störung zu entwickeln, um den Faktor drei bis vier steigt, wenn sich unter den Verwandten ersten Grades eine Person mit Borderline-Problematik befindet. Das Gewicht des genetischen Anteils am Erkrankungsrisiko schätzen die Autoren zwischen 50 und 60% (Gunderson et al. 2011).

Ergänzt werden Erkenntnisse zu genetischen Variablen durch einen möglichen Einfluss des sozialen Umfeldes auf die genetische Aktivierung (Epigenetik). Durch Umwelteinflüsse kommt es zu einer potenziell reversiblen Genaktivierung, während die eigentliche DNA-Sequenz des Chromosoms unverändert bleibt. Einzelne Abschnitte des Genoms können jedoch »inaktiviert« oder »aktiviert« werden. Biologisch sind bislang die DNA-Methylierung und Histon-Modifikationen des Chromatins sowie RNA-vermittelte Wege bekannt. Dammann und Mitarbeiter fanden in einer Gruppe von Borderline-Patientinnen bei neuropsychiatrischen Kandidatengenen Veränderungen in der Methylierung (Dammann et al. 2011).

5.1.6   Unterformen von Persönlichkeitsstörungen und Behandlung

Paranoide Persönlichkeitsstörung (ICD-10: F60.0)

- **Klinik**

Im Vordergrund stehen eine weitgehende soziale Isolierung sowie ein hohes Bedürfnis nach Autonomie und Kontrolle über die Umwelt. Häufig wird von einer Vielzahl subjektiver Missachtungen und psychischen Verletzungen berichtet. Betroffene haben den Wunsch nach menschlicher Nähe. Möglich ist die Entwicklung fanatischer Wertesysteme. Eine angemessene Realitätskontrolle bleibt überwiegend erhalten; dies grenzt paranoide Persönlichkeiten von wahnhaften Erkrankungen ab. Problematisch im Umgang ist die Neigung, auf vermeintliche Missachtungen mit wütenden Gegenangriffen zu reagieren.

- **Diagnostik**

Diagnostische Kriterien nach ICD-10 (gekürzt)
1. Übertriebene Empfindlichkeit bei Rückschlägen oder Kränkungen.
2. Neigung zu ständigem Groll, aufgrund der Unfähigkeit, Beleidigungen, Verletzungen oder Missachtung zu verzeihen.
3. Misstrauen und verändertes Erlebtes, weil neutrale/freundliche Handlungen anderer als verächtlich oder feindlich missgedeutet werden.
4. Streitsüchtiges und beharrliches situationsunangemessenes Bestehen auf eigenen Rechten.
5. Ungerechtfertigtes Misstrauen gegenüber dem Sexualpartner hinsichtlich sexueller Treue.
6. Ständige Selbstbezogenheit, überhöhtes Selbstwertgefühl.
7. Ereignisse im persönlichen und allgemeinen Umfeld werden ungerechtfertigt als Verschwörung aufgefasst.

Differentialdiagnostisch sind insbesondere paranoide Psychosen, wahnhafte und organisch bedingte wahnhafte Störungen abzugrenzen.

- **Epidemiologie**

Zur Epidemiologie wird angenommen, dass bis 4% der Bevölkerung betroffen sind (Grant et al. 2004). Zum Verlauf existieren kaum zuverlässige Daten; es deutet sich an, dass paranoide Persönlichkeitszüge über die Zeit im Unterschied zu anderen Formen von Persönlichkeitsstörungen nicht abnehmen (McGlashan et al. 2005). Paranoide Züge verkomplizieren in aller

Regel die psychotherapeutische Behandlung von Persönlichkeitsstörungen und anderen Erkrankungen. Es ist daher von entscheidender Bedeutung, paranoide Persönlichkeitszüge frühzeitig zu diagnostizieren.

- **Therapie**

Patienten lassen sich kaum für eine medikamentöse Behandlung gewinnen. Ein Vorschlag zu einer medikamentösen Behandlung sollte den Patienten immer in Bezug auf ein vom Betroffenen selbst geschildertes, möglichst konkretes Problem gemacht werden (z. B. Schlafstörung). Behandlung bevorzugt mit atypischen Antipsychotika (z. B. Olanzapin, Quetiapin). Eine Polypharmazie erscheint nicht sinnvoll.

- **Psychotherapie**

Bevorzugt Anwendung kognitiv-verhaltenstherapeutischer Psychotherapie. Dabei bietet sich ein Aufgreifen der Konzepte aus der Behandlung von Patienten mit schizophrenen Erkrankungen an. Klassische Psychoanalyse ist obsolet, von den psychodynamischen Verfahren eignen sich Ich-stützende Verfahren für Patienten mit strukturellen Defiziten (z. B. psychodynamische Therapie nach Rudolf). Darüber hinaus Option einer psychoanalytischen Psychosentherapie (z. B. nach Mentzos).

Schizoide Persönlichkeitsstörung (ICD-10: F60.1)

- **Klinik**

Betroffene sind in aller Regel einsam, in zwischenmenschlichen Begegnungen und Gesprächen »hölzern« und ungeübt. Diese Menschen wirken gefühlsarm, können Gefühlen kaum Ausdruck verleihen. Das Leben scheint oft richtungslos zu verlaufen, beruflicher Erfolg ist selten und meist nur möglich, wenn die Tätigkeit den persönlichen Bedürfnissen nach Rückzug entspricht (»berufliche Nische«). Zeit wird überwiegend allein verbracht. Partnerschaften oder Heirat sind ausgesprochen selten. Es besteht überwiegend kein Interesse an Sexualität.

- **Diagnostik**

Diagnostische Kriterien nach ICD-10 (gekürzt)
1. Es können kaum Tätigkeiten benannt werden, die Vergnügen bereiten.
2. Affekt: kühl, flach, distanziert.
3. Reduzierte affektive Ausdrucksfähigkeit, sowohl warme, zärtliche Gefühle als auch Ärger betreffend.
4. Gleichgültigkeit gegenüber Lob oder Kritik.
5. Wenig Interesse an sexuellen Erfahrungen mit anderen.
6. Ausgeprägte Vorliebe für einzelgängerische Beschäftigung.
7. Übermäßige Inanspruchnahme durch Phantasie oder Introspektion.
8. Mangel an vertrauensvollen und engen Beziehungen (höchstens eine Person), fehlender Wunsch danach.
9. Gesellschaftliche Regeln werden nur schwer erkannt und befolgt.

Differentialdiagnostisch müssen schizophrene Psychosen, schizotype Störungen und das Asperger-Syndrom (autistische Psychopathie) ausgeschlossen werden.

- **Epidemiologie**

Etwa 3% der Bevölkerung sind betroffen (Grant et al. 2004). Zum Verlauf gibt es bislang nur wenig zuverlässige Daten. Eine Neigung zum Einzelgängertum ist häufig schon im Kindesalter der Betroffenen festgehalten; aufgrund ihrer »Andersartigkeit« werden Menschen oft frühzeitig Opfer von Spott und Hänseleien Gleichaltriger. Die Störung scheint bei Männern etwas häufiger als bei Frauen diagnostiziert zu werden. Im familiären Umfeld finden sich vermehrt schizophrene, wahnhafte oder schizotype Störungen.

- **Therapie**

Ähnlich der paranoiden Störung kommen schizoide Menschen kaum in Behandlung und wenn, dann aufgrund einer zusätzlichen Problematik, etwa einer akuten Lebenskrise. Die Behandlungsleitlinien entsprechen den unter der paranoiden Persönlichkeitsstörung genannten. Medikamentöse Behandlungen bieten sich allgemein nicht an.

Schizotype Persönlichkeitsstörung (ICD-10: F21)

- **Klinik**

Es handelt sich um Menschen, zu denen häufig nur schwer Zugang zu finden ist und die aufgrund von Misstrauen und Angst vor anderen ein gänzlich zurückgezogenes Leben führen. In ihrer Erscheinung wirken Betroffene oft befremdlich, z. B. ungepflegt oder bizarr. Sprache und Denken erscheinen ebenfalls verändert.

- **Diagnostik**

Diagnostische Kriterien nach ICD-10 (gekürzt)

1. Affekt: unangemessen oder eingeschränkt, Betroffener erscheint kalt und unnahbar.
2. Verhalten und Erscheinung wirken seltsam und unangemessen.
3. Kaum soziale Bezüge.
4. Verhalten von seltsamen Glaubensinhalten oder verzerrtem Denken beeinflusst.
5. Misstrauen und paranoide Ideen.
6. Zwanghaftes Grübeln, oft mit sexuellen, aggressiven oder dysmorphophoben (das eigene Aussehen sei fehlgestaltet) Inhalten.
7. Illusionen, Depersonalisations- und Derealisationserlebnisse sowie andere ungewöhnliche Wahrnehmungserlebnisse oder Körpergefühle.
8. Denken und Sprache auffällig, z. B. vage, metaphorisch, seltsam, gekünstelt, stereotyp, umständlich.
9. Gelegentliche psychosenahe Erlebnisse, mit Halluzinationen, wahnähnlichen Erlebnissen ohne greifbaren Auslöser.

Allgemein wird die Verwendung der Diagnose laut ICD-10 nicht empfohlen; die Nähe zu schizophrenen Erkrankungen einerseits sowie zur paranoiden und schizoiden Persönlichkeit auf der anderen Seite erschweren die Diagnostik. Diagnosestellung ist nur möglich, wenn 3–4 Merkmale länger als zwei Jahre kontinuierlich bestehen und der Betroffene niemals am Kernsyndrom einer paranoiden Psychose litt.

Differentialdiagnostisch müssen schizophrene Störungen, schizoide/paranoide Persönlichkeitsstörung und das Asperger-Syndrom (autistische Psychopathie) ausgeschlossen werden.

■ **Epidemiologie**

Es sind bis 3,5% der Bevölkerung betroffen (Grant et al. 2004); typisch ist ein stabiler Verlauf, ohne Entwicklung einer anderen psychischen Erkrankung. Im familiären Umfeld finden sich gehäuft schizophrene Erkrankungen und wahnhafte Störungsbilder.

■ **Therapie**

Siehe schizoide Persönlichkeitsstörung. Medikamentös kann hier mehr als bei schizoiden oder paranoiden Persönlichkeitsstörungen eine Behandlung mit Antipsychotika der zweiten Generation erwogen werden, insbesondere wenn die differentialdiagnostische Abgrenzung zu den schizophrenen Erkrankungen unsicher bleibt. Polypharmazeutische Therapien sind nicht angezeigt.

Antisoziale Persönlichkeitsstörung (ICD-10: Dissoziale Persönlichkeitsstörung F60.2)

■ **Klinik**

Menschen mit dissozialer Persönlichkeit fehlt weitgehend die Fähigkeit, Mitgefühl zu entwickeln; sie handeln häufig »abgebrüht«, zeigen kaum sozial verantwortliches Handeln. Sie weisen gehäuft delinquente oder aggressive Handlungen in der Anamnese auf. Ein Teil der Betroffenen präsentiert sich mit einem oberflächlichen Charme. Gründe, in Behandlung zu kommen, liegen, neben erzwungenen Therapien nach Straftaten, häufig in den Spätfolgen eines Substanzmissbrauchs oder einer Abhängigkeit. Somatisierungsstörungen, Störungen der Impulskontrolle (z. B. pathologisches Spielen) oder dysphorische Zustände innerer Anspannung (z. B. Leerlauf und Langeweile nicht ertragen zu können) stellen häufig subjektive Beschwerden Betroffener dar.

■ **Diagnostik**

Diagnostische Kriterien nach ICD-10 (gekürzt)

1. Herzloses Unbeteiligtsein gegenüber den Gefühlen anderer.
2. Deutliche und andauernde Verantwortungslosigkeit und Missachtung sozialer Normen, Regeln und Verpflichtungen.
3. Unvermögen, stabile Beziehungen aufrechtzuerhalten, ohne Vorliegen einer Störung des Kontaktverhaltens.
4. Schwelle für aggressives Verhalten niedrig, Frustrationstoleranz gering.
5. Kein Erleben von Schuldbewusstsein, kein Lernen aus Erfahrung oder Bestrafung.
6. Neigung, bezüglich der Ursachen von Konflikten andere zu beschuldigen oder vordergründige Rationalisierungen anzubieten.

Im Unterschied zur DSM-IV verlangt die ICD-10-Diagnose nicht die Vorbedingung einer Störung des Sozialverhaltens in der Jugend. Damit ergibt sich eine erhöhte Wahrscheinlichkeit zur Diagnosestellung.

■ **Differentialdiagnose**

Ausschluss einer Substanzabhängigkeit mit Begehen antisozialer Handlung im Rahmen des abhängigen Verhaltens. Ausschluss einer schizophrenen oder manischen Krankheitsepisode,

Auftreten als gemischte Persönlichkeitsstörung besonders zusammen mit einer narzisstischen, Borderline- oder histrionischen Persönlichkeitsstörung.

- **Epidemiologie**

Ca. 3% der Bevölkerung (Grant et al. 2004). Prävalenz z. B. in Gefängnissen, Suchtbehandlungseinrichtungen um ein Vielfaches höher. Frauen sind wahrscheinlich unterdiagnostiziert. Meist werden chronische Verlaufsformen beobachtet, teilweise mit Besserung um das 4. bis 5. Lebensjahrzehnt.

- **Therapie**

Patienten mit dissozialer Persönlichkeitsstörung kommen überwiegend im Rahmen stationär forensisch-psychiatrischer Klinikaufenthalte in Behandlung. Meist liegen bei diesen Patienten weitere psychische Probleme vor. Aufnahmeanlass sind im forensischen Kontext in der Regel schwerwiegende Straftaten. Zentrales Thema der Therapie muss die Auseinandersetzung mit »der Tat« sein.

Erfolgreiche Behandlung dissozialer Straftäter beinhaltet nach Fiedler folgende Module (Fiedler 2001):

- Entwicklung und Einübung zwischenmenschlicher Kompetenzen
- Systematische Einübung und Absicherung einer selbstkontrollierten Rückfallvermeidung
- Entwicklung von Opfer-Empathie
- Wahrnehmung sozialer Belastungen und Stresssituationen
- Erlernen eines angemessenen Umgangs mit Gefühlen von Wut/Ärger und Impulsivität

Im Alltag werden bevorzugt psychotherapeutische Behandlungsstrategien angewendet; Medikation spielt lediglich eine Rolle in der Therapie begleitender Störungen (z. B. depressive Syndrome, Abhängigkeitserkrankungen). Polypharmazeutische Konzepte sind ebenso zu vermeiden wie auch Medikamente mit Abhängigkeitspotenzial.

Histrionische Persönlichkeitsstörung (ICD-10: F60.4)

Begrifflich wurde mit der »histrionischen Störung« versucht, das psychoanalytisch geprägte Konzept der Hysterie zu verlassen sowie den im alltäglichen Sprachgebrauch zwischenzeitlich beleidigend-wertenden Begriffsanteil zu überwinden. Inhaltlich zeigen sich weitgehende Überschneidungen zur historisch beschriebenen Klinik.

- **Klinik**

Betroffene kommen häufig im Rahmen von Krisen erstmals in Behandlung. Häufig zeigt sich in der Gestaltung zwischenmenschlicher Beziehungen der Einsatz manipulativen Verhaltens, Dramatisierungen, getragen von einem theatralisch anmutenden, von der Umgebung oft als unstimmig/unpassend erlebten Affekt. Vielfach richten sich Handlungen auf die unmittelbare Bedürfnisbefriedigung. »Langeweile« durch sich wiederholende Ereignisse wird nicht toleriert. Sexualität bewegt sich zwischen ständiger Verführung und der Unmöglichkeit, eine zufriedenstellende Sexualität zu erleben. Durch den Einsatz verführerischer Gesten ergeben sich gehäuft Konkurrenzsituationen mit gleichgeschlechtlichen Bekannten. Sprache und Denken zeigen einen Mangel an Details (»Schlagzeilenwissen«). Ergänzend zeigt sich gehäuft eine erhebliche Suggestibilität.

- **Diagnostik**

> **Diagnostische Kriterien nach ICD-10 (gekürzt)**
> 1. Dramatisierung bezüglich der eigenen Person, theatralisches Verhalten, übertriebener Ausdruck von Gefühlen.
> 2. Suggestibilität: in Denken und Meinungsäußerung von Umständen und Personen leicht zu beeinflussen.
> 3. Oberflächliche und labile Affektivität.
> 4. Andauerndes Verlangen nach Anregungen und Aktivität bei denen die betroffene Person im Mittelpunkt steht.
> 5. Sexualisierte, verführerische Erscheinung bzw. entsprechendes Verhalten.
> 6. Übermäßiges Interesse an körperlicher Attraktivität.

Differentialdiagnostisch sind Borderline-Persönlichkeitsstörungen, narzisstische und dependente Persönlichkeitsstörung ebenso auszuschließen wie ein Z. n. chronischem Substanzmissbrauch. Dabei ist anzumerken, dass Mischformen von Persönlichkeitsstörungen aus dem B-Cluster eher die Regel als die Ausnahme darstellen.

- **Epidemiologie**
Ca. 2% der Bevölkerung sind betroffen (Grant et al. 2004), über den Langzeitverlauf gibt es wenig gesicherte Erkenntnis.

- **Therapie**
Therapie der Wahl stellen psychotherapeutische Verfahren dar; geeignet erscheinen sowohl psychodynamische als auch verhaltenstherapeutische Psychotherapien. Schwer ausgeprägte Störungen, insbesondere gemischte Störungsbilder mit Anteilen der Borderline-Persönlichkeitsstörung, sind entsprechend den Empfehlungen der Cochrane-Arbeitsgruppe zur Borderline-Therapie zu behandeln (Stoffers et al. 2012).

Zur medikamentösen Behandlung komplexer histrionischer Störungen siehe auch unter Borderline-Persönlichkeitsstörung.

Narzisstische Persönlichkeitsstörung (ICD-10: nicht gelistet, daher Restkategorie F60.8 »andere spezifische Persönlichkeitsstörung«)

- **Klinik**
Im Zentrum steht das Bemühen Betroffener, die Aufmerksamkeit und Bewunderung anderer zu erhalten, teils durch Übertreibung der eigenen Leistungen. Häufig wird eine besondere Behandlung gefordert, auch ohne eine Gegenleistung dafür erbracht zu haben. Es besteht zudem ein Mangel an Einfühlungsvermögen, bis hin zur weitgehenden Missachtung der Bedürfnisse anderer. Als charakteristisch gilt der Hang, aktive Teilhabe am Leben durch unangemessene Tagträume z. B. von Macht, Reichtum, Einfluss oder idealer Liebe zu ersetzen. In der Interaktion mit anderen findet sich ein herabsetzender Stil. Gleichzeitig besteht eine hohe Sensibilität gegenüber Verletzungen des Selbstwertes.

In Zusammenhang mit Verletzungen des Selbstwertes (z. B. auch Trennungssituationen) besteht eine deutlich erhöhte Gefahr suizidaler Handlungen (narzisstische Krise).

▪ Diagnostik

In Anlehnung an DSM-IV, nachdem die ICD-10 keine beschreibenden Kriterien formuliert:

Diagnostische Kriterien der narzisstischen Persönlichkeitsstörung

- Grandioses Gefühl der eigenen Wichtigkeit (Leistungen/Talente werden übertrieben dargestellt (»Ich bin so gut wie…«) oder Erwartung der Anerkennung der Überlegenheit ohne entsprechende Leistung erbringen zu müssen).
- Ausgiebige Beschäftigung mit Phantasien besonderer Größe, Macht, Erfolg, idealer Liebe.
- Überzeugung, »besonders« oder einzigartig zu sein und nur von besonderen oder angesehenen Personen (oder Institutionen) verstanden zu werden oder nur mit solchen verkehren zu können.
- Verlangen nach übermäßiger Bewunderung.
- Anspruchsdenken, z. B. im Sinne der bevorzugten Behandlung im Alltag oder des automatischen Eingehens der Umwelt auf eigene Erwartungen.
- Nutzt andere aus, um eigene Ziele zu erreichen.
- Mangel an Einfühlung in die Gefühle und Bedürfnisse anderer.
- Gefühle von Neid, z. B. auf den Erfolg anderer, oder Annahme, der Betroffene werde seinerseits von anderen beneidet.
- Arrogante und überhebliche Einstellung oder Handlungen.

Zur Diagnosestellung nach DSM-IV sind fünf von neun Kriterien zu erfüllen.

Differentialdiagnostisch sind insbesondere manische oder hypomane affektive Störungen abzugrenzen. Narzisstische Persönlichkeitsstörungen kommen als Einzelstörung oder kombinierte Persönlichkeitsstörung vor allem mit anderen »Cluster B«-Störungen, der Borderline-, histrionischen und antisozialen Persönlichkeitsstörung vor.

▪ Epidemiologie

Weniger als 1% der Bevölkerung, in 75% sind Männer betroffen, deutlich höherer Anteil unter psychiatrischen Patienten, mit einer Häufigkeit von 2 bis 16% (Angstman u. Rasmussen 2011).

▪ Therapie

Menschen mit narzisstischer Persönlichkeitsstörung haben oft Schwierigkeiten, sich länger anhaltend in eine Patientenrolle zu begeben, wie dies in einer Psychotherapie verlangt wird. Eine stabile überdauernde Psychotherapie ist dabei jedoch Behandlungsverfahren der Wahl. Es existieren bislang keine spezialisierten Psychotherapieverfahren für die Behandlung der narzisstischen Erkrankungen; viele Elemente der störungsspezifischen Psychotherapien der Borderline-Störung lassen sich auch hier anwenden, kontrollierte Psychotherapiestudien stehen aus. Medikamentöse Behandlungsoptionen zur Besserung der eigentlichen Störung sind nicht bekannt. Psychopharmaka kommen in der Behandlung komorbider psychischer Probleme zur Anwendung (z. B. depressive Syndrome, Abhängigkeitserkrankungen). Polypharmazeutische Behandlungen sind nicht angezeigt.

Borderline-Persönlichkeitsstörung (ICD-10: Emotional instabile Persönlichkeit, Unterscheidung »impulsiver Typ« F60.30 und Borderline-Typ F60.31)

▪ **Klinik**

Bei den Betroffenen zeigt sich ein tiefgreifendes Muster von Instabilität in den zwischenmenschlichen Beziehungen, Emotionen, Einstellungen und Zielen. Die ICD-10 unterscheidet einen »impulsiven Typ« von einem »Borderline-Typ«; es muss nach derzeitigem Wissensstand offen bleiben, ob diese Einteilung überdauernd Bestand haben wird.

▪ **Diagnostik**

Die ICD-10 hat über allgemein beschreibende Kriterien hinaus keine detaillierten Items zur Diagnosestellung, daher folgt eine verkürzte Darstellung der neun störungsbeschreibenden Kriterien der DSM-IV:

Diagnostische Kriterien nach DSM-IV

1. Verzweifeltes Bemühen zu verhindern, von Bezugspersonen tatsächlich oder vermeintlich verlassen zu werden. Dabei wird in aller Regel erheblicher psychischer Druck ausgeübt (im Alltag z. B. auch bei Urlaubsankündigung des Bezugstherapeuten)
2. Intensive, aber instabile, von Idealisierung und Entwertung geprägte zwischenmenschliche Beziehungen (im Alltag auch instabile therapeutische Beziehungen, z. B.: »Sie sind der erste Therapeut in den letzten 20 Jahren, der mich versteht« und kurze Zeit später: »So einen unfähigen Idioten wie Sie habe ich noch nicht erlebt, Sie ruinieren mein Leben …«)
3. Ein schnell wechselndes, brüchiges Selbstbild (von Selbstüberschätzung zu völliger Entwertung, teils innerhalb weniger Minuten)
4. Impulsive Verhaltensmuster, die Betroffene in Schwierigkeiten bringen, z. B. aus dem Moment einer Gestimmtheit heraus gefällte Entscheidungen für Geldausgaben, sexuelle Kontakte, Alkohol-/Drogenkonsum, Fressattacken, rücksichtslose Autofahrten)
5. Suizidalität, Suiziddrohungen und/oder selbstverletzendes Verhalten (typisch sind Schnittverletzungen, Brandwunden, Schlagen mit Kopf oder Armen gegen Wände etc., aber auch minutiös geplante, schwere Suizidversuche)
6. Unangemessene Reaktivität der Stimmung auf Außenereignisse, mit ausgeprägter Reizbarkeit, Angst oder Dysphorie, jeweils über begrenzte Zeiträume von maximal wenigen Tagen
7. Chronische innere Leere
8. Schwierigkeiten, Gefühle von Wut zu kontrollieren, mit heftigen Wutausbrüchen oder körperlichen Auseinandersetzungen
9. Vorübergehende dissoziative Zustände oder paranoide Entgleisungen bei Belastung

Zur Diagnosestellung nach DSM-IV sind fünf von neun Kriterien zu erfüllen.

Als Indikator für eine schwer ausgeprägte Störung kann z. B. ein niedriger GAF-Wert gelten (Global Assessment of Functioning; 0 bis 100 Punkte, niedrig < 40), insbesondere nachdem schwere Verläufe ein Leben ohne Berufstätigkeit, verringerter Stressbelastbarkeit und chronischer Selbstgefährdung begünstigen. Häufig weisen Betroffene weder eine stabile Partnerschaft noch andere beständige soziale Bezüge auf (Rentrop et al. 2010).

- **Differentialdiagnose**

Organisch bedingte, schizophrene oder maniforme Störungsbilder, substanzbedingte Verhaltensänderungen. Besondere Schwierigkeiten ergeben sich durch die Vielzahl und Häufigkeit komorbider psychischer Störungen bei Borderline-Persönlichkeitsstörung (◘ Abb. 5.1).

- **Epidemiologie**

Betroffen sind 0,8–2% der Bevölkerung (Bohus u. Wolf 2009). Die Diagnose wird überwiegend bei Frauen gestellt (Verhältnis: 70:30).

- **Therapie**

Unstrittig ist, dass psychotherapeutische Behandlungen Vorrang vor anderen Behandlungsverfahren haben (siehe z. B. APA-Guidelines 2002, NICE-Guidelines 2009). Für die Borderline-Persönlichkeitsstörung haben sich vier störungsspezifische Psychotherapieverfahren etabliert. Dabei sind die störungsspezifischen Therapien in jeweils mindestens einer RCT untersucht worden und konnten einen Wirksamkeitsnachweis erbringen (Stoffers et al. 2012).

Im Einzelnen ist die dialektisch-behaviorale Therapie (DBT) nach Marsha M. Linehan das am besten etablierte Verfahren, mit Wurzeln in der kognitiven Verhaltenstherapie. DBT besteht aus vier Modulen (Einzelpsychotherapie, Fertigkeitentraining, Notfall-Coaching und Supervision des Therapeuten).

Die übertragungsfokussierte Psychotherapie (TFP) nach Otto F. Kernberg ist ein aus der Psychoanalyse stammendes psychodynamisches Verfahren. TFP findet als Einzelpsychotherapie, in einer Frequenz von zwei Sitzungen pro Woche über mehr als ein Jahr statt. Die regelmäßige Supervision des Therapeuten soll hier ebenfalls helfen, Behandlungsprobleme frühzeitig zu erkennen und eine langfristige Kontinuität sichern. TFP und DBT sind manualisierte Therapieverfahren und arbeiten auf Grundlage eines Therapievertrages. Beide Psychotherapien haben eine Themenhierarchie zu besprechender Themen (Suizidalität, selbstverletzendes Verhalten, therapiegefährdendes Verhalten und erst im Weiteren andere Themen) (Clarkin et al. 2001).

Die mentalisierungsbasierte Therapie (MBT) nach Bateman und Fonagy ist ein weiteres, aus Psychoanalyse und Bindungsforschung stammendes Therapieverfahren. Im Mittelpunkt stehen die Vermittlung von Einsicht in und das Erlernen von Mentalisierungsvorgängen mittels einer Gruppentherapie (Mentalisierung/Theory of Mind). Gefördert wird somit die Fähigkeit, die eigenen Gedanken und Gefühle ebenso wie die Gefühle und Gedanken anderer zu verstehen. Das Behandlungsverfahren verzichtet ausdrücklich auf die sonst in der psychoanalytisch orientierten Therapie üblichen, häufig komplexen Deutungen (Bateman u. Fonagy 1999, 2009).

Die schemafokussierte Therapie nach Young ist ein aus verschiedenen Schulen hergeleitetes Verfahren mit Dominanz kognitiv-verhaltenstherapeutischer Einflüsse. Grundannahme ist, dass im Laufe der Entwicklung in Beziehungen »Schemata« erlernt werden, die im späteren Leben dysfunktional und von erheblichem Nachteil sein können. Anhand einer Vorgabe prototypischer Schemata wird die Beziehungsgestaltung eines Menschen systematisch erforscht, ungünstige innere Schemata behutsam und wertschätzend verändert (Bohus u. Kröger 2011)

Ergänzend zeigt STEPPS (systems training for emotional predictability and problem solving for borderline personality disorder) in zwei RCT Wirksamkeit als gruppentherapeutisches Verfahren zur Verstärkung der therapeutischen Effekte einer Einzelpsychotherapie (Blum et al. 2008, Stoffers et al. 2012).

Zusammenfassend kann eine Überlegenheit störungsspezifischer Psychotherapien gegenüber der allgemeinen Standardpsychotherapie, auch bei vorsichtiger Interpretation der bisherigen Studien, als wissenschaftlich belegt gelten. Basis der Cochrane-Untersuchung zur Psychotherapie bei Borderline-Persönlichkeitsstörung waren 28 RCT mit insgesamt 1804 Teilnehmern (Stoffers et al. 2012).

▪ Medikamentöse Therapie der BPD

Psychopharmaka werden häufig in der Behandlung der BPD eingesetzt. In einer eigenen Befragung niedergelassener Psychiater wurden 94% aller BPD-Patienten medikamentös behandelt (Knappich et al. 2014). International liegt die Rate medikamentös behandelter BPD-Patienten vermutlich etwas niedriger, britische Autoren berichten von etwa 80% (Haw u. Stubbs 2011). Dabei liegt dem regelmäßigen Einsatz von Psychopharmaka nur wenig Evidenz zugrunde. In einer Cochrane-Analyse zur medikamentösen Behandlung der BPD konnten Lieb und Mitarbeiter lediglich 27 RCT (n = 1714 Teilnehmer) identifizieren, welche den geforderten Gütekriterien entsprachen. Diese Zahl an Probanden und hochwertigen wissenschaftlichen Studien ist verglichen mit anderen Indikationen der Psychopharmakotherapie geradezu grotesk niedrig. Entsprechend ist keine Substanz zum Einsatz in der Indikation BPD zugelassen, jede medikamentöse Behandlung bleibt ein individueller Heilversuch außerhalb der üblichen Indikation (»off-label use«). Die wissenschaftliche Basis der Psychopharmakotherapie der BPD ist bei Einbeziehung weiterer Anwendungsbeobachtungen und unsystematischen bzw. unkontrollierten Studien etwas breiter. Eine Übersicht zum aktuellen Stand der pharmakologischen Forschung und deren Implikationen für den klinischen Alltag findet sich z. B. bei Schwerthöffer et al. (2013).

▪ Leitlinien

2001 wurden in den USA durch die APA die ersten Leitlinien zur medikamentösen Behandlung der BPD formuliert. Die britischen NICE-Kriterien folgten 2009. Deutsche Leitlinien in diesem Feld fehlen bislang. APA- und NICE-Vorgaben stehen in erheblichem Widerspruch. Die APA empfiehlt eine symptomorientierte Medikation, während NICE von jeder regelmäßigen Medikation in dieser Indikation abrät und allenfalls in Krisensituationen vorübergehende medikamentöse Behandlungen akzeptiert (APA 2001, NICE 2009).

▪ Antidepressiva (AD)

Die Studienlage ist seit 2004 unverändert; dabei gibt es eine positive Studie zu Amitriptylin, mit Reduktion depressiver Symptome (Lieb et al. 2010). Es finden sich kaum Untersuchungen zu moderneren AD; bei den selektiven Serotonin-Wiederaufnahmehemmern (SSRI) wurden lediglich Fluoxetin und Fluvoxamin untersucht, keine Studien jedoch zu Citalopram, Escitalopram, Paroxetin, Sertralin, ebensowenig zu Serotonin/Noradrenalin-Wiederaufnahmehemmern (SNaRI), mit den Einzelsubstanzen Venlafaxin/Duloxetin. Keine der durchgeführten SSRI-Studien konnte Effekte gegenüber Kernsymptomen der BPD zeigen, die Wirkung gegenüber Depressivität scheint ebenfalls begrenzt. Mianserin, Fluoxetin, Fluvoxamin und ein MAO-Hemmer erwiesen sich auch bezüglich Depressivität als nicht wirksam (Lieb et al. 2010). Gleichzeitig werden SSRI im klinischen Alltag, insbesondere aufgrund der relativ geringen Risiken bei Intoxikationen und der allgemein guten Verträglichkeit, weiterhin breit eingesetzt. In einer Befragung von Psychiatern aus München und Umland gaben 98,5% an, regelmäßig AD, überwiegend den SSRI Citalopram, bei BPD zu verordnen; ältere Präparate werden deutlich seltener verwendet (Anteil Verordner von Trizyklika an der Gruppe, die Antidepressiva verschreibt: 16%, Knappich et al. 2014).

- **Antipsychotika**

RCT liegen für ältere, klassische Antipsychotika (Haloperidol, Flupentixol) vor, mit Reduktion unangemessener Wut unter Haloperidol und suizidalem Verhalten bei der Flupentixol-Depotformulierung (Mercer et al. 2009, Lieb et al. 2004). Ein niedrigpotentes Antipsychotikum (Thiothixen) erbrachte keinerlei Effekt (Lieb et al. 2010). Wissenschaftliche Daten zu anderen, im Alltag häufig verwendeten Substanzen der ersten Generation der Antipsychotika (z. B. Promethazin, Chlorprothixen, Pipampeon oder Levomepromazin) liegen nicht vor.

Hinsichtlich Antipsychotika der zweiten Generation (SGA) wurden Olanzapin und Aripiprazol sowie Ziprasidon wissenschaftlich untersucht (Lieb et al. 2010). Dabei konnte für Aripiprazol in einer Untersuchung mit einer begrenzten Zahl an Probanden (n = 52) eine Reduktion von Kernsymptomen der BPD nachgewiesen werden. Olanzapin erbrachte in insgesamt sechs Studien inkonsistente Ergebnisse, mit Reduktion affektiver Instabilität, Ärger und psychotischen Symptomen einerseits, jedoch geringerer Reduktion von Suizidalität gegenüber Plazebo andererseits. Ziprasidon zeigte keine messbaren positiven Effekte (Lieb et al. 2010).

In der klinischen Versorgung werden Antipsychotika häufig angewendet; knapp 91% der in München und Umland befragten Psychiater sahen eine Indikation zur Verordnung bei BPD (Knappich et al. 2014). Dabei wurde vor allem Quetiapin als Einzelsubstanz genannt; 70% aller Psychiater, die Antipsychotika verordnen, erwähnen namentlich diese Substanz und dies obwohl für das Medikament lediglich eine hochwertige wissenschaftliche Untersuchung in dieser Indikation vorliegt. Quetiapin hat in nicht-kontrollierten Untersuchungen Hinweise auf Wirksamkeit in den Bereichen Impulsivität, Ärger, begrenzt auch bei Depressivität und Ängstlichkeit bei BPD-Betroffenen gezeigt (Feurino et al. 2011). Jedoch haben erst 2014 Black, Zanarini und Co-Autoren randomisierte doppelblinde Daten zur Behandlung von Borderline-Patientinnen mit entweder 150 oder 300 mg Quetiapin in retardierter Form vorgelegt. Dabei zeigt sich ein positiver Einfluss von Quetiapin auf die Borderline-Kernsymptomatik, gemessen mit der Zanarini Borderline Rating Scale, mit höherem Ansprechen und weniger Therapieabbrüchen in der Gruppe der niedrigeren Substanzdosis (Back et al. 2014). Insofern erscheinen weitere systematische Untersuchungen vielversprechend. Nach Ende des Patentschutzes sind aufwändige, methodisch anspruchsvolle Studien jedoch kaum noch zu erwarten.

Klassische Antipsychotika spielen in der Behandlung der BPD im klinischen Feld offenbar eine untergeordnete Rolle (Knappich et al. 2014).

- **Stimmungsstabilisierende Medikamente (Mood Stabilizer)**

Wissenschaftliche Studien belegen für diese Gruppe von Substanzen die relativ zu allen anderen Medikamenten umfassendste Wirksamkeit auf BPD-Symptome. So zeigten sich für Topiramat, Lamotrigin und eingeschränkt auch Valproat eine Wirksamkeit gegenüber interpersonellen Problemen, Depression, Ärger und Impulsivität. Keine positiven Ergebnisse ergaben sich für Carbamazepin (Lieb et al. 2010). Aus wissenschaftlicher Perspektive ergibt sich aufgrund der augenblicklichen Studienlage ein klarer Trend für die BPD-Therapie, weg von Antidepressiva und hin zu Mood Stabilizern und Antipsychotika der zweiten Generation. Die mehrfach zitierte Befragung niedergelassener Psychiater zeigt, dass dieser Shift noch nicht in der Praxis angekommen ist oder sich wissenschaftliche Lehrmeinung und Alltagserfahrung erheblich voneinander unterscheiden. Knapp 75% der befragten Psychiater und damit ein deutlich geringerer Teil als bei den Antidepressiva und Antipsychotika gaben an, eine Indikation zur Verordnung von Mood Stabilizern bei BPD zu sehen (Knappich et al. 2014).

▪ Benzodiazepine

Keine wissenschaftlichen Studien in dieser Indikation. Im Alltag häufige Anwendung bei Anspannung, teils auch als Hypnotika oder Sedativa. Anwendung aufgrund von Abhängigkeitsproblematik und den bekannten unerwünschten Wirkungen auf Merkfähigkeit nicht empfehlenswert. Zudem scheinen Benzodiazepine die Neigung zu dissoziieren zu erhöhen (Bohus u. Wolf 2009). Effekte der Entspannung und Beruhigung bei BPD sind zeitlich sehr begrenzt; damit ist relativ zu anderen Indikationsgruppen ein schnellerer Wirkverlust zu befürchten (Lieb et al. 2004). Im Kontext psychotherapeutischer Behandlung ist eine längerfristige Anwendung von Benzodiazepinen weitgehend kontraproduktiv, weil es die Suche der Betroffenen nach eigenen neuen Fertigkeiten zu Problemlösungen konterkariert, sobald jede Form innerer Anspannung durch die Einnahme eines Benzodiazepins kupiert wird. Hier zeigen sich ähnlich negative Effekte, wie sie auch in der längerfristigen Anwendung von Benzodiazepinen bei Angsterkrankungen zu befürchten sind.

Die britischen NICE-Kriterien schlagen eine auf eine Woche begrenzte Anwendung in Krisensituationen vor (NICE 2009).

▪ Andere Substanzen in der BPD-Behandlung

Kleine randomisierte Studien legen einen positiven Einfluss von Omega-III-Fettsäure auf Suizidalität und Depressivität nahe (Lieb et al. 2010). Für den Opiatantagonisten Naltrexon konnte in einer nicht randomisierten Untersuchung ein positiver Einfluss auf dissoziative Symptome gezeigt werden (Schmahl et al. 2012).

◘ Tab. 5.1 fasst die derzeitige Studienlage medikamentöser Behandlung der BPD gemeinsam mit den Ergebnissen der Befragung niedergelassener Psychiater noch einmal zusammen.

▪ Polypharmazie in der BPD-Behandlung

Polypharmazeutische Strategien sind in der BPD-Therapie häufig. In der Münchner Psychiater-Stichprobe gaben 81% an, ihre BPD-Patienten mit ein bis zwei Substanzen zu behandeln, 13% mit bis zu fünf Substanzen (Knappich et al. 2014). International wird aus Großbritannien berichtet, dass trotz Inkrafttreten sehr strenger Behandlungsleitlinien zur medikamentösen Therapie der BPD 48% der Patienten mit zwei oder mehr Medikamenten behandelt werden. Wissenschaftlich gibt es keinerlei Hinweise auf Vorteile einer polypharmazeutischen Strategie. Sowohl die Cochrane-Gesellschaft als auch die internationalen Leitlinien (APA 2001, NICE 2009) raten von einer parallelen Verordnung mehrerer Substanzen ab. Im klinischen Alltag bedingen komplexe Störungsbilder und über Jahre anhaltende Behandlungstraditionen bei Patienten ein häufiges Abweichen vom Leitlinienprinzip. Dies soll im Folgenden an einem Fallbeispiel anschaulichgemacht werden. Die in diesem Fall dokumentierte medikamentöse Behandlung hat sich über Jahre aufgebaut; es wurden immer wieder einzelne Substanzen abgesetzt, eine weitergehende Reduktion der Medikation scheiterte auch am Widerstand der Betroffenen.

Tab. 5.1 Medikation bei BPD: Verordnungsverhalten der Gruppe der Psychiater gegenüber der systematischen Cochrane-Untersuchung (Lieb et al. 2010), adaptiert aus Knappich et al. 2014

Art der Medikation	Psychiater der Studie	Cochrane review (auf Basis von 27 RCT, mit 1714 Probanden)
Antidepressiva	Am häufigsten verordnete Medikamentengruppe, von 98,5% der Befragten, überwiegend SSRI	– Wenig Evidenz an Effektivität, nur ein signifikantes Ergebnis für Amitriptylin. – SSRI-Behandlungen sind allenfalls bei einer majoren depressiven Episode angezeigt. – SSRI werden für die Behandlung der affektiven Dysregulation oder Symptomen impulsiven Verhaltens nicht empfohlen.
Antipsychotika	Von 90,6% der Befragten verordnet, überwiegend Antipsychotika der zweiten Generation (SGA), dabei vor allem Quetiapin	– Unter den SGA konnte für Aripiprazol eine Reduktion der Kernsymptome der BPD nachgewiesen werden (n = 52l), inkonsistente Effekte bei Olanzapin – Olanzapin/Aripiprazol als Behandlung der Wahl bei kognitiv-perzeptiven Symptomen. – Keine Effekte bei Ziprasidon. Eine positive Studie zu Haloperidol.
Stimmungsstabilisierende Medikamente (Mood Stabilizer)	Von 74,6% der Psychiater verordnet, überwiegend Valproat (59,6%) und Lamotrigin (40,4%)	– Positive Effekte für Valproat, Lamotrigin und Topiramat, nicht jedoch für Carbamazepin. – Signifikante Effekte bei der Reduktion von Ärger und interpersonalen Problemen. – Lamotrigin gegenüber Plazebo überlegen in der Reduktion von Impulsivität. – Mood Stabilizer sind die Substanzen der ersten Wahl in der Behandlung der affektiven Dysregulation.
Benzodiazepine	Verschrieben von 71,4% der Stichprobe, überwiegend Lorazepam	– Medikamente mit Risiko eines Missbrauchs oder einer Abhängigkeit werden allgemein nicht zur Anwendung empfohlen.
Omega-III-Fettsäuren	Finden keine Erwähnung	– Signifikante Effekte in der Reduktion von Suizidalität und Depressivität.
Zusammenfassung	– Alle großen Gruppen von psychotropen Substanzen werden extensiv verordnet. – Polypharmazeutische Behandlungen sind sehr häufig.	– Psychopharmakabehandlungen sollen gezielt zur Behandlung definierter Symptome eingesetzt werden. – Keine Evidenz eines Benefits polypharmazeutischer Behandlungen. – Notwendigkeit weiterer Forschung bei wenig robuster Datenbasis.

Fallvignette Polypharmazie

Frau J. V., 38 Jahre, ledig, Studentin ohne Berufsabschluss. In ambulanter Behandlung bei einem Psychiater einer psychiatrischen Institutsambulanz (PIA) seit neun Jahren, neben wechselnden psychotherapeutischen, vielfach stationären Therapien. Familiär psychiatrisch belastet durch eine Abhängigkeitserkrankung bei Vater und Bruder. Seit dem 14. Lebensjahr in psychiatrisch/psychotherapeutischer Behandlung. Zunächst erkrankt sie an einer Anorexie mit einem minimalen Body-Maß-Index (BMI) von 13. Die Essstörung geht relativ rasch nach stationärer Behandlung in eine bis heute anhaltende schwere Bulimie über. Ab dem 15. Lebensjahr Selbstverletzungen, impulsive Verhaltensweisen, instabile Beziehungen. Zunehmend Alkoholmissbrauch, mit Übergang in eine Alkoholabhängigkeit. Ab dem 25. Lebensjahr rezidivierende depressive Störung, mit schweren depressiven Episoden, zuletzt seit drei Jahren ohne vollständige Genesung. Dabei, neben dem anhaltend herabgestimmten Affekt, Entwicklung von Paniksymptomen und anhaltender diffuser Angst, zeitweise auch erhebliche paranoide Befürchtungen. Wiederkehrend Phasen schwerer Schlafstörungen mit Ein- und Durchschlafstörung. Im Verlauf der Behandlung vielfache Versuche ambulanter Psychotherapien, welche jeweils rasch scheitern, stationärer psychotherapeutischer Programme, einschließlich DBT, psychiatrisch/psychotherapeutischer Kriseninterventionen, Doppeldiagnosestationen, Entwöhnungsprogrammen, Essstörungssettings. Zuletzt erneuter Anlauf einer ambulanten kognitiven Verhaltenstherapie, mit DBT-Elementen. Medikamentös eingestellt auf Duloxetin 120 mg, Dipiperon 80 mg zur Nacht, Lamotrigin 100 mg, Aripiprazol 10 mg. Durch Hausarzt zudem gelegentliche Applikation von Diazepam.

Behandlungsergebnis bislang: Phasen von Alkoholabstinenz bis sechs Monate. Kein Suizidversuch, keine schwere Selbstverletzung seit zwei Jahren, Aufnahme in ein ambulant tagesstrukturierendes Programm und betreutes Einzelwohnen.

■ **Fazit**

Pharmakologische Behandlungen werden weiterhin einen erheblichen Stellenwert in der Therapie der Cluster-B-Persönlichkeitsstörungen einnehmen. Die bisherige wissenschaftliche Befundlage ist allgemein zu lückenhaft, um gut begründete Behandlungsleitlinien daraus zu formulieren. Für die Mehrzahl der im Alltag verwendeten Substanzen liegen keine qualitativ hochwertigen Studien vor. Mehr noch als in anderen Bereichen scheint die Heterogenität der BPD und die Vielzahl komorbider Erkrankungen wissenschaftlich-pharmakologischen Untersuchungen im Wege zu stehen. Bereits eine aktive Abhängigkeitserkrankung macht die Teilnahme an den meisten wissenschaftlichen Studien unmöglich, dies sowohl bei pharmakologischen als auch psychotherapeutischen Untersuchungen. Damit ist zu vermuten, dass sich Patienten, die in Studien eingeschlossen werden, von der klinischen Population erheblich unterscheiden. Probanden, die nicht an Studien teilnehmen, sind offenbar im Allgemeinen schwerer krank als Betroffene, die sich in Studien aufnehmen lassen (Rentrop et al. 2010). Darüber hinaus scheint das Interesse von Seiten der pharmakologischen Industrie, mittels randomisierter Untersuchungen das Indikationsgebiet der Medikamente auf die Behandlung der BPD auszuweiten, begrenzt zu sein.

Befragungen zur Versorgungssituation von BPD-Betroffenen legen weiterhin eine erhebliche Unterversorgung mit störungsspezifischen Behandlungsansätzen nahe (Bohus 2007, Jobst et al. 2010). Dies kann insofern zum Verständnis des breiten Einsatzes von Medikamenten beitragen, als hier die Verordnung von Medikamenten eine Form der Kompromissbildung darstellt, in dem Bemühen, den Patienten irgendeine Art von Hilfe zuteilwerden zu lassen.

Die Behandler selbst zeigen sich in der Bewertung ihrer Bemühungen ambivalent, Handeln im Sinne massiver Verordnung von Medikamenten steht im Widerspruch zu Erfolgserwartungen, die letztlich negativ geprägt sind und zudem gepaart mit der Annahme, dass psychotherapeutische Behandlung der medikamentösen Therapie überlegen ist (Knappich et al. 2014).

Die klinische Erfahrung zeigt aber auch, dass eine Untergruppe langanhaltend und schwer erkrankter Patienten sich nicht dauerhaft für psychotherapeutische Behandlungsansätze gewinnen lässt und eine Form supportiver psychiatrischer Unterstützung bevorzugt. Diese Patienten weisen meist umfangreiche Therapieerfahrungen auf und finden entweder keine geeignete Behandlung mehr oder haben sich enttäuscht von der Psychotherapieszene abgewandt. Hier besteht eine erhebliche Gefahr, dass es im Behandlungsverlauf zum Suizid kommt. Dies scheint besonders für Patienten ohne weitere soziale Integration und ohne geregelte Behandlung zu gelten. Hinsichtlich des Suizidrisikos fanden Soloff und Chiappetta, dass das Vorhandensein einer depressiven Verstimmung oder eines akut belastenden Lebensereignisses lediglich für einen kurzen Zeitraum von 12 Monaten ein prädiktiver Faktor für die Durchführung eines erneuten Suizidversuches war. Langfristig schwerwiegendere Faktoren sind ein reduzierter sozioökonomischer Status, eine schlechte psychosoziale Integration, Suizide in der Familie, stationär psychiatrische Behandlungen und das Fehlen ambulanter Behandlung. Wichtigster Prädiktor für einen vollendeten Suizid bleiben, ähnlich dem Ergebnis früherer Untersuchungen, Suizidversuche in der Anamnese (Soloff u. Chiappetta 2012). Für die Untergruppe schwer und chronisch kranker Borderline-Patienten empfehlen sich somit therapeutische Schritte, die verstärkt auf eine soziale Reintegration achten, anstelle eines Vorgehens, welches lediglich Symptomreduktion als Zielvariable definiert (Paris 2012). Für die Pharmakotherapie unterstreicht dies die Wichtigkeit, von der Verordnung potenziell toxischer Substanzen abzusehen.

Für die Zukunft ist nach augenblicklicher Befundlage keine Entwicklung abzusehen, in dem eine neue Substanz die Bandbreite der Symptome einer Persönlichkeitsstörung abdeckt. Bei genauer Betrachtung ist das Ausbleiben einer solchen Entwicklung jedoch ähnlich der Situation der Pharmakotherapie in anderen Bereichen der Psychiatrie. Bei komplexen Erkrankungen, wie etwa den Schizophrenien, werden pharmakologisch letztlich auch nicht »Erkrankungen«, sondern vielmehr »Symptome« behandelt. Derzeit ist ein Trend absehbar, auch schizophrene Psychosen zunehmend zielgerichtet mit Bezug auf einzelne Komponenten der Erkrankung zu therapieren (Hyman u. Fenton, 2003). Die Bemühungen, Add-on-Medikation zur Therapie negativer Symptome der Schizophrenien zur Zulassungsreife zu bringen, unterstreicht diesen Trend. So bleibt in der medikamentösen Behandlung von Persönlichkeitsstörungen ein pragmatisches, symptomorientiertes Vorgehen, wie es die APA in den Leitlinien zur BPD-Medikation 2001 vorgeschlagen hat, derzeit die Behandlungsoption der Wahl.

Eine Fallvignette soll abschließend die oben dargestellte Problemkonstellation der Medikation chronisch und schwer erkrankter Patienten illustrieren.

Fallvignette Medikation chronisch und schwer erkrankter Patient

Frau L. M., 32 Jahre, Krankenschwester, wegen Erwerbsunfähigkeit berentet, in geringfügigem Umfang bei einem ambulanten Pflegedienst beschäftigt. Die Patientin ist seit ihrer Kindheit an Diabetes mellitus Typ I erkrankt, ohne wesentliche Folgestörungen mit Ausnahme einer Adipositas per magna. Es findet sich eine anhaltende sexuelle Gewalterfahrung in der Kindheit, mit Ausprägung einer komplexen PTSD. Im Rahmen der emotional instabilen Persönlichkeit weist die Betroffene schwere dissoziative Symptome auf, sodass von manchen Behandlern eine »multiple Persönlichkeit« (dissoziative Identitätsstörung) diskutiert wurde. Nebenbefundlich zudem rezidivierende depressive Störungen mit schweren Krankheitsphasen. Wiederkehrend erhebliche Selbstverletzungen sowie hochriskante parasuizidale Handlungen im Verlauf. Langjährige Benzodiazepinabhängigkeit mit Einnahme hoher Dosen kurz und langwirksamer Benzodiazepine, nach stationärer Entgiftung/Entwöhnung abstinent in den letzten beiden Jahren. Medikamentöse Dauertherapie mit Quetiapin, Citalopram, Promethazin und Valproat. Vielfache stationäre und ambulante Psychotherapien mit unterschiedlichem Behandlungsschwerpunkt, zuletzt ambulant stützende Psychotherapie, betreutes Wohnen und psychiatrische Unterstützung. Soziale Kontakte stark eingeschränkt, auf einige andere Betroffene reduziert sowie »Hilfspersonen«. In der späten Adoleszenz rückblickend zentrales Erlebnis des Scheiterns im Versuch, den langjährigen sexuellen Übergriff juristisch aufzuarbeiten. Vor allem aufgrund der bereits wirksamen Verjährung und der aus juristischer Perspektive widersprüchlichen Beweislage wird der beschuldigte Täter freigesprochen. Die Patientin erlebt Jahre später einen subjektiv ungerechtfertigten Schuldspruch nach Anklage, sich einer Körperverletzung schuldig gemacht zu haben. Unmittelbare Folge ist zunächst eine verhältnismäßig harmlose Verurteilung zu einer Geldstrafe. Am Folgetag der Urteilsverkündung suizidiert sich die Patientin mittels einer Überdosis Medikamente und Insulin.

Zusammenfassende Richtlinien für die Pharmakotherapie der Cluster-B-Persönlichkeitsstörungen

- Verordnung von Medikamenten nach ausführlicher Aufklärung. Dabei Aspekt des »off-label«-Gebrauches einschließen, Behandlungsalternativen erläutern. Entscheidungen im Sinne des »shared decision making«.
- Symptomorientierte, wenn möglich kurze medikamentöse Behandlung mit häufiger Evaluation des Behandlungserfolges.
- Gegebenenfalls schrittweises Absetzen in Zusammenarbeit mit dem Betroffenen.
- Keine Verordnung potenziell toxischer Substanzen.
- Keine unkritische und dauerhafte Verordnung von Substanzen mit dem Risiko eines Missbrauchs oder einer Abhängigkeit.
- Vermeidung polypharmazeutischer Strategien.
- Zudem: Frühzeitige Vermittlung psychotherapeutischer Hilfen, wenn möglich und verfügbar störungsspezifische Psychotherapie.

Ängstlich vermeidende Persönlichkeitsstörung (ICD-10: F60.6)

- **Klinik**

Betroffene zeigen eine erhebliche soziale Gehemmtheit aus Furcht vor Kritik. So wird z. B. ein beruflicher Aufstieg abgelehnt, um damit verbundenen vermehrten zwischenmenschlichen Kontakten aus dem Weg zu gehen. Betroffene sind übermäßig zurückhaltend und still, erleben und bewerten sich als unbeholfen und ungeschickt. Es besteht anhaltend jedoch ein tiefes inneres Bedürfnis, am gesellschaftlichen Leben teilzunehmen. Kritische Äußerungen anderer werden häufig innerlich bereits vorweggenommen, im Falle von tatsächlicher Kritik folgt eine hoch empfindliche Reaktion.

- **Diagnostik**

> **Diagnostische Kriterien nach ICD-10 (gekürzt)**
> 1. Anhaltende, umfassende Gefühle von Anspannung und Besorgtheit.
> 2. Überzeugung, im Vergleich zu anderen sozial unbeholfen, unattraktiv und minderwertig zu sein.
> 3. In sozialen Situationen stets von Sorge eingenommen, kritisiert oder abgelehnt zu werden.
> 4. Soziale Kontakte werden nur eingegangen, wenn der Betroffene sicher ist, gemocht zu werden.
> 5. Lebensstil wegen des Bedürfnisses nach körperlicher Sicherheit eingeschränkt.
> 6. Vermeidung beruflicher und sozialer Aktivitäten, die zwischenmenschliche Kontakte voraussetzen, aus Furcht vor Kritik und Ablehnung.

- **Differentialdiagnose**

Ausschluss einer sozialen Phobie, schizoiden/schizotypen oder paranoiden Persönlichkeit, komorbid häufig Angst und affektive Störungen.

- **Epidemiologie**

Um 2,4% in der Bevölkerung (Grant et al. 2004), häufig lässt sich eine innere Unsicherheit bis in die Kindheit zurückverfolgen, mit Zunahme der Schüchternheit in der Jugend, im Erwachsenenalter Tendenz zur Besserung.

- **Therapie**

Grundsätzlich sind sowohl psychodynamische als auch verhaltenstherapeutische Behandlungsverfahren als Einzelpsychotherapie geeignet. Dabei kommen insbesondere auch Gruppentherapieverfahren in Frage. Bei schwer ausgeprägten Störungsbildern kann ein soziales Kompetenztraining die Vorstufe zur eigentlichen Therapie bilden. Störungsspezifische Verfahren wurden bislang nicht entwickelt. Eine medikamentöse Behandlung bleibt komorbiden Angsterkrankungen oder tiefergehenden depressiven Episoden vorbehalten.

Abhängige (asthenische) Persönlichkeitsstörung (ICD-10: F60.7)

- **Klinik**

Es besteht Abhängigkeit vom Zuspruch anderer, selbst in einfachen Alltagsentscheidungen (z. B. welche Kleidung am Morgen, Essensauswahl in einem Restaurant). Zudem liegt ein Mangel an Zutrauen in die eigenen Fähigkeiten in Bezug auf die Lebensgestaltung, finanzielle oder andere wichtige persönliche Angelegenheiten vor. Gegenüber Personen, zu denen eine Abhängigkeit besteht, findet sich eine übermäßige Furcht, allein oder im Stich gelassen zu werden, mit der Konsequenz einer selbstaufopfernden Rolle, um die Zuwendung nicht zu verlieren. Die dominante Rolle wird von einem Elternteil oder Partner eingenommen. Eigene Wünsche und Bedürfnisse oder Vorlieben werden bis in einen Bereich zurückgestellt, in dem es zu einer physischen oder sexuellen Missbrauchssituation mit einem dominanten Partner kommt.

- **Diagnostik**

> **Diagnostische Kriterien nach ICD-10 (gekürzt)**
> 1. Bei den meisten Lebensentscheidungen wird an die Hilfe anderer appelliert oder die Entscheidung wird anderen überlassen.
> 2. Unverhältnismäßige Nachgiebigkeit gegenüber den Wünschen anderer, zu denen eine Abhängigkeit besteht, und Unterordnung eigener Bedürfnisse.
> 3. Angemessene eigene Ansprüche werden gegenüber Menschen, zu denen eine Abhängigkeit besteht, nicht geäußert.
> 4. Angst, allein zu sein, aus Sorge, nicht für sich selbst sorgen zu können.
> 5. Häufige Angst, von einer Person verlassen zu werden, zu der eine enge Beziehung besteht.
> 6. Fähigkeit, Alltagsentscheidungen zu treffen, ist eingeschränkt; Betroffene bedürfen in einem hohen Maß Zuspruch und Bestätigung.

- **Differentialdiagnose**

Ausschluss einer Borderline-Persönlichkeitsstörung, histrionischen oder ängstlich vermeidenden Persönlichkeit. Ein dem Bild dieser Persönlichkeitsstörung ähnliches klinisches Syndrom kann sich auch nach schweren Krankheitsepisoden affektiver oder schizophrener Psychosen ergeben oder aufgrund einer organisch bedingten psychischen Störung entstehen. Die Diagnose ist dann entsprechend der Grunderkrankung zu stellen.

- **Epidemiologie**

Im Patientengut psychiatrisch/psychosomatischer Kliniken häufig, in der Bevölkerung bei 0,5% (Grant et al. 2004). In klinischen Studien überwiegend bei Frauen diagnostiziert, jedoch in epidemiologischen Untersuchungen kein Anhalt auf tatsächlichen Geschlechterunterschied.

- **Therapie**

Entsprechend der ängstlich-vermeidenden Persönlichkeit.

Zwanghafte Persönlichkeitsstörung (ICD-10: F60.5)

- **Klinik**

Rigide und unflexible Anwendung von Regeln; Betroffene gelten als eigensinnig oder stur. Handlungen/Tätigkeiten werden exakt vorausgeplant. Begonnene Arbeiten werden oft nicht zu einem Abschluss gebracht, da sie nicht gut genug erscheinen oder der Betroffene sich an einem Detail oder bereits an der akribischen Planung verzettelt. Vergnügungen und soziale Kontakte werden zugunsten von Arbeit/der Erledigung von Pflichten vernachlässigt.

- **Diagnostik**

> **Diagnostische Kriterien nach ICD-10 (gekürzt)**
> 1. Ausgeprägter, unangemessener Zweifel und Vorsicht.
> 2. Ständige Beschäftigung mit Planen, Details, Regeln, Listen, Ordnung, Organisation.
> 3. Perfektionismus, der das Fertigstellen von Aufgaben behindert.

4. Gewissenhaftigkeit, Skrupel und Leistungsbereitschaft übermäßig und zu Lasten von Vergnügen und zwischenmenschlichen Beziehungen ausgeprägt.
5. Übermäßige Pedanterie und Einhalten von Konventionen.
6. Rigidität und Eigensinn.
7. Bestehen von Unterordnung anderer unter die eigenen Gewohnheiten oder unbegründetes Zögern, Aufgaben zu deligieren.
8. Andrängen unerwünschter Gedanken oder Impulse.

■ **Differentialdiagnose**

Ausschluss einer Zwangsstörung, diese zeigt echte Zwangshandlungen oder -gedanken. Zudem muss eine narzisstische und schizoide Persönlichkeit ausgeschlossen werden. Züge, die dieser Persönlichkeitsstörung ähneln, treten auch nach anhaltendem Kokainkonsum auf. Ein solches Bild ist dann als Persönlichkeitsstörung im Rahmen der Abhängigkeit unter F14.71 zu klassifizieren.

■ **Epidemiologie**

Betroffen sind bis 8% der Bevölkerung (Grant et al. 2004)

■ **Therapie**

Grundsätzlich sind psychodynamische und verhaltenstherapeutische Behandlungsansätze geeignet. Patienten kommen jedoch häufig eher wegen komorbider Probleme in Therapie.

5.2   Abnorme Gewohnheiten und Störungen der Impulskontrolle (ICD-10: F63)

5.2.1 Übersicht

In dieser Kategorie der ICD-10 werden Verhaltensstörungen zusammengefasst, die nicht an anderer Stelle verschlüsselt werden können. Übergeordnet berichten Betroffene von einem nicht kontrollierbaren Impuls, der sie dazu bewegt, wiederholt unvernünftig und für sich oder andere schädlich zu handeln. Die zugrundeliegenden Ursachen dieser Störungsbilder sind unbekannt. Ausgeschlossen von dieser Diagnosegruppe sind der Gebrauch psychotroper Substanzen und Störungen, welche das sexuelle Verhalten betreffen (Kapitel F1, F52, F65). Mit Ausnahme des pathologischen Spielens handelt es sich um seltene Störungsbilder.

5.2.2 Pathologisches Spielen (ICD-10: F63.0)

Wiederkehrende Episoden von Glücksspiel, die so ausgeprägt sein müssen, dass das Leben des Betroffenen in sozialer, zwischenmenschlicher und wirtschaftlicher Hinsicht beeinträchtigt wird.

■ **Klinik**

Eine Behandlung kommt überwiegend erst zustande, wenn die wirtschaftliche Situation bedrückend ist und Beziehungen zerbrochen sind. Teils begründet sich die Motivation zur Therapie eher auf Druck der Angehörigen oder durch richterliche Anordnung.

- Diagnose

> **Zusammenfassung der diagnostischen Kriterien aus DSM-IV und ICD-10**
> - Fortgesetztes Spielen unter Inkaufnahme unangemessener beruflicher und wirtschaftlicher Risiken.
> - Nicht-Bezahlen von Schulden.
> - Erschleichen neuer finanzieller Ressourcen.
> - Subjektiv besteht ein unstillbarer Drang zu spielen, verstärkt in problemreichen Lebenssituationen.
> - Hauptmotivation zu spielen besteht im Erleben eines »Kicks«. Im Verlauf der Störung entsteht eine Tendenz, dies durch immer riskantere Einsätze und Situationen zu erreichen.
> - Das Denken wird ganz vom Spielen, den Plänen um die nächsten Spiele oder die gedankliche Durcharbeitung vergangener Spielsituationen bestimmt.
> - »Spielen gegen jede Vernunft«, Fortsetzung trotz vielfältiger negativer Konsequenzen.

- Differentialdiagnose

Notwendig ist die Abgrenzung von gewohnheitsmäßigem oder professionellem Spielen. Hier findet sich die Tendenz, das Verhalten bei negativen Konsequenzen aufzugeben. Auch zeigt sich im Spielverhalten ein deutlich höheres Maß an Planen und Disziplin. Daneben findet sich eine Form pathologischen Spielens in manischen Episoden einer bipolaren Störung sowie auf Grundlage einer antisozialen Persönlichkeitsstörung (ICD-10: F60.2).

- Epidemiologie

Etwa 1–3% der erwachsenen Bevölkerung sind betroffen, Männer im Vergleich zu Frauen etwa doppelt so häufig.

- Therapie

Die Therapie stützt sich auf psychotherapeutische Behandlungsmaßnahmen, vorwiegend Verhaltenstherapie, mit dem Ziel der Abstinenz bezüglich des Spielens. Insgesamt ist die Prognose schwierig, nach zwei Jahren sind nur etwa 1/3 der Behandelten ohne anhaltenden Rückfall bezüglich des Spielens. Hinsichtlich einer medikamentösen Behandlung gibt es bislang lediglich kleine Studien zur Gabe von Lithium, ß-Blockern und Antidepressiva (Clomipramin). Polypharmazeutische Konzepte sind nicht indiziert.

5.2.3 Pathologische Brandstiftung (ICD-10: F63.1)

Im Vordergrund steht eine Beschäftigung mit allem, was mit Feuer zu tun hat, einschließlich Brandbekämpfung, der Feuerwehr, deren Fahrzeuge und Technik. Zudem wiederholte, in ihrer Motivation unklare, vollendete oder versuchte Brandstiftungen.

- Klinik

Brandstifter zeigen ein hohes Maß an innerer Spannung vor ihrer Tat, welche durch Erregung beim Feuerlegen abgelöst wird. Bei etwa 15% der Pyromanen zeigt sich eine sexuelle Komponente/Erregung im Zusammenhang mit Brandstiftung.

- **Diagnose**

Zur Diagnosestellung ist eine einmalige oder wiederholte Brandstiftung aus psychischen Motiven notwendig, zudem ein Muster aus Unruhe und Anspannung vor, mit unmittelbarem Nachlassen der Spannung nach der Tat.

- **Differentialdiagnose**

Differentialdiagnostisch fallen alle in ihrer Motivation eindeutig politisch oder durch einen Konflikt begründbare Brandstiftungen nicht in diese Kategorie. Zudem muss eine Abgrenzung von folgenden Problemen erfolgen:

- Brandstiftung ohne psychische Störung
- Brandstiftung im Rahmen anderer psychischer Störungen
    - Störung des Sozialverhaltens bei Jugendlichen
    - Schizophrene Psychose
    - Manie
    - Demenz
    - Antisoziale Persönlichkeit
    - Intoxikation, Abhängigkeitserkrankung
    - Schwere intellektuelle Einschränkungen

- **Epidemiologie**

Selten

- **Therapie**

Die Therapie stützt sich im Wesentlichen auf die kognitive Verhaltenstherapie. Lediglich vereinzelt finden sich Fallberichte zur Medikation, dann probatorisch mit SSRI, Carbamazepin oder Lithium. Eine Polypharmazie ist nicht angezeigt.

5.2.4 Pathologisches Stehlen (ICD-10: F63.2)

Synonym wird der Begriff der Kleptomanie verwendet. Es zeigt sich ein häufiges Nachgeben gegenüber dem Impuls, Dinge zu stehlen.

- **Klinik**

Betroffene kommen ganz überwiegend erst in Behandlung, wenn sie bei Diebstählen überführt wurden oder bei gerichtlichen Therapieauflagen. Es findet sich in der Auseinandersetzung mit den Delikten häufig ein tiefes Gefühl der Scham, welches trotzdem nie ausreicht, neue Diebstähle zu verhindern.

- **Diagnose**

Die Diagnose stützt sich hauptsächlich auf die Handlungsmotivation; im Gegensatz zum antisozial handelnden Dieb besteht kein Bezug zu den gestohlenen Gegenständen. Vielmehr werden diese nach der Tat weggeworfen, verschenkt oder gehortet. Im Allgemeinen zeigt sich eine steigende Spannung vor einem Diebstahl, abgelöst von einem Gefühl der Befriedigung während oder sofort nach der Tat. Diebstähle werden allein verübt, inhaltliche Denkstörungen oder Trugwahrnehmungen dürfen ebenso wenig wie etwa Rachemotive eine Rolle bei der Begehung des Diebstahls spielen. Zwischen einzelnen Diebstählen bestehen oft Gefühle von

Angst oder Schuld, ohne nachfolgende Verhaltensmodifikation. Komorbide psychische Störungen, z. B. Angsterkrankungen oder depressive Episoden, sind häufig.

■ **Differentialdiagnose**
Abzugrenzen sind
- Diebstahl ohne psychische Störung, mit den typischen Zeichen der
  - sorgfältigen Planung,
  - Ausführung mit Komplizen und dem
  - Bestehen eines persönlichen Nutzens;
- Diebstähle im Rahmen einer organisch bedingten psychischen Störung (ICD-10: F0), z. B. bedingt durch Vergessen des Bezahlens bei Gedächtnisbeeinträchtigung oder Verlust sozialer Normen bei frontotemporaler Demenz;
- Gelegentlich Diebstähle im Rahmen depressiver Störungen (ICD-10: F3);
- Diebstahl im Rahmen anderer psychischer Störungen (schizophrene Psychosen, manische Episoden, Persönlichkeitsstörungen).

■ **Epidemiologie**
Ausgesprochen selten; Frauen sind dabei häufiger betroffen als Männer. Unter festgenommenen Ladendieben wird der Anteil pathologischen Stehlens auf ca. 4% geschätzt.

■ **Therapie**
Zur Therapie liegen kaum gesicherte Daten vor; im Allgemeinen wird eine kognitive Verhaltenstherapie empfohlen, soweit vorhanden ist eine Therapie komorbider psychischer Störungen dringlich.

5.2.5   Trichotillomanie (ICD-10: F63.3)

Anhaltender Impuls, sich die Haare auszureißen.

■ **Klinik**
Es zeigt sich ein sichtbarer Haarverlust, der alle behaarten Körperstellen betreffen kann. Gelegentlich ist die gesamte Kopfhaut mit Ausnahme der Nackenregion kahl (Tonsurtrichotillomanie), häufig sind dann auch die Augenbrauen und Wimpern betroffen.

■ **Diagnose**
Zur Diagnose sind als wesentliche Kriterien festzuhalten:
- Haarverlust ohne dermatologische bzw. eine andere plausible Erklärung
- Innere Spannung vor dem Haareausreißen
- Gefühl der Befriedigung danach
- Suche nach Gelegenheiten zum erneuten Haareausreißen meist heimlich und allein
- Häufigeres Auftreten in belasteten Lebenssituationen
- Gelegentlich verknüpft mit Trichophagie, mit der Gefahr massiver gastrointestinaler Probleme
- Das Vorliegen des Störungsbildes wird häufig geleugnet, ein Nachweis ist durch eine Hautbiopsie möglich, durch das Fehlen von Hautveränderungen wie Entzündung oder Abschürfung.

- **Differentialdiagnose**

Differentialdiagnostisch auszuschließen sind Erkrankungen mit Haareausreißen bei Hauterkrankungen/-entzündungen, stereotypen Bewegungsstörungen, Haareausreißen im Rahmen anderer psychischer Störungen (z. B. wahnhaftes Erleben, geistige Behinderung).

- **Epidemiologie**

Seltenes Störungsbild, Frauen sind häufiger betroffen als Männer.

- **Therapie**

Hinsichtlich der Therapie finden sich positive Berichte in Bezug auf die kognitive Verhaltenstherapie. Medikamentös kann probatorisch ein SSRI, Carbamazepin oder Lithium eingesetzt werden. Polypharmazeutische Behandlungen sind nicht indiziert.

Literatur

American Psychiatric Association (1980) Diagnostic and statistical manual of mental disorders, 3rd edition, Washington, DC

American Psychiatric Association (1994) Diagnostic and statistical manual of mental disorders, 4th edition, Washington, DC

APA (2001) Practice guideline for the treatment of patients with borderline personality disorder. DOI: 10.1176/appi.books.9780890423370.111295

Angstman KB, Rasmussen NH (2011) Personality disorders: review and clinical application in daily practice. American Family Physician 84: 1253–1260

Bandelow B, Krause J, Wedekind D, Broocks A, Hajak G, Rüther E (2005) Early traumatic life events, parental attitudes, family history, and birth risk factors in patients with borderline personality disorder and healthy controls. Psychiatry Res 134: 169–179

Bateman AW, Fonagy P (1999) Effectiveness of partial hospitalization in the treatment of borderline personality disorder: a randomized controlled trial. Am J Psychiatry 156: 1563–1569

Bateman A, Fonagy P (2009) Randomized controlled trial of outpatient mentalization-based treatment versus structured clinical management for borderline personality disorder. Am J Psychiatry 166: 1355–1364

Black DW, Zanarini MC, Romine A, Shaw M, Allen J, Schulz SC (2014) Comparison of low and moderate dosages of extended-release Quetiapine in Borderline Personality Disorder: a randomized double blind, placebo controlled trial. Am J Psychiatry 171: 1174–1182

Blum N, St John D, Pfohl B, Stuart S, McCormick B, Allen J et al. (2008) Systems training for emotional predictability and problem solving (STEPPS) for outpatients with borderline personality disorder: a randomized controlled trial and 1-year-follow-up. American J Psychiatry 165: 468–478

Bohus M (2007) Zur Versorgungssituation der Borderline-Patienten in Deutschland. Persönlichkeitsstör Theorie Ther 11: 149–153

Bohus M (2002) Borderline-Störung. Göttingen, Hogrefe

Bohus M, Wolf M (2009) Interaktives Skills-Training für Borderline Patienten, 1. Auflage, Schattauer, Stuttgart

Bohus M, Kröger C. (2011) Psychopathologie und Psychotherapie der Borderline-Persönlichkeitsstörung. Nervenarzt, 82: 16–24

Carrasco JL, Tajima_Pozo K, Diaz-Marsá M, Casado A, López-Ibor JJ, Arrazola J, Yus M (2012) Microstuctural white matter damge at orbitofrontal areas in borderline personality disorder. J Affekt Disord 139:149–53

Clarkin JF, Caligor E, Stern BL, Kernberg OF (2004) Structured Interview of Personality Organization (STIPO). Unpublished Manuscript. Personality Disorders Institute, Weill Medical College of Cornell University, New York. (Deutsche Übersetzung von S. Doering, Universität Wien)

Clarkin JF, Yeomans FE, Kernberg OF (2001) Psychotherapie der Borderline Persönlichkeit. Manual zur psychodynamischen Therapie. Schattauer Stuttgart, New York.

Costa PT, Widiger TA (Eds) (2002) Personality disorders and the five-factor model of personality (2nd ed.) Washington DC, American Psychological Association

Dammann G, Teschler S, Haag T, Altmüller F, Tuczek F, Dammann RH (2011) Increased DNA methylation of neuropsychiatric genes occurs in borderline personality disorder. Epigenetics 6: 1454–1462

Dichter GS, Felder JN, Petty C, Bizzell J, Ernst M, Smoski MJ (2009) The effects of psychotherapy on neural responses to rewards in major depression. Biol Psychiatry 66: 886–897

Dilling H, Freyberger HJ (2012) Taschenführer zur ICD-10-Klassifikation psychischer Störungen, 6. überarbeitete Auflage ICD-10-GM, Verlag Hans Huber, Bern

Döring S, Hörz S, Rentrop M et al. (2010) Transference-focused psychotherapy vs treatment by community psychotherapists for borderline personality disorder: a randomized controlled trial. Br J Psychiatry 196: 389–395

Feurino L, Kenneth Silk KR (2011) State of the art in the pharmacologic treatment of borderline personality disorder. Curr Psychiatry Rep 13: 69–75

Fiedler P (2001) Persönlichkeitsstörungen. 5. Vollständig überarbeittete Auflage, Beltz, Weinheim

Frances A (1980) DSM-III personality disorders section: a commentary. Am J Psychiatry 137: 1050–54

Grant BF, Hasin DS, Stinson FS, Dawson DA, Chou SP, Ruan WJ, Pickering RP (2004) Prevalence, correlates, and disability of personality disorders in the United States: results from the national epidemiologic survey on alcohol and related conditions. J Clin Psychiatry 65: 948–958

Gunderson JG, Zanarini MC, Choi-Kain LW, Mitchell KS, Jang KL, Hudson JI (2011) Family study of borderline personality disorder and its sectors of psychopathology. Arch Gen Psychiatry 68: 753–762

Gunderson JG, Weinberg I, Choi-Kain C (2013) Borderline personality disorder, Focus XI, No.2: 129–145

Haw C, Stubbs J (2011) Medication for borderline personality disorder: a survey at a secure hospital. Int J Psychiatry Clin Pract 15: 280–285

Herpertz SC (2011) Beitrag der Neurobiologie zum Verständnis der Borderline-Persönlichkeitsstörung. Nervenarzt 82: 9–15

Hörz S, Rentrop M, Fischer-Kern M, Schuster P, Kapusta N, Buchheim P, Doering S (2010) Strukturniveau und klinischer Schweregrad der Borderline Persönlichkeitsstörung. Z Psychosom Med Psychother 56: 136–149

Hyman SE, Fenton WS (2003) Medicine: what are the right targets for psychopharmacology?, Science 299: 350–351

Jobst A., Hörz S, Birkhofer A, Martius P, Rentrop M (2010) Einstellung von Psychotherapeuten gegenüber der Behandlung von Patienten mit Borderline Persönlichkeitsstörung. Psychother Psychosom Med Psychol 60: 126–131

Johansen M, Karterud S, Pedersen G, Gude T, Falkum E (2004) An investigation of the prototype validity of the borderline DSM-IV construct. Acta Psychiatr Scand 109:289–298

Kluetsch RC, Schmahl C, Niedtfeld I, Densmore M, Calhoun VD, Daniels J, Kraus A, Ludaescher P, Bohus M, Lanius RA (2012) Alterations in default mode network connectivity during pain processing in Borderline personality disorder. Arch Gen Psychiatry 69: 993–1002

Knappich M, Hörz-Sagstetter S, Schwerthöffer D, Leucht S, Rentrop M (2014) Pharmacotherapy in the treatment of patients with borderline personality disorder. Results of a survey among psychiatrists in private practices. Int Clin Psychopharmacology: 29: 224–228

Lieb K, Zanarini M, Rücker A et al. (2004) Borderline Personality Disorder. Lancet 364: 453–461

Lieb K, Völlm B, Rücker G et al. (2010) Pharmacotherapy for Borderline Personality disorder: Cochrane systematic review of randomized trials. Brit J Psych, 196: 4–12

McGlashan TH, Grilo CM, Sanislow CA, Ralevski E, Morey LC, Gunderson JG, Skodol AE, Shea MT, Zanarini MC, Bender D, Stout RL, Yen S, Pagano M (2005) Two-year prevalence and stability of individual DSM-IV criteria for schzotypa, borderline, avoidant, and obsessive-compulsive personality disorders:toward a hybrid model of axis II disorders. Am J Psychiatry 162: 883–889

Mercer D, Douglass AB, Links PS (2009) Meta-analyses of mood-stabilizers, antidepressants and antipsychotics in the treatment of borderline personality disorder: effectiveness for depression and anger symptoms. J Personality Disord 23: 156–174

National Collaborating Centre for Mental Health (NCCMH) (2009) Borderline Personality Disorder: The NICE Guideline on Treatment and Management

NMH statistics; ► http://www.nimh.nih.gov/statistics/index.shtml

Otti A, Gündel H, Wohlschläger A, Zimmer C, Sorg C, Noll-Hussong M (2012) »Default-mode«-Netzwerk des Gehirns. Nervenarzt 83: 16–24

Paris J (2012) The outcome of borderline personality disorder: Good for most but not all patients. Am J Psychiatry 169: 5

Rentrop M, Reicherzer M, Bäuml J (2006) Psychoedukation Borderline Störung, Manual zur Leitung von Patienten und Angehörigengruppen. Elsevier, München

Rentrop M (2007) Theory of Mind und Borderline Persönlichkeitsstörung. In Förstl H. (Hrsg) Theory of Mind, Neurobiologie und Psychologie sozialen Verhaltens, 1. Auflage Springer Verlag, Heidelberg

Rentrop M, Martius P, Bäuml J, Buchheim P, Doering S, Hörz S (2010) Patients with borderline personality disorder not participating in an RCT: are they different? Psychopatology 43: 369–372

Rentrop M, Zilker T, Lederle A, Birkhofer A, Hörz S (2014) Psychiatric comorbidity and personalty structure in patients with polyvalent addiction. Psychopathology 147: 133–140

Schmahl C, Kleindienst N, Limberger M et al. (2012) Evaluation of naltrexone in dissociative symptoms in borderline personality disorder. Int Clin Psychopharmacol 27: 61–68

Schneider K (1992) Klinische Psychopathologie, 14. unveränderte Auflage, Thieme, Stuttgart

Schwerthöffer D, Bäuml J, Rentrop M (2013) Pharmakotherapie bei Borderline Störung: Praxis und Studienlage. Fortschritte Neurologie Psychiatrie 81: 437–443

Soloff PH, Chiappetta L (2012) Prospective predictors of suicidal behavior in borderline personality disorder at 6-year follow-up. Am J Psychiatry 169: 484–490

Stevenson J, Datyner A, Boyce P, Brodaty H (2011) The effect of age on prevalence, type and diagnosis of personality disorder in psychiatric inpatients. Int J Geriatr Psychatry 26: 981–987

Stoffers JM, Völlm BA, Rücker G, Timmer A, Huband N, Lieb K (2012) Psychological therapies for people with borderline personality disorder (review). The Cochrane Collaboration John Wiley and Sons

Tadic A, Victor A, Baskaya O, von Cube R, Hoch J, Kouti I, Anicker NJ, Höppner W, Lieb K, Dahmen N (2009) Interaction between gene variants of the serotonin transporter promoter region (5-HTTLPR) and catechol o-methyltransferase (COMT) in borderline personality disorder. Am J Genet B Neuropsychiatr Genet 150B(4): 487–495

WHO (1994) ICD–10

Wolf M, Limberger MF, Kleindienst N, Stieglitz RD, Domsalla M, Philipsen A, Steil R, Bohus (2009) Kurzversion der Borderline-Symptom-Liste (BSL-23): Entwicklung und Überprüfung der psychometrischen Eigenschaften. Psychiatrie, Psychosomatik und Medizinische Psychologie. Psychother Psychosom Med Psychol 59: 321–324

Wolf RC, Thomann PA, Sambataro F, Vasic N, Schmid M, Wolf ND (2012) Orbitofrontal cortex and impulsivity in borderline personality disorder: an MRI study of baseline brain perfusion. Eur Arch Psychiatry Clin Neurosci 262: 677–685

► www.dsm5.org

Zanarini MC, Frankenburg FR, Bradford Reich D, Fitzmaurice G (2012) Attainment and stability of sustained symptomatic remission and recovery among patients with borderline personality disorder and axis II comparison subjects: a 16-year prospective follow-up study. M J Psychiatry 169: 476–483

Gerontopsychiatrie

Bernd Ibach

T. Messer, M. Schmauß (Hrsg.), *Polypharmazie in der Behandlung psychischer Erkrankungen*,
DOI 10.1007/978-3-7091-1849-8_6, © Springer-Verlag Wien 2016

6.1   Allgemeine Polypharmazie in der Alterspsychiatrie

6.1.1   Definition und Ziele

Polypharmazie bei älteren Menschen ist eher die Regel als die Ausnahme und wird häufig als die gleichzeitige Einnahme von vier, fünf oder mehr Medikamenten beschrieben (Wright et al. 2009, Parsons et al. 2011, Onder et al. 2013), ohne dass eine einheitliche Definition existiert.

Polypharmazeutische Strategien werden in der Psychiatrie bei psychiatrischer Komorbidität, bei Vorliegen unterschiedlicher Zielsymptome derselben psychiatrischen Erkrankung, bei ausbleibender oder unzureichender Wirksamkeit einer Monotherapie (Augmentation), zur Phasenprophylaxe von affektiven Störungen sowie zur Rezidivprophylaxe von Störungen aus dem schizophrenen Formenkreis eingesetzt. Eine erhebliche Rolle spielt die symptombezogene Therapie älterer Menschen mit atypischen ängstlich-depressiven Syndromen, Schlafstörungen oder BPSD (Behavioral and Psychological Symptoms of Dementia) bei Demenzerkrankungen, die mit einem erhöhten Risiko für Sekundärkomplikationen (Nolan et al. 1988, Bates et al. 1999) wie Klinikaufenthalten, Infektionen oder Stürzen einhergehen. Ergänzend haben die Wünsche der Patienten und Angehörigen, persönliche Verordnungsgewohnheiten und ökonomische Notwendigkeiten Einfluss auf die Pharmakotherapie.

Ärzte können bei ihren Entscheidungen nur in sehr geringem Ausmaß auf kontrollierte Studien zu Kombinationstherapien zurückgreifen. Dennoch berücksichtigt eine angemessene Polypharmazie diese Evidenzen und setzt sie in Bezug zu den individuellen somatischen und zerebralen Komorbiditäten sowie zur Begrenztheit der Lebensspanne. Der kombinierte und sinnvolle Einsatz von wirksamen Arzneimitteln kann die Lebensqualität dieser Patienten ganz erheblich fördern. Um beim kurzfristigen und langfristigen Einsatz von Medikamenten ein optimales Behandlungsergebnis zu erzielen, ist eine intensive Zusammenarbeit zwischen den verschiedenen beteiligten Fachdisziplinen (Psychiatrie, Neurologie, Innere Medizin etc.) einschließlich Pflegepersonal sowie anderen Berufsgruppen (Ergotherapeuten, Physiotherapeuten) und dem Patienten sowie dessen Angehörigen notwendig. Es wird ein hohes Maß an Umsicht und selbstkritischem Umgang mit den häufig einwilligungsunfähigen dementen Patienten gefordert. Zur Erarbeitung einer medikamentösen Gesamtstrategie bieten sich ärztliche Fallbesprechungen an. Unabhängig von den verschiedenen Möglichkeiten, eine angemessene und sichere Arzneimitteltherapie zu gewährleisten, besteht die Forderung nach der gezielten Integration älterer Menschen in Zulassungsstudien für neue Arzneimittel und deren Kombinationen.

> **Ziele der Polypharmazie sind**
> - bessere Wirksamkeit (Augmentation),
> - Verkürzung der Wirklatenz,
> - Förderung der Lebensqualität,
> - Phasen- und Rezidivprophylaxe.

> **Risiken der Polypharmazie sind:**
> - Potenzial für UAW steigt an,
> - Risiko für Einnahmefehler erhöht,
> - Risiko für Delir erhöht,
> - kognitive Störung,
> - Sekundärkomplikationen.

6.1.2 Epidemiologie

Die regelmäßige Einnahme von rezeptpflichtigen Medikamenten im höheren Alter ist die Regel (> 90%) und wird durch die Multimorbidität der Menschen gefördert (Zimmermann et al. 2013, Viola et al. 2004, Prein 1976). Polypharmazie (79% ≥ 5 Medikamente) steht nicht unbedingt für eine intensive Behandlung von älteren Menschen, sondern kann Ausdruck für die Verordnung von nicht indizierten Medikamenten (44%) sein, deren Risiko mit dem Ausmaß der Beeinträchtigung von Alltagskompetenzen ansteigt (OR 2,2) (Wright et al. 2009, Giron et al. 2001).

❯ **Indikatoren für eine Polypharmazie mit Psychopharmaka sind**
  - **Alter,**
  - **allgemeine Multimorbidität,**
  - **psychiatrische Multimorbidität und**
  - **institutionelle Wohnformen.**

Der Gebrauch von Psychopharmaka (Anteil an Polypharmazie) in schweizer Pflegeheimen liegt bei Bewohnern ohne Demenz bei 55% (10,3%) und mit Demenz bei 70,8% (23,2%) (Lustenberger et al. 2011). Der überproportionale Einsatz von Psychopharmaka bei Demenzkranken lässt sich überwiegend auf die Verordnung von Antipsychotika zurückführen (44,8 vs. 1,4%).

❯ — **Demenzkranke Heimbewohner werden signifikant häufiger mit Kombinationen von Antipsychotika und Antidepressiva oder Hypnotika behandelt als Nichtdemente.**
  — **Wechselwirkungen zwischen Psychopharmaka tragen erheblich zu sedierenden Effekten bei und verschlechtern die Kognition.**

Der Polypharmazieanteil für Psychopharmaka (≥ 1 Psychopharmakon) in britischen Heimen liegt bei 67%, in der Schweiz bei 15%; die Verordnungszahlen für die Einzelsubstanzen weisen eine sehr hohe Bandbreite auf und steigen an (Linjakumpu et al. 2002, Parsons et al. 2011, Lustenberger et al. 2011). Die Prävalenz der Polypharmazie mit Antipsychotika in US-amerikanischen gerontopsychiatrischen Einrichtungen ist breit und liegt zwischen 3 und 55% (Dolder et al. 2011). Die Besonderheiten des jeweiligen Gesundheitssystems, die Rolle der Krankenkassen, der Ausbildungsstand des Personals, Personalschlüssel, Charakteristika der jeweiligen Einrichtung und persönliche Grundhaltungen spielen hierbei eine wichtige Rolle. So ist es ausgesprochen kritisch zu werten, dass mit einem Acetylcholinesterase-Inhibitor (AChEI) behandelte Patienten mit Demenz zu 35% gleichzeitig mit einem Anticholinergikum behandelt wurden. In 75% dieser Fälle fehlte eine angemessene Indikation (Carnahan et al. 2004).

❯ — **Die Kombination von AChEI mit anticholinerg wirksamen ZNS-gängigen Substanzen sollte grundsätzlich vermieden werden.**
  — **Hierzu gehören z. B. Antispasmodica (Tolderidin, Oxybutynin), trizyklische Antidepressiva, Diphenhydramin, Carbamazepin und Promethazin.**
  — **Bei bestehender AChEI-Therapie kann bei entsprechender Indikation auf das überwiegend peripher wirksame Parasympatholytikum N-Butyl-Scopolamin zurückgegriffen werden.**

❯ **Das Ausmaß der Polypharmazie mit Psychopharmaka unterscheidet sich erheblich zwischen einzelnen Pflegeheimen und verschiedenen Ländern. Es besteht allerdings ein direkter Zusammenhang mit der Versorgungsqualität in den Heimen.**

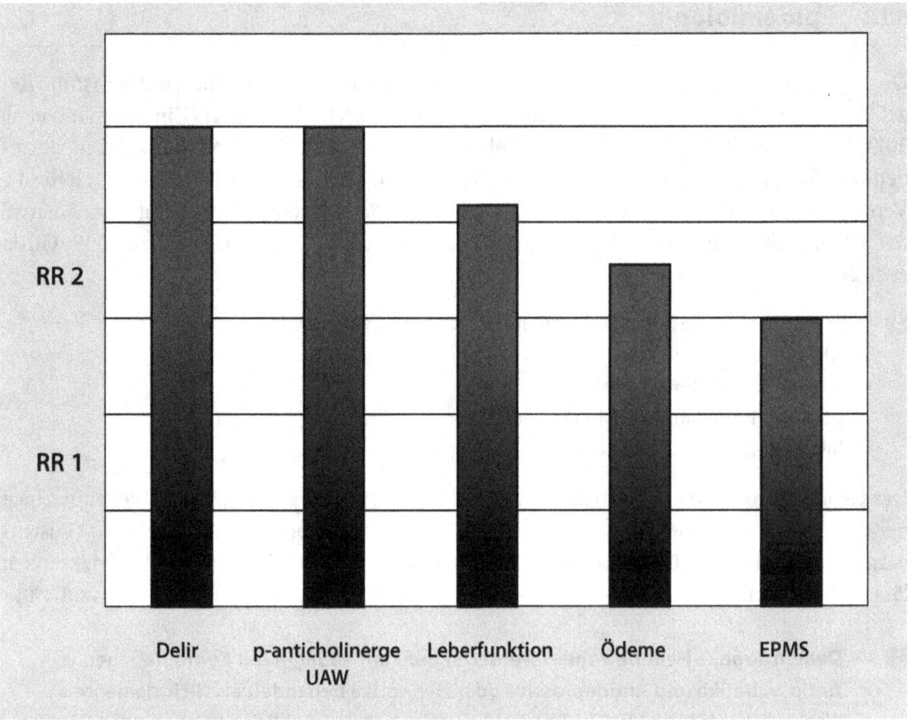

6

◘ Abb. 6.1   Relatives Risiko (RR) für spezifische UAW bei Patienten ≥60 Jahre (Ibach u. Wagmann 2005). Für Patienten ≥ 60 vs. < 60 Jahre liegt das relative Risiko für eine UAW-Meldung unter Polypharmazie bei 2,5

> **Übersedierung, Verwirrtheit, Halluzinationen und Delir können vermeidbare und oft übersehene Nebenwirkungen der Polypharmazie bei alten Menschen sein.**

Grundsätzlich ist zu beachten, dass psychiatrische Symptome zu den häufigsten und vermeidbaren unerwünschten Arzneimittelwirkungen (UAW) (24%/97%) alter Menschen gehören. Unabhängiger Risikofaktor für UAW sind die Anzahl der eingenommenen Medikamente (OR 1,4–2,1) und die Einnahme von Antipsychotika (OR 3,4) oder Antiepileptika (OR 3,7) (Gurwitz 2005). In einer eigenen klinikbasierten Untersuchung, die auf Daten aus dem Arzneimittelsicherheitsprogramm der bayerischen psychiatrischen Bezirkskrankenhäuser stammen, lag der Anteil der Demenzkranken (n = 2376), die 5 oder mehr Psychopharmaka erhielten, immer noch bei 5,9%. Die Wahrscheinlichkeit für eine UAW-Meldung bei Mehrfachtherapie mit Psychopharmaka war im Vergleich zur Monotherapie um den Faktor OR=2,5 erhöht und bestätigt Befunde aus anderen Untersuchungen (Ibach u. Hajak 2005, Gurwitz 2005) (◘ Abb. 6.1).

6.1.3   Pharmakologie

Im Rahmen des physiologischen Alterungsprozesses kommt es zu Einschränkungen von Organfunktionen, die von klinisch-pharmakologischer Relevanz sind (◘ Abb. 6.2).

Aus pharmakokinetischer Sicht finden Veränderungen der gastrointestinalen Resorption, der Medikamentenverteilung, der leberassoziierten Biotransformation (Phase I – Zytochrom-P450),

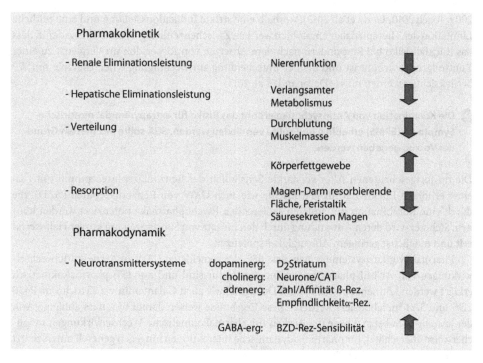

Pharmakokinetik

- Renale Eliminationsleistung — Nierenfunktion

- Hepatische Eliminationsleistung — Verlangsamter Metabolismus

- Verteilung — Durchblutung Muskelmasse

— Körperfettgewebe

- Resorption — Magen-Darm resorbierende Fläche, Peristaltik Säuresekretion Magen

Pharmakodynamik

- Neurotransmittersysteme — dopaminerg: D_2Striatum cholinerg: Neurone/CAT adrenerg: Zahl/Affinität ß-Rez. Empfindlichkeitα-Rez.

GABA-erg: BZD-Rez-Sensibilität

Abb. 6.2 Besonderheiten der Pharmakotherapie im Alter

sowie der renalen Exkretion statt. Durch die Verordnung von Acetylcholinesteraseinhibitoren (AChEI) kann es zu einer Wirkungsverstärkung von Digoxin und β-Blockern kommen (Bradykardie). Die im höheren Alter leicht reduzierte Albuminkonzentration spielt klinisch keine Rolle. Bei Patienten mit Albuminverlust jedoch muss mit einer reduzierten Verfügbarkeit hoch eiweißgebundener Arzneimittel (> 90%) gerechnet werden. Die kontinuierliche Abnahme der renalen Clearence führt zu einer verminderten Ausscheidung von Pharmaka.

> Das renale Interaktionspotenzial des N-Methyl-D-Aspartat- (NMDA-) Antagonisten Memantin kann die Wirkung von Hydrochlorothiazid, L-DOPA, Neuroleptika oder MAO-Hemmern durch eine Beeinflussung der tubulären Sekretion verstärken.

Pharmakodynamisch ist aufgrund einer Abnahme der D2-Rezeptorendichte im Striatum von einem höheren Risiko für extrapyramidalmotorische Nebenwirkungen auszugehen. Dieses Risiko wird durch die häufige Kombination von hoch- und niederpotenten Neuroleptika oder SSRI (selektive Serontonin-Re-uptake-Inhibitoren) erhöht.

Das Risiko für die Entstehung von tardiven Dyskinesien (TD) ist bei älteren Menschen generell erhöht. Es gilt, dass die in der Praxis häufige Kombination von niedrig- und hochpotenten Antipsychotika das Risiko für TD ebenfalls erhöht und deren Inzidenz unter First Generation Antipsychotics (FGA) deutlich über der von Second Generation Antipsychotics (SGA) liegt (Woerner et al. 1998, 2011).

Der Einsatz von Antipsychotika zur Therapie von psychotischen Syndromen und schwerer Aggression bei Demenz erfolgt oft im Rahmen einer vorbestehenden Polypharmazie und wird wegen einer ungünstigen Nutzen-Risiko-Relation als kritisch bewertet (Ibach 2008, Wolter

2009, Ibach 2010, Gertz et al. 2013), weshalb eine strikte Indikationsstellung und eine zeitliche Limitation der Therapiedauer empfohlen werden. Zwischenzeitlich gibt es Hinweise dafür, dass das Rückfallrisiko bei Respondern nach dem Absetzen von Risperidon im Vergleich zu einer Kontrollgruppe erhöht ist und bei der Entscheidung zur Beendigung einer Therapie mit AP berücksichtigt werden muss (Devanand et al. 2013).

> ❯ **Die Kombination von Antipsychotika erhöht das Risiko für extrapyramidal motorische Symptome (EPMS) erheblich und sollte vermieden werden. SGA sollte aus diesem Grund der Vorzug gegeben werden.**

Die im fortgeschrittenen Alter verstärkte Sensibilität der Benzodiazepinrezeptoren führt zu einer erhöhten Effektivität für erwünschte wie auch UAW von Benzodiazepinen (BZD), die durch eine Kombination mit anderen sedierenden Psychopharmaka potenziert werden können. Sicherer wird deren Anwendung durch den Einsatz von Substanzen mit kurzer Halbwertszeit und möglichst geringem Abhängigkeitspotenzial.

Pharmakovigilanzsysteme zeigen, dass 85% der gemeldeten UAW zu Arzneimittelwechselwirkungen von AChEI pharmakodynamischer Natur sind und nur 15% pharmakokinetisch erklärt werden können, obwohl sowohl Donepezil wie auch Galantamin via Zytochrom-P450 2D6 und 3A4 metabolisiert werden. Diese Ergebnisse weisen darauf hin, dass abhängig von der jeweiligen Substanzklasse die Risiken für pharmakokinetische Wechselwirkungen möglicherweise überschätzt, für pharmakodynamische Interaktionen hingegen generell unterschätzt werden (Tavassoli et al. 2007).

6.1.4   Listen von potenziell inadäquaten Medikamenten (PIM)

Mit der Priscusliste wurde erstmals eine Liste potenziell inadäquater Medikamente für ältere Menschen in Deutschland erstellt und publiziert (Holt et al. 2010). Die Verordnung von PIM ist häufig und kann durch gezielte Interventionen reduziert werden (Hanlon et al. 1996, Lim et al. 2004), so dass die Priscusliste eine Sensibilisierung für das deutlich erhöhte UAW-Risiko bei der Verordnung von PIM erzielen möchte, das durch die Polypharmazie bei alten Menschen verstärkt wird. Gleichzeitig bietet sie alternative Substanzen zur Verordnung an. Sollte sich der Einsatz von PIM in bestimmten Situationen als notwendig erweisen, werden geeignete Maßnahmen zum Monitoring vorgeschlagen. Weitere Empfehlungen zu PIM wurden in der Beers-Liste publiziert, deren Inhalte sich von der Priscusliste unterscheiden (Carlson 1996, Fick et al. 2003).

PIM-Listen können jedoch die individuellen Besonderheiten der Patienten (Komorbiditäten, polypharmazeutische Situation, seltene Indikationsstellung) in der erforderlichen Komplexität nicht berücksichtigen.

Das in diesen Listen immer wieder dokumentierte Potenzial für anticholinerge Nebenwirkungen (Moore u. O'Keeffe 1999) einer beträchtlichen Anzahl von somatischen und psychiatrischen Medikamenten konnte durch eine klinische Studie bestätigt werden, in der die Odds Ratio für eine leichte kognitive Störung (Mild Cognitive Impairment, MCI) unter kontinuierlicher Medikation mit anticholinergen Eigenschaften bei 5,2 lag (Ancellin et al. 2006).

> ❯ **Die Priscusliste stellt eine wertvolle Entscheidungshilfe für den behandelnden Arzt dar, kann eine individualisierte Entscheidungsfindung jedoch keinesfalls ersetzen (▶ www. priscus.net).**

6.1.5 Praxis der Polypharmazie

In der Praxis der Polypharmazie von alten Menschen ist es hilfreich, sich systematisch an der folgenden Checkliste zu orientieren:

> **Checkliste Polypharmazie für die Praxis**
> — Auf vollständige Medikamentenliste achten!
> — Medikament langsam starten, aber ausdosieren!
> — Verordnungen auf Praktikabilität prüfen (Absprachen)!
> — Indikation regelmäßig kritisch überprüfen!

Medikamentenliste

Die älteren Menschen und deren Angehörige oder Betreuer sollten regelmäßig dazu angehalten werden, alles, inklusive Säfte, Pulver, Tabletten, Dragees, Salben, pflanzliche Mittel etc., das sie zur Gesundheitsförderung einnehmen, in einer Tasche mitzubringen. Damit werden auch die unterschätzten und rezeptfrei erhältlichen OTC-Medikamente (OTC = over the counter) erfasst (Brazeau 2001, Bruno et al. 2005). So wird z. B. vor der Einnahme von Vitamin E (400 IE/d) gewarnt (frei erhältlich), da in einer Metaanalyse in neun von elf Studien eine erhöhte, allerdings nicht statistisch signifikante Mortalität (39 vs. 10/10.000) unter Vitamin-E-Therapie beobachtet wurde (Miller et al. 2005). Unter regelmäßiger Einnahme von Vitamin-C-Präparaten zeigte sich in einer prospektiven Studie (15 Jahre) ein erhöhtes Risiko (OR 1,35–1,98) für die kardiovaskuläre Mortalität postmenopausaler Frauen mit Diabetes (Lee et al. 2004). Für die regelmäßige Vitamin-C-Zufuhr durch Nahrungsmittel hingegen konnte dieser Effekt nicht beobachtet werden.

> Gezieltes Nachfragen nach der Einnahme von OTC-Substanzen trägt zur Vermeidung von UAW bei.

6.1.6 Dosierung von Medikamenten

Die Behandlung älterer Menschen mit Arzneimitteln sollte mit einer niedrigen Medikamentendosis initiiert und nur langsam aufdosiert werden, ohne dass die Zieldosis grundsätzlich niedriger angesetzt werden muss als bei jüngeren Erwachsenen. Das gilt besonders für Antidepressiva (hier kann Therapeutisches Drug Monitoring – TDM – hilfreich sein) und AChEI, die oft zu niedrig dosiert werden. Eine niedrige Erhaltungsdosis hingegen ist meistens bei der Behandlung mit Antikonvulsiva, Benzodiazepinen und Lithiumsalzen sowie Neuroleptika ausreichend.

> Die gezielte Anwendung des Therapeutischen Drug Monitorings (TDM) trägt auch bei alten Menschen zur Arzneimittelsicherheit bei.

Medikamenteneinnahme und Absetzen

Zur Optimierung der Mitarbeit der Patienten ist es sinnvoll, die Medikamenteneinnahme zu synchronisieren und einfach zu handhabende Zubereitungsformen einzusetzen. Säfte, möglichst kleine Kapseln oder Tabletten und Tablettendosen statt Blister sind für den älteren Menschen einfacher anzuwenden (es kann hilfreich sein, sich Tabletten vor der Erstverordnung anzusehen). Unter stationären Bedingungen hilft die gezielte Absprache mit dem Pflegepersonal, für die poststationäre Weiterbehandlung spätere, dann vielleicht unerkannt bleibende Einnahmeprobleme zu verhindern. Auch der Einsatz eines Weckers oder Handys kann die regelmäßige Medikamenteneinnahme unterstützen. Die bei älteren, auch bei nicht-dementen psychiatrischen Patienten häufig beobachtbaren kognitiven Beeinträchtigungen (z. B. chronische Schizophrenie, Depression, MCI, chronische Schmerzsyndrome) müssen erkannt und berücksichtigt werden.

> ❯ Eine intensive Aufklärung über Nutzen und Risiken einer polypharmazeutischen Behandlung ist sowohl für alle älteren Patienten, deren Angehörige und beteiligte Pflegedienste in allen Versorgungssektoren unabdingbar.

> ❯ Die Beeinträchtigung der Kognition und der motorischen Geschicklichkeit eines Patienten sind negative Prädiktoren für eine erfolgreiche Polypharmazie.

Indikation prüfen

Die generell hohen Verordnungszahlen von Psychopharmaka und die hohe Rate psychopharmakologischer Polypharmazie (Anteil der > 65-Jährigen insgesamt 45%) in Deutschland weisen auf die Notwendigkeit hin, regelmäßig und in Abhängigkeit von der zugrunde liegenden Erkrankung in 6–12 Monatsschritten die Indikation einer medikamentösen Therapie zu überprüfen (Hamann et al. 2003). Für die Phasen- und Rezidivprophylaxe von psychiatrischen Erkrankungen gelten leitlinienbasierte Regeln.

Die hohe Polypharmazierate für Antipsychotika gewinnt an Bedeutung, wenn man bedenkt, dass deren Kombination das Risiko für eine Reihe von UAW, darunter EPMS, QT-Verlängerungen und die Mortalität, signifikant erhöht (Schneider et al. 2005, 2006, Ballard u. Waite 2006, Jeste et al. 2008).

Symptome, die beim abrupten Absetzen von Neuroleptika oder Antidepressiva beobachtet werden können, dürfen weder mit einer morbogenen Verschlechterung noch mit einem Benzodiazepinentzugssyndrom verwechselt werden. Wird ein Medikament abgesetzt, kommt es in bis zu 26% zu UAW (Graves et al. 1997). Ein ausschleichendes Absetzen über mehrere Wochen gestaltet sich meistens problemlos (Ballard et al. 2004). Bei Patienten mit einer Demenzerkrankung und Remission von Verhaltensauffälligkeiten unter der Therapie mit AP ist stets ein Absetzversuch indiziert. Eine Gruppe von Patienten mit chronischer Schizophrenie wurde von einer Polypharmazie mit im Durchschnitt drei AP/Patient auf eine Monotherapie umgestellt und blieb in 50% klinisch stabil (Suzuki et al. 2004). Die Hinzunahme derjenigen Patienten, die zusätzlich noch geringe Dosen niederpotenter AP erhielten (etwa 25 mg Chlorpromazin-(CPZ-) Äquivalente) erhöhte diesen Anteil auf 77%. 25% der Patienten hingegen hatten sich unter der Umstellung klinisch verschlechtert.

> ❯ Bei Patienten mit Demenz oder chronischer Schizophrenie müssen sowohl eine einfache als auch eine neuroleptische Polypharmazie regelmäßig überprüft werden.

In einer großen Kohortenstudie mit Daten von ca. 5 Mio. ambulanten Patienten (Durchschnittsalter knapp 50 Jahre) ließ sich zeigen, dass Antidepressiva 50% aller Verordnungen von Medikamenten mit Potenzial für QT-Verlängerungen ausmachten (Curtis et al. 2003). Betroffen waren in absteigender Häufigkeit Fluoxetin, Amitriptylin, Sertralin, Venlafaxin, Doxepin und Imipramin. In ca. 10% waren zwei oder mehr Substanzen parallel verordnet worden, die über das Potenzial für eine QT-Verlängerung verfügten oder Interaktionen begünstigten, die einen solchen Effekt verstärken konnten (500.000 Fälle).

> Unter Polypharmazie kumuliert das Risiko von Einzelsubstanzen für die Induktion von QT-Verlängerungen. QT-Änderungen sind dosisabhängig.

Nebenwirkungsprofil kennen

Im Rahmen einer Studie an pflegenden Angehörigen (n = 2638) von Patienten mit Alzheimer-demenz wurde trotz einiger methodischer Limitierungen ein Zusammenhang zwischen der Verordnung von Donepezil und dem Gebrauch von Hypnotika festgestellt (Stahl et al. 2003), die im gleichen Monat oder nach der Erstverordnung des AChEI angesetzt worden waren. Aufgrund dieser Ergebnisse und Überlegungen zu plausiblen pathophysiologischen Zusammenhängen mit der circadianen Rhythmik des cholinergen Systems sollte bei der Verordnung von AChEI auf neu auftretende Schlafstörungen geachtet werden, die häufig passagerer Natur und daher tolerabel sind, ohne dass es einer zusätzlichen Medikation mit Hypnotika bedarf.

In einer Querschnittsuntersuchung zur Kombination von AChEI mit anticholinergen Substanzen (Durchschnittsalter der Patienten 81 Jahre) zeigte sich, dass es sich dabei am häufigsten um Psychopharmaka handelte (Carnahan et al. 2004), die laut der Beers List (Fick et al. 2003) bei älteren Menschen grundsätzlich vermieden werden sollten: Amitriptylin, Diphenhydramin und Doxepin sowie Imipramin, Nortriptylin, Promethazin und Desipramin.

> Der Gebrauch von Medikamenten mit anticholinergen Eigenschaften beeinträchtigt die kognitiven Fähigkeiten von älteren Menschen nachhaltig und ist reversibel.

Biperiden wird aufgrund seiner anticholinergen Eigenschaften häufig (teilweise sogar in routinemäßiger Kombination) zur Behandlung der UAW von D2-Rezeptoren blockierenden AP eingesetzt. In einer offenen Studie an 60 Patienten mit chronischer Schizophrenie, die mit einer Kombination aus AP und Biperiden (> 1 Jahr, 2 × 2–6 mg/Tag) vorbehandelt waren, wurde Biperiden abgesetzt. Nach zehn Tagen zeigten die untersuchten Patienten eine signifikante Verbesserung der kognitiven Fähigkeiten (ADAS-Cog), die mit der zuvor verabreichten Biperidendosis korrelierte. Absetz-UAW wurden keine beobachtet, neue extrapyramidal motorische Symptome traten nicht auf (Drimer et al. 2004).

6.2 Polypharmazie und Evidenz in der Alterspsychiatrie

Einerseits wird postuliert, dass ältere Patienten zu viele Medikamente in falscher Indikation und zu niedriger Dosierung verordnet bekommen, um diese dann gar nicht oder nur unregelmäßig einzunehmen (Rochon et al. 1999). Andererseits gibt es eine große Zahl von zugelassenen Medikamenten mit nachgewiesener Wirksamkeit bei klarer Indikationsstellung. Auf der Basis einer individuellen Nutzen-Risiko-Abwägung muss daher in jedem Behandlungsfall erneut entschieden werden, welche Therapieoption die sinnvollste ist.

Klinische Studien zur Wirksamkeit und Sicherheit der Polypharmazie mit Psychopharmaka bei älteren Patienten, die als Stütze zur Entscheidungsfindung dienen können, sind die Ausnahme (Schmucker u. Vesell 1999). Im folgenden Abschnitt werden die derzeit über das US-amerikanische National Center for Biotechnology Information (Pubmed) zugänglichen klinischen Studien (Evidenzgrad I–III) zu psychopharmakologischen Kombinationstherapien im höheren Alter (> 65 Jahre) dargestellt und kommentiert. Deren Design unterscheidet sich stark und reicht von kontrollierten und randomisierten Studien bis hin zu klinischen Fallberichten. Insbesondere die Darstellung und Diskussion der Medikamentensicherheit ist häufig völlig unzureichend. Übereinstimmend zeigt sich, dass Kombinationstherapien das Risiko für UAW erhöhen, gezielt eingesetzt jedoch wirksamer sein können als eine Monotherapie. Kombinationsstudien zu affektiven Störungen fokussieren auf die Behandlung der therapierefraktären Major Depression. Für Demenzerkrankungen wurden Add-on-Effekte auf die Kognition, Alltagsaktivitäten und auf therapieresistente Verhaltensstörungen untersucht. Die wenigen Daten zur Polypharmazie von älteren Patienten mit Schizophrenie haben begleitende kognitive Störungen im Fokus.

6.2.1   Studien bei Patienten mit Demenz

AChEI plus Memantine-Add-on

Patienten mit mäßiggradiger bis schwerer Alzheimerdemenz (AD), die unter stabiler Medikation mit Donepezil standen, erzielten unter Memantin-Add-on-Therapie nach 24 Wochen Behandlungsdauer signifikant bessere klinische Scores für Kognition, den klinischen Gesamteindruck und Alltagskompetenzen als die Plazebo-Gruppe (Tariot et al. 2004). Unter Memantin/Donepezil wurde signifikant häufiger über Verwirrtheit berichtet als unter Plazebo (7,9% vs. 2,0%). Trotz einer hohen Zahl von Komorbiditäten wurde weder über die Anwendung von kardiovaskulär noch von antidiabetogen wirksamen Substanzen berichtet. Eine weitere kontrollierte Studie zeigte hingegen für die Add-on-Therapie von Memantin zu Donepezil bei mittelgradig schwerer AD keine zusätzlichen signifikanten Effekte (Howard et al. 2012). Dies gilt auch für eine plazebokontrollierte Studie, in der die gesamte Gruppe der AChEI (Donepezil, Galantamin, Rivastigmin) mit und ohne Memantin-Add-on-Therapie verglichen wurde (Porsteinsson et al. 2008). Die Inzidenzen von UAW zwischen den untersuchten Gruppen waren vergleichbar.

Diese Ergebnisse werden durch zwei offene einarmige Memantin-Add-on-Studien an mit Rivastigmin (oral) und anderen AChEI vorbehandelten Patienten ergänzt, die signifikante Therapieeffekte für die Kombinationen aufzeigen konnten, deren Evidenz jedoch nur von begrenztem Wert ist (Riepe et al. 2006, 2007, Atri et al. 2008). Das Verträglichkeitsprofil einer Kombination von Rivastigmin Kapseln bzw. Patch und Memantin wird in zwei ergänzenden offenen Studien als ausreichend beschrieben (Olin et al. 2010, Choi et al. 2011).

Donepezil in Kombination mit anderen Substanzen

- **Sertralin**

Die Wirksamkeit der Kombination Donepezil/Sertralin (n = 124) versus Donepezil (DON)/Plazebo (n = 120) bei Verhaltensstörungen (Neuropsychiatric Inventory = NPI) wurde bei leichter bis mäßiggradiger AD untersucht (Finkel et al. 2004) und zeigte keine signifikanten Unterschiede zwischen den Studienarmen. Eine Post-hoc-Subgruppenanalyse wies auf signifikant positive Effekte bei Symptomen hin, die mit einer serotonergen Dysfunktion in Verbindung gebracht werden (Reizbarkeit, Angst, Unruhe, Aggression).

Die Dropout-Raten beider Gruppen unterschieden sich nicht (12%). Unter der Kombination von DON und Sertralin wurde über eine signifikant höhere Inzidenz von Diarrhö (27,4 vs. 11,7%) berichtet, die am wahrscheinlichsten auf einen additiven Effekt der für beide Substanzen typischen Nebenwirkung zurückzuführen ist. Polypharmazie mit der gleichzeitigen Verabreichung von sechs oder mehr Medikamenten war nicht mit einer erhöhten Nebenwirkungsrate assoziiert.

- **Kami-Untan-To (KUT) und Hirudin**

Unter randomisierten, Rater-verblindeten offenen Studienbedingungen wurde bei Patienten mit AD über 12 Wochen der kognitive Add-on-Effekt des japanischen Naturheilmittelextraktes KUT untersucht (DON 5 mg = zugelassene Dosis in Japan) (Maruyama et al. 2006). Im Vergleich zu Baseline verbesserte sich die KUT-DON-Gruppe im ADAS-cog und im MMSE signifikant, die DON-Monotherapiegruppe hingegen nicht. Diese Befunde werden durch eine SPM-basierte SPECT-Analyse unterstützt, die im präfrontalen Kortex, der dicht mit cholinergen Projektionen durchsetzt ist, eine signifikante Verbesserung (p < 0,05 korr) des Blutflusses erkennen ließ. Die Angaben zur Verträglichkeit der Kombination sind nicht ausreichend.

Für die Kombination mit Hirudin gibt es Hinweise auf ein erhöhtes Blutungsrisiko (Li et al. 2012).

- **Vitamin E**

In einer retrospektiven Studie wurden die Krankenakten von 40 Patienten mit der Diagnose leicht- bis mäßiggradige AD untersucht, die eine Kombination von mindestens 5 mg Donepezil und mindestens 1000 IU Vitamin E täglich erhielten (Klatte et al. 2003). Der Verlauf des kognitiven Status anhand des MMSE dieser Patientengruppe wurde mit Patienten aus der CERAD-Datenbank verglichen (Morris et al. 1989), die keine vergleichbare Behandlung erhielten. Nach 1–3 Jahren Behandlungsdauer lagen die MMSE-Scores in der Kombinationsgruppe signifikant höher im Vergleich zur historischen Gruppe. Methodische Mängel erlauben keine eindeutige Interpretation der Ergebnisse.

- **Perphenazin**

Unter offenen Studienbedingungen wurde Donepezil als Add-on-Behandlung zu Perphenazin bei n = 12 Patienten mit AD und psychotischen Symptomen über einen Zeitraum von vier Wochen untersucht (Bergmann et al. 2003). Unter der Kombinationsbehandlung zeigte sich in der PANSS-Skala und im MMSE eine signifikante klinische Verbesserung. In der AIMS-Skala, die extrapyramidal motorische Symptome misst, wurde erwartungsgemäß eine Verschlechterung für die Perphenazinhochdosisgruppe (16 mg/Tag) beobachtet. Die Autoren schlossen aus ihren Ergebnissen, dass Donepezil als Add-on-Behandlung zu konventionellen Neuroleptika (in diesem Fall Perphenazin) effektiv bei der Behandlung von Alzheimerpatienten mit psychotischen Symptomen eingesetzt werden könne, sofern unter neuroleptischer Monotherapie keine ausreichende Response zu erzielen sei.

- **Levo-/Carbi-Dopa**

Die Sicherheit einer Kombinationsbehandlung von Donepezil und Levo-Dopa/Carbi-Dopa wurde bei Patienten mit Morbus Parkinson und AD sowie bei gesunden Probanden, die ausschließlich Donepezil erhielten, über 15 Tage untersucht (Okereke et al. 2004). UAW wurden unter der Kombination Carbi-Levo-Dopa/Donepezil bei 13 von 25 Patienten beobachtet, unter PBO lag die Rate bei 5 von 25 Probanden. Sie entsprachen den typischen cholinomimetischen Effekten. Signifikante Veränderungen in der Parkinsonsymptomatik (United Parkinson's Disease Rating Scale) waren nicht zu beobachten.

Psychopharmaka plus Propanolol

In einer randomisierten, doppelblinden, plazebokontrollierten 6-wöchigen Studie in einem Seniorenwohnheim wurde bei 31 Patienten mit therapieresistenten Verhaltensstörungen bei AD (Mini Mental State Examination = MMSE 7–8/30 Punkten) die Wirksamkeit von Propanolol (mittlere Dosierung [SD] 106 [38] mg/Tag), verteilt über drei Tagesdosen, als Add-on zur bereits bestehenden psychopharmakologischen Therapie untersucht (Peskind et al. 2005). Die Zeit bis zum Behandlungsabbruch war unter Propanolol signifikant länger als unter PBO (42 [6] = gesamte Studiendauer) vs. 27 [18] Tage). Die Entscheidung über einen Behandlungsabbruch bei unzureichendem Ansprechen auf die Therapie lag gemeinsam beim Pflegepersonal und dem behandelnden Allgemeinarzt. Sowohl der NPI Gesamtscore (Baseline/Endpunkt Propanolol 25,5/17,5, PBO 29,5/29,1) als auch der CGIC-Score (Endpunkt Propanolol 3,0 [1,8] = minimal verbessert, PBO 4,5 [2,4] = unverändert bis minimal verschlechtert) zeigten signifikante Vorteile für die Verumgruppe. Genaue Daten zur Verträglichkeit legten die Autoren nicht vor. Die beta-adrenerge Blockade scheint eine Möglichkeit zu sein, die verstärkte noradrenerge Aktivierung bei AD zu reduzieren, die möglicherweise zur Pathophysiologie der Verhaltensstörungen beiträgt.

Risperidon add-on zu Rivastigmin

In einer offenen randomisierten Studie wurde die Verträglichkeit einer Risperidon-Add-on-Therapie nach Vorbehandlung mit Rivastigmin (Riv-Ris) und vice-versa (Ris-Riv) bei Patienten mit Alzheimerkrankheit, vaskulärer Demenz und gemischter Demenz (n = 90) mit der jeweiligen Monotherapie (Riv oder Ris) verglichen (Weiser et al. 2002).

In der Intention-to-treat (ITT)-Analyse zeigte sich eine signifikante Verschlechterung der Unified-Parkinsons-Disease-Rating-Scale-Scores (UPDRS) für alle Gruppen, in denen Risperidon verwendet wurde. Gastrointestinale Nebenwirkungen wurden erwartungsgemäß in den Riv-Gruppen häufig beobachtet (je 21% fur Riv-Ris und Riv-Mono, Ris-Riv 6%, Ris-Mono 0%). Die Abbruchraten aufgrund von UAW lagen zwischen 12 und 15%, im Ris-Riv-Add-on-Arm jedoch bei 50%. Dieses Phänomen wurde von den Autoren nicht kommentiert und hat möglicherweise zu einem Bias zugunsten der Riv-Verträglichkeit geführt.

Nimodipin plus Acetysalicylsäure (ASS) vs. Rivastigmin

In einer offenen Studie über 16 Monate wurden 64 Patienten mit vaskulärer subkortikaler Demenz (Durchschnittsalter 77 Jahre) hinsichtlich der Wirksamkeit einer Kombination von Nimodipin (10 mg/Tag) + ASS (60 mg/Tag) versus Rivastigmin-Monotherapie (3–6 mg/Tag) verglichen (Moretti et al. 2004). Bei einer hohen Anzahl von Testverfahren, die angewendet wurden, zeigten sich ohne Korrektur für multiples Testen teilweise Vorteile für Rivastigmin im Vergleich zur Kombinationsbehandlung (Alltagskompetenzen, Global Deterioration Scale). Übelkeit wurde erwartungsgemäß häufiger in der Rivastigmin-Gruppe beobachtet (34,4 vs. 9,4%), Muskelkrämpfe traten in 15,6 vs. 0% auf. Über eine Standunsicherheit wurde in 15,6% (Rivastigmin-Gruppe) und 40,6% in der Kombinationsgruppe berichtet.

In mehreren weiteren kontrollierten Studien mit AD-Patienten konnte für die Add-on-Kombinationen von Vit. B6/12/Folsäure (Sun et al. 2007), Fluoxetin (Mowla et al. 2007), Gingko biloba Extrakt (Yancheva), Atomoxetin (Mohs et al. 2009), Antioxidantien-Cocktail (Cornelli et al. 2010), Hirudin (Li et al. 2012) und Modafinil (Frakey et al. 2012) mit Acetylcholinesteraseinhibitoren keine signifikanten Therapieeffekte hinsichtlich der Kognition oder Apathie (Modafinil) erzielt werden (▣ Tab. 6.1).

- **Die Kombination von Donepezil mit Memantin, die sich durch unterschiedliche biochemische Wirkprinzipien auszeichnen, kann bei Patienten mit Alzheimerdemenz eine Verbesserung der klinischen Symptomatik bewirken.**
- **Die Kombination von AChEI und SSRI kann BPSD lindern, die in Zusammenhang mit einer Dysfunktion des serotonergen Systems stehen (Angst, Gereiztheit, Aggression).**
- **Bei therapieresistenten BPSD kann die Gabe von Propanolol wirksam sein.**
- **Unter Neuroleptikatherapie persistierende psychotische Symptome können auf die Kombination mit einem AChEI ansprechen.**
- **Der kombinierte Einsatz von Neuroleptika mit AChEI oder SSRI ist mit einem erhöhten Risiko für EPMS verbunden.**

◘ Tab. 6.1 Studien zur Polypharmazie bei Demenz

Autor	Untersuchte Substanzen	Design	Diagnosegruppen	Ergebnis primäre Outcome-Variable
Weiser et al. 2002	Risperdion (RIS) plus Rivastigmin (RIV)	r, ol	AD, vaskuläre und gemischte Demenz	Gastrointestinale UAW häufiger in RIV-Gruppen UPDRS schlechter in RIS-Gruppen (ss)
Bergmann et al. 2003	Donepezil (DON) plus Perphenazin (PER)	r, ol	AD	Kombinationstherapie signifikant besser als Monotherapie EPMS: Verschlechterung unter PER
Klatte et al. 2003	Vitamin E plus DON	retrospektiv	AD	Kombination signifikant besser als DON-Monotherapie (MMSE im Vergleich mit CERAD-Datenbank)
Finkel et al. 2004	Sertralin (SER) plus DON	r, db, pc	AD	Keine signifikanten Unterschiede im NPI SER/DON: Diarrhö, Angst, Halluzinationen häufiger. Ser: Nervosität häufiger
Okereke et al. 2004	DON plus L-Dopa/Carbidopa	r, db, pc	AD plus Parkinsonkrankheit	UAW entsprechen denen der DON-Monotherapie
Tariot et al. 2004	Memantin (MEM) plus DON	r, db, pc	AD	Klinisch signifikante Überlegenheit von DON + MEM vs. DON + PBO; signifikant häufiger Verwirrtheit unter MEM + DON
Moretti et al. 2004	Aspirin plus Nimodipin vs. RIV	ol	Subkortikale vaskuläre Demenz	Hinsichtlich Kognition und Alltagskompetenzen RIV besser als Kombination (ss) Keine Hinweise für Medikamenteninteraktionen
Peskind et al. 2005	Propanolol add-on zu Psychopharmaka	r, db, pc	AD	Propanolol signifikant wirksamer als PBO (NPI-Gesamtscore und Aggression/Agitation Einzeldomänen)
Riepe et al. 2006/2007	Memantin add-on zu Rivastigmin	Os	AD	Signifikante Verbesserung im ADAS-Cog/MMSE/NPI u. a. Skalen
Sun et al. 2007	Vit. B6/B12/Folsäure plus Acetylcholinesteraseinhibitor (AChEI)	r, db, c	AD	Kein Benefit auf Kognition
Mowla et al. 2007	RIV plus Fluoxetin	r, db, c	AD	Kein signifikanter Benefit auf Kognition und ADL

◘ Tab. 6.1   Fortsetzung

Autor	Untersuchte Substanzen	Design	Diagnosegruppen	Ergebnis primäre Outcome-Variable
Forester et al. 2007	Valproinsäure plus Second Generation Antipsychotic (SGA)	ol	Demenz	Bei BPSD kein klarer Benefit
Atri et al. 2008	AChEI-Monotherapie vs. AChEI plus MEM vs. keine Behandlung	ol	AD	Kombi überlegen vs. keine Behandlung und vs. Monotherapie; verlangsamte kognitive Verschlechterung/ADL über vier Jahre hinweg
Porsteinsson et al. 2008	Memantin add-on zu AChEI	r, db, pc	AD	Keine signifikanter Therapievorteil für Add-on-Memantin
Yancheva et al. 2009	Ginkgo biloba extrakt vs. DON oder vs. Kombination	r, db, c	AD	Keine Unterschiede zwischen allen Gruppen; UAW-Rate unter Gingko biloba und Kombination geringer als unter DON-Monotherapie
Mohs et al. 2009	Atomoxetin plus AChEI	r, db, pc	AD	Keine Benefit für Kognition
Cornelli et al. 2010	Antioxidantien-Cocktail plus DON	r, db, c	AD	Kein Add-on-Benefit
Olin et al. 2010	RIV Kapseln plus MEM	ol	AD	Inzidenz von Erbrechen und Übelkeit niedriger als unter RIV-Monotherapie
Choi et al. 2011	RIV Patch plus MEM	ol	AD	Verträglichkeit gut
Li et al. 2012	Hirudin (Maixuekang) plus DON	r, ol	AD	Sicherheit unklar (Blutungen)
Frakey et al. 2012	Modafinil plus AChEI	r, db, c	AD	Kein Add-on-Benefit bei Apathie
Howard et al. 2012	Vorbehandlung mit DON. Ausschleichen DON auf PBO (1) oder MEM (2) oder Weiterbehandlung in Kombination mit PBO (3) oder MEM (4)	r, db, pc	AD	Beide Monotherapiearme mit signifikantem Vorteil für DON oder MEM (Kognition, ADL). Keine signifikante zusätzliche Wirksamkeit der Kombination.

r = randomisiert, db = doppelblind, pc = plazebokontrolliert, c = kontrolliert, ol = open label,
ADL = Activities of Daily Living, UAW = unerwünschte Arzneimittelwirkungen, BPSD = Behavioural and
Psychological Symptoms of Dementia, UPDRS = Unified Parkinson's Disease Rating Scale

6.2.2 Studien zur Therapie von affektiven Störungen im höheren Alter

Perphenazin add-on zu Nortriptylin

Bei älteren Patienten mit Major Depression (MD) und psychotischen Symptomen wurde die Wirksamkeit der Kombination Nortriptylin/Perphenazin (Per) versus Nortriptylin/Plazebo verglichen (Mulsant et al. 2001). In der primären Outcome-Variablen Hamilton Depression Scale (HAM-D)/Brief Psychiatric Rating Scale (BPRS) zeigten sich bei Studienende nach neun Wochen keine statistisch signifikanten Gruppenunterschiede. Tardive Dyskinesien waren in der mit Perphenazin behandelten Gruppe häufiger als in der Plazebo-Gruppe zu beobachten (Per 7% vs. Plazebo 3%, mittlere Perphenazindosis 19 mg/Tag).

Lithium add-on zu Antidepressiva

Ältere Patienten mit der Diagnose MD wurden zusätzlich zur antidepressiven Medikation entweder mit Lithium oder Plazebo behandelt (Wilkinson et al. 2002). Studienziel war es, die Rezidivrate unter lowdose Lithium-Add-on-Therapie (mittlerer Serumspiegel 0,43 mval/l) mit Plazebo zu vergleichen. Diese lag nach zwei Jahren in der Lithiumgruppe bei 4% (n = 1), bei Patienten, die ausschließlich mit Antidepressiva behandelt wurden, bei 33% (n = 8). Aus diesen Ergebnissen schlossen die Autoren, dass eine niedrig dosierte langfristige Lithiumbehandlung älterer Patienten mit MD effektiv vor depressiven Rezidiven schützt. Das Nebenwirkungsprofil beider Gruppen unterschied sich nicht signifikant.

Methylphenidat add-on zu Citalopram

Dopaminerge Substanzen wie Psychostimulanzien, die Einfluss auf mesolimbische dopaminerge Projektionen haben, gelten als geeignet, um eine beschleunigte Therapieresponse zu induzieren. Deshalb erhielten unter offenen Studienbedingungen neun mit Citalopram vorbehandelte Patienten mit chronischer MD eine Add-on-Behandlung mit Methylphenidat und wurden auf die Zeit bis zur Therapieresponse untersucht (Lavretsky et al. 2003). Nach zwei Wochen Behandlungsdauer war bei sechs Patienten eine Therapieresponse zu beobachten, bei zwei weiteren wurde dieser Effekt eine Woche später erzielt (HAM-D). Das im Studienzeitraum beobachtete Nebenwirkungsprofil war breit und schloss folgende Symptome mit ein: Sedierung, gestörte Konzentrationsfähigkeit, Albträume, Übelkeit, Angst, Muskelzucken, Polyurie, Diarrho, Mundtrockenheit und Hypersalivation.

Amantadin add-on zu Antidepressiva

Amantadin hat dopaminerge, noradenerge und serotonerge Eigenschaften und hemmt die Monoaminooxidase A sowie N-methyl-D-Aspartat-Rezeptoren. Aufgrund dieser Eigenschaften wurde die Substanz in Form einer Augmentationsbehandlung bei therapieresistenter Major-Depression (Vorbehandlung mit Venlafaxin, Fluvoxamin, Paroxetin und Trazodon, Reboxetin oder Mirtazapin) unter offenen Studienbedingungen an neun Patienten (100–300 mg Amantadin) untersucht (Stryjer et al. 2003a). Nach vier Wochen lag die durchschnittliche Verbesserung des HAM-D-Scores bei 49% im Vergleich zur Baseline.

Lorazepam add-on zu Nortriptylin/interpersonelle Psychotherapie

In einer offenen Post-hoc-Analyse wurde überprüft, in wieweit die additive »bei Bedarf« Gabe von Lorazepam die Responderrate oder den Zeitpunkt der Response bei älteren Patienten mit rezidivierender Major Depression beeinflusst (n = 119), die mit einer Kombination von Nortriptylin und interpersoneller Psychotherapie behandelt wurden (Buysse et al. 1997). Hinsichtlich der Zeitdauer bis zum therapeutischen Ansprechen waren keine signifikanten Gruppenunterschiede zu beobachten.

Östrogen add-on zu Fluoxetin

Anhand der Subgruppenanalyse aus einer kontrollierten Studie zur Wirksamkeit von Fluoxetin bei älteren Patienten mit Depression (Tollefson et al. 1995) ließ sich nachweisen, dass die Östrogensubstitution unter Fluoxetintherapie keine signifikanten Effekte auf die Therapie-Response zeigte (Schneider et al. 1997).

Pramipexol oder Pergolid add-on zu L-Dopa bei Parkinson und Depression

In einer randomisierten Studie über acht Monate wurde die antidepressive Wirksamkeit der Dopaminrezeptoragonisten Pramipexol und Pergolid als Add-on-Therapie zu L-Dopa bei Morbus Parkinson und leichter bis moderater Depression untersucht. 34 von 41 Patienten beendeten die Studie. In beiden Studienarmen zeigte sich eine signifikante Besserung der subjektiven Schweregradeinschätzung der depressiven Symptomatik (Zung-Score). Der Montgomery-Asperg-Depression-Rating-Scale- (MADRS-) Score zeigte im Vergleich zur Baseline eine signifikante Verbesserung für die Pramipexolgruppe. Zusätzlich lag der MADRS-Score bei Studienende in der Pramipexolgruppe signifikant niedriger als in der Pergolidgruppe. Die Responder-Rate (Response definiert als Reduktion des MADRS-Scores um mindestens 50% zwischen Baseline und letzter Visite) für Pramipexol lag bei 44%, für Pergolid bei 8,7%. Unter Add-on-Therapie mit beiden Substanzen kam es zu einer signifikanten Reduktion der Gesamt-L-Dopa-Dosis, die allerdings in der Pergolidgruppe signifikant deutlicher ausfiel als in der Pramipexolgruppe. Typische Nebenwirkungen waren Träume, nächtliche Schlaflosigkeit, Übelkeit, exzessive Tagesschläfrigkeit, Aggravation von Dyskinesien, orthostatische Hypotension und Halluzinationen. Schlafstörungen wurden in der Pergolidgruppe signifikant häufiger beobachtet. Die Autoren schließen aus ihren Daten auf einen antidepressiven Effekt von Pramipexol bei der Behandlung von leichten bis mittelgradigen Depressionen, wie sie bei Parkinsonkrankheit sehr oft zu beobachten sind (Rektorova et al. 2003).

Augmentationsstrategien bei Non-Respondern

In einer Post-hoc-Analyse von 53 Patienten mit MD, die nicht auf die kombinierte Behandlung von Paroxetin (bis 40 mg/Tag) und interpersoneller Psychotherapie (IPT) respondierten, wurden verschiedene Augmentationsstrategien (Bupropion, Nortriptylin, Lithium) oder eine »Switch-Therapie« auf Venlafaxin XR untersucht (Whyte et al. 2004).

In ihrer deskriptiven Analyse zeigten die Autoren, dass insgesamt 60% aller Patienten auf eine Form der Augmentationsbehandlung ansprachen (HAM-D < 10). Eine Rückkehr zur Paroxetin-Monotherapie nach verschiedenen Augmentationsversuchen war nicht erfolgreich. Von 12 Patienten, die sowohl unter kombinierter Behandlung von Paroxetin und IPT wie auch unter Augmentation keine Remission erzielten, respondierten fünf Patienten auf Venlafaxin XR.

Letztendlich ähnelt das von den Autoren beschriebene methodische Vorgehen dem der gängigen Praxis und macht die Probleme einer relativ hohen Non-Responderrate bei Depression deutlich. Die Ergebnisse zeigten gleichzeitig, dass Kombinationsbehandlungen mit einer höheren Nebenwirkungsrate verbunden sind als Monotherapien.

Die Wirksamkeit eines sequenziellen antidepressiven Behandlungsmodus bei Major Depression (Durchschnittsalter 73,9 Jahre, HAM-D 16) wurde über einen Zeitraum von sechs Wochen pro eingesetzter Substanz unter offenen Studienbedingungen untersucht (n = 101)

(Flint et al. 1996). Die Responderrate für die First-Line-Behandlung mit Nortriptylin lag bei 60,4%. Unter den Non-Respondern lag die Ansprechrate sowohl unter Lithiumaugmentation als auch unter Phenelzin bei jeweils 50%, bei 80% kam es jeweils nach 3–5 Wochen Behandlung zur Remission der depressiven Symptomatik. Positive Outcome-Prädiktoren waren eine kurze Krankheitsdauer bei Studienbeginn und ein niedriges Angstniveau. Die Studie zeigt die hohe Bedeutung eines systematischen antidepressiven Therapieregimes bei älteren Patienten auf.

Unter offenen, randomisierten Studienbedingungen wurden n = 29 Patienten mit therapierefraktärer MD (davon n = 23 rezidivierend) auf die Wirksamkeit einer Augmentationstherapie von Lithium vs. Phenelzin untersucht (Kok et al. 2007). Remission wurde in der randomisierten Phase bei n = 5 von 15 Lithium-augmentierten und keinem der Phenelzin-augmentierten Patienten beobachtet. Im weiteren Follow-up über zwei Jahre remittierten fünf weitere Patienten aus der Lithiumgruppe (innerhalb von fünf Monaten). In der Analyse der UAW-Profile wurde unter Phenelzin verstärkt über Gedächtnisstörungen, Schlaflosigkeit und Schwächegefühl geklagt, Tremor wurde öfters unter Lithiumtherapie beobachtet.

Bei einer weiteren Gruppe von älteren Patienten mit therapierefraktärer MD wurde unter der Kombination Citalopram/Risperidon die Zeit bis zum Rezidiv untersucht (Alexopoulos et al. 2008). Alle Patienten, die auf diese Kombination respondierten (68%, n = 63), wurden randomisiert und doppelblind über 24 Wochen behandelt. Der Median bis zum Rezidiv betrug unter der Kombination Citalopram/Risperidon 105 Tage, in der Citalopram/Plazebo-Gruppe 57 Tage (p = 0,069, n.s.). Die Rezidivraten lagen bei 56% versus 65%. Das heißt, bei einem von 7–9 behandelten Patienten wurde im Studienzeitraum ein Rezidiv verhindert.

Für Patienten mit einer Bipolar-II-Störung (n = 20) ließen sich in einer offenen einarmigen Studie über 12 Wochen unter Add-on-Therapie mit Aripiprazol (mittlere Dosierung 10 mg/ Tag) zur stimmungsstabilisierenden Basisbehandlung (Lithium, Valproat oder Lamotrigin) signifikante Therapieeffekte für die manische (Young Mania Rating Scale) und depressive Symptomatik (HAM-D) sowie die allgemeine Funktionalität (GAS) zeigen (Sajatovic et al. 2008). Die multimorbiden Patienten hatten unter der vorherigen psychotropen Medikation entweder eine Symptomatik mit Gereiztheit, Agitation, Affektlabilität, reduzierten kommunikativen Fähigkeiten oder belastende Nebenwirkungen. Die häufigsten UAW waren Unruhe (n = 3), Gewichtszunahme (n = 3) und Sedierung (n = 2). Die beschriebene Wirksamkeit auf die residuale Symptomatik ist klinisch relevant (◘ Tab. 6.2).

> — Der kombinierte Einsatz von Nortriptylin und Perphenazin bei MD mit psychotischen Symptomen führt zu keiner signifikanten Besserung der Symptomatik und erhöht die Inzidenz von tardiven Dyskinesien.
> — Die low-dose Add-on-Gabe von Lithium zu Antidepressiva zur Rezidivprophylaxe bei MD ist wirksam.
> — Sequentielle Therapieansätze und eine Lithium-Augmentationsstrategie bei therapieresistenter MD sind sinnvoll und wirksam.
> — In Einzelfällen kann bei therapieresistenten Patienten mit MD durch die Gabe von Risperidon, Methylphenidat oder Amantadin, jedoch nicht durch Östrogensubstitution eine schnellere/bessere Therapieresponse erzielt werden.
> — Der zeitlich limitierte Einsatz von Lorazepam als Bedarfsmedikation in der Akutbehandlung von Patienten mit MD hat keine Effekte auf den Therapieoutcome.
> — Pramipexol add-on zu L-Dopa zeigte bei Morbus Parkinson Hinweise für antidepressive Therapieeffekte.
> — Aripiprazol kann eine residuale Symptomatik bei älteren Patienten mit Bipolar-II-Störung positiv beeinflussen.

◘ Tab. 6.2   Studien zur Polypharmazie bei Depression im Alter

Autor	Untersuchte Substanzen	Design	Diagnosegruppen	Ergebnis primäre Outcome-Variable
Flint et al. 1996	Sequenzieller Vergleich der Wirksamkeit von Nortriptylin[first line], Phenelzin[second line], bei ausbleibender Response jeweils mit Lithium als Add-on oder Fluoxetin[third line] Monotherapie	ol	MD	Response-Rate unter First- und Second-Line-Behandlung jeweils 60%; Li-Augmentation verbessert Response; Phenelzin mit orthostatischer Dysregulation assoziiert
Schneider et al. 1997	Fluoxetin + Östrogenersatztherapie vs. Plazebo + Östrogen vs. Fluoxetin-Monotherapie vs. Plazebo	r, pc	MD (Frauen)	Fluoxetin mit Östrogentherapie ohne signifkanten Add-on-Benefit
Buysse et al. 1997	Lorazepam als Add-on (Bedarf) zu Nortriptylin/Psychotherapie	ol	MD	Kein signifikanter Effekt auf Wirkungseintritt.
Mulsant et al. 2001	Nortriptylin plus Perphenazin vs. Notriptylin plus PBO	r, db, pc	MD mit psychotischen Symptomen	Keine signifikanten Unterschiede; häufig EPMS unter Kombination
Wilkinson et al. 2002	Rezidivprophylaxe: Lithium add-on vs. PBO add-on zu Antidepressiva	r, db, pc	MD	Signifikant weniger Rezidive bei zusätzlicher Lithium-Therapie als unter PBO
Lavretsky et al. 2003	Beschleunigt Methylphenidat den Wirksamkeitseintritt von Citalopram?	ol	MD	Kein beschleunigter Wirkungseintritt
Stryjer et al. 2003a	Wirksamkeitsvorteil von Amantadin add-on zur antidepressiven Therapie?	ol	MD	Nicht signifikante Verbesserung im Ham-D
Whyte et al. 2004	Bupropion, Lithium oder Nortriptylin add-on oder Venlafaxin XR bei Nichtansprechen auf die Kombination Paroxetin/IPT	ol	MD	Augmentationstherapie und Venlafaxin-Monotherapie erreichten vergleichbare Therapieresponse, Monotherapie mit besserer Verträglichkeit
Dew et al. 2007	Effektivität der Augmentation in o. g. Studie (Whyte et al. 2004)	ol	MD	Recoveryraten: 50% bei unzureichender Remission, 67% nach Frührezidiv, 86% ohne Notwendigkeit einer Augmentation

◘ Tab. 6.2 Fortsetzung

Autor	Untersuchte Substanzen	Design	Diagnosegruppen	Ergebnis primäre Outcome-Variable
Alexopoulos et al. 2008	Risperidon add-on zu Citalopram bei therapierefraktärer MD	r, db, pc	MD	Zeit bis zum Rezidiv der Responder: 105 Tage Citalopram/Risperidon, 57 Tage Citalopram/PBO, Differenz n. s. (p = 0,07)
Sajatovic et al. 2008	Aripirazol add-on zur stimmungsstabilisierenden Basisbehandlung	ol	Bipolar-II	Signifikante Reduktion der residualen Symptomatik im Vergleich zu Baseline

MD = Major Depression, PBO = Plazebo, r = randomisiert, db = doppelblind, pc = plazebokontrolliert, c = kontrolliert, ol = open label
ADL = Activities of Daily Living, UAW = unerwünschte Arzneimittelwirkungen, BPSD = Behavioural and Psychological Symptoms of Dementia, UPDRS = Unified Parkinson's Disease Rating Scale

6.2.3 Studien zur Therapie der Schizophrenie im höheren Alter

In einer offenen Fallstudie an sechs Patienten mit chronischer Schizophrenie und einem nicht näher spezifizierten Demenzsyndrom als Komorbidität konnte unter der Add-on-Therapie mit Donepezil 5 mg/Tag eine Verbesserung der kognitiven Leistung beobachtet werden (Stryjer et al. 2003b). Kasuistisch konnten die Autoren eine erhebliche Besserung der Alltagskompetenzen und medikamentösen Compliance (die zuvor fehlte) beobachten.

36 weitere Patienten mit chronischer Schizophrenie wurden unter kontrollierten Bedingungen hinsichtlich der Wirksamkeit von Donepezil als Add-on-Therapie zu Risperidon auf die Kognition untersucht, ohne dass ein signifikanter Vorteil für den AChEI zu erkennen war (Friedmann et al. 2002). Das mittlere Alter der Patientengruppe lag bei ca. 50 Jahren, was fraglich macht, in wieweit diese Ergebnisse auf eine deutlich ältere Population übertragbar sind.

Ergänzend zu den beschriebenen Befunden konnte kasuistisch an zwei therapieresistenten Patienten mit chronischer Schizophrenie durch die zusätzliche Verabreichung von Galantamin zur Basisbehandlung mit Risperidon eine erhebliche Verbesserung der klinischen Symptomatik beobachtet werden, die sich positiv auf das Sozialverhalten auswirkte (Allen u. McEvoy 2002). Positive Effekte auf die Negativsymptomatik unter Add-on-Therapie mit Galantamin wurden in einer weiteren Kasuistik eines Patienten mit Schizophrenie vorgestellt (Rosse u. Deutsch 2002). Eine pharmakokinetische Studie zur Co-Medikation von Galantamin und Risperidon an 16 älteren, freiwilligen, gesunden Probanden (Durchschnittsalter 63,7 Jahre) führte zu keinen klinisch relevanten Veränderungen der Bioverfügbarkeit von Galantamin im Steady State (Huang et al. 2002). Die Bioverfügbarkeit von Risperidon stieg um ca. 10% an, für den wichtigsten Metaboliten 9-Hydroxyrisperidon fiel sie um 10% ab. Die Inzidenz von UAW stieg unter der Kombinationstherapie im Vergleich zur Monobehandlung nicht an. Die verabreichte Medikamentendosis war für Galantamin angemessen (2 × 12 mg/Tag), für Risperidon bewegte sich die Dosis mit 0,5 mg 2-mal pro Tag ebenfalls in dem für gerontopsychiatrische Patienten empfohlenen Bereich ◘ Tab. 6.3.

◘ **Tab. 6.3**	Studien zur Polypharmazie bei Schizophrenie im höheren Alter			
Autor	**Untersuchte Substanzen**	**Design**	**Diagnosegruppen**	**Ergebnis primäre Outcome-Variable**
Friedman et al. 2002	Wirksamkeit von Risperidon plus PBO Risperidon plus Donepezil auf Kognition und Motorik	r, db, pc	Chronische Schizophrenie	Keine signifikanten Unterschiede
Allen et al. 2002 Rosse et al. 2002	Wirksamkeit von Galantamin als Add-on-Therapie zu Risperidon	Kasuistiken	Chronische Schizophrenie	Verbesserung der Psychopathologie
Stryjer et al. 2003	Wirkt Donepezil als Add-on-Therapie zur antipsychotischen Medikation?	Kasuistiken	Schizophrenie und Demenzsyndrom	Don verbessert Kognition, Alltagskompetenzen und medikamentöse Compliance bei Schizophrenie mit einem Demenzsyndrom

> ❯ **Patienten mit Schizophrenie können klinisch (Negativsymptomatik, Kognition und Alltagskompetenz) von der Verordnung eines AChEI zur antipsychotischen Basistherapie profitieren.**

Literatur

Alexopoulos GS, Canuso CM, Gharabawi GM, Bossie CA, Greenspan A, Turkoz I, Reynolds C, III (2008) Placebo-controlled study of relapse prevention with risperidone augmentation in older patients with resistant depression. Am J Geriatr Psychiatry 16: 21–30

Allen TB, McEvoy JP (2002) Galantamine for treatment-resistant schizophrenia. Am J Psychiatry 159: 1244–1245

Ancelin ML, Artero S, Portet F, Dupuy AM, Touchon J, Ritchie K (2006) Nondegenerative mild cognitive impairment in elderly people and use of anticholinergic drugs: longitudinal cohort study. BMJ 332 (7539): 455–459

Atri A, Shaughnessy LW, Locascio JJ, Growdon JH (2008) Long-term course and effectiveness of combination therapy in Alzheimer disease. Alzheimer Dis Assoc Disord 22 (3): 209–21

Ballard CG, Thomas A, Fossey J, Lee L, Jacoby R, Lana MM, Bannister C, McShane R, Swann A, Juszczak E (2004) A 3-month, randomized, placebo-controlled, neuroleptic discontinuation study in 100 people with dementia: the neuropsychiatric inventory median cutoff is a predictor of clinical outcome. J Clin Psychiatry 65: 114–119

Ballard C, Waite J (2006) The effectiveness of atypical antipsychotics for the treatment of aggression and psychosis in Alzheimer's disease. Cochrane Database Syst Rev. 25 (1)

Bates DW, Miller EB, Cullen DJ, Burdick L, Williams L, Laird N, Petersen LA, Small SD, Sweitzer BJ, Vander Vliet M et al (1999) Patient risk factors for adverse drug events in hospitalized patients. ADE Prevention Study Group. Arch Int Med 159: 2553–2560

Bergman J, Brettholz I, Shneidman M, Lerner V (2003) Donepezil as add-on treatment of psychotic symptoms in patients with dementia of the Alzheimer's type. Clin Neuropharmacol 26: 88–92

Brazeau SM (2001) Polypharmacy and the elderly. Canadian J CME

Bruno JJ, Ellis JJ (2005) Herbal Use Among US Elderly: 2002 National Health Interview Survey (April). Ann Pharmacother

Buysse DJ, Reynolds CF, III, Houck PR, Perel JM, Frank E, Begley AE, Mazumdar S, Kupfer DJ (1997) Does loraze-pam impair the antidepressant response to nortriptyline and psychotherapy? J Clin Psychiatry 58: 426–432

Carlson JE (1996) Perils of polypharmacy: 10 steps to prudent prescribing. Geriatrics 51: 26–30, 35

Carnahan RM, Lund BC, Perry PJ, Chrischilles EA (2004) The concurrent use of anticholinergics and cholinestera-se inhibitors: rare event or common practice? J Am Geriatrics Soc 52: 2082–2087

Choi SH, Park KW, Na DL, Han HJ, Kim EJ, Shim YS, Lee JH (2011) Expect Study Group.Tolerability and efficacy of memantine add-on therapy to rivastigmine transdermal patches in mild to moderate Alzheimer's disease: a multicenter, randomized, open-label, parallel-group study. Curr Med Res Opin 27 (7): 1375–83

Cornelli U (2010) Treatment of Alzheimer's disease with a cholinesterase inhibitor combined with antioxidants. Neurodegener Dis 7 (1–3): 193–202

Curtis LH, Ostbye T, Sendersky V, Hutchison S, Allen LaPointe NM, Al Khatib SM, Usdin Yasuda S, Dans PE, Wright A, Califf RM (2003) Prescription of QT-prolonging drugs in a cohort of about 5 million outpatients. Am J Med 114: 135–141

Devanand DP, Schultz SK, Sultzer DL (2013) Discontinuation of risperidone in Alzheimer's disease. N Engl J Med. 10 368 (2): 187–8

Dolder CR, McKinsey J. (2011) Antipsychotic polypharmacy among patients admitted to a geriatric psychiatry unit. J Psychiatr Pract 17 (5): 368–74

Drimer T, Shahal B, Barak Y (2004) Effects of discontinuation of long-term anticholinergic treatment in elderly schizophrenia patients. Int Clin Psychopharmacol 19: 27–29

Fick DM, Cooper JW, Wade WE, Waller JL, Maclean JR, Beers MH (2003) Updating the Beers criteria for potentially inappropriate medication use in older adults: results of a US consensus panel of experts. Arch Int Med 163: 2716–2724

Finkel SI, Mintzer JE, Dysken M, Krishnan KRR, Burt T, McRae T (2004) A randomized, placebo-controlled study of the efficacy and safety of sertraline in the treatment of the behavioral manifestations of Alzheimer's disease in outpatients treated with donepezil. Int J Geriatric Psychiatry 19: 9–18

Flint AJ, Rifat SL (1996) The effect of sequential antidepressant treatment on geriatric depression. J Affect Disord 36: 95–105

Frakey LL, Salloway S, Buelow M, Malloy P (2012) A randomized, double-blind, placebo-controlled trial of moda-finil for the treatment of apathy in individuals with mild-to-moderate Alzheimer's disease. J Clin Psychiatry 73 (6): 796–801

Friedman JI, Adler DN, Howanitz E, Harvey PD, Brenner G, Temporini H, White L, Parrella M, Davis KL (2002) A double blind placebo controlled trial of donepezil adjunctive treatment to risperidone for the cognitive impairment of schizophrenia. Biol Psychiatry 51: 349–357

Gertz HJ, Stoppe G, Müller-Oerlinghausen B, Schmidt LG, Baethge C, Hiemke C, Lieb K, Bschor T (2013) Antipsy-chotics for treatment of neuropsychiatric disorders in dementia Nervenarzt 84 (3): 370–3

Giron MS, Wang HX, Bernsten C, Thorslund M, Winblad B, Fastbom J (2001) The appropriateness of drug use in an older nondemented and demented population. J Am Geriatrics Society 49: 277–283

Graves T, Hanlon JT, Schmader KE, Landsman PB, Samsa GP, Pieper CF, Weinberger M (1997) Adverse events after discontinuing medications in elderly outpatients. Arch Int Medicine 157: 2205–2210

Gurwitz JH, Field TS, Judge J, Rochon P, Harrold LR, Cadoret C, Lee M, White K, LaPrino J, Erramuspe-Mainard J (2005) The incidence of adverse drug events in two large academic long-term care facilities. Am J Med 118: 251–258

Hamann J, Ruppert A, Auby P, Pugner K, Kissling W (2003) Antipsychotic prescribing patterns in Germany: a retrospective analysis using a large outpatient prescription database. Int Clin Psychopharmacol 18: 237–242

Hanlon JT, Weinberger M, Samsa GP, Schmader KE, Uttech KM, Lewis IK, Cowper PA, Landsman PB, Cohen HJ, Feussner JR (1996) A randomized, controlled trial of a clinical pharmacist intervention to improve inapprop-riate prescribing in elderly outpatients with polypharmacy. Am J Med 100: 428–437

Holt S, Schmiedl S, Thürmann PA (2010) Potentially inappropriate medications in the elderly: the PRISCUS list. Dtsch Arztebl Int. 107 (31–32): 543–51

Howard R, McShane R, Lindesay J, Ritchie C, Baldwin A, Barber R, Burns A, Dening T, Findlay D, Holmes C, Hughes A, Jacoby R, Jones R, Jones R, McKeith I, Macharouthu A, O'Brien J, Passmore P, Sheehan B, Juszczak E, Katona C, Hills R, Knapp M, Ballard C, Brown R, Banerjee S, Onions C, Griffin M, Adams J, Gray R, Johnson T, Bentham P, Phillips P (2012) Donepezil and memantine for moderate-to-severe Alzheimer's disease. N Engl J Med. 366 (10): 893–903

Huang F, Lasseter KC, Janssens L, Verhaeghe T, Lau H, Zhao Q (2002) Pharmacokinetic and safety assessments of galantamine and risperidone after the two drugs are administered alone and together. J Clin Pharmacol 42: 1341–1351

Ibach B, Hajak G (2005) Behandlung der Alzheimerdemenz unter Berücksichtigung der Polypharmacie. Neuropsychiatrische Zeitung 2: 12–13

Ibach B (2010) Antipsychotic drugs in geriatric psychiatry. Psychopharmakotherapie 17: 62–8

Jeste DV, Blazer D, Casey D, Meeks T, Salzman C, Schneider L, Tariot P, Yaffe K (2008) ACNP White Paper: update on use of antipsychotic drugs in elderly persons with dementia. Neuropsychopharmacology 33 (5): 957–970

Klatte ET, Scharre DW, Nagaraja HN, Davis RA, Beversdorf DQ (2003) Combination therapy of donepezil and vitamin E in Alzheimer disease. Alzheimer Disease And Associated Disorders 17: 113–116

Kok RM, Vink D, Heeren TJ, Nolen WA (2007) Lithium augmentation compared with phenelzine in treatment-resistant depression in the elderly: an open, randomized, controlled trial. J Clin Psychiatry 68: 1177–1185

Lavretsky H, Kim MD, Kumar A, Reynolds CF III (2003) Combined treatment with methylphenidate and citalopram for accelerated response in the elderly: an open trial. J Clin Psychiatry 64: 1410–1414

Lee DH, Folsom AR, Harnack L, Halliwell B, Jacobs DR Jr (2004) Does supplemental vitamin C increase cardiovascular disease risk in women with diabetes? Am J Clin Nutrition 80: 1194–1200

Li DQ, Zhou YP, Yang H (2012) Donepezil combined with natural hirudin improves the clinical symptoms of patients with mild-to-moderate Alzheimer's disease: a 20-week open-label pilot study. Int J Med Sci 9 (3): 248–55

Lim WS, Low HN, Chan SP, Chen HN, Ding YY, Tan TL (2004) Impact of a pharmacist consult clinic on a hospital-based geriatric outpatient clinic in Singapore. Ann Acad Med, Singapore 33: 220–227

Linjakumpu T, Hartikainen S, Klaukka T, Koponen H, Kivela SL, Isoaho R (2002) Psychotropics among the home-dwelling elderly-increasing trends. Int J Geriatric Psychiatry 17: 874–883

Lustenberger I, Schupbach B, von Gunten A, Mosimann U. (2011) Psychotropic medication use in Swiss nursing homes. Swiss Med Wkly 4: 141

Maruyama M, Tomita N, Iwasaki K, Ootsuki M, Matsui T, Nemoto M, Okamura N, Higuchi M, Tsutsui M, Suzuki T, Seki T, Kaneta T, Furukawa K, Arai H (2006) Benefits of combining donepezil plus traditional Japanese herbal medicine on cognition and brain perfusion in Alzheimer's disease: a 12-week observer-blind, donepezil monotherapy controlled trial. J Am Geriatr Soc 54: 869–871

Miller ER, III, Pastor-Barriuso R, Dalal D, Riemersma RA, Appel LJ, Guallar E (2005) Meta-analysis: high-dosage vitamin E supplementation may increase all-cause mortality. Ann Internal Med 142: 37–46

Mohs RC, Shiovitz TM, Tariot PN, Porsteinsson AP, Baker KD, Feldman PD (2009) Atomoxetine augmentation of cholinesterase inhibitor therapy in patients with Alzheimer disease: 6-month, randomized, double-blind, placebo-controlled, parallel-trial study. Am J Geriatr Psychiatry 17 (9): 752–9

Moore AR, O'Keeffe ST (1999) Drug-induced cognitive impairment in the elderly. Drugs & Aging 15: 15–28

Moretti R, Torre P, Antonello RM, Cazzato G, Griggio S, Ukmar M, Bava A (2004) Rivastigmine superior to aspirin plus nimodipine in subcortical vascular dementia: an open, 16-month, comparative study. Int J Clin Practice 58: 346–353

Morris JC, Heyman A, Mohs RC, Hughes JP, van Belle G, Fillenbaum G, Mellits ED, Clark C (1989) The Consortium to Establish a Registry for Alzheimer's Disease (CERAD). Part I. Clinical and neuropsychological assessment of Alzheimer's disease. Neurology 39: 1159–1165

Mulsant BH, Sweet RA, Rosen J, Pollock BG, Zubenko GS, Flynn T, Begley AE, Mazumdar S, Reynolds CF (2001) A double-blind randomized comparison of nortriptyline plus perphenazine versus nortriptyline plus placebo in the treatment of psychotic depression in late life. J Clin Psychiatry 62: 597–604

Mowla A, Mosavinasab M, Pani A. (2007) Does fluoxetine have any effect on the cognition of patients with mild cognitive impairment? A double-blind, placebo-controlled, clinical trial. J Clin Psychopharmacol 27 (1): 67–70

Nolan L, O'Malley K (1988) Prescribing for the elderly. Part I: Sensitivity of the elderly to adverse drug reactions. J Am Geriatrics Society 36: 142–149

Okereke CS, Kirby L, Kumar D, Cullen EI, Pratt RD, Hahne WA (2004) Concurrent administration of donepezil HCl and levodopa/carbidopa in patients with Parkinson's disease: assessment of pharmacokinetic changes and safety following multiple oral doses. Brit J Clin Pharmacol 58: 41–49 186

Olin JT, Bhatnagar V, Reyes P, Koumaras B, Meng X, Brannan S (2010) Safety and tolerability of rivastigmine capsule with memantine in patients with probable Alzheimer's disease: a 26-week, open-label, prospective trial. Int J Geriatr Psychiatry 25 (4): 419–26

Onder G, Liperoti R, Foebel A, Fialova D, Topinkova E, van der Roest HG, Gindin J, Cruz-Jentoft AJ, Fini M, Gambassi G, Bernabei R; SHELTER project (2013) Polypharmacy and mortality among nursing home residents with advanced cognitive impairment: results from the SHELTER study. J Am Med Dir Assoc 14 (6) 450.e7–12

Parsons C, Haydock J, Mathie E, Baron N, Machen I, Stevenson E, Amador S, Goodman C. (2011) Sedative load of medications prescribed for older people with dementia in care homes. BMC Geriatr 30; 11: 56

Peskind ER, Tsuang DW, Bonner LT, Pascualy M, Riekse RG, Snowden MB, Thomas R, Raskind MA (2005) Propranolol for disruptive behaviors in nursing home residents with probable or possible Alzheimer disease: a
placebo-controlled study. Alzheimer Dis Assoc Disord 19: 23–28

Porsteinsson AP, Grossberg GT, Mintzer J, Olin JT (2008) Memantine treatment in patients with mild to moderate
Alzheimer's disease already receiving a cholinesterase inhibitor: a randomized, double-blind, placebo-controlled trial. Curr Alzheimer Res 5: 83–89

Prein RF, Klett CJ, Caffey EM (1976) Polypharmacy in the psychiatric treatment of elderly hospitalized patients: a
survey of 12 Veterans Administration Hospitals. Dis Nerv Syst 37: 333–336

Rektorova I, Rektor I, Bares M, Dostal V, Ehler E, Fanfrdlova Z, Fiedler J, Klajblova H, Kulist'ak P, Ressner P (2003)
Pramipexole and pergolide in the treatment of depression in Parkinson's disease: a national multicentre
prospective randomized study. European Journal Of Neurology: The Official Journal Of The European Federation Of Neurological Societies 10: 399–406

Riepe MW, Adler G, Ibach B, Weinkauf B, Gunay I, Tracik F (2006) Adding Memantine to Rivastigmine Therapy in
Patients With Mild-to-Moderate Alzheimer's Disease: Results of a 12-Week, Open-Label Pilot Study. Prim.
Care Companion. J Clin Psychiatry 8: 258–263

Riepe MW, Adler G, Ibach B, Weinkauf B, Tracik F, Gunay I (2007) Domain-specific improvement of cognition on
memantine in patients with Alzheimer's disease treated with rivastigmine. Dement Geriatr Cogn Disord 23:
301–306

Rochon PA, Clark JP, Gurwitz JH. (1999) Challenges of prescribing low-dose drug therapy for older people CMAJ
6 160 (7): 1029–31

Rosse RB, Deutsch SI (2002) Adjuvant galantamine administration improves negative symptoms in a patient
with treatment-refractory schizophrenia. Clin Neuropharmacol 25: 272–275

Sajatovic M, Coconcea N, Ignacio RV, Blow FC, Hays RW, Cassidy KA, Meyer WJ (2008) Aripiprazole therapy in 20
older adults with bipolar disorder: a 12-week, open-label trial. J Clin Psychiatry 69: 41–46

Schmucker DL, Vesell ES (1999) Are the elderly underrepresented in clinical drug trials? J Clin Pharmacol 39:
1103–1108

Schneider LS, Small GW, Hamilton SH, Bystritsky A, Nemeroff CB, Meyers BS (1997) Estrogen replacement and
response to fluoxetine in a multicenter geriatric depression trial. Fluoxetine Collaborative Study Group. Am
J Geriatric Psychiatry: Official Journal Of The American Association For Geriatric Psychiatry 5: 97–106

Schneider LS, Dagerman KS, Insel P (2005) Risk of death with atypical antipsychotic drug treatment for dementia: meta-analysis of randomized placebo-controlled trials. JAMA 294 (15): 1934–1943

Schneider LS, Dagerman K, Insel PS (2006) Efficacy and adverse effects of atypical antipsychotics for dementia:
meta-analysis of randomized, placebo-controlled trials. Am J Geriatr Psychiatry 14 (3): 191–210

Siegmund W (2001) Arzneitherapie im Alter in Pharmakotherapie Klinische Pharmakologie. In: Lemmer B, Brune
K (Hrsg) Urban & Fischer, München Jena

Stahl SM, Markowitz JS, Gutterman EM, Papadopoulos G (2003) Co-use of donepezil and hypnotics among
Alzheimer's disease patients living in the community. J Clin Psychiatry 64: 466–472

Stryjer R, Strous RD, Shaked G, Bar F, Feldman B, Kotler M, Polak L, Rosenzcwaig S, Weizman A (2003a) Amantadine as augmentation therapy in the management of treatment-resistant depression. Int Clin Psychopharmacol 18: 93–96

Stryjer R, Strous RD, Bar F, Werber E, Shaked G, Buhiri Y, Kotler M, Weizman A, Rabey JM (2003b) Beneficial effect
of donepezil augmentation for the management of comorbid schizophrenia and dementia. Clin Neuropharmacol 26: 12–17

Sun Y, Lu CJ, Chien KL, Chen ST, Chen RC (2007) Efficacy of multivitamin supplementation containing vitamins
B6 and B12 and folic acid as adjunctive treatment with a cholinesterase inhibitor in Alzheimer's disease:
a 26-week, randomized, double-blind, placebo-controlled study in Taiwanese patients. Clin Ther 29 (10):
2204–14

Suzuki T, Uchida H, Tanaka KF, Nomura K, Takano H, Tanabe A, Watanabe K, Yagi G, Kashima H (2004) Revising
polypharmacy to a single antipsychotic regimen for patients with chronic schizophrenia. The International
Journal of Neuropsychopharmacology/Official Scientific Journal Of The Collegium Internationale Neuro-
psychopharmacologicum (CINP) 7: 133–142

Tariot PN, Farlow MR, Grossberg GT, Graham SM, McDonald S, Gergel I (2004) Memantine Study G: Memantine
treatment in patients with moderate to severe Alzheimer's disease already receiving donepezil: a randomized controlled trial. JAMA: The Journal Of The American Medical Association 291: 317–324

Tavassoli N, Sommet A, Lapeyre-Mestre M, Bagheri H, Montrastruc JL (2007) Drug interactions with cholinesterase inhibitors: an analysis of the French pharmacovigilance database and a comparison of two national drug
formularies (Vidal, British National Formulary). Drug Saf 30 (11): 1063–71

Tollefson GD, Bosomworth JC, Heiligenstein JH, Potvin JH, Holman S (1995) A double-blind, placebo-controlled clinical trial of fluoxetine in geriatric patients with major depression. The Fluoxetine Collaborative Study Group. International Psychogeriatrics/IPA 7: 89–104

Viola R, Csukonyi K, Doro P, Janka Z, Soos G (2004) Reasons for polypharmacy among psychiatric patients. Pharmacy World & Science: PWS 26: 143–147

Weiser M, Rotmensch HH, Korczyn AD, Hartman R, Cicin-Sain A, Anand R (2002) Rivastigmine-Risperidone Study G: A pilot, randomized, open-label trial assessing safety and pharmakokinetic parameters of co-administration of rivastigmine with risperidone in dementia patients with behavioral disturbances. Int J Geriatric Psychiatry 17: 343–346

Whyte EM, Basinski J, Farhi P, Dew MA, Begley A, Mulsant BH, Reynolds CF (2004) Geriatric depression treatment in nonresponders to selective serotonin reuptake inhibitors. J Clin Psychiatry 65: 1634–1641

Wilkinson D, Holmes C, Woolford J, Stammers S, North J (2002) Prophylactic therapy with lithium in elderly patients with unipolar major depression. Int J Geriatric Psychiatry 17: 619–622

Woerner MG, Alvir JM, Saltz BL, Lieberman JA, Kane JM (1998) Prospective study of tardive dyskinesia in the elderly: rates and risk factors. Am J Psychiatry 155 (11): 1521–8

Woerner MG, Correll CU, Alvir JM, Greenwald B, Delman H, Kane JM (2011) Incidence of tardive dyskinesia with risperidone or olanzapine in the elderly: results from a 2-year, prospective study in antipsychotic-naïve patients. Neuropsychopharmacology 36 (8): 1738–46

Wolter DK (2009) Risiken von Antipsychotika im Alter, speziell bei Demenzen. Z Gerontopsychologie & -psychiatrie 22: 17–56

Wright RM, Sloane R, Pieper CF, Ruby-Scelsi C, Twersky J, Schmader KE, Hanlon JT (2009) Underuse of indicated medications among physically frail older US veterans at the time of hospital discharge: results of a cross-sectional analysis of data from the Geriatric Evaluation and Management Drug Study. Am J Geriatr Pharmacother 7 (5): 271–80

Yancheva S, Ihl R, Nikolova G, Panayotov P, Schlaefke S, Hoerr R; GINDON Study Group (2009) Ginkgo biloba extract EGb 761(R), donepezil or both combined in the treatment of Alzheimer's disease with neuropsychiatric features: a randomised, double-blind, exploratory trial. Aging Ment Health 13 (2): 183–90

Zimmermann T, Kaduszkiewicz H, van den Bussche H, Schön G, Brettschneider C, König HH, Wiese B, Bickel H, Mösch E, Luppa M, Riedel-Heller S, Werle J, Weyerer S, Fuchs A, Pentzek M, Hänisch B, Maier W, Scherer M, Jessen F; AgeCoDe-Study Group (2013) Potentially inappropriate medication in elderly primary care patients: A retrospective, longitudinal analysis. Bundesgesundheitsblatt Gesundheitsforschung Gesundheitsschutz 56 (7): 941–9

Konsiliar- und Liaisonpsychiatrie

Hans-Bernd Rothenhäusler

T. Messer, M. Schmauß (Hrsg.), *Polypharmazie in der Behandlung psychischer Erkrankungen*,
DOI 10.1007/978-3-7091-1849-8_7, © Springer-Verlag Wien 2016

7.1   Einleitung

In den beiden wegweisenden epidemiologischen Studien zur Punktprävalenz psychischer Störungen bei stationär behandelten körperlich Kranken im Allgemeinkrankenhaus wurden psychiatrische Erkrankungsraten von 41,3% in der Oxford-Studie (Silverstone 1996) und von 46,5% in der Lübeck-Studie (Arolt et al. 1995) gefunden. Auch wenn nur bei knapp der Hälfte der 46,5% aller internistischen und chirurgischen Patienten in der Lübecker Allgemeinkrankenhausstudie, die eine psychiatrische Diagnose gemäß einem strukturiert durchgeführten, standardisierten klinischen Interviews erhielten, ein tatsächlicher Bedarf für eine konsiliarpsychiatrische Intervention festgestellt wurde, so liegen die durchschnittlichen Überweisungszahlen in den einzelnen konsiliarpsychiatrischen Diensten an europäischen Allgemeinkrankenhäusern noch immer um ein Vielfaches niedriger (Huyse et al. 2001, Rothenhäusler 2006a, Rothenhäusler et al. 2008a, Rothenhäusler et al. 2013). Hiernach lag der Prozentsatz der konsiliarpsychiatrisch vorgestellten Patienten in dem etablierten konsiliarpsychiatrischen Dienst am Münchener Universitätsklinikum Großhadern im Jahre 1990 nur bei 2,05% respektive im Jahre 1998 bei 2,66% (Rothenhäusler et al. 2001a). Erfahrungen mit dem im August 2003 neu strukturierten, eigenständigen biopsychosozial ausgerichteten psychiatrischen Konsiliardienst am Grazer LKH-Universitätsklinikum, der in dieser Organisationsform bis Januar 2011 bestand (Rothenhäusler et al. 2013), zeigten, dass die Inzidenzzahlen der konsiliarpsychiatrischen Überweisungen im Zeitraum von 2003 bis 2004 2,69% und von 2004 bis 2005 immerhin 3,30% betrugen (Rothenhäusler et al. 2008a).

Andererseits ist psychiatrische Komorbidität bei körperlichen Erkrankungen keineswegs von trivialer Natur. Beispielsweise ergaben Untersuchungen an 222 Patienten mit Status nach Herzinfarkt, dass sechs Monate nach Myokardinfarkt 3% der als nicht-depressiv, indes 17% der als depressiv diagnostizierten Infarktpatienten verstarben (Frasure-Smith et al. 1993). Exemplarisch konnte anhand von Verlaufsuntersuchungen bei Patienten nach akutem Lungenversagen (Rothenhäusler et al. 2001b, Kapfhammer et al. 2004), nach orthotoper Lebertransplantation (Rothenhäusler et al. 2002, Baranyi et al. 2012a, Baranyi et al. 2012b, Baranyi et al. 2013a, Baranyi et al. 2013b) und nach herzchirurgischem Eingriff (Rothenhäusler et al. 2005, Rothenhäusler et al. 2010) gezeigt werden, dass psychiatrische Komorbidität ein intensiveres subjektives Leiden, ein verringertes Coping in der Auseinandersetzung mit der Erkrankung, eine stark beeinträchtigte gesundheitsbezogene Lebensqualität und meist auch eine verzögerte psychosoziale Reintegration in das Berufsleben bedeutet. In der Regel verlängerte stationäre Verweildauer, zahlreiche diagnostische Maßnahmen sowie eine intensivere Inanspruchnahme von medizinischen und sozialen Einrichtungen sind nicht zuletzt auch sozioökonomisch relevante Konsequenzen (Kapfhammer et al. 1998).

Bei jedem konsiliarpsychiatrisch vorgestellten Patienten mit einer ernsthaften somatischen Erkrankung kommt dem ärztlichen Gespräch und der auf die Bedürfnisse des kranken Menschen abgestimmten Informationsvermittlung in einer psychotherapeutisch orientierten Arzt-Patienten-Beziehung eine entscheidende Rolle zu. Spezifische konsiliar- und liaisonpsychiatrische Therapieempfehlungen bei Allgemeinkrankenhauspatienten mit psychiatrischer Komorbidität umfassen psychotherapeutische und psychopharmakotherapeutische Ansätze. Die Psychopharmakotherapie ist hierbei nicht im Widerspruch zu einer psychotherapeutischen Führung des Patienten im konsiliar- und liaisonpsychiatrischen Setting zu sehen, sondern stützt sich vielmehr auf diese (Rothenhäusler u. Kapfhammer 1999). Bei körperlich gesunden psychiatrischen Patienten reicht im Allgemeinen die sorgfältige Beachtung von Kriterien wie Alter (z. B. »start low, go slow«-Prinzip wegen Verminderung der Eliminationsleistung der Nieren, Abnahme der Biotransformation in der Leber, veränderte Rezeptorempfindlichkeit), früheres

Ansprechen auf ein Psychopharmakon, aktuelles klinisches Bild (z. B. agitiert-depressiv vs. gehemmt-depressiv) und Nebenwirkungsprofil der verschiedenen Psychopharmaka (z. B. Beziehung zwischen dem pharmakodynamischen Wirkungsprofil und den nicht erwünschten Wirkungen) aus, um ein geeignetes Psychopharmakon auszuwählen. Dagegen müssen bei Patienten im Allgemeinkrankenhaus mit psychiatrischer Komorbidität zusätzliche Einflussfaktoren wie Art und Schweregrad der somatischen Erkrankung sowie internistische/neurologische Komedikation in Erwägung gezogen werden (Rothenhäusler 2005). Denn unerwünschte wechselseitige Interaktionen zwischen definierter körperlicher Krankheit und Psychopharmakon (z. B. stark erniedrigte Clearance für eine Reihe von Antidepressiva bei Niereninsuffizienz, unterschiedliches prokonvulsives Risiko von Antipsychotika) und unerwünschte, klinisch bedeutsame Arzneimittelinteraktionen zwischen Psychopharmakon und Internistika/Neurologika können den günstigen Einfluss einer wirksamen psycho- und pharmakotherapeutischen Behandlung der psychiatrischen Begleiterkrankung auf Verlauf und Ausgang der körperlichen Erkrankung zunichtemachen.

7.2 Allgemeine Behandlungsprinzipien für eine moderne Psychopharmakotherapie im psychiatrischen Konsiliar- und Liaisondienst

Standen dem Konsiliar- und Liaisonpsychiater bis zum Ende der 1970er Jahre neben amphetaminergen Stimulanzien, Lithium-Salzen und Benzodiazepinen vorwiegend nur Monoaminooxidase-Hemmer, trizyklische Antidepressiva (TZA), konventionelle Antipsychotika und das Atypikum Clozapin zur Verfügung, so kann er heute aus zahlreichen modernen Antidepressiva und atypischen Antipsychotika mit günstigeren Nebenwirkungsprofilen und geringer Toxizität auswählen. Auch konnte das Wissen in Bezug auf klinisch relevante Arzneimittelinteraktionen deutlich erweitert werden.

Den meisten Wechselwirkungen liegt ein pharmakokinetischer Mechanismus zugrunde. Dabei wird die Konzentration eines Arzneimittels durch Absorption, Verteilung (z. B. Verdrängung eines Antidepressivums aus der Eiweißbindung), Metabolismus (Phase-I- und Phase-II-Enzyme) und Exkretion beeinflusst. Da sich die wichtigsten Enzyme für den Arzneistoffmetabolismus als substratspezifische Zytochrom-P450-Isoenzyme (CYP) identifizieren lassen, sind für die Prävention von unerwünschten und klinisch relevanten Arzneimittelinteraktionen Kenntnisse über wichtige CYP-Substrate, -Inhibitoren und -Induktoren wesentlich (Martin-Facklam u. Haefeli 2000, Rothenhäusler u. Täschner 2013a).

So können starke **CYP3A4-Inhibitoren** wie Norfluoxetin, Ciprofloxacin, Ketoconazol, Clarithromycin, Erythromycin, Grapefruit, Indinavir, Ritonavir, Efavirenz, Diltiazem und Mibefradil einen Anstieg der Konzentrationen von Amiodaron, Halofantrin oder Terfenadin bedingen, was sich im vermehrten Auftreten von fatalen Erregungsleitungsstörungen am Herzen äußern kann. Bei der Verschreibung von HMG-CoA-Reduktase-Hemmern (*außer* von Fluvastatin und Pravastatin) muss beachtet werden, dass bei gleichzeitiger Gabe von CYP3A4-Inhibitoren potenziell lebensbedrohliche Rhabdomyolysen ausgelöst werden können (Martin-Facklam u. Haefeli 2000, Rothenhäusler u. Täschner 2013a). **CYP3A4-Induktoren** wie Carbamazepin, Phenytoin, Rifabutin, Rifampicin, Ritonavir und Johanniskraut können die Konzentration von Tacrolimus (FK506) senken, was Wirkungsverlust zur Folgen haben kann und das Risiko einer Transplantatabstoßung massiv erhöht. Johanniskraut, das als potenter CYP3A4-Induktor gilt, sollte bei depressiven Patienten mit schwerwiegenden somatischen Erkrankungen nicht

◘ Tab. 7.1   Wichtige Internistika/Neurologika als Zytochrom-P450-Substrate (CYP), die für eine moderne Psychopharmkotherapie in der konsiliar- und liaisonpsychiatrischen Routineversorgung klinisch relevant sind (adaptiert nach Cozza u. Armstrong 2001, Cozza et al. 2003, Rothenhäusler u. Kapfhammer 2003, Kirchheiner et al. 2004, Rothenhäusler 2006b, Rothenhäusler 2006c, Rothenhäusler u. Täschner 2013a)

Betroffene CYP	Substrate
CYP2B6	Propofol (Anästhetikum); Tamoxifen* (Antiöstrogen)
CYP1A2	*R*-Warfarin (Antikoagulans); Theophyllin (Bronchodilatator); Pentoxifyllin (durchblutungsförderndes Mittel); Flutamid (Antiandrogen); Grepafloxacin (Gyrasehemmer); Ondansetron* (Antiemetikum); Propranolol* (Betarezeptorenblocker); Carbamazepin* (Antikonvulsivum)
CYP2C9	*S*-Warfarin, R-/S-Acenocoumarol, R-/S-Phenprocoumon (Antikoagulanzien); Tolbutamid, Glipizid (orale Antidiabetika); Losartan, Valsartan (Angiotensin-II-Rezeptorantagonisten); Diclofenac, Ibuprofen, Indometacin, Naproxen, Piroxicam (Non-Steroidale Antirheumatika); Phenytoin*, Carbamazepin*, Phenobarbital*, Primidon*, Valproinsäure* (Antikonvulsiva); Fluvastatin (HMG-CoA-Reduktasehemmer); Tamoxifen* (Antiöstrogen)
CYP2C19 polymorph	Barbiturate; Lansoprazol*, Omeprazol*, Pantoprazol*, Rabeprazol* (Protonenpumpenblocker); Proguanil (Antimalariamittel); Propranolol* (Betarezeptorenblocker); Phenytoin*, Phenobarbital*, Primidon*, Valproinsäure* (Antikonvulsiva)
CYP2D6 polymorph	Opioidanalgetika; Flecainid, Mexiletin, Propafenon (Antiarrhythmika); Ondansetron* (Antiemetikum); Propranolol* und andere Betarezeptorenblocker; Tamoxifen* (Antiöstrogen)
CYP3A4	Ciclosporin A, Tacrolimus (Immunsuppressiva); Steroide; HMG-CoA-Reduktasehemmer (außer Pravastatin**, Fluvastatin); Makrolide; HIV-Protease-Inhibitoren (PI); Kalziumantagonisten; Azol-Antimykotika; Alprazolam, Midazolam, Triazolam (Benzodiazepine); Astemizol, Loratadin; Terfenadin (Antihistaminika); Carbamazepin*, Ethosuximid, Felbamat, Oxcarbazepin, Tiagabin, Zonisamid (Antikonvulsiva); Ondansetron* (Antiemetikum); Lansoprazol*, Omeprazol*, Pantoprazol*, Rabeprazol* (Protonenpumpenblocker); Amiodaron, Lidocain, Chinidin (Antiarrhythmika); Ciprofloxacin (Gyrasehemmer); Chloroquin, Halofantrin, Primaquin (Antimalariamittel)

* Substrate von mehreren CYP-Isoenzymen
** Nicht-CYP450-abhängige Metabolisierung

appliziert werden. Diese Patienten erhalten gegebenenfalls lebenswichtige Arzneimittel (z. B. Immunsuppressiva, nichtnukleosidische Reverse-Transkriptase-Inhibitoren), deren metabolische Clearance durch Johanniskraut signifikant erhöht werden kann. Wirkungsverlust ist die Folge, falls das lebenswichtige Medikament nicht dosisangepasst wird (Rothenhäusler u. Täschner 2013a). Potente **CYP2D6-Inhibitoren** wie Paroxetin sowie Fluoxetin und dessen aktiver Metabolit Norfluoxetin können die Wirkung von Tamoxifen, einem Antiöstrogen zur adjuvanten Therapie des Mammakarzinoms, herabsetzen. Denn eine Begleitmedikation, die CYP2D6 hemmt, kann zu verringerten Konzentrationen des aktiven Metaboliten Endoxifen führen (Kelly et al. 2010, Rothenhäusler u. Täschner 2013a).

In ◘ Tab. 7.1 sind wichtige **Internistika bzw. Neurologika** als Zytochrom-P450-Substrate aufgelistet, die für eine moderne Psychopharmakotherapie in der konsiliar- und liaisonpsychiatrischen Routineversorgung bedeutsam sind.

☐ **Tab. 7.2** Klinisch relevante Zytochrom-P450-Inhibitoren bzw. -Induktoren (Inhibitionspotenzial der neueren Antidepressiva auf die verschiedenen Zytochrom-P450-Isoenzyme (CYP) (adaptiert nach Greenblatt et al. 1999, Wienkers et al. 1999, Störmer et al. 2000, Cozza u. Armstrong 2001, Aichhorn u. Stuppäck 2003, Cozza et al. 2003, Rothenhäusler u. Täschner 2013a)

CYP-Isoenzyme	Inhibitoren	Induktoren
CYP2B6	Paroxetin (Antidepressivum); Efavirenz, Ritonavir, Nelfinavir (HIV-Medikamente)	Cyclophosphamid (Zytostatikum); Carbamazepin als Paninduktor
CYP1A2	Fluvoxamin (Antidepressivum); Ciprofloxacin und andere Fluorochinolone (Gyrasehemmer), Flutamid, Mexiletin, Propafenon (Internistika)	Rauchen; Omeprazol, Esomeprazol (Internistika); Kohlgemüse; Carbamazepin als Paninduktor
CYP2C9	Fluvoxamin, Fluoxetin (Antidepressiva); Ritonavir, Fluconazol, Sulfaphenazol (Internistika)	Nur mäßige oder schwache CYP2C9-Induktoren bekannt (z. B. Phenobarbital*, Cyclophosphamid); Carbamazepin als Paninduktor
CYP2C19	Fluoxetin und dessen aktiver Metabolit Norfluoxetin, Fluvoxamin (Antidepressiva); Omeprazol, Esomeprazol, Ritonavir (Internistika)	Nur mäßige oder schwache CYP2C19-Induktoren bekannt (z. B. Phenytoin); Carbamazepin als Paninduktor
CYP2D6	Fluoxetin und dessen aktiver Metabolit Norfluoxetin, Paroxetin, Bupropion, Sertralin** (Antidepressiva); Haloperidol (Antipsychotikum); Cimetidin, Chinidin, Metoclopramid, Ritonavir (Internistika)	Nicht bekannt
CYP3A4	Norfluoxetin (aktiver Metabolit des Antidepressivums Fluoxetin); Ciprofloxacin, Ketoconazol, Clarithromycin, Erythromycin, Indinavir, Ritonavir, Efavirenz, Diltiazem, Mibefradil (Internistika); Grapefruit	Phenytoin (Antikonvulsivum); Rifabutin, Rifampicin, Ritonavir* (Internistika), Johanniskraut (Antidepressivum); Carbamazepin als Paninduktor

* Induktorischer Effekt erst nach mehreren Wochen
** Dosisabhängig (höhere Dosen bedingen stärkere Hemmung)

Ergänzend ist darauf hinzuweisen, dass für die beiden CYP-Isoenzyme CYP2D6 und CYP2C19 **genetische Polymorphismen** vorliegen können, die einen vollständigen Aktivitätsverlust (poor metaboliser), eine verminderte (intermediate metaboliser), eine gesteigerte (extensive metaboliser) oder eine übersteigerte (ultrarapid metaboliser) Aktivität dieser Isoenzyme zufolge haben (Normann et al. 1998). Etwa 8 bis 10% der kaukasischen Bevölkerung besitzen nur eine geringe bis keine Aktivität von CYP2D6, während von der schwarzen Bevölkerung nur etwa 4% von einem CYP2D6-Defekt betroffen sind. Etwa 3% der Weißen und immerhin ca. 20% der Orientalen weisen einen CYP2C19-Poor-Metaboliser-Status auf (Eckert et al. 1998). Die pharmakogenetische Diagnostik von CYP2D6- und CYP2C19-Polymorphismen kann im Einzelfall im Sinne der Abwägung des Nutzen-Risiko-Verhältnisses zur Therapieoptimierung beitragen (Lohmann et al. 2003).

☐ Tab. 7.2 zählt klinisch relevante Zytochrom-P450-**Inhibitoren** bzw. -**Induktoren** auf.

Eine Reihe von **neueren Antidepressiva** (z. B. Paroxetin, Fluvoxamin, Fluoxetin) weisen nennenswerte inhibitorische Effekte auf das Zytochrom-P450-Enzymsystem der Leber auf. Die

◻ Tab. 7.3 Nebenwirkungsprofile von atypischen Antipsychotika geordnet nach Relevanz für eine moderne Psychopharmakotherapie im psychiatrischen Konsiliar- und Liaisondienst (unter Berücksichtigung von Müller u. Riedel 2002, Cozza et al. 2003, Fischer et al. 2004, Rothenhäusler u. Täschner 2013a)

Atypika	QTc-Zeit-Verlängerung*	Gewichtszunahme	Pharmakogenes Delir**	Prolaktinerhöhung
Amisulprid	2	2	0	3
Clozapin	0	4	2	0
Olanzapin	0	4	0	0
Quetiapin	0	2	0	0
Risperidon	0	2	0	3
Sertindol[1]	3	2	0	0
Ziprasidon	3	0	0	0
Zotepin	2	2	1	1
Aripiprazol	0	0	0	0

[1] Vor und während einer Sertindol-Behandlung müssen EKG-Kontrollen durchgeführt werden. Sertindol ist kontraindiziert, wenn bei männlichen Patienten ein QTc-Intervall > 450 ms und bei Frauen > 470 ms beobachtet wird
* Eine QTc-Zeit-Verlängerung auf über 500 ms gilt als Risikofaktor für ventrikuläre Arrhythmien (z. B. Torsades de pointes). 0 = nicht vorhanden oder kein signifikanter Unterschied zu Plazebo, 1 = vereinzelt, 2 = selten/gering, 3 = mäßig, 4 = ausgeprägt
** Für die atypischen Antipsychotika Risperidon, Quetiapin und Olanzapin sind wiederholt gute antidelirante Effekte in der wissenschaftlichen Literatur beschrieben worden (Grover et al. 2011)

atypischen Antipsychotika Amisulprid, Aripiprazol, Clozapin, Olanzapin, Paliperidon, Quetiapin, Risperidon, Sertindol und Ziprasidon besitzen im Gegensatz zum typischen Neuroleptikum Haloperidol (starker CYP2D6-Inhibitor!) keine potenten aktiven inhibitorischen oder induktiven Effekte auf die Pharmakokinetik anderer Pharmaka (Härtter u. Hiemke 2002, Cozza et al. 2003, Fischer et al. 2004, Rothenhäusler u. Täschner 2013a). Hingegen können Substanzen, die Zytochrom-P450-Isoenzyme hemmen, einen erheblichen Anstieg der Plasmakonzentrationen von atypischen Antipsychotika bewirken, was je nach Nebenwirkungspotenzial des eingesetzten Atypikums zu erheblichen unerwünschten Arzneimittelreaktionen führen kann. Beispielsweise bedingt Fluvoxamin über eine ausgeprägte Hemmung von CYP1A2 einen zum Teil mehr als zehnfachen Anstieg der Clozapin-Serumkonzentrationen. Bei Clozapin-Blutspiegeln von mehr als 600 ng/mL besteht ein erhöhtes Risiko für durch Clozapin induzierte Krampfanfälle (Rothenhäusler 2006b). Potente CYP2D6-Inhibitoren sollten nicht gleichzeitig mit Sertindol appliziert werden, da das Risiko von QTc-Zeit-Verlängerungen signifikant ansteigt (Aichhorn u. Stuppäck 2003).

◻ Tab. 7.3 fasst die für eine moderne Psychopharmakotherapie im psychiatrischen Konsiliar- und Liaisondienst zu berücksichtigenden Nebenwirkungen von Antipsychotika der zweiten und dritten Generation zusammen.

So ist aus ◻ Tab. 7.3 ersichtlich, dass Sertindol das QT-Intervall stärker verlängert als einige andere atypische Antipsychotika. Daher wird der Konsiliar- und Liaisonpsychiater bei Patienten mit Begleitmedikationen, die bekanntermaßen eine QT-Verlängerung hervorrufen (z. B. Erythromycin, Gatifloxacin, Terfenadin, Amiodaron, Sotalol), zur Behandlung der Schizophrenie auf keinen Fall Sertindol empfehlen. Denn die Verlängerung des QTc-Intervalls birgt das Risiko, lebensbedrohliche polymorphe Kammertachykardien sowie plötzlichen Tod hervorzurufen. Weiters sind in einer konsiliar- und liaisonpsychiatrischen Perspektive Störungen des Glukose- und Fettstoffwechsels unter atypischen Antipsychotika zu berücksichtigen (Baranyi et al. 2007). Beispielsweise beziehen sich Wyszynski und Wysznski (2005) in ihrem Manual auf das Konsensus-Statement der »American Diabetes Association, American Psychiatric Association und American Association of Clinical Endocrinologists« und stufen das Risiko für Diabetes und erhöhte Blutfette unter Clozapin und Olanzapin als höher ein als unter anderen atypischen Antipsychotika (Risikobewertung für Störungen des Glukose- und Fettstoffwechsels: Clozapin, Olanzapin > Risperidon, Quetiapin > Aripiprazol, Ziprasidon).

Viele **Benzodiazepine** sind CYP3A4-Substrate. Starke CYP3A4-Inhibitoren verursachen klinisch relevante Plasmaspiegelerhöhungen der meisten Benzodiazepine (Cave! Atemdepression). Demgegenüber werden Oxazepam und Lorazepam nicht durch das Zytochrom-P450-System metabolisiert (Cozza u. Armstrong 2001, Cozza et al. 2003), was ihren Einsatz bei polypharmazeutisch behandelten Patienten prinzipiell möglich macht. Noch unklar ist die genaue Risikobewertung der Applikation von Benzodiazepinen bei Patienten mit Leberfunktionsstörungen.

In den letzten Jahren sind eine Reihe von klinisch-empirischen Untersuchungen zu Wirksamkeit und Verträglichkeit von Psychopharmaka bei definierten somatischen Krankheiten durchgeführt worden, die zu einem wesentlichen Erkenntnisgewinn im Hinblick auf eine moderne Psychopharmakotherapie psychischer Störungen bei Allgemeinkrankenhauspatienten beigetragen haben (z. B. SADHART-Studie – Sertraline Anti-Depressant Heart Attack Trial, Glassman et al. 2002). Die Ergebnisse dieser Studien sollten in die Entscheidungsfindung des Konsiliar- und Liaisonpsychiaters zur Wahl eines geeigneten Psychopharmakons bei körperlich Kranken mit psychiatrischer Komorbidität miteinfließen.

7.3 Kombinationen mit Psychopharmaka in der Behandlung ausgewählter definierter neurologischer und internistischer Erkrankungen im konsiliar- und liaisonpsychiatrischen Setting

7.3.1 Morbus Parkinson

Nahezu 40% der parkinsonerkrankten Patienten leiden unter depressiven Störungen, wobei über die Hälfte davon die Kriterien für eine schwere Depression mit suizidaler Ideation erfüllen. Morphologische Alterationen des serotonergen Raphe-Kerns im Hirnstamm werden als Ursache für das erhöhte Auftreten von psychischen Störungen mit vorrangig depressiven Merkmalen beim Morbus Parkinson diskutiert (Cummings 1992).

In mehreren doppelblinden plazebokontrollierten Studien konnte gezeigt werden, dass depressive Parkinson-Patienten erfolgreich mit den TZA Imipramin, Desipramin und Nortriptylin behandelt werden können. Das tertiäre Amin Imipramin reduziert zwar zusätzlich motorische Kardinalsymptome der Erkrankung (z. B. Rigor), verursacht aber im Vergleich mit den sekundären Aminen Nortriptylin und Desipramin häufiger die über die alpha-adrenerge Blockade vermittelte orthostatische Hypotension (Tom u. Cummings 1998). Seit den letzten Jahren liegen eine Reihe von Veröffentlichungen zu offenen, prospektiv durchgeführten Untersuchungen mit modernen Antidepressiva bei depressiven Parkinson-Patienten vor. Sertralin, Reboxetin und Paroxetin, die im Gegensatz zu den TZA keine oder kaum anticholinerge Effekte, keine Kardiotoxizität und keine orthostatische Hypotension verursachen, wirkten bei den in die Studien eingeschlossenen Parkinson-Patienten gut antidepressiv, ohne die Parkinson-Symptomatik zu verschlimmern, während Fluoxetin die motorischen Symptome der Erkrankung verschlechterte. Andererseits gibt es retrospektive Auswertungen, aus denen nachteilige Wirkungen von Fluoxetin auf die motorischen Zeichen der Parkinson-Erkrankung nicht hervorgingen (Lemke u. Ceballos-Baumann 2002).

Antiparkinsonmittel und TZA sind mit großer Wahrscheinlichkeit nicht in der Lage, Zytochrom-P450-Isoenzyme zu induzieren oder zu inhibieren. TZA und einige Antiparkinsonmittel wie z. B. die Dopaminagonisten Bromocriptin, Pergolid, Ropinirol und der Monoaminooxidase (MAO-)B-Hemmer Selegilin sind jedoch Substrate dieser Enzyme und folglich potenziellen pharmakokinetischen Wechselwirkungen durch Inhibitoren oder Induktoren unterworfen. TZA sind Substrate von mehreren CYP-Isoenzymen (1A2, 2C9, 2C19, 2D6, 3A4), wobei die tertiären Amine in erster Linie Substrate von CYP3A4 sind, die sekundären Amine im Wesentlichen über CYP2D6 abgebaut werden (Cozza und Armstrong 2001, Cozza et al. 2003). Die bei Therapieresistenz empfohlene Kombination von TZA und SSRI (Bauer u. Linden 1993) kann sich trotz engmaschiger Kontrolle der TZA-Plasmaspiegel, die wegen der geringen therapeutischen Breite von TZA zur Vermeidung ernstzunehmender vegetativer Begleiterscheinungen und kardiotoxischer Wirkungen durchgeführt werden sollte, bei depressiven Parkinson-Patienten als problematisch erweisen. Denn Patienten mit einem Morbus Parkinson vom tremor-dominanten Typ erhalten oftmals bereits anticholinerge Mittel (z. B. Trihexyphenidyl, Metixen, Benzatropin, Biperiden). Infolge des identischen pharmakodynamischen Wirkmechanismus von TZA und anticholinerg wirksamen Antiparkinsonmitteln kommt es zu einer Potenzierung der Blockade von Acetylcholinrezeptoren, was ein anticholinerges Delir auslösen kann. Das **zentrale anticholinerge Syndrom** in seiner agitierten Verlaufsform mit deliranter Symptomatik geht einher mit Desorientiertheit, Halluzinationen und psychomotorischer Unruhe. Als therapeutische Maßnahmen kommen das Absetzen der anticholinerg wirksamen Pharmaka bzw. bei Persistenz die parenterale Applikation von Physostigmin unter intensivmedizinischen Bedingungen mit kontinuierlichem EKG-Monitoring in Frage. Das vorteilhaft bei durch dopaminerg wirksame Antiparkinsonmittel induzierten psychotischen Zustandsbildern verabreichte Clozapin sollte nicht gegeben werden, da es aufgrund seiner anticholinergen Nebenwirkungen das anticholinerge Delir verstärkt. Bei Quetiapin, einem Derivat des prototypischen Clozapins, werden keine anticholinergen Nebenwirkungen beobachtet, und es eignet sich aufgrund seiner sehr geringen striatalen D2-Rezeptorbesetzung sehr gut für die Behandlung L-Dopa induzierter Psychosen beim Morbus Parkinson (Romrell et al. 2003, Rothenhäusler u. Täschner 2013a). Amantadin weist anticholinerge Nebenwirkungen auf, weshalb bei zusätzlicher Gabe von TZA auf Symptome eines anticholinergen Syndroms geachtet werden muss (Strain et al. 2002). Bei Parkinson-Patienten, die auf Levodopa eingestellt sind, kann es durch eine additive Gabe von TZA zu einer unzureichenden Konzentration von Levodopa kommen, weil die anticholinerg wirksamen TZA Motilitätsänderungen der Magen-Darm-Passage bedingen und folglich die Resorption von Levodopa verzögern (McCoy 1996). Theoretisch können CYP3A4-Induktoren die metabolische Clearance von Bromocriptin, Pergolid und Ropinirol erhöhen, sodass höhere Erhaltungsdosen notwendig sein können, um dieselben Wirkstoffkonzentrationen im Körper aufrecht zu erhalten.

Von großer klinischer Bedeutung ist, dass während einer Kombinationsbehandlung aus SSRI und dem Antiparkinson-Medikament Selegilin, einem selektiven Hemmstoff der MAO-B, potenziell lebensbedrohliche pharmakodynamische Arzneimittelwechselwirkungen auf der Ebene der serotonergen Neurotransmission im Sinne einer serotonergen Überaktivität auftreten können. Das **zentrale Serotoninsyndrom**, das überwiegend innerhalb der ersten 24 Stunden nach gleichzeitiger Applikation von Selegilin und SSRI beobachtet wird, ist charakterisiert durch Symptome wie Erregung, Ruhelosigkeit, Schwitzen, Fieber, fluktuierende Vitalfunktionen, Myoklonus und Verwirrtheit. Die Therapie des Serotoninsyndroms erfolgt durch sofortiges Absetzen aller serotoninergen Substanzen, was in der Regel zu raschem Abklingen der Symptomatik innerhalb von 6 bis 12 Stunden führt. Die Behandlung sollte bei Myoklonien mit Benzodiazepinen, bei Hyperthermie mit Paracetamol erfolgen. Bei schweren Komplikationen, wie das Auftreten von Temperaturen über 40,5°C, sind zur Verhinderung einer Rhabdomyolyse oder disseminierten intravaskulären Koagulopathie aggressive Maßnahmen zur Kühlung sowie eine muskuläre Paralyse und eine endotracheale Intubation notwendig (Schlienger u. Shear 1997). Das Risiko für ein serotonerges Syndrom soll bei der gleichzeitigen Gabe von Selegilin und Fluoxetin besonders hoch sein, da Fluoxetin zusammen mit seinem aktiven Metaboliten eine sehr lange Halbwertszeit (HWZ) aufweist (HWZ von Fluoxetin: 2 bis 3 Tage; HWZ von Norfluoxetin: 7 bis 15 Tage) und stark hemmend auf CYP2D6 wirkt, über das Selegilin größtenteils metabolisiert wird (Edwards u. Anderson 1999). Wegen ihrer günstigen pharmakologischen Eigenschaften sollte nach Tom und Cummings (1998) die Gabe der neueren Antidepressiva Venlafaxin und Mirtazapin zur Behandlung von Depressionen vorzugsweise bei älteren Parkinson-Patienten erwogen werden. Indes muss auch hier berücksichtigt werden, dass die Kombinationen aus Selegilin und Venlafaxin ein hohes Risiko für das zentrale Serotoninsyndrom impliziert. Dasselbe gilt übrigens auch für die bei depressiven Parkinson-Patienten häufig verabreichten TZA Imipramin und Nortriptylin in Kombination mit Selegilin (Strain et al. 2002). Milnacipran, das erfolgreich bei depressiven Parkinson-Patienten, die nicht oder nur partiell auf SSRIs respondierten, eingesetzt worden ist, sollte wegen der Gefahr hypertoner Krisen nicht mit Selegilin kombiniert werden (Takahashi et al. 2005).

7.3.2 Epilepsie

Rezente Analysen epidemiologischer Daten zur Komorbidität von psychischen Störungen und Epilepsien ergaben, dass zwischen 50 und 60% aller Patienten mit Epilepsien in der Lebensperspektive eine psychische Erkrankung erleiden. Die psychiatrische Komorbidität ist vor allem bei Patienten mit Temporallappenepilepsien und therapierefraktären Epilepsien erhöht (Rothenhäusler 2008b, Rothenhäusler u. Täschner 2013b). So gehören bei Epilepsiepatienten die affektiven Erkrankungen mit einer Prävalenzrate von 24 bis 74%, insbesondere die depressiven Störungen mit 30%, zu den häufigsten psychiatrischen Erkrankungen. Es folgen Angststörungen mit einer Häufigkeit von 10 bis 25% und Psychosen mit 2 bis 7%. Die Suizidrate von Epilepsiepatienten ist gegenüber der Allgemeinbevölkerung um das 4- bis 5-fache erhöht (Gaitatzis et al. 2004). Als Entstehungsbedingungen für sekundäre Depressionen bei Epilepsie werden negative psychotrope Effekte diverser Antiepileptika (z. B. Barbiturate), psychosoziale Reaktionsbildungen vor dem Hintergrund berufsspezifischer Limitationen und sozialer Ausgrenzungen, sowie neurobiologische Gründe (z. B. Lateralisation und frontale Dysfunktion) diskutiert (Harden 2002, Scheepers u. Kerr 2003).

Bei der Behandlung depressiver Störungen bei Epilepsiepatienten sind zum einen die unterschiedlichen prokonvulsiven Eigenschaften der Antidepressiva, deren pharmakodynamischen und pharmakokinetischen Charakteristika sowie die pharmakokinetischen Eigenschaften der Antiepileptika zu bedenken (Rothenhäusler 2006b). ◘ Tab. 7.4 gibt einen Überblick über die Antiepileptika in ihren Eigenschaften als Substrate, Inhibitoren oder Induktoren der derzeit bekannten klinisch bedeutsamen CYP-Isoenzyme.

Während in der Allgemeinbevölkerung die Inzidenzrate für nicht provozierte zerebrale Krampfanfälle zwischen 0,07 und 0,09% liegt, beträgt deren Spannbreite bei Patienten mit

◘ Tab. 7.4 Antiepileptika als Zytochrom-P450- (CYP-) Substrate, -Inhibitoren und -Induktoren (adaptiert nach Rothenhäusler 2006b, Rothenhäusler u. Täschner 2013b)

Antiepileptika	CYP-Substrat bzw. anderer Metabolismus	CYP-Inhibitor	CYP-Induktor bzw. Induktor anderer Metabolisierungswege
Carbamazepin	3A4, 2C9, 1A2; Phase II	Nicht berichtet	3A4 (+++), 1A2 (+), 2C19 (+), Phase II
Ethosuximid	3A4; Phase II	Nicht berichtet	Fraglicher Pan-Induktor
Felbamat	3A4	2C19 (+)	3A4 (+)
Gabapentin	Renale Elimination	Nicht berichtet	Nicht berichtet
Lamotrigin	Phase II	Nicht berichtet	Phase II
Levetiracetam	CYP-unabhängige Phase-I-Reaktionen	Nicht berichtet	Nicht berichtet
Oxcarbazepin	3A4	2C19 (+)	3A4 (++)
Phenobarbital, Primidon	2C9, 2C19; 25% renale Elimination	3A4 (+)	3A4 (++), 2C9 (+), 2C19 (+), 1A2 (+), Phase II
Phenytoin	2C9, 2C19; Phase II	Nicht berichtet	3A4 (++), 2C9 (+), 2C19 (+), Phase II
Tiagabin	3A4; Phase II	2D6 (+)	Nicht berichtet
Topiramat	70% renale Elimination; Phase II	2C19 (++)	Nicht berichtet
Valproat	2C9, 2C19; Phase II	2D6 (+), 2C9 (+), Phase II	Phase II
Vigabatrin	Renale Elimination	Nicht berichtet	Nicht berichtet
Zonisamid	3A4; Phase II	Nicht berichtet	Nicht berichtet

(+): schwach; (++): mäßig; (+++): stark

Antidepressiva in therapeutischen Dosen immerhin zwischen 0,1 und 1,0%. Das prokonvulsive Risiko ist für das trizyklische Clomipramin, das tetrazyklische Maprotilin und den dual wirksamen Noradrenalin-Dopamin-Reuptake-Inhibitor Bupropion am höchsten, weshalb sie bei der Behandlung depressiver Störungen bei Epilepsiepatienten zu vermeiden sind (Thundiyil et al. 2007, Rothenhäusler und Täschner 2013b). Für das Mianserin und die TZA (mit Ausnahme von Clomipramin) wird ein mittleres Anfallsrisiko beschrieben. Bei den MAO-Hemmern und den modernen Antidepressiva in therapeutischen Dosen ist das Risiko für epileptische Anfälle relativ gering (Rosenstein et al. 1993, Barnard u. Venter 1999, Pisani et al. 2002, Rothenhäusler 2008b). Vom Einsatz irreversibler, nichtselektiver MAO-Hemmer wird dennoch abgeraten, weil neben der erforderlichen Einhaltung einer tyraminarmen Diät unkalkulierbare Interaktionen mit Carbamazepin, das nach wie vor als »Goldstandard« für herdförmige und sekundär generalisierte Anfälle gilt, nicht ausgeschlossen werden können. Denn bei Kombinationsbehandlungen aus MAO-Hemmern und Carbamazepin sind potenziell gefährliche Symptome wie hypertensive Reaktionen, Krampfanfälle und Hyperpyrexie beobachtet worden (Marsh u. Rao 2002).

Unter Berücksichtigung der unterschiedlichen epileptogenen Potenz und der verschiedenen pharmakokinetischen Profile von Antidepressiva gilt **Paroxetin als Mittel der ersten Wahl** (Strain et al. 2002, Rothenhäusler u. Kapfhammer 2003, Rothenhäusler 2006b, Rothenhäusler

2008b). Gegenüber Sertralin (in erster Linie CYP3A4-Substrat, in geringerem Maße CYP2B6-, CYP2C9-, CYP2C19-, CYP2D6-Substrat) und Fluoxetin (CYP3A4-, CYP2C9-, CYP2C19-, CYP2D6-Substrat) haben Paroxetin (CYP2D6-Substrat), Fluvoxamin (CYP1A2-, CYP2D6-Substrat), Duloxetin (CYP1A2-, CYP2D6-Substrat), Venlafaxin (CYP2D6-Substrat, in sehr geringem Maße CYP3A4-Substrat) und Mirtazapin (in erster Linie CYP2D6-Substrat, in geringem Maße CYP1A2- und CYP3A4-Substrat) den Vorteil, dass deren Metabolismus durch die Antiepileptika Carbamazepin, Oxcarbazepin, Felbamat, Phenobarbital, Phenytoin und Primidon, die als CYP3A4-Induktoren gelten, nicht signifikant beschleunigt wird (Rothenhäusler u. Täschner 2013b). Hingegen kann es beispielsweise bei gleichzeitiger Gabe von Sertralin und den genannten Antiepileptika zu Interaktionen in Gestalt von Wirkverlust des Sertralinpräparats kommen, sodass zur Vermeidung einer **Pseudotherapieresistenz** die Dosis angepasst werden muss (Pihlsgard u. Eliasson 2002).

Entgegen der früheren Ansicht von Sindrup et al. (1993), dass Citalopram nur von CYP2C19 zu Desmethylcitalopram metabolisiert wird, ist nach dem heutigen Wissensstand von einer Beteiligung von insgesamt drei CYP-Isoenzymen beim Abbau von Citalopram bzw. Escitalopram zu Desmethylcitalopram bzw. Desmethylescitalopram auszugehen: CYP3A4 (zu etwa 35%), CYP2C19 (zu etwa 37%) und CYP2D6 (zu etwa 28%). Desmethylcitalopram selbst wird ausschließlich von CYP2D6 metabolisiert (Olesen u. Linnet 1999, von Moltke et al. 2001). Diese neueren pharmakologischen Daten zu Citalopram bzw. Escitalopram erklären, warum Strain et al. (2002) zurecht auf das Risiko von Therapieversagen bei einer Kombinationsbehandlung aus Carbamazepin und Citalopram hinweisen, da Carbamazepin als potenter CYP3A4-Induktor signifikante Citalopramplasmaspiegelerniedrigungen bewirken kann. Andererseits zeigten Steinacher et al. (2002), dass sich der Zustand zuvor citalopramresistenter, depressiver Patienten nach Augmentation mit Carbamazepin trotz Absinken der Plasmaspiegel von S- und R-Citalopram klinisch bereits nach einer Woche signifikant besserte. In diesem Zusammenhang werden unterschiedliche pharmakodynamische Wirkmechanismen von Carbamazepin und Citalopram auf die serotonerge Neurotransmission vermutet, die sich additiv synergistisch verstärken sollen.

Paroxetin als potenter CYP2D6-Inhibitor, Duloxetin als mäßiger CYP2D6-Inhibitor, Citalopram, Sertralin, Venlafaxin, Mirtazapin und Milnacipran als klinisch nicht relevante Inhibitoren von CYP450-Enzymen beeinflussen nicht die Verstoffwechslung von Carbamazepin (CYP3A4-, CYP2C9-, und CYP1A2-Substrat), Ethosuximid (CYP3A4-Substrat), Felbamat (CYP3A4-Substrat), Phenytoin (CYP2C9- und CYP2C19-Substrat) und Tiagabin (CYP3A4-Substrat). Fluvoxamin als starker Inhibitor von CYP1A2, CYP2C9 und CYP2C19 sowie Fluoxetin als mäßiger Inhibitor von CYP2C9 und CYP2C19 hemmen den Abbau von Phenytoin und Carbamazepin (Rothenhäusler u. Täschner 2013b). Folglich sollte bei der zusätzlichen Applikation von Fluvoxamin bzw. Fluoxetin zur Behandlung depressiver Zustandsbilder bei bereits auf Phenytoin oder Carbamazepin eingestellten Epilepsiepatienten auf im Verlauf möglicherweise auftretende erhöhte Phenytoin- oder Carbamazepinspiegel mit Intoxikationsgefahr (Ataxie, Tremor, Nystagmus, Übelkeit, Krampfanfall) geachtet werden. Es empfiehlt sich daher, zusätzliche Plasmakonzentrationsmessungen von Phenytoin bzw. Carbamazepin durchzuführen, um gegebenenfalls eine Dosisanpassung frühzeitig vornehmen zu können (Rothenhäusler 2008b).

Die Antiepileptika Lamotrigin und Valproat werden im Wesentlichen während der Phase-II-Reaktion mit Glucuronsäure gekoppelt, wobei für Valproat neben der Glucuronidierung auch Biotransformationsreaktionen durch CYP2C9 und CYP2C19 bekannt sind (Normann et al. 1998, French et al. 2004). Bei einer Kombinationsbehandlung aus Lamotrigin und Valproat werden erhöhte Lamotriginkonzentrationen gemessen, weil Valproat die Glucuronidierung kompetitiv hemmt. Schwere, potenziell lebensgefährliche Hautausschläge wie Stevens-Johnson-Syndrom und toxisch epidermale Nekrose sowie Multiorganversagen sind als Folge der durch Valproat reduzierten Clearance von Lamotrigin beobachtet worden (Chattergoon et al. 1997, Page et al. 1998). Ein ähnliches Interaktionsmuster ist bei der gleichzeitigen Gabe von Lamotrigin und Milnacipran denkbar, dessen Metabolismus sich im Wesentlichen auf die Glucuronsäurekonjugation beschränkt. Bei gleichzeitiger Gabe von Milnacipran (vorwiegend renale Elimination, in sehr geringem Maße Metabolismus via Glucuronsäurekonjugation) und Carbamazepin sind signifikant erniedrigte Milnaciprankonzentrationen berichtet worden. Carbamazepin induziert nicht nur Phase-I-, sondern auch Phase-II-Reaktionen (Puozzo u. Leonard 1996).

7.3.3   Kardiovaskuläre Erkrankung

Etwa 16 bis 23% aller Patienten mit kardiovaskulären Erkrankungen leiden gleichzeitig an einer Major Depression, wobei sich die Punktprävalenz für depressive Störungen auf über 40% erhöht, wenn die Diagnose einer leichten depressiven Störung (Minor-Depression) mitberücksichtigt wird (Musselman et al. 1998). In den letzten Jahren sind eindrucksvolle Studien zur Pathophysiologie der Interaktion zwischen depressiven und kardiovaskulären Erkrankungen vorgelegt worden, die
- Verhaltensfaktoren (z. B. unzureichende Adhärenz bei Therapie- und Rehabilitationsmaßnahmen, Nikotinmissbrauch, Bewegungsmangel),
- genetische Faktoren (z. B. Polymorphismen der Serotonin-Transporter-Gene),
- endokrine Faktoren (z. B. Hyperaktivität der Hypothalamus-Hypophysen-Nebennierenrinden-Achse mit konsekutiver Insulinresistenz, viszeraler Adipositas und Hyperlipidämie),
- neurophysiologische Faktoren (z. B. gesteigerte sympathische und reduzierte kardiovagale Modulation mit der Folge einer erhöhten Herzfrequenz und reduzierten Herzratenvariabilität),
- hämostaseologische Faktoren (z. B. erhöhte Spiegel des Chemokins PF-4 [Plättchenfaktor 4] und gesteigerte Thrombozytenaggregabilität),
- metabolische Faktoren (z. B. verminderte Konzentrationen von HDL-Cholesterin und Omega-III-Fettsäuren) und
- neuroimmunologische Faktoren (z. B. vermehrter Nachweis des Adhäsionsmoleküls ICAM-1 und erhöhte proinflammatorische Zytokinfreisetzung, was arteriosklerotische Veränderungen fördert)

als mögliche Erklärung für einen kausalen Zusammenhang zwischen Depression und Herz- und Kreislauferkrankungen nahelegen (Carney et al. 2003, Agelink et al. 2004, Lett et al. 2004, Rothenhäusler u. Kapfhammer 2005, Rothenhäusler et al. 2010).

Da in epidemiologischen Studien überzeugend nachgewiesen werden konnte, dass sowohl die depressive Episode als auch das depressive Syndrom unter der Schwelle einer klinischen Diagnose nach der ICD-10 bei Patienten mit bereits komorbiden kardiovaskulären Erkrankungen einen unabhängigen, prognostisch negativen Faktor darstellen, der das kardiovaskuläre Morbiditäts- und Mortalitätsrisiko signifikant erhöht, besteht in einer konsiliar- und liaisonpsychiatrischen Perspektive die Notwendigkeit einer ausreichenden und sicheren Behandlung der depressiven Symptomatologie bei dieser Patientenpopulation (Carney u. Freedland 2003).

Unter Abwägung des Nutzen-Risiko-Verhältnisses sollten aus heutiger Sicht TZA bei kardiovaskulär erkrankten Patienten mit Begleitdepression nicht mehr verwendet werden, da sie kardiotoxisch wirken (Whooley u. Simon 2000, Zellweger et al. 2004). Gerade bei Patienten mit Herz-Kreislauferkrankungen können TZA zur orthostatischen Hypotension (innerhalb der TZA bei Nortriptylin am geringsten ausgeprägt) führen, die Herzfrequenzvariabilität reduzieren und mittels Blockade der Natrium-Kanäle im His-Purkinjesystem eine Verzögerung der intraventrikulären Leitungsgeschwindigkeit und der AV-Überleitungszeit bedingen (Meincke u. Hoff 2004). Schließlich sind im Kontext der Nutzen-Risiko-Kalkulation die chinidinähnlichen Effekte von TZA als besonders risikoreich zu bewerten. Spätestens seit 1989, als bereits nach zwei Jahren die CAST-Studie (Cardiac Arrhythmia Suppression Trial) aufgrund schwerwiegender unerwünschter Ereignisse vorzeitig abgebrochen werden musste, wissen wir, dass die langfristige Applikation von Klasse-IA- und Klasse-IC-Antiarrhythmika bei Patienten nach Myokardinfarkt wegen maligner proarrhythmischer Wirkung mit einem nahezu dreifach erhöhten Mortalitätsrisiko assoziiert ist (The Cardiac Arrhythmia Suppression Trial Investigators 1989). **TZA, die Klasse-Ia-Antiarrhythmika ähnliche Wirkungen vermitteln**, verlängern demnach vor allem bei depressiven Patienten mit kardialen Vorschädigungen die QTc-Zeit, was zur Induktion von Torsade de Pointes mit potenziell tödlichem Ausgang disponiert (Glassman et al. 1998). In jedem Fall sollten zur Verhinderung ventrikulärer Arrhythmien bei Patienten mit Herzkrankheiten Kombinationsbehandlungen aus TZA und anderen **Medikamenten, die bekanntermaßen QTc-Verlängerungen hervorrufen**, vermieden werden. Zu diesen Arzneimitteln zählen nach Roden (2004)

- die Antiarrhythmika der Klassen I und III Chinidin (IA), Disopyramid (IA), Procainamid (IA), Propafenon (IC), Amiodaron (III), Sotalol (III), Bretylium (III), Ibutilid (III) und Dofetilid (III),
- die Antibiotika Erythromycin, Clarithromycin, Sparfloxacin, Gatifloxacin, Grepafloxacin,
- das Antiprotozoenmittel Pentamidin,
- das Antimalariamittel Halofantrin,
- die Antihistaminika Terfenadin und Astemizol,
- die Antipsychotika Sertindol, Chlorpromazin, Thioridazin, Pimozid und Haloperidol,
- das Antiemetikum Domperidon,
- das Magen-Darm-Motilität fördernde Mittel Cisaprid und
- Methadon.

Einige der genannten Medikamente sind wegen möglicher schädigender Wirkungen auf das Herz vom Markt genommen worden (z. B. Terfenadin in den USA, Cisaprid in den USA und in Europa) oder dürfen nur unter Einhaltung bestimmter Vorsichtsmaßnahmen angewendet werden (z. B. vor und während der Behandlung mit Sertindol ist eine EKG-Überwachung erforderlich) (Rothenhäusler et al. 2007).

Bei Kombinationstherapien aus TZA und **Schleifendiuretika** (z. B. Furosemid) bzw. Benzothiadiazinen (z. B. Bultizid) ist eine sorgfältige Überwachung der Elektrolyte, insbesondere der Kaliumspiegels, generell indiziert, da die Hypokaliämie neben den chinidinartigen Effekten von TZA ein wichtiger Risikofaktor für die Entwicklung von QTc-Zeit-Verlängerungen darstellt (Roden 2004). Werden Medikamente, die *per se* die QTc-Zeit prolongieren, intravenös infundiert, sollte eine intensivierte kardiologische Überwachung, zumal bei Patienten mit kardialen Vorschädigungen, erfolgen, da nach parenteraler Verabreichung im Vergleich zur oralen Einnahme viel höhere Plasmakonzentrationen erreicht werden und folglich das Risiko von schweren ventrikulären Arrhythmien erhöht wird (Carlsson et al. 1993). Vor diesem Hintergrund wird die intravenöse Infusionstherapie mit **Haloperidol** von der US-amerikanischen Food and Drug Administration (FDA) nicht empfohlen (Trzepacz 1996). Seit 2010 empfiehlt der Hersteller die Haldol®-Injektionslösung nur zur intramuskulären Verabreichung. In

Österreich und Deutschland ist also die intravenöse Verabreichung von Haloperidol nur unter den besonderen Voraussetzungen des Off-Label-Gebrauchs möglich. Andererseits ist das Risiko für eine dosisabhängige Verzögerung der Repolarisationsphase des Herzens bei Haloperidol im Vergleich zu Antipsychotika wie Thioridazin, Sertindol, Ziprasidon und Amisulprid geringer (Wyszynski u. Wyszynski 2005). In diesem Zusammenhang sei auch auf Meyer-Massetti et al. (2011) verwiesen.

Eine gleichzeitige Anwendung von TZA und intravenös infundierten Medikamenten mit QTc-Intervall prolongierenden Effekten bei Patienten mit Herz-Kreislauferkrankungen ist ohne engmaschige EKG-Kontrollen nicht ratsam. Bedeutsames Beispiel für eine Arzneimittelinteraktion mit kardiotoxischen Konsequenzen, das auf einem Wechselspiel zwischen pharmakodynamischen und pharmakokinetischen Wirkungen beruht, stellt die Kombinationsbehandlung aus TZA und **Chinidin** dar: Zum einen wirken TZA und Chinidin additiv synergistisch im Hinblick auf die QTc-Zeit-Verlängerung, zum anderen verfügt Chinidin über ein starkes CYP2D6-Hemmpotential. CYP2D6 ist am Abbau der TZA beteiligt. Dadurch steigen die TZA-Blutspiegel an und erreichen unter therapeutisch empfohlenen Dosen unter Umständen toxische Werte (Beliles u. Stoudemire 1998). Dasselbe gilt für Kombinationstherapien aus dem Antiarrhythmikum Propafenon und TZA. Propafenon als potenter CYP1A2-Inhibitor hemmt die Verstoffwechslung von TZA. TZA sind Substrate von mehreren CYP-Isoenzymen (Cozza u. Armstrong 2001, Cozza et al. 2003).

Die Anwendungsgebiete von **Betarezeptorenblockern** beziehen sich auf Hypertonie, Angina pectoris, hyperkinetisches Herzsyndrom, tachykarde, supraventrikuläre Arrhythmien und kompensierte Herzinsuffizienz. TZA (aber auch Trazodon, Thioridazin, Chlorpromazin, Clozapin, Olanzapin und Risperidon) hemmen alpha-1-adrenerge Rezeptoren, so dass bei Kombinationsbehandlungen mit Betarezeptorenblockern die hypotensive Wirkung potenziert wird. Eine langsame Aufdosierung und engmaschige Blutdruckkontrollen sind zu empfehlen (DeVane u. Markowitz 2000).

Kalziumantagonisten werden zur Dauerbehandlung der koronaren Herzkrankheit und der arteriellen Hypertonie angewandt. Mibefradil, ein potenter CYP3A4- und CYP2D6-Inhibitor, verlangsamt den Abbau von TZA, aber auch von Betarezeptorenblockern (◘ Tab. 7.1), was bei einzelnen Patienten kardiogene Schockzustände auslöste (Mullins et al. 1998). 1½ Jahre nach seiner Einführung musste Mibefradil vom Markt genommen werden (SoRelle 1998). Die Kalziumantagonisten Verapamil und Diltiazem hemmen CYP3A4 nur schwach; ein erheblicher Anstieg von TZA-Plasmakonzentrationen wurde dennoch beobachtet (DeVane u. Markowitz 2000). Die Kombinationstherapien aus Verapamil bzw. Diltiazem und Sertindol (CYP2D6- und CYP3A4-Substrat) bzw. Ziprasidon (CYP3A4- und CYP1A2-Substrat) sind im Übrigen von den Herstellern nicht empfohlen, da Sertindol-/Ziprasidonkonzentrationserhöhungen das Risiko einer Verlängerung des QTc-Intervalls implizieren können (Feinstein 2002).

Bei der gleichzeitigen Gabe von **Angiotensin-Conversions-Enzym- (ACE-) Hemmern**, wie z. B. Enalapril und Captopril, und TZA kann es trotz therapeutischer Dosen zu toxischen TZA-Plasmaspiegeln kommen (Strain et al. 1999). Eine renale Elimination der TZA-Muttersubstanzen erfolgt nicht oder nur in geringem Umfang. Dies gilt aber nicht in gleichem Maße für die bei den hepatischen Stoffwechselreaktionen anfallenden glucuronidierten Metaboliten. Diese werden überwiegend renal ausgeschieden (Rudorfer u. Potter 1999). Die renale Clearance beispielsweise von Lithium ist unter ACE-Hemmern deutlich vermindert (Meyer et al. 2005).

Clonidin wirkt antihypertensiv mittels Stimulation zentralnervöser Alpha-2-Rezeporen. TZA antagonisieren die Wirkung der zentralen Alpha-2-Rezeptoren, so dass hypertensive Krisen entstehen können (Briant u. Diamond 1973).

Die Wirkung der **Cumarinderivate** Phenprocoumon und Warfarin können durch TZA verstärkt werden. Der Interaktionsmechanismus bleibt unklar. TZA weisen eine ausgeprägte Proteinbindung (95%) auf, so dass die verstärkte Antikoagulanzienwirkung durch Verdrängung aus der Proteinbindung erklärt werden könnte, denn Cumarinderivate sind mit 90 bis 99% ebenfalls stark an Plasmaproteine gebunden. Diskutiert wird aber auch eine höhere Bioverfügbarkeit von Cumarinderivaten infolge der TZA-bedingten Veränderung der Magenentleerungsgeschwindigkeit (Sayal et al. 2000).

Gegenüber TZA verfügen **SSRIs** über eine deutlich bessere kardiale Verträglichkeit. Die kardiologischen Parameter Blutdruck, Herzfrequenz, kardiale Erregungsleitung und Ejektionsfraktion werden durch SSRI in therapeutischen Dosen nicht relevant verändert (Zellweger et al. 2004). Kontrollierte Untersuchungen mit **Paroxetin** (Roose et al. 1998), **Fluoxetin** (Strik et al. 2000) und **Sertralin** (Glassman et al. 2002) bei Patienten mit klinisch manifester Herzerkrankung zeigten eine signifikante Reduktion der depressiven Symptomatik ohne zusätzliche kardiale Gefährdung. Gerade die SADHART-Studie (Sertraline Antidepressant Heart Attack Randomized Trial) (Glassman et al. 2002) als gezielte Interventionsuntersuchung bei 369 depressiven Patienten mit Zustand nach Myokardinfarkt oder mit instabiler Angina pectoris weist darauf hin, dass der selektive Serotoninwiederaufnahmehemmer Sertralin nicht nur antidepressiv potent ist und gut vertragen wird, sondern tendenziell sogar einen günstigeren kardialen Verlauf bei dieser Patientenpopulation bewirkt. Eine ähnliche Interventionsstudie, die sogenannte MIND-IT-Studie (Myocardial Infarction and Depression-Intervention Trial) (van den Brink et al. 2002), wurde bei 320 depressiven Patienten mit Status nach Herzinfarkt mit Mirtazapin als Antidepressivum durchgeführt. Der Vollständigkeit halber sei an dieser Stelle erwähnt, dass jüngst Citalopram und Escitalopram mit einer dosisabhängigen QTc-Intervall-Verlängerung assoziiert worden sind, sodass 2011 die Maximaldosen von Citalopram und Escitalopram bei älteren Patienten gesenkt wurden.

Beim Einsatz von SSRIs bei depressiven Herzkranken sind pharmakokinetische Interaktionen mit kardial wirksamen Arzneimitteln zu beachten.

Die lipophilen, unspezifischen **Betarezeptorenblocker** Alprenolol, Bunitrolol, Bupranolol, Carazolol, Mepindolol, Oxprenolol, Penbutolol, Pindolol, Propranolol und Timolol und die lipophilen, kardioselektiven Betarezeptorenblocker Acebutolol und Metoprolol werden überwiegend von CYP2D6 metabolisiert. Propranolol ist Substrat von CYP2D6, CYP1A2 und CYP2C19. Symptomatische Bradykardien, aber auch ZNS-Nebenwirkungen wie Müdigkeit, Schwindel, Halluzinationen und Albträume können bei gleichzeitiger Verabreichung von lipophilen Betarezeptorenblockern und Paroxetin bzw. Fluoxetin als potenten CYP2D6-Inhibitoren auftreten. Fluvoxamin als starker CYP1A2- und CYP2C19-Hemmer verstärkt die Wirkung von Propranolol. Die hydrophilen Betarezeptorenblocker Atenolol (kardioselektiv), Caliprolol (kardioselektiv), Nadolol (unspezifisch) und Sotalol (unspezifisch), die renal ausgeschieden werden, sind bei Kombinationstherapien mit SSRI vorteilhaft zu verwenden (Beliles u. Stoudemire 1998, Strain et al. 1999, DeVane u. Markowitz 2000).

Fast alle **Kalziumantagonisten** sind Substrate von CYP3A4. Ihr Abbau wird bei gleichzeitiger Applikation von Nefazodon (potenter CYP3A4-Hemmer) und unter Umständen von Fluoxetin mit seinem aktiven Metaboliten Norfluoxetin bzw. Fluvoxamin (mäßige CYP3A4-Inhibitoren) verzögert. Ausgeprägte periphere Vasodilatation mit starker prolongierter Hypotension kann die Folge sein (Azaz-Livshits u. Danenberg 1997, Khawaja u. Feinstein 2003). Die **Antiarrhythmika** Flecainid, Encainid, Mexiletin (auch CYP1A2-Substrat) und Propafenon (auch CYP3A4-Substrat) werden von CYP2D6, die Antiarrhyhtmika Amiodaron, Lidocain und Chinidin von CYP3A4 abgebaut. Zur Verhinderung kardial relevanter Interaktionen sollten Kombinationen mit potenten CYP2D6- (Paroxetin, Fluoxetin), CYP1A2- (Fluvoxamin) und CYP3A4- (Nefazodon) Inhibitoren vermieden werden (Cozza u. Armstrong 2001). Im Gegensatz zu den **ACE-Hemmern** als Antihypertensiva werden die **Angiotensin-II-Rezeptor-antagonisten** Losartan und Valsartan durch Phase-I-Reaktionen biotransformiert; sie sind Substrate von CYP2C9. Fluvoxamin als potenter und Fluoxetin als mäßiger CYP2C9-Hemmer eignen sich folglich nicht als Komedikamente. Die **HMG-CoA-Reduktase-Hemmer** (Statine) sind Arzneimittel mit geringer therapeutischer Breite. Plasmakonzentrationserhöhungen der Statine erhöhen signifikant das Myopathie-/Rhabdomyolyserisiko. Lovastatin, Simvastatin, Atorvastatin und Cerivastatin werden über CYP3A4, Fluvastatin über CYP2C9 und Pravastatin über verschiedene nicht CYP450-abhängige Stoffwechselwege metabolisiert (Gröchenig 2001). Die Koadministration von Nefazodon (potenter CYP3A4-Inhibitor), Norfluoxetin und Fluvoxamin (mäßige CYP3A4-Inhibitoren) erfordert Dosisreduktionen für die über CYP3A4 abgebauten Statine. Analog ist bei der Kombinationstherapie aus Fluvastatin und dem potenten CYP2C9-Hemmer Fluvoxamin die Dosierung des Statins anzupassen. In sehr seltenen Fällen kann unter Gabe von SSRIs, insbesondere von Fluoxetin, ein **Syndrom der inadäquaten Adiuretin-Sekretion** ausgelöst werden (Liu et al. 1996). Daher ist bei der Kombinationsbehandlung aus Fluoxetin und **Schleifendiuretika** auf Hyponatriämie zu achten.

Die **Cumarinderivate** Phenprocoumon (vor allem in Deutschland, Österreich, Schweiz, Beneluxstaaten und Skandinavien zur therapeutischen Blutgerinnungshemmung eingesetzt), Warfarin (vor allem in den angelsächsischen Ländern zur therapeutischen Blutgerinnungshemmung verordnet) und Acenocoumarol (vor allem in französischsprachigen und romanischen Ländern zur therapeutischen Blutgerinnungshemmung verwendet) liegen als Racemat aus zwei Enantiomeren vor. R-/S-Acenocoumarol, R-/S-Phenprocoumon und das wirksamere S-Warfarin unterliegen einem CYP2C9-Metabolismus (Kirchheiner et al. 2004). R-Warfarin wird hauptsächlich über CYP1A2 abgebaut. Die gerinnungshemmende Wirkung der Antikoagulanzien wird durch den starken CYP2C9- und CYP1A2-Hemmer Fluvoxamin und den mäßigen CYP2C9-Inhibitor Fluoxetin/Norfluoxetin klinisch relevant verstärkt (Duncan et al. 1998, Sayal et al. 2000). Vorläufigen Daten zufolge könnte es eine pharmakodynamische Interaktion zwischen Paroxetin und Warfarin geben, wodurch es zu verstärktem Bluten bei unveränderten Prothrombinzeiten kommen kann. Die Warfarin-Kinetik wird durch Paroxetin nicht beeinflusst (Khawaja u. Feinstein 2003). Jedoch ist prinzipiell bei der Kombination von selektiv serotonerg wirksamen Substanzen wie den SSRIs und den dualen Antidepressiva Venlafaxin und Duloxetin mit Cumarinderivaten auch aus pharmakodynamischen Gründen auf klinisch bedeutsame Interaktionsaffekte zu achten. SSRIs können mit und ohne Antikoagulation zu einer erhöhten Blutungsneigung führen. Die Gerinnungsparameter sind oft nicht verändert. Die erhöhte Blutungsneigung ist im Sinne einer medikamentös induzierten Thrombozytenfunktionsstörung (Serotoninverarmung des Thrombozyten und infolgedessen gestörte Aggregationsfähigkeit!) zu interpretieren; diese zeigt sich in aller Regel in den üblichen Gerinnungsuntersuchungen (PT und PTT) nicht. Sinnvoll ist daher die engmaschige klinische Beobachtung und eine Überprüfung der Blutungszeit (Rothenhäusler et al. 2007).

Grundsätzlich kommt bei Patienten mit kardiovaskulären Erkrankungen die Gabe der interaktionsarmen SSRI Sertralin und Citalopram/Escitalopram (unter Berücksichtigung der 2011 reduzierten Maximaldosen!) sowie des NaSSA Mirtazapin in Betracht. Anzumerken ist indes, dass unter Citalopram *per se* vereinzelt behandlungsbedürftige Sinusbradykardien beobachtet worden sind (Rothenhäusler et al. 2000).

Der SNRI **Venlafaxin** gilt zwar als interaktionsarm, ist jedoch bei einigen Patienten mit anhaltenden Erhöhungen des Blutdrucks assoziiert worden (Feighner 1995). Die regelmäßige

Überwachung des Blutdrucks wird daher bei Patienten empfohlen, die mit höheren Dosen als 200 mg Venlafaxin täglich behandelt werden. Ferner hat die britische Arzneimittelbehörde MHRA (Medicine and Healthcare Products Regulatory Agency) Ende 2004 eine provisorische Kennzeichnung für Venlafaxin gefordert, die u. a. angibt, dass der Beginn der Behandlung nur durch Spezialisten mit Anfangsdosierungen von höchstens 75 mg durchgeführt werden soll, dass für neue Patienten ein Basis-EKG empfohlen wird, und dass Venlafaxin für Patienten mit bereits vorhandenen kardiovaskulären Problemen kontraindiziert sein soll. Hintergrund dieser Warnhinweise sind klinisch relevante EKG-Abweichungen bei einer Reihe von Patienten, die Venlafaxin erhalten haben (z. B. Combes et al. 2001). Zu dem anderen dualen Antidepressivum **Duloxetin** liegen publizierte Daten zu Interaktionseffekten vor. Sowohl Duloxetin als auch Metroprolol sind Inhibitoren von CYP2D6. Dadurch ergeben sich erhöhte Wirkspiegel beider Medikamente (Preskorn et al. 2007). Aufgrund dieses Hemmeffektes von Duloxetin ist auch bei anderen Substanzen, die über CYP2D6 abgebaut werden, wie z. B. Antiarrhythmika, mit relvanten Hemmeffekten zu rechnen. Hiernach sind die Patienten mit Duloxetin in entsprechenden Kombinationstherapien bezüglich Puls, Blutdruck und EKG zu überwachen. Schließlich ist bei Duloxetin noch zu bedenken, dass seine Wirkspiegel relevant vom Rauchverhalten des Patienten abhängig sind; stärkere Raucher verlieren etwa die Hälfte der Plasmakonzentration von Duloxetin durch Induktionseffekte infolge des Rauchens (Rothenhäusler et al. 2007).

Trazodon sollte bei Patienten mit Herzerkrankungen nur gegeben werden, wenn die Herzfunktion während der Therapie sorgfältig überwacht werden kann. In den letzten Jahren wurde vermehrt auf das Arrhythmierisiko unter Trazodon hingewiesen (Zitron et al. 2004, James u. Mendelson 2004). Eine Entscheidung für den Einsatz von **Reboxetin** oder **Milnacipran** bei depressiven Patienten mit kardiovaskulären Erkrankungen sollte auf einer individuellen Nutzen-Risiko-Kalkulation erfolgen, da noch zu wenig Daten aus dem klinischen Alltag vorliegen. Milnacipran kann bei einigen Patienten die Herzfrequenz leicht erhöhen (Regina et al. 1999). Unter Reboxetin wurde orthostatische Hypotension beobachtet (Katona et al. 1999).

Trotz der vorliegenden Meta-Analyse zu Wirksamkeit und Verträglichkeit der Behandlung der leichten und mittelschweren Depression mit dem Phytopharmakon **Johanniskraut** (Hypericum perforatum), die für Johanniskraut bessere Ergebnisse als die synthetischen Antidepressiva im Bereich der leichten Depression fand (Röder et al. 2004), raten wir prinzipiell von der Anwendung von Johanniskraut bei Patienten mit kardiovaskulären Erkrankungen oder anderer schwerwiegenden somatischen Erkrankungen ab. Diese Patienten erhalten oftmals Arzneimittel, die über CYP3A4 metabolisiert werden (z. B. Kalziumantagonisten, Immunsuppressiva, HIV-Protease-Hemmer), deren metabolische Clearance durch die CYP3A4-induktorische Wirkung von Johanniskraut signifikant erhöht werden kann (Karhova et al. 2000, Rothenhäusler 2006c). Johanniskraut induziert allerdings nicht nur CYP3A4, sondern auch viele weitere Abbauwege sowohl in Phase-I- als auch in Phase-II-Metabolisierungsstrecken. Zudem besitzt Johanniskraut beachtliche Induktionseffekte auf das sogenannte »P-Glykoprotein-System«, das als Transportersystem über Grenzflächen wie z. B. die Darmmucosa oder die Blut-Hirn-Schranke fungiert. Derzeit ist das gesamte Ausmaß der induktiven Beeinflussung der einzelnen Plasmaspiegel fast jeglicher Komedikation unter Johanniskraut noch nicht abzusehen (Rothenhäusler et al. 2007, Rothenhäusler u. Täschner 2013a). In diesem Zusammenhang ist auf folgende nützliche **Online-Datenbanken und Interaktionsprogramme für die Psychopharmakologie** zu verweisen:

- ▶ www.genemedrx.com
- ▶ www.psiac.de

Literaturverzeichnis

Aichhorn W, Stuppäck C (2003) Interaktionen und Pharmakokinetik von Psychopharmaka – Teil 2. Neuropsychiatrie 17: 51–60

Agelink MW, Baumann B, Sanner D, Kavuk I, Mueck-Weymann M (2004) Komorbidität zwischen kardiovaskulären Erkrankungen und Depressionen. Dtsch Med Wochenschr 129: 697–700

Arolt V, Driessen M, Bangert-Verleger A, Neubauer H, Schürmann A, Seibert W (1995) Psychische Störungen bei internistischen und chirurgischen Krankenhauspatienten. Prävalenz und Behandlungsbedarf. Nervenarzt 66: 670–677

Azaz-Livshits TL, Danenberg HD (1997) Tachycardia, orthostatic hypotension and profound weakness due to concomitant use of fluoxetine and nifedipine. Pharmacopsychiatry 30: 274–275

Baranyi A, Yazdani R, Haas-Krammer A, Stepan A, Kapfhammer HP, Rothenhäusler HB (2007) Atypische Neuroleptika und metabolisches Syndrom. Wien Med Wochenschr 157: 255–270

Baranyi A, Rösler D, Rothenhäusler HB (2012a) Auswirkungen depressiver Symptome auf die gesundheitsbezogene Lebensqualität, die sexuelle Zufriedenheit und die kognitive Leistungsfähigkeit bei Patienten nach orthotoper Lebertransplantation. Neuropsychiatr 26: 59–64

Baranyi A, Rösler D, Rothenhäusler HB (2012b) Psychische Belastungssymptome und gesundheitsbezogene Lebensqualität bei Patienten nach orthotoper Lebertransplantation. Z Psychosom Med Psychother 58: 417–428

Baranyi A, Krauseneck T, Rothenhäusler HB (2013a) Overall mental distress and health-related quality of life after solid-organ transplantation: results from a retrospective follow-up study. Health Qual Life Outcomes 11: 15 doi: 10.1186/1477-7525-11-15

Baranyi A, Krauseneck T, Rothenhäusler HB (2013b) Posttraumatic stress symptoms after solid-organ transplantation: preoperative risk factors and the impact on health-related quality of life and life satisfaction. Health Qual Life Outcomes 11: 100 doi: 10.1186/1477-7525-11-111

Barnard EJ, Venter KF (1999) Antidepressant therapy in high-risk patients. SAMJ 89: 995–1000

Bauer M, Linden M (1993) Die Kombination verschiedener Antidepressiva in der Behandlung therapieresistenter Depressionen. Nervenarzt 64: 343–347

Beliles K, Stoudemire A (1998) Psychopharmacologic treatment of depression in the medically ill. Psychosomatics 39: S2–S19

Briant RH, Diamond BI (1973) Interaction between clonidine and desipramine in man. Br Med 1: 522–523

Carlsson L, Abrahamsson C, Andersson B, Duker G, Schiller-Linhardt G (1993) Proarrhythmic effects of the class III agent almokalant: importance of infusion rate, QT dispersion, and early afterdepolarisations. Cardiovasc Res 27: 2186–2193

Carney RM, Freedland KE, Miller GE, Jaffe AS (2002) Depression as a risk factor for cardiac mortality and morbidity. A review of potential mechanisms. J Psychosom Res 53: 897–902

Carney RM, Freedland KE (2003) Depression, mortality, and medical morbidity in patients with coronary heart disease. Biol Psychiatry 54: 241–247

Chattergoon DS, McGuigan MA, Koren G, Hwang P, Ito S (1997) Multiorgan dysfunction and disseminated intravascular coagulation in childrein receiving lamotrigine and valproic acid. Neurology 49: 1442–1444

Combes A, Peytavin G, Theron D (2001) Conduction disturbances associated with venlafaxine. Ann Intern Med 134: 166–167

Cozza KL, Armstrong SC (2001) The Cytochrome P450 system. Drug interaction principles for medical practice. Am Psychiatric Press, Washington DC

Cozza KL, Armstrong SC, Oesterheld JR (2003) Drug interaction principles for medical practice. American Psychiatric Publishing, Washington London

Cummings JL (1992) Depression and Parkinson`s disease: a review. Am J Psychiatry 149: 443–454

DeVane CL, Markowitz JS (2000) Avoiding psychotropic drug interactions in the cardiovascular patient. Bull Menninger Clin 64: 49–59

Duncan D, Sayal K, McConnell H, Taylor D (1998) Antidepressant interactions with warfarin. Int Clin Psychopharmacol 13: 87–94

Eckert A, Reiff J, Müller WE (1998) Arzneimittelinteraktionen mit Antidepressiva. Vorteile des spezifischen Serotonin-Wiederaufnahmehemmers Citalopram. Psychopharmakotherapie 5: 8–18

Edwards JG, Anderson I (1999) Systematic review and guide to selection of selective serotonin reuptake inhibitors. Drugs 57: 507–533

Ehrentraut S, Rothenhäusler HB, Gerbes AL, Rau HG, Thiel M, Schirren CA, Kapfhammer HP (2002) Aukutes Leberversagen unter Nefazodon-Therapie? Nervenarzt 73: 686–689

Feighner JP (1995) Cardiovascular safety in depressed patients: focus on venlafaxine. J Clin Psychiatry 56: 574–579

Feinstein RE (2002) Cardiovascular effects of novel antipsychotic medications. Heart Dis 4: 184–190

Fischer B, Davids E, Gastpar M (2004) Aripiprazol – Pharmakologie eines neuen atypischen Antipsychotikums. Fortschr Neurol Psychiat 72: 497–501

Frasure-Smith N, Lesperance F, Talajic M (1993) Depression following myocardial infarction. Impact on 6-month survival. JAMA 270: 1819–1825

French JA, Kanner AM, Bautista J, Abou-Khalil B, Browne T, Harden CL, Theodore WH, Bazil C, Stern J, Schachter SC, Bergen D, Hirtz D, Montouris GD, Nespeca M, Gidal B, Marks WJ, Turk WR, Fischer JH, Borugeois B, Wilner A, Faught RE, Sachdeo RC, Beydoun A, Glauser TA (2004) Efficacy and tolerability of the new epileptic drugs I: treatment of new onset epilepsy. Neurology 62: 1252–1260

Gaitatzis A, Trimble MR, Sander JW (2004) The psychiatric comorbidity of epilepsy. Acta Neurol Scand 110: 207–220

Glassman AH, Rodriguez AI, Shapiro PA (1998) The use of antidepressant drugs in patients with heart disease. J Clin Psychiatry 59 (suppl 10): 16–21

Glassman AH, O`Connor CM, Califf RM, Swedberg K, Schwartz P, Bigger Jr JT, Krishnan KR, Zylt LT van, Swenson J, Harrison WM, Barton D, Melvor M (2002) Sertraline treatment of major depression in patients with acute MI or unstable angina. JAMA 288: 701–709

Greenblatt DJ, Moltke LL von, Harmatz JS, Shader RI (1999) Human cytochromes and some newer antidepressants: kinetics, metabolism, and drug interactions. J Clin Psychopharmacol 19 (5 suppl): 23–35

Gröchenig HP (2001) Interaktionspotential der Statine. J Kardiol 8: 306–311

Grover S, Kumar V, Chakrabarti S (2011) Comparative efficacy study of haloperidol, olanzapine and risperidone in delirium. J Psychosom 71: 277–281

Härtter S, Hiemke C (2002) Pharmakokinetik, Interaktionspotential und TDM. Pharmazie 31: 546–557

Harden CL (2002) The co-morbidity of depression and epilepsy. Neurology 59: 48–55

Huyse FJ, Herzog T, Lobo A, Malt UF, Opmeer BC, Stein B, de Jonge P, van Dijck R, Creed F, Crespo MD, Cardoso G, Guimaraes-Lopes R, Mayou R, van Moffaert M, Rigatelli M, Sakkas P, Tienari P (2001) Consultation-Liaison psychiatric delivery: results from a European study. Gen Hosp Psychiatry 23: 124–132

James SP, Mendelson WB (2004) The use of trazodone as a hypnotic: a critical review. J Clin Psychiatry 65: 752–755

Kapfhammer HP, Dobmeier P, Mayer C, Rothenhäusler HB (1998) Konversionssyndrome in der Neurologie – eine psychopathologische und psychodynamische Differenzierung in Konversionsstörung, Somatisierungsstörung und artifizielle Störung. Psychother Psychosom Med Psychol 48: 463–474

Kapfhammer HP, Rothenhäusler HB, Krauseneck T, Stoll C, Schelling G (2004) Posttraumatic stress disorder and health-related quality of life in long-term survivors of acute respiratory distress syndrome. Am J Psychiatry 161: 45–52

Karhova M, Treichel U, Malago M, Frilling A, Gerken G, Broelsch CE (2000) Interaction of Hypericum perforatum (St. John`s wort) with ciclosporin. A metabolism in a patient after liver transplantation. J Hepatol 33: 853–855

Katona C, Bercoff E, Chiu E, Tack P, Versiani M, Woelk H (1999) Reboxetine versus imipramine in the treatment of elderly patients with depressive disorders: a double-blind randomised trial. J Affect Disord 55: 203–213

Kelly CM, Juurlink DN, Gomes T, Duong-Hua M, Pritchard KI, Austin PC, Paszat LF (2010) Selective serotonin reuptake inhibitors and breast cancer mortality in women receiving tamoxifen: a population based cohort study. BMJ 340: c693 doi: 10.1136/bmj.c693

Khawaja IS, Feinstein RE (2003) Cardiovascular effects of selective serotonin reuptake inhibitors and other novel antidepressants. Heart Dis 5: 153–160

Kirchheiner J, Ufer M, Walter EC, Kammerer B, Kahlich R, Meisel C, Schwab M, Gleiter CH, Rane A, Roots I, Brockmoller J (2004) Effects of CYP2C9 polymorphisms on the pharmacokinetics of R- and S-phenprocoumon in healthy volunteers. Pharmacogenetics 14: 19–26

Lemke MR, Ceballos-Baumann AO (2002) Depression bei Parkinson-Patienten. Diagnostische, pharmakologische und psychotherapeutische Aspekte. Dtsch Ärztebl 99: 2625–2631

Lett HS, Blumenthal JA, Babyak MA, Sherwood A, Strauman T, Robins C, Newman MF (2004) Depression as a risk factor for coronary artery disease: evidence, mechanisms, and treatment. Psychosom Med 66: 305–315

Liu BA, Mittmann N, Knowles SR, Shear NH (1996) Hyponatremia and the syndrome of inappropriate secretion of antidiuretic hormone associated with the use of selective serotonin reuptake inhibitors: a review of spontaneous reports. CMAJ 155: 519–527

Lohmann PL, Frahnert C, Grasmäder K, Hiemke C, Laux G, Rao ML (2003) Klinische Relevanz des CYP2D6-Poly-morphismus für die Therapie mit Antidepressiva und Neuroleptika. Kasuistiken von CYP2D6-Poor-Metabo-lisern. Psychopharmakotherapie 10: 35–38

Marsh L, Rao V (2002) Psychiatric complications in patients with epilepsy: a review. Epilepsy Res 49: 11–33

Martin-Facklam M, Haefeli WE (2000) Unerwünschte, klinisch relevante Arzneimittelinteraktionen. Ther Umsch 57: 579–583

McCoy DM (1996) Treatment considerations for depression in patients with significant medical comorbidity. J Fam Pract 43 (suppl): S35–S44

Martin-Facklam M, Drewe J, Haefeli WE (2000) Arzneimittel-Interaktionen am Cytochrom-P450-System. Dtsch med Wschr 125: 63–67

Meincke U, Hoff P (2004) Antidepressive Medikation bei Patienten mit kardiovaskulären Erkrankungen. Nerven-heilkunde 23: 588–592

Meyer JM, Dollarhide A, Tuan IL (2005) Lithium toxicity after switch from fosinopril to lisinopril. Int Clin Psycho-pharmacol 20: 115–118

Meyer-Massetti C, Vaerini S, Rätz Bravo AE, Meier CR, Guglielmo BJ (2011) Comparative safety of antipsychotics in the WHO pharmacovigilance database: the haloperidol case. Int J Clin Pharm 33: 806–814

Moltke von LL, Greenblatt DJ, Giancarlo GM, Granda BW, Harmatz JS, Shader RI (2001) Escitalopram (S-cita-lopram) and its metabolites in vitro: cytochromes mediating biotransformation, inhibitory effects, and comparison to R-citalopram. Drug Metab Dispos 29: 1102–1109

Müller N, Riedel M (2002) Therapie mit atypischen Neuroleptika. Pharmazie 31: 558–564

Mullins ME, Horowitz BZ, Linden DH, Smith GW, Norton RL, Stump J (1998) Life-threatening interaction of mibe-fradil and beta-blockers with dihydropyridine calcium channel blockers. JAMA 280: 157–158

Musselman DL, Evans DL, Nemeroff CB (1998) The relationship of depression to cardiovascular disease. Epide-miology, biology and treatment. Arch Gen Psychiatry 55: 580–592

Normann C, Hesslinger B, Bauer J, Berger M, Walden J (1998) Die Bedeutung des hepatischen Cytochrom-P450-Systems für die Psychpharmakologie. Nervenarzt 69: 944–955

Olesen OV, Linnet K (1999) Studies on the stereoselective metabolism of citalopram by human liver microsomes and cDNA-expressed cytochrome P450 enzymes. Pharmacology 59: 298–309

Page RL, O'Neill MG, Yarbrough DR, Conradi S (1998) Fatal toxic epidermal necrolysis related to lamotrigine ad-ministration. Pharmacotherapy 18: 392–398

Pihlsgard M, Eliasson E (2002) Significant reduction of sertraline plasma levels by carbamzepine and phenytoin. Eur J Clin Pharmacol 57: 915–916

Pisani F, Oteri G, Costa C, Di Raimondo G, Di Perri R (2002) Effects of psychotropic drugs on seizure threshold. Drug Saf 25: 91–110

Preskorn SH, Greenblatt DJ, Flockhart D, Luo Y, Perloff ES, Harmatz JS, Baker B, Klick-Davis A, Desta Z, Burt T (2007) Comparison of duloxetine, escitalopram, and sertraline effects on cytochrome P450 2D6 function in helathy volunteers. J Clin Psychopharmacol 27: 28–34

Puozzo C, Leonard BE (1996) Pharmacokinetics of milnacipran in comparison with other antidepressants. Int Clin Psychopharmacol 11 (suppl 4): 15–27

Regina W, Vandel P, Vandel S, Sechter D, Bizouard P (1999) Clinical tolerance of a new antidepressant – milnaci-pran. Encephale 25: 252–58

Roden DM (2004) Drug-induced prolongation of the QT interval. N Engl J Med 350: 1013–1022

Röder C, Schaefer M, Leucht S (2004) Meta-Analyse zu Wirksamkeit und Verträglichkeit der Behandlung der leichten und mittelschweren Depression mit Johanniskraut. Fortschr Neurol Psychiat 72: 330–343

Romrell J, Fernandez HH, Okun MS (2003) Rationale for current therapies in Parkinson's disease. Expert Opin Pharmacother 4: 1747–1761

Roose SP, Laghrissi-Thode F, Kennedy JS, Nelson JC, Bigger JT Jr, Pollock BG, Gaffney A, Narayan M, Finkel MS, McCafferty J, Gergel I (1998) Comparison of paroxetine and nortriptyline in depressed patients with ische-mic heart disease. JAMA 279: 287–291

Rosenstein DL, Nelson JC, Jacobs SC (1993) Seizures associated with antidepressants: a review. J Clin Psychiatry 54: 289–299

Rothenhäusler HB, Kapfhammer HP (1999) Psychiatrische Notfälle – Konsiliartätigkeit am Allgemeinkranken-haus. Psycho 25: 550–565

Rothenhäusler HB, Haberl C, Ehrentraut S, Kapfhammer HP, Weber MM (2000) Suicide attempt by pure cita-lopram overdose causing long-lasting severe sinus bradycardia, hypotension and syncopes: successful therapy with a temporary pacemaker. Pharmacopsychiatry 33: 150–152

Rothenhäusler HB, Ehrentraut S, Kapfhammer HP (2001a) Changes in patterns of psychiatric referral in a German general hospital: results of a comparison of two 1-year surveys 8 years apart. Gen Hosp Psychiatry 23: 205–214

Rothenhäusler HB, Ehrentraut S, Stoll C, Schelling G, Kapfhammer HP (2001b) The relationship between cognitive performance and employment and health status in long-term survivors of the acute respiratory distress syndrome: results of an exploratory study. Gen Hosp Psychiatry 23: 90–96

Rothenhäusler HB, Ehrentraut S, Kapfhammer HP, Lang C, Zachoval R, Bilzer M, Schelling G, Gerbes AL (2002) Psychiatric and psychosocial outcome of orthotopic liver transplantation. Psychother Psychosom 71: 285–297

Rothenhäusler HB, Kapfhammer HP (2003) Depression bei körperlichen Erkrankungen – Diagnose und Therapie vor konsiliarpsychiatrischem Hintergrund. Fortschr Neurol Psychiat 71: 358–365

Rothenhäusler HB (2005) Pharmako- und psychotherapeutische Ansätze bei depressiven Patienten mit somatischen Krankheiten. Psychother Psychiatr Psychotherapeut Med Klin Psychol 10: 195–204

Rothenhäusler HB, Kapfhammer HB (2005) Psychopharmakotherapie bei somatischen Erkrankungen – Behandlungsprinzipien in der medizinischen Routineversorgung. Wien Med Wochenschr 155: 303–314

Rothenhäusler HB, Grieser B, Nollert G, Reichart B, Schelling G, Kapfhammer HP (2005) Psychiatric and psychosocial outcome of cardiac surgery with cardiopulmonary bypass: a prospective 12-month follow-up study. Gen Hosp Psychiatry 27: 18–28

Rothenhäusler HB (2006a) Psychische Erkrankungen im Allgemeinkrankenhaus. Psychiatr Danub 18: 183–192

Rothenhäusler HB (2006b) Klinik, Diagnostik und Therapie epilepsieassoziierter depressiver Verstimmungen und Psychosen. Nervenarzt 77: 1381–1392

Rothenhäusler HB (2006c) Klinik, Diagnostik und Therapie HIV-induzierter neuropsychiatrischer Störungen. Wien Med Wochenschr 156: 644–656

Rothenhäusler HB, Stepan A, Baranyi A (2007) Diagnostik und Psychopharmakotherapie depressiver Erkrankungen bei Herz-Kreislauf-Erkrankungen vor konsiliarpsychiatrischem Hintergrund – Teil 3: Wirksamkeit und mögliche Arzneimittelinteraktionen moderner Antidepressiva bei depressiven Herz-Kreislauf-Patienten. Psychosom Konsiliarpsychiatr 1: 193–197

Rothenhäusler HB, Stepan A, Kreiner B, Baranyi A, Kapfhammer HP (2008a) Patterns of psychiatric consultation in an Austrian tertiary care center – results of a systematic analysis of 3,307 referrals over 2 years. Psychiatr Danub 20: 301–309

Rothenhäusler HB (2008b) Organische psychische Störungen bei wichtigen somatischen Erkrankungen. In: Möller HJ, Laux G (Herausgeber) Psychiatrie und Psychotherapie. Springer, Berlin Heidelberg, S 109–139

Rothenhäusler HB, Stepan A, Hetterle R, Trantina-Yates A (2010) Prospektive Untersuchung zu den Auswirkungen aortokoronarer Bypassoperationen auf die gesundheitsbezogene Lebensqualität, kognitive Performanz und emotionale Befindlichkeit im 6-Monats-Verlauf. Ergebnisse einer konsiliarpsychiatrischen Follow-up-Studie. Fortschr Neurol Psychiat 78: 343–354

Rothenhäusler HB, Täschner KL (2013a) Diagnostische Prinzipien. In: Rothenhäusler HB, Täschner KL (Hrsg) Kompendium Praktische Psychiatrie und Psychotherapie. Springer, Wien Heidelberg New York Dordrecht London, S 13–91

Rothenhäusler HB, Täschner KL (2013b) Epilepsieassoziierte psychische Störungen. In: Rothenhäusler HB, Täschner KL (Hrsg) Kompendium Praktische Psychiatrie und Psychotherapie. Springer, Wien Heidelberg New York Dordrecht London, S 221–232

Rothenhäusler HB, Stepan A, Baranyi A (2013) Arbeitsfelder eines biopsychosozial ausgerichteten psychiatrischen Konsiliardienstes: Ergebnisse einer prospektiven 2-Jahres-Erhebung. Neuropsychiatr 27: 1 doi: 10.1007/s40211-013-0072-8

Rudorfer MV, Potter WZ (1999) Metabolism of tricyclic antidepressants. Cell Mol Neurobiol 19: 373–409

Sayal KS, Duncan-McConnell DA, McConnell HW, Taylor DM (2000) Psychotropic interactions with warfarin. Acta Psychiatr Scand 102: 250–255

Scheepers M, Kerr M (2003) Epilepsy and behaviour. Curr Opin Neurol 16: 183–187

Schlienger RG, Shear NH (1997) Serotonin-Syndrom: Eine potentielle schwerwiegende Nebenwirkung unter selektiven Serotonin-Wiederaufnahme-Hemmern. Dtsch Med Wschr 122: 1495–1499

Silverstone PH (1996) Prevalence of psychiatric disorders in medical inpatients. J Nerv Ment Dis 184: 43–51

Sindrup SH, Brosen K, Hansen MGJ, Aes-Jorgensen T, Overo KF, Gram LF (1993) Pharmacokinetics of citalopram in relation to the sparteine and the mephenytoin oxidation polymorphisms. Ther Durg Monit 15: 11–17

SoRelle R (1998) Withdrawal of Posicor from market. Circulation 98: 831–832

Steinacher L, Vandel P, Zullino DF, Eap CB, Brawand-Amey M, Baumann P (2002) Carbamazepine augmentation in depressive patients non-responding to citalopram: a pharmakokinetic and clinical pilot study. Eur Neuropsychopharmacol 12: 255–260

Störmer E, Moltke LL von, Shader RI, Greenblatt DJ (2000) Metabolism of the antidepressant mirtazapine in vitro: contribution of cytochromes P-450 1A2, 2D6, and 3A4. Drug Metabol Dispos 28: 1168–1175

Strain JJ, Caliendo G, Alexis JD, Lowe RS 3rd, Karim A, Loigman M (1999) Cardiac drug and psychotropic drug interactions: significance and recommendations. Gen Hosp Psychiatry 21: 408–429

Strain JJ, Karim A, Caliendo G, Brodsky M, Lowe III RS, Himelein C (2002) Neurologic drug-psychotropic drug update. Gen Hosp Psychiatry 24: 290–310

Strik JJ, Honig A, Lousberg R, Lousberg AH, Cheriex EC, Tuynman-Qua HG, Kuijpers PM, Wellens HJ, Van Praag HM (2000) Efficacy and safety of fluoxetine in the treatment of patients with major depression after first myocardial infarction: findings from a double-blind, placebo-controlled trial. Psychosom Med 62: 783–789

Takahashi H, Kamata M, Yoshida K, Higuchi H, Shimizu T (2005) Remarkable effect of milnacipran, a serotonin-noradrenalin reuptake inhibitor (SNRI), on depressive symptoms in patients with Parkinson`s disease who have insufficient response to selective serotonin reuptake inhibitors (SSRIs): two case reports. Prog Neuropsychopharmacol Biol Psychiatry 29: 351–353

Tanaka E (1998) Clinically important phamcokinetic drug-drug interactions: role of cytochrome P450 enzymes. J Clin Pharm Ther 23: 403–416

The Cardiac Arrhythmia Suppression Trial (CAST) Investigators (1989) Effect of encainide and flecainide on mortality in a randomized trial of arrhythmia suppression after myocardial infarction: preliminary report. N Engl J Med 321: 406–412

Thundiyil JG, Kearney TE, Olson KR (2007) Evolving epidemiology of drug-induced seizures reported to a Poison Control Center System. J Med Toxicol 3: 15–19

Tom T, Cummings JL (1998) Depression in Parkinson`s disease. Pharmacological characteristics and treatment. Drugs Aging 18: 55–74

Trzepacz PT (1996) Delirium: advances in diagnosis, pathophysiology, and treatment. Psychiatr Clin North Am 19: 429–448

Van den Brink RH, van Melle JP, Honig A, Schene AH, Crijns HJ, Lambert FP, Ormel J (2002) Treatment of depression after myocardial infarction and the effects on cardiac prognosis and quality of life: rationale and outline of the Myocardial INfarction and Depression-Intervention Trial (MIND-IT). Am Heart J 144: 219–225

Whooley MA, Simon GE (2000) Managing depression in medical outpatients. N Engl J Med 343: 1942–1950

Wienkers LC, Allievi C, Hauer MJ, Wynalda MA (1999) Cytochrome P-45-mediated metabolism of the individual enantiomers of the antidepressant agent reboxetine in human liver microsomes. Drug Metabol Dispos 27: 1334–1340

Wyszynski AA, Wyszynski B (2005) Worksheet for monitoring patients receiving atypical antipsychotics. In: Wyszynski AA, Wyszynski B (Hrsg) Manual of psychiatric care for the medically ill. American Psychiatric Publishing, Washington DC, S 329–334

Wyszynski AA, Wyszynski B (2005) The patient with cardiovascular disease. In: Wyszynski AA, Wyszynski B (Hrsg) Manual of psychiatric care for the medically ill. American Psychiatric Publishing, Washington DC, S 49–67

Zitron E, Kiesecker C, Scholz E, Luck S, Bloehs R, Kathofer S, Thomas D, Kiehn J, Kreye VA, Katus HA, Schoels W, Karle CA (2004) Inhibition of cardiac HERG potassium channels by the atypical antidepressant trazodone. Naunyn Schmiedebergs Arch Pharmacol 370:146–56

Zellweger MJ, Osterwalder RH, Langewitz W, Pfisterer ME (2004) Coronary artery disease and depression. Eur Heart J 25: 3–9

Kombinationen mit Psychopharmaka in der Behandlung von Angst- und Zwangsstörungen

Hans-Peter Volz

T. Messer, M. Schmauß (Hrsg.), *Polypharmazie in der Behandlung psychischer Erkrankungen*,
DOI 10.1007/978-3-7091-1849-8_8, © Springer-Verlag Wien 2016

8.1   Epidemiologie

Neuere Untersuchungen zeigen, dass alle Angststörungen zusammengenommen die häufigsten psychiatrischen Erkrankungen in der Gesamtbevölkerung darstellen. Während Phobien die höchste Prävalenz aufweisen (◘ Tab. 8.1), führen Panikstörung und Generalisierte Angststörung (GAS) am häufigsten zur Behandlung. Genetische Untersuchungen haben gezeigt, dass Panik- und phobische Störungen bei Verwandten ersten Grades der Erkrankten öfter als in der Gesamtbevölkerung auftreten.

Die hohen Prävalenzraten der Angststörungen zeigen sich auch bei den Allgemeinärzten: Ca. 15 bis 20% der dort vorstelligen Patienten leiden an einer psychischen Störung, von diesen Patienten kann bei mindestens einem Drittel eine Angststörung diagnostiziert werden. Sowohl in den USA als auch in Deutschland wurden umfangreiche Studien zur Prävalenz der Angstsyndrome durchgeführt. In ◘ Tab. 8.1 sind die epidemiologischen Daten der Angsterkrankungen für die Lebenszeitprävalenzraten zusammengefasst (Kasper 2007). Die 6-Monats-Prävalenzraten sind etwa halb so hoch wie die Lebenszeitprävalenzraten anzusetzen.

Wie bei den anderen in diesem Buch abgehandelten Störungsbildern werden auch für Angststörungen in der Regel Monotherapien empfohlen, wenngleich in der klinischen Praxis häufig Kombinationstherapien Anwendung finden. Im Folgenden sollen die hierzu vorliegenden empirischen Daten referiert und gewertet werden.

8.2   Kombinationstherapien

8.2.1   Panikstörung

■ **Antidepressiva und Benzodiazepine**

Im klinischen Alltag wird häufig ein Antidepressivum, meist ein selektiver Serotonin-Wiederaufnahme-Hemmer (SSRI), zumindest in der initialen Behandlungsphase, mit einem Benzodiazepin kombiniert (Uhlenhuth et al. 1998). Diese Kombination wird aus zwei Gründen durchgeführt:

1. Antidepressiva zeichnen sich durch einen verzögerten Wirkeintritt bei Angsterkrankungen aus, Benzodiazepine wirken demgegenüber rasch.
2. Im Initialstadium einer SSRI-Gabe kann es zu einer Zunahme der Angstsymptome (z. B. Unruhe) kommen, bei Komedikation mit einem Benzodiazepin kann dies kupiert werden.

Allerdings gibt es nur wenige Studien, die diese Kombination näher untersuchten. Neben einigen offenen Studien (Goldstein 1986, Eppel 1989, Dannon et al. 1999) liegen – für nicht therapieresistente Patienten – drei kontrollierte Studien vor (◘ Tab. 8.2). In den kontrollierten Untersuchungen ergab sich in Bezug auf die Wirksamkeit ein einheitliches Bild: Initial (für die ersten drei Wochen der Pharmakotherapie) war die Kombination Antidepressivum/Benzodiazepin der alleinigen Antidepressivum-Gabe überlegen, am Ende der Studien ergaben sich dann keine Wirksamkeitsunterschiede mehr (siehe als Beispiel ◘ Abb. 8.1). In zwei der genannten drei Untersuchungen kam es zu (relativ milden) Absetzphänomenen bei Ausschleichen des Benzodiazepins.

Fasst man die Resultate zusammen, so kann längerfristig kein Vorteil einer Kombination eines Antidepressivums mit einem Benzodiazepin im Vergleich zur alleinigen Antidepressiva-Gabe erwartet werden. Diese Schlussfolgerung spiegelt sich auch in einer naturalistischen

◻ Tab. 8.1 Häufigkeit der Angsterkrankungen in der Allgemeinbevölkerung. Zusammenfassende Darstellung der in der Literatur angegebenen Lebenszeitprävalenzdaten (nach Kasper 2007)

Diagnose	Lebenszeitprävalenz (%)	
	Bereich	Median
Panikstörung	3,2–3,6	3,6
Agoraphobie	2,1–10,9	5,4
Generalisierte Angststörung	1,9–31,1	5,1
Soziale Phobie	11,3–16,0	11,3
Spezifische Phobie	4,5–11,3	8,6
Zwangsstörung	0,7–3,2	2,1

Langzeitstudie (Simon et al. 2002) wider, in der keine Unterschiede in der Rückfallhäufigkeit zwischen der alleinigen Antidepressivum-, der alleinigen Benzodiazepin- oder der Kombinationstherapie gefunden wurden; in einer anderen naturalistischen, offenen, aber randomisierten Untersuchung (Katzelnick et al. 2006) zeigte sich bei 245 eingeschlossenen Patienten zwar im primären Wirksamkeitsparameter (Zeit bis zum Eintritt der HAMD-Response (Hamilton Anxiety Rating Scale; Abnahme des HAMD-Gesamtwertes um mindestens 50%) kein Unterschied zwischen der SSRI-Gruppe und der Kombinationsgruppe SSRI und Alprazolam, aber ein solcher Unterschied war in zahlreichen sekundären Wirksamkeitsparametern vorhanden.

- **Therapieresistente Patienten**

Eine andere Indikation für Kombinationstherapien bei Panikstörungen stellen therapieresistente Patienten (für einen Überblick siehe Bandelow u. Rüther 2004) dar. In einer plazebokontrollierten, randomisierten Untersuchung (Hirschman et al. 2000), die die Kombination Fluoxetin und Pindolol mit Fluoxetin alleine verglich, wurden Patienten, die auf zwei unterschiedliche Vorbehandlungen (die zweite aus 20 mg/Tag Fluoxetin bestehend) ungenügend respondiert hatten, entweder mit Fluoxetin in derselben Dosierung weiter und Plazebo oder Fluoxetin kombiniert mit 3 × 2,5 mg/Tag Pindolol behandelt. 13 der 25 Patienten der Kombinationsgruppe respondierten. Kritisch bei dieser Studie ist anzumerken, dass die Vorbehandlung mit 20 mg Fluoxetin/Tag sicherlich nicht ausreichend erscheint, um Therapieresistenz bei Non-Response anzunehmen.

Daneben publizierten Sepede et al. (2006) eine offene 12-Wochen-Studie, in die 31 Patienten eingeschlossen wurden, die auf eine SSRI-Gabe nur unzureichend respondiert hatten. Nach der Gabe von 5 mg Olanzapin/Tag über 12 Wochen respondierten (Abnahme der Panikattacken um mindestens 50% und ein Wert von 1 oder 2 im Clinical Global Impression-Improvement) 82% der Patienten, 58% erzielten eine Remission (keine Panikattacken mehr, Gesamtwert auf der HAMA ≤ 7). 16% der Patienten brachen die Studie vorzeitig ab. Die Autoren regen an, diesen Therapieansatz in einer doppelblinden Studie weiter zu untersuchen.

Darüber hinaus gibt es bisher nur kasuistische Beiträge über Kombinationen, z. T. Augmentationen von SSRIs mit trizyklischen Antidepressiva (Tiffon et al. 1994), von Valproinsäure mit Clonazepam (Ontiveros u. Fontaine 1992), Benzodiazepinen und Buspiron (Gastfriend u. Rosenbaum 1989), Antidepressiva und Valproinsäure (Keck et al. 1993), Antidepressiva und Lamotrigin (Masdrakis et al. 2010) und Olanzapin bzw. Aripiprazol mit verschiedenen

□ Tab. 8.2   Kontrollierte Untersuchungen zu Kombinationstherapien bei Panikstörungen

Autor(en) (Jahr)	Indikation	Gruppen (Dosis in mg/Tag)	Design	Länge	Ergebnis-Wirksamkeit	Ergebnis-Verträglichkeit	Kommentar
Woods et al. 1992	Panikstörung	IMI (132) + ALP (2,8) (n = 23) vs. IMI (122) + PLA (n = 25)	DBPC	4 W Kombination, dann über 2 W Absetzen ALP, dann weitere 2 W IMI alleine	Unter Kombination inital schnellere Besserung, am Behandlungsende kein Unterschied	Deutliche Absetzphänomene in der IMI + ALP-Gruppe	Therapeutischer Vorteil der Kombination nur in der Initialphase der Therapie
Goddard et al. 2001	Panikstörung	SER (100) + CLONA (1,5) (n = 22) vs. SER (100) + PLA (n = 24)	DBPC	12 W, Kombination nur in den ersten 4 W in den darauffolgenden 3 W Ausschleichen des CLONA	SER + CLONA > SER + PLA in Woche 1 und 3, nicht zu anderen Studienzeitpunkten	Unter SER + CLONA mehr Diarrhö während der Absetzphase (Absetzphänomen?), ansonsten keine Absetzphänomene registriert	Therapeutischer Vorteil der Kombination nur in der Initialphase der Therapie
Pollack et al. 2003	Panikstörung	PAR + CLONA (2) mit Absetzen vs. PAR + CLONA ohne Absetzen vs. PAR (40)+ PLA (N_{gesamt} = 60)	DBPC	12 W	PAR + CLONA (beide Gruppen) > PAR + PLA in der Initialphase der Behandlung	Mehr Absetzphänomene in der PAR + CLONA-Gruppe mit Absetzen	Therapeutischer Vorteil der Kombination nur in der Initialphase der Therapie

ALP = Alprazolam, CLONA = Clonazepam, DBPC = doppelblind, plazebokontrolliert, IMI = Imipramin, n = Zahl der Patienten, PAR = Paroxetin, PLA = Plazebo, SER = Sertralin, W = Wochen

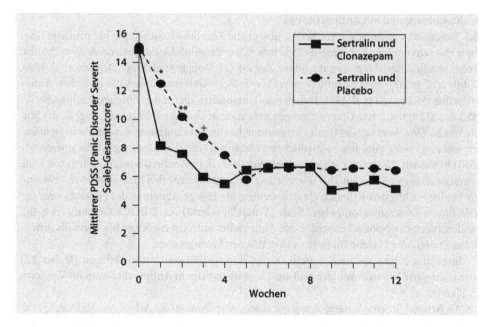

Abb. 8.1 Verlauf des PDSS-Gesamtwertes (Panic-Disorder-Severity-Scale), Vergleich Sertralin kombiniert mit Clonazepam (n = 22) mit Sertralin und Plazebo (n = 25) (*p < 0,004, **p < 0,01 + p < 0,08) (modifiziert nach Goddard et al. 2001)

Antidepressiva (Khaldi et al. 2003, Etxebeste et al. 2000, Chao 2004, Harada et al. 2009, Pitchot u. Ansseau 2012), sowie, wohl eine Rarität, die Augmentation von Paroxetin mit Clocapramin, einem stimulierenden Antipsychotikum (Saito u. Miyaoka 2007), die meist einen Erfolg dieser Kombinationen beschrieben, aber insgesamt – auch bei wohlwollender Interpretation – keinen gemeinsamen Trend erkennen lassen.

8.2.2 Zwangsstörung

Die Standardbehandlung der Zwangsstörung besteht in der Gabe serotonerger Antidepressiva, klassischerweise Clomipramin. In den vergangenen Jahren sind die SSRI wegen ihrer Verträglichkeitsvorteile die Medikamente der ersten Wahl in dieser Indikation geworden. Allerdings respondieren nur ca. 60–70% der Patienten, eine Remission wird nur von einem kleinen Teil erreicht, und die Wirklatenz ist mit 8–12 Wochen bei dieser Erkrankung besonders ausgeprägt (z. B. Pallanti et al. 2004, Noorbala et al. 1998). Eine klassische Erklärung für die lange Wirklatenz besteht darin, dass die SSRI die Serotonin-Konzentration im synaptischen Spalt rasch anheben, was zu einer verstärkten Stimulation von $5\text{-}HT_{1A}$- bzw. $5\text{-}HT_{1B}$-Autorezeptoren (am Zellkörper bzw. an der Axonterminale) führt, und so die Feuerrate serotonerger Neurone und damit die Serotonin-Ausschüttung in den synaptischen Spalt vermindert. Die im Verlauf der darauf folgenden Wochen einsetzende Desensitivierung dieser Wirkung führt dann wieder zu einer Normalisierung der Feuerrate und zu einem Wiederanstieg des freigesetzten Serotonins, sodass erst dann die Serotonin-Wiederaufnahme-Hemmung der SSRI vollständig zur Entfaltung gelangt (Blier 2001).

- ### Kombinationen mit Antipsychotika

Bei Zwangsstörungen ist die am besten überprüfte Kombinationstherapie bei primärer Therapie mit serotonergen Substanzen (SSRI bzw. Clomipramin) die Zugabe von Antipsychotika, wobei initialen Berichten über die offene Zugabe (McDougle et al. 1990, Delgado et al. 1990, Riddle et al. 1988) bald Publikationen über kontrollierte Untersuchungen mit typischen Antipsychotika (McDougle et al. 1994, Haloperidol), besonders aber mit atypischen Antipsychotika (❑ Tab. 8.3) folgten. Diese Untersuchungen weisen meist ähnliche Designs auf, folgend der Studie von McDougle et al. (1994) mit Haloperidol: In einer Vorlaufphase werden Zwangspatienten mit einer oder zwei unterschiedlichen Substanzen (meist serotonerge Medikamente wie SSRI) behandelt. Nach einer längeren Therapiezeit (z. B. 12 Wochen) wird, nachdem mit Hilfe operationalisierter Kriterien Therapieresistenz festgestellt wurde (bei McDougle et al. 1994 sind die beiden wichtigsten Kriterien (1) eine weniger als 35%ige Abnahme des Gesamtscores der Yale-Brown-Obsessive-Compulsive Scale [Y-BOCS] oder(2) ein Y-BOCS-Gesamtwert ≥ 16), randomisiert, doppelblind entweder das Antipsychotikum (in niedriger bis allenfalls mittelhoher Dosis) oder Plazebo für 8–12 weitere Wochen hinzugegeben.

Insgesamt zeigen die nach diesem Design durchgeführten Untersuchungen (❑ Tab. 8.3) eine überlegene Wirksamkeit der Add-on-Therapie mit einem Antipsychotikum im Vergleich zu Plazebo.

Als Beispiel für eine Untersuchung mit einem Atypikum sei die Arbeit von McDougle et al. (2000) angeführt. Hier wurden 70 Zwangspatienten zunächst für 12 Wochen mit einem Serotonin-Wiederaufnahmehemmer (SRI; SRI wird für SSRI, aber auch für andere Serotonin-Wiederaufnahmehemmer wie Clomipramin als zusammenfassender Begriff in dieser Übersicht verwendet) behandelt, 36 dieser Patienten stellten sich als therapiefraktär heraus (ähnliche Kriterien wie bei McDougle et al. 1994, s.o.). Diese erhielten dann entweder zusätzlich Risperidon (n = 20) oder Plazebo (n = 16) für weitere sechs Wochen. Während der Vorbehandlungsphase wurden hohe bis sehr hohe Antidepressiva-Dosen verwandt (z. B. Fluvoxamin 300 mg/ Tag), sodass tatsächlich von SRI-therapierefraktären Patienten ausgegangen werden kann. In allen Wirksamkeitskriterien zeigte sich die Kombination SRI und Risperidon der Gabe von SRI und Plazebo statistisch signifikant überlegen (❑ Abb. 8.2). Als deutlicher Verträglichkeitsunterschied trat Sedierung (»initial, mild transient sedation«) in der Risperidon-Gruppe häufiger auf (17 von 20 Patienten).

Ähnliche Ergebnisse traten auch bei den anderen der in ❑ Tab. 8.3 aufgeführten kontrollierten Studien zu Tage, wobei die Wirksamkeit von Risperidon in diesem Add-on-Ansatz von allen atypischen Antipsychotika am besten untersucht ist. In einem systematischen Review (Bloch et al. 2006) wurden insgesamt neun Studien mit 278 Patienten eingeschlossen. Hierbei zeigte sich, dass die besten Ergebnisse für Risperidon (und Haloperidol) als Add-on-Strategien vorliegen. Die Vorbehandlungsdauer mit einem SSRI sollte mindestens drei Monate betragen.

In einer anderen Meta-Analyse (Ipser et al. 2006), in die randomisierte, kontrollierte Studien mit einer Augmentationsstrategie bei therapieresistenten Angststörungen eingingen, fanden die Autoren, dass 20 der eingeschlossenen 28 Studien Zwangsstörungen umfassten, bei denen eine Zugabe eines (meist atypischen) Antipsychotikums erfolgte. Insgesamt zeigte sich hier ein guter Effekt der zusätzlichen Antipsychotikagabe, ohne dass sich die Verträglichkeit im Vergleich zur Kontrollgruppe unterschied.

In die Meta-Analyse von Dold et al. (2011) wurden von den Autoren 11 doppelblinde, randomisierte Studien (n = 356) zur Augmentationstherapie mit Antipsychotika bei Zwangsstörungen, die ungenügend auf SSRI respondierten, eingeschlossen. Als Outcome-Kriterium wurde eine mindestens 35%ige Besserung des Gesamtscores der Yale-Brown Obsessive Compulsive (Y-BOCS) verwendet. Die Augmentation mit Antipsychotika war der Zugabe von

◻ Tab. 8.3 Kontrollierte Untersuchungen zu Kombinationstherapien bei Zwangsstörung

Autor(en) (Jahr)	Indikation	Gruppen (Dosis in mg/Tag)	Design	Länge	Ergebnis-Wirksamkeit	Ergebnis-Verträglichkeit	Kommentar
Haloperidol							
McDougle et al. 1994	Therapieresistente Zwangsstörung	FLUVO (300) + HALO (6,2) (n = 17) vs. FLUVO (282,4) + PLA (n = 17)	DBPC, add-on	Offen: 8 W, DB add-on: 4 W	Weit überlegene Wirksamkeit der Kombination	Mehr EPS unter der Kombination (trotz Kombination mit einem Anticholinergikum und bei Bedarf mit Propranolol)	Wegweisende Studie, Kombination besonders erfolgreich bei komorbiden Tics
Risperidon							
McDougle et al. 2000	Therapieresistente Zwangsstörung	SRI + RIS (2,2) (n = 20) vs. SRI + PLA (n = 16)	Add-on, DBPL	Offen: 12 W, DP add-on: 6 W	SRI + RIS > SRI + PLA	Gute Verträglichkeit, Hauptnebenwirkung unter Risperidon add-on: Sedierung	Gute Studie
Baxter et al. 2002	Therapieresistente Zwangsstörung	SSRI + RIS (1) vs. SSRI + HALO (2) vs. SSRI + PLA (N_{gesamt} = 10)	Add-on, DBPL, crossover	Offen: 12 W, DB add-on jeweils 2 Wochen, eine Woche PLA, dann nochmals den Zyklus 2×	SSRI + RIS ≥ SSRI + PLA, SSRI + HALO wegen 4 Therapieabbrechern unter dieser Kombination nicht auswertbar	SSRI + HALO war schlecht verträglich und führte zu 4 Therapieabbrüchen	Interessantes Studiendesign, aber zu kurze Behandlungsperioden pro Kombination und zu geringe Fallzahl
Hollander et al. 2003	Therapieresistente Zwangsstörung	SRI + RIS (2,25) (n = 10) vs. SRI + PLA (n = 6)	Add-on, DBPL	Offen: 12 W, DB add-on: 8 W	SRI + RIS > SRI + PLA	Gute Verträglichkeit, 3 von 10 Risperidon-Patienten gaben Sedierung als NW an.	
Erzegovesi et al. 2005	Therapieresistente Zwangsstörung	FLUVO (150–300) + RIS (0,5) (n = 20) vs. FLUVO (150 –300) + Plazebo (n = 19)	Add-on, DBPL	Offen: 12 W, DB add-on: 6 W	FLUVO + RIS > FLUVO + PLA	Gute Verträglichkeit	

◻ Tab. 8.3   Fortsetzung

Autor(en) (Jahr)	Indikation	Gruppen (Dosis in mg/Tag)	Design	Länge	Ergebnis-Wirksamkeit	Ergebnis-Verträglichkeit	Kommentar
Li et al. 2005	Therapieresistente Zwangsstörung	SRI + RIS (1) oder + HAL (2) (n = 16)	Add-on, DBPL, cross-over	Offen: 12 W, DB add-on jeweils 2 Wochen, eine Woche PLA, dann nochmals den Zyklus 2×	SRI + RISP/HAL > SRI + PLA	Gute Verträglichkeit, Risperidon besser verträglich als Haloperidol	
Buchsbaum et al. 2006	Therapieresistente Zwangsstörung	SSRI + RIS (0,5–3,0, Ø 2,25) oder + PLA (n = 15)	Add-on, DBPC	Offen, 8 W, DB add-on für 8 W	SSRI + RIS > SSRI + PLA	Gute Verträglichkeit	In dieser Arbeit wurden auch ^{18}F-Desoxy-glukose-PET und MRT-Parameter erfasst
Quetiapin							
Atmaca et al. 2002	Therapieresistente Zwangsstörung	SRI + QUE (50–200) (n = 14) vs. SRI + PLA (n = 13)	Add-on, SBPC	Offen: 3 M, SB add-on: 8 W	SRI + QUE > SRI + PLA	Mehr Nebenwirkungen unter QUE + SRI als unter SRI und PLA, im Vordergrund Übelkeit (6 von 14)	
Diniz et al. 2011	Therapieresistente Zwangsstörung	FLX (≤ 40) + QUE (≤ 200) (n = 18) FLX (≤ 40) + CLOMI (≤ 75) (n = 18) FLX (≤ 40) + PLA (n = 18)	Add-on, DBPC	Offen: mindestens 8 W, DB add-on: 12 W	FLX + CLOMI = FLX + PLA > FLX + QUE	Gute Verträglichkeit in allen Gruppen	Erstaunlich, dass eine Augmentation mit einem zweiten serotonergen Antidepressivum effektiver war als die Augmentation mit einem Antipsychotikum

◘ Tab. 8.3   Fortsetzung

Autor(en) (Jahr)	Indikation	Gruppen (Dosis in mg/Tag)	Design	Länge	Ergebnis-Wirksamkeit	Ergebnis-Verträglichkeit	Kommentar
Denys et al. 2004	Therapieresistente Zwangsstörung	SRI + QUE (Woche 7 und 8 300) (n = 20) vs. SRI + PLA (n = 20)	Add-on, DBPL	Offen 8 W, DB add-on: 8 W	QUE + SRI > SRI + PLA	Mehr Nebenwirkungen unter QUE + SRI als unter SRI und PLA, im Vordergrund Müdigkeit, trockener Mund, Gewichtszunahme und Benommenheit	Gute Studie
Fineberg et al. 2005	Therapieresistente Zwangsstörung	SRI + QUE (50–400, Ø 215) (n = 11) vs. SRI + PLA (n = 10)	Add-on, DBPL	Offen mindestens 12 W, DB add-on: 16 W	QUE + SRI = SRI + PLA	Gute Verträglichkeit in beiden Gruppen	Lange Beobachtungszeit (16 W)
Carey et al. 2005	Therapieresistente Zwangsstörung	SRI + QUE (Ø 168 mg) (n = 20) vs. SRI + PLA (n = 21)	Add-on, DBPL	Offen 12 W, DB add-on: 6 W	QUE + SRI = SRI + PLA	Gute Verträglichkeit in beiden Gruppen	
Kordon et al. 2008	Therapieresistente Zwangsstörung	SRI + QUE (400 – 600) (n = 20) SRI + PLA (n = 20)	DBPC, add-on	Offen: mindestens 12 W, DB add-on: 12 WO	SRI + QUE ≥ SRI + PLA	Mehr Abbrecher unter der Kombination und zusätzlich OLA-typische NW	
Olanzapin							
Bystritsky et al. 2004	Therapieresistente Zwangsstörung	SRI + OLA (Ø 11,2) (n = 13) vs. SRI + PLA (n = 13)	DBPC, add-on	Offen: 12 W, DB add-on: 6 W	SRI + OLA ≥ SRI + PLA	Gute Verträglichkeit	
Shapira et al. 2004	Therapieresistente Zwangsstörung	FLX (bis zu 40) + OLA (5-10) (n = 22) vs. FLX + PLA (n = 22)	DBPC, add-on	Offen: 8 W, DB add-on: 6 W	Kein Unterschied zw. den beiden Gruppen	Mehr Abbrecher unter der Kombination und zusätzlich OLA-typische NW	

◘ Tab. 8.3   Fortsetzung

Autor(en) (Jahr)	Indikation	Gruppen (Dosis in mg/Tag)	Design	Länge	Ergebnis-Wirksamkeit	Ergebnis-Verträglichkeit	Kommentar
Aripiprazol							
Sayyah et al. 2012b	Therapie-resistente Zwangsstörung	SRI + ARI (10) (n = 18) SRI + PLA (n = 21)	DBPC, add-on	Offen: mindestens 12 W, DB add-on: 12 W	SRI + ARI > SRI + ARI	Keine Verträglichkeitsunterschiede zwischen den Gruppen	
Muscatello et al. 2011	Therapie-resistente Zwangsstörung	SRI/CLOMI + ARI (15) (n = 16) SRI/CLOMI + PLA (n = 14)	DBPC, add-on	Offen: mindestens 12 W, DB add-on: 16 W	SRI/CLOMI + ARI > SRI/CLOMI + ARI	Unruhe und Schlafstörungen in der ARI-Gruppe häufiger	Auch in einigen kognitiven Parametern (z. B. exekutive Funktionen) add-on von ARI effektiver
Selvi et al. 2011	Therapie-resistente Zwangsstörung	SRI + ARI (15) (n = 21) SRI + RIS (3) (n = 20)	DB, add-on	Offen: 12 W, SB add-on: 8 W	SRI + RIS > SRI + ARI		Evtl. add-on von RIS effektiver als Add-on von ARI
Verschiedene Substanzen							
Soltani et al. 2010	Therapie-resistente Zwangsstörung	FLX (20) + ODA (4) (n = 20) FLX (20) + PLA (n = 22)	DBPP	Doppelblindes Parallelgruppendesign: 8 W	FLX + ODA > FLX + PLA	Keine Verträglichkeitsunterschiede	Wirksamkeitsunterschied schon nach 2 W
Koran et al. 2009	Therapie-resistente Zwangsstörung	SRI + D-AMPH (30) (n = 12) SRI + CAF (300) (n = 12)	DB, add-on	Offen: mindestens 12 W, DB add-on: 5 W	SRI + D-AMPH = SRI + CAF	Nur vergleichsweise milde Nebenwirkungen	Wirksamkeitsunterschied schon nach 2 W
Berlin et al. 2011	Therapieresistente Zwangsstörung	SRI + TOP (Ø 178) (n = 18) SRI + PLA (n = 18)	DB, add-on	Offen: mindestens 12 W, DB add-on: 12 W	SRI + TOP > SRI + PLA		TOP besonders wirksam bei Zwangshandlungen

□ Tab. 8.3 Fortsetzung

Autor(en) (Jahr)	Indikation	Gruppen (Dosis in mg/Tag)	Design	Länge	Ergebnis-Wirksamkeit	Ergebnis-Verträglichkeit	Kommentar
Bruno et al. 2012	Therapieresistente Zwangsstörung	SRI + LAM (100) n = 20 / SRI + PLA (n = 20)	DB, add-on	Offen: mindestens 12 W, DB add-on: 16 W	SRI + LAM > SRI + PLA	Gute Verträglichkeit der LAM-Zugabe, Hauptnebenwirkung: Müdigkeit (20%)	Lange Beobachtungsdauer
Sayyah et al. 2012a	Therapieresistente Zwangsstörung	FLX (20) + Zink (440) (n = 12) / FLX (20) + PLA (n = 11)	DB	DBPC	FLX + Zink > FLX + PLA	Keine unterschiedliche Verträglichkeit in beiden Gruppen	Kleine Studie, keine Add-on-Studie!

ARI = Aripiprazol, CAF = Caffein; D-AMPH = D-Amphetamin, DB = doppelblind, DBPC = doppelblind, plazebokontrolliert, EPS = extra-pyramidale Symptomtik, FLUVO = Fluvoxamin, FLX = Fluoxetin, HALO = Haloperidon, LAM = Lamotrigin, n = Gruppengröße, ODA = Odansetron, OLA = Olanzapin, PLA = Plazebo, QUE = Quetiapin, RIS = Risperidon, SbPL = einfachblind, SRI = Serotonin-Wiederaufnahme-Hemmer, SSRI = selektive Serotonin-Wiederaufnahme-Hemmer, W = Wochen

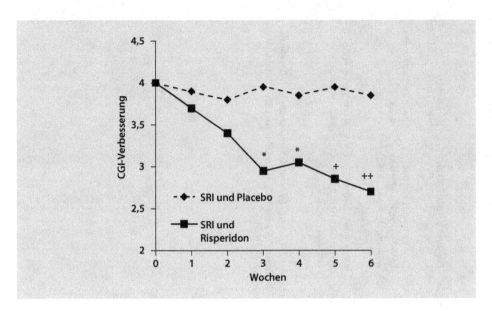

◘ Abb. 8.2 Verlauf des Clinical Global Impression-Gesamtverbesserungswertes (CGI) während der 6-wöchigen, doppelblinden Add-on-Therapie mit Risperidon im Vergleich zu Plazebo (*p = 0,002, +p = 0,002, ++p < 0,001, CGI: 7 = sehr viel schlechter, 4 = keine Änderung, 1 = sehr viel besser; der Ausgangswert 4 stellt keinen Messwert dar, sondern ist nur als Referenz für die im Verlauf der Add-on-Therapie gemessenen Veränderungen eingeführt) (modifiziert nach McDougle et al. 2000) (SRI = Serotonin-Wiederaufnahmehemmer)

Plazebo statistisch signifikant überlegen (relatives Risiko: 2,16); in der Subgruppenauswertung zeigte sich, dass dies nur für die Augmentation mit Risperidon signifikant war.

Denys et al. (2007; berücksichtigt dieselbe Datenbasis wie Fineberg et al. 2006a) fasste alle Add-on-Untersuchungen mit Quetiapin zu einer vorbestehenden SSRI- (oder Clomipramin-) Gabe, die doppelblind-plazebokontrolliert durchgeführt wurden, in einer Meta-Analyse (n = 102) zusammen. Insgesamt war die Abnahme unter dem SRI und Quetiapin statistisch signifikant stärker ausgeprägt als unter dem SRI und Plazebo (Y-BOCS-Abnahme 6,8 vs. 3,9, p = 0,029). Eine zusätzliche Fragestellung bestand darin, ob es unterschiedliche Effekte gab in Abhängigkeit von der Dosis der serotonergen Medikation. Sie fanden, dass die besten Ergebnisse einer zusätzlichen Gabe von Quetiapin dann auftraten, wenn die SSRI-Dosis niedrig war. Die Autoren können dieses überraschende Ergebnis, nämlich dass relativ niedrige SRI-Dosen in der Behandlung der Zwangserkrankung effektiver als hohe SRI-Dosen waren, nicht abschließend erklären.

In der Arbeit von Carey et al. (2012) wurden die plazebokontrollierten Studien der SRI-Augmentation mit Quetiapin im Hinblick auf mögliche Response-Prädiktoren varianzanalytisch zusammenfassend untersucht. Es zeigte sich, dass 50% der Varianz (im Sinne einer Response) durch die Faktoren ineffektive SRI-Vorbehandlung, hohe Scores im Bereich Zwangshandlung und Vorliegen von Zähl-/Ordnungszwangshandlungen erklärt wurde.

▪ Doppelblinde, plazebokontrollierte Studien mit anderen Kombinationen

Neben den Kombinationsstudien SRI und Antipsychotika wurden auch Kombinationen zwischen Antidepressiva (Pallanti et al. 2004; Clomipramin und Mirtazapin: kein Effekt; Noorbala et al. 1998; Clomipramin und Nortriptylin: überlegener Effekt der Kombination), zwischen einem Antidepressivum und Buspiron (Pigott et al. 1992, Grady et al. 1993: keine Wirksamkeitsunterschiede), zwischen einem Antidepressivum und Pindolol (Dannon et al. 2000, Paroxetin und Pindolol: überlegene Effekte der Kombination; Mundo et al. 1998, Fluoxetin und Pindolol: keine Wirksamkeitsunterschiede), einem Antidepressivum und Lithium (McDougle et al. 1991; Fluvoxamin und Lithium: geringe Wirkvorteile der Kombination), Antidepressivum und Inositol (Fux et al. 1999; SRI und Inositol: keine Wirksamkeitsunterschiede), einem Antidepressivum und einem Benzodiazepin (Crokett et al. 2004; Sertralin und Clonazepam: keine Wirksamkeitsunterschiede), einer Kombination SSRI (Fluoxetin) und Zink vs. SSRI (Überlegenheit der Kombination, Sayyah et al. 2012a) sowie einer Kombination SSRI und Celecoxib versus SSRI (ebenfalls Kombination besser, Sayyah et al. 2011) durchgeführt.

Für die Augmentation einer vorbestehenden SRI-Therapie mit dem $5\text{-}HT_3$-Antagonisten Ondansetron liegt ebenfalls eine kleine positive plazebokontrollierte Studie (Soltani et al. 2010) vor, ebenso für die Augmentation mit D-Amphetamin bzw. Caffein (Koran et al. 2009) und Topiramat (Berlin et al. 2011) (□ Tab. 8.3).

Da in diesen Studien kein einheitlicher Trend bzw. kein konsistenter Wirkvorteil der Kombinationstherapien erkennbar ist, wird an dieser Stelle auf diese Therapieansätze nicht weiter eingegangen.

- **Offene Untersuchungen**

Gleiches gilt für die zahlreichen, meist kleinen, offenen Untersuchungen und Fallberichte. Die Mehrheit dieser Studien und Fallberichte liegt für das Hinzugeben eines atypischen Antipsychotikums zu einer bestehenden Therapie mit einem serotonergen Antidepressivum vor (SRI und Quetiapin: Mohr et al. 2002, Cohen 2003, Bogan et al. 2005, Denys et al. 2002, Misri u. Milis 2004, Dell'Osso et al. 2006, diese Untersuchung ging über einen Zeitraum von sechs Monaten; SRI und Olanzapin: Marazziti u. Pallanti 1999, Bogetto et al. 2000, Francobandiera 2001, D'Amico et al. 2003, Koran et al. 2000, Weiss et al. 1999, Marazziti et al. 2005, diese Untersuchung ging über einen Zeitraum von 12 Monaten; SRI und Risperidon: Agid u. Lerer 1999, Saxena et al. 1996, Pfanner et al. 2000, Oshimo et al. 2003, McDougle et al. 1995, Yoshimura et al. 2006; SRI und Aripiprazol: da Rocca u. Correa, 2007, Friedman et al. 2007, Pessina et al. 2009, Masi et al. 2010, Ak et al. 2011, Matsunaga et al. 2011, Higuma et al. 2012, Ashton 2005, Storch et al. 2008, Sarkar et al. 2008; SRI und Ziprasidon: Crane 2005) und wurde mit meist gutem Erfolg durchgeführt.

Daneben wurde eine SSRI-Therapie mit Clomipramin augmentiert (Pallanti et al. 1999), aber auch der umgekehrte Ansatz wurde gewählt (Ravizza et al. 1996, Figuero et al. 1998), ohne dass ein eindeutiger Trend erkennbar wäre. Die beiden Studien zu der Kombination zwischen einem SSRI und Buspiron beschreiben einen überlegenen Effekt der Kombination (Jenike et al. 1991, Markovitz et al. 1990) – ein Ergebnis, das im Widerspruch zu den Resultaten der doppelblinden Studien steht (s. o.). Auch für den positiven Effekt der Augmentation mit Pregabalin liegen Fallberichte und eine kleine offene Studie vor (Di Nicola et al. 2011, Oulis et al. 2008, 2011), ebenso eine kleine offene Studie für die Hinzugabe des $5\text{-}HT_3$-Antagonisten Ondansetron (Pallanti et al. 2009). Eine kleine offene Studie und Kasuistiken liegen für die Augmentation mit Memantine vor (Aboujaoude et al. 2009, Pasquini u. Biondi 2006, Poyurovsky et al. 2005), auch für Minocyclin (Rodriguez et al. 2010), Riluzol (Pittenger et al. 2008, Mahgoub et al. 2011) und Tiagabin (Oulis et al. 2009). Jeweils einmal wurde die Kombination Clomipram und L-Trypothophan (Blier u. Bergeron 1996), Clomipramin, Lithium und L-Tryptophan (Rasmussen 1994), Trazodon und Tryptophan (Mattes 1986), SSRI und Gabapentin (Cora-Locatelli et al. 1998), Clomipramin und Carbamazepin (Iwata et al. 2000), Antidepressiva und Topiramat (Rubio et al. 2006, Hollander u. Dell'Osso 2006, van Ameringen et al. 2006) sowie die Kombination zwischen einem SSRI und einem noradrenergen Antidepressivum (Mancini et al. 2002; hier liegt auch noch ein positiver Fallbericht vor: Fontenelle et al. 2005) untersucht, ohne dass diese vorläufigen Studien zu weiterführenden, methodisch besseren Ansätzen geführt hätten. Auch konnten Kasuistiken zur Augmentation einer Antidepressivatherapie mit Lamotrigin (Uzun 2010) bzw. mit Amantadin (Pasquini et al. 2010) identifiziert werden.

Auch bei Kindern wurden Kombinationstherapien kasuistisch berichtet (SSRI und Clonazepam: Leonard et al. 1994; SSRI und Risperidon: Fitzgerald et al. 1999).

In diesem Kontext ist die Untersuchung von Maina et al. (2003) von besonderem Interesse: In einer retrospektiven Auswertung von Krankengeschichten fanden sie, dass Patienten, die sich unter einer Kombination eines SSRIs und eines Antipsychotikums gebessert hatten und bei denen im Langzeitverlauf dann das Antipsychotikum abgesetzt wurde, deutlich mehr Rückfälle erlitten als jene, bei denen die Kombinationsbehandlung beibehalten wurde.

Bei den Nebenwirkungen der Kombination serotonerges Antidepressivum/Antipsychotikum der einzelnen aufgeführten Arbeiten wird eine Zunahme der Zwangssymptomatik nach erfolgter Zugabe des Antipsychotikums nicht berichtet. Dies ist insofern erstaunlich, als unter atypischen Antipsychotika (vorrangig bei schizophrenen Patienten gegeben) immer wieder die Auslösung von Zwangssymptomen beschrieben wurde (Übersicht z. B. bei Lykouras et al. 2003, Sareen et al. 2004). Diese Wirkung soll mit der Blockade am 5-HT_2-Rezeptor, den ein Teil der atypischen Antipsychotika besonders stark aufweisen (z. B. Clozapin, Risperidon, Olanzapin), zusammenhängen. Als mögliche Gegenmaßnahme wird die Zugabe eines SSRI oder die Dosisreduktion bzw. das Absetzen des atypischen Antipsychotikums empfohlen (Lykouras et al. 2003).

8.2.3 Posttraumatische Belastungsstörung (PTBS)

Neben etablierten psychotherapeutischen Ansätzen hat sich in den vergangenen Jahren ein stetig wachsendes Interesse an psychopharmakologischen Behandlungsoptionen bei der PTBS gezeigt, wobei meist Antidepressiva-Monotherapien (z. B. SSRI) untersucht wurden. Aufgrund der – wie bei der Zwangsstörung auch – hohen Therapie-Resistenz-Quote dieser Störung rückten auch Kombinationstherapien in den Blickpunkt des Interesses, wobei zumeist die Zugabe eines atypischen Antipsychotikums zu einer bestehenden Psychopharmako-Therapie, hier im Vordergrund stehend Antidepressiva, untersucht wurden. Zu Quetiapin (Hamner et al. 2002, Sattar et al. 2002, Filteau et al. 2003, Ahearn et al. 2006, Presecki et al. 2010), Risperidon (David et al. 2006), Olanzapin (States u. St. Dennis 2003, Jakovljević et al. 2003), Aripiprazol (Richardson et al. 2011) und Topiramat (Berlant 2004) sowie Pregabalin (Pae et al. 2009) liegen hierbei positive Befunde aus offenen Untersuchungen bzw. Kasuistiken oder retrospektiven Fallauswertungen vor. Heresco-Levy et al. (2009) publizierten eine kleine Cross-over-Studie, die erste Hinweise auf die Effektivität von D-Serin als Monotherapeutikum wie auch als Augmentierung erbrachte. Auch Hinweise für die Wirksamkeit der Kombination Prazosin und Propranolol wurden in einer Übersichtsarbeit (Shad et al. 2011) erwähnt.

Die bisher durchgeführten randomisierten, plazebokontrollierten Studien wurden mit Risperidon (n = 3) oder Olanzapin (n = 1) durchgeführt und sind in ◘ Tab. 8.4 zusammenfassend dargestellt. In allen diesen Untersuchungen war die Kombinationstherapie statistisch signifikant der Weiterführung der Vorbehandlung (bzw. der Zugabe von Plazebo) überlegen. Diese überlegene Effektivität bezog sich zumeist nicht nur auf psychotische Symptome (siehe als Beispiel ◘ Abb. 8.3 aus der Arbeit von Hamner et al. 2003), sondern auch die Kernsymptome der PTSB wie intrusive Gedanken oder Flashbacks wurden gebessert. In der Regel war die Kombinationstherapie schlechter verträglich, wobei allerdings angesichts der niedrigen

◘ Tab. 8.4 Kontrollierte Untersuchungen zu Kombinationstherapien bei Posttraumatischer Belastungsstörung

Autor(en) (Jahr)	Indikation	Gruppen (Dosis in mg/Tag)	Design	Länge	Ergebnis-Wirksamkeit	Ergebnis-Verträglichkeit	Kommentar
Hamner et al. 2003	Therapieresistente PTBS	Vorbehandlung + RIS (2,5) (n = 19) vs. Vorbehandlung + PLA (n = 18)	DBPC	5 W	Vorbehandlung + RIS > Vorbehandlung + PLA in PANSS, nicht in CAPS	Gute Verträglichkeit, in einem RIS-Patient Akathisie (3 mg/Tag)	Wirksamkeit v. a. auf psychotische Symptome
Bartzokis et al. 2003	PTBS	Vorbehandlung + RIS (Dosis: ?) vs. Vorbehandlung + PLA (N$_{gesamt}$ = 73)	DBPC	4 M	Vorbehandlung + RIS > Vorbehandlung + PLA in CAPS, PANSS-Positive Symptoms, HAMA	Gute Verträgl-ichkeit, kein Nebenwirkungs-unterschied	Nur als Abstract berichtet
Monnelly et al. 2003	PTBS	Vorbehandlung + RIS (0,5 – 2,0) vs. Vorbehandlung + PLA (n = 8)	DBPC	6 W	Vorbehandlung + RIS > Vorbehandlung + PLA bei Irritabilität, intrusive Gedanken und PCL-M	Mehr Nebenwirkungen, aber kein EPS unter Risperidongabe	Nur als Poster berichtet
Stein et al. 2002	Therapieresistente PTBS	SSRI + OLA (15) (n = 10) vs. SSRI + PLA (n = 9)	Add-on, DBPC	8 W	SSRI + OLA > SSRI + PLA in CPPS und Depressivität	Unter Olanzapin mehr Gewichtszunahme	

DBPC = doppelblind, plazebokontrolliert, PANSS = Positive and Negative Symptom Scale, CAPS = Clinician Administered PTSD Scale, HAMA = Hamilton Anxiety Rating Scale, OLA = Olanzapin, PCL-M = PTSD Checklist, Military Version, PLA = Plazebo, PTBS = Posttraumatische Belastungsstörung, RIS = Risperidon, SSRI = selektive Serotonin-Wieder-aufnahmehemmer, W = Wochen

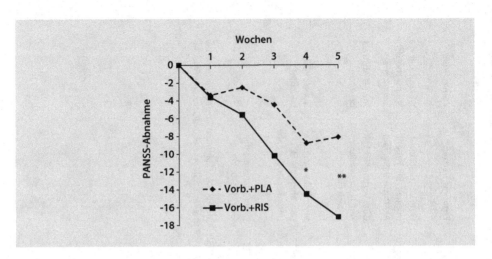

◨ **Abb. 8.3**   Darstellung der PANSS (Positive and Negative Symptom Scale)-Gesamtwert-Abnahme in der
Studie von Hamner et al. (2003) (*p < 0,01; in der Enpunktanalyse – hier nicht dargestellt – war der Wirkvorteil
der Risperidongruppe auf dem 5%-Niveau signifikant).

Risperidon-Dosen extrapyramidal-motorische Symptome nicht im Vordergrund standen und
die Kombinationen befriedigend vertragen wurden.

8.2.4   Soziale Angststörung (SAS)

Die SAS, auch als soziale Phobie bezeichnet, wird in der Regel mit SSRIs oder SNRI (selektive Serotonin- und Noradrenalin-Wiederaufnahmehemmer, Venlafaxin) behandelt, aber
auch Benzodiazepine sind wirksam. Aufgrund der positiven Erfahrungen insbesondere im
Initialstadium einer Kombinationstherapie von SSRI und Benzodiazepinen, mit dem Ziel der
schnelleren Symptomreduktion, führten Seedat und Stein (2004) eine methodisch aufwändige
Untersuchung durch: Sie verglichen die Wirksamkeit und Verträglichkeit von Paroxetin (mittlere Dosis am Ende der Studie: 40,0 mg/Tag) und Plazebo (n = 14) mit Paroxetin (35,6 mg/Tag)
kombiniert mit Clonazepam (1–2 mg/Tag) (n = 14). Die Länge der doppelblinden Studienpe-
riode betrug zehn Wochen, gefolgt von einer 2-wöchigen Benzodiazepin-Absetzperiode und
weiteren acht Wochen, in denen (offen) mit einer Paroxetin-Monotherapie weiterbehandelt
wurde. Im Gegensatz zu den Erwartungen zeigte sich die Kombinationsbehandlung zu keinem
Zeitpunkt überlegen. Es traten in der Kombinationsgruppe deutlich mehr Absetzphänomene
auf, hiervon abgesehen waren die Verträglichkeiten unter beiden Behandlungsregimen gut.

Daneben berichteten van Ameringen et al. (1996) von der Zugabe von Buspiron zu SSRIs
bei zehn Patienten in einer offenen Studie. Hierunter erzielten 70% der Patienten eine Response nach 8-wöchiger Behandlung. Weitere Erfahrungen zu Kombinationstherapien bei der SAS
liegen nicht vor. Schutters et al. (2011) verglichen die Hinzugabe von Paroxetin bei Patienten
(n = 22), die keine ausreichende Response unter Mirtazapin (nach 12 Wochen) gezeigt hatten,
mit der Hinzugabe von Plazebo über eine nochmalige Behandlungsdauer von 12 Wochen. Es
zeigte sich allerdings kein Gruppenunterschied zwischen Mirtazapin und Paroxetin bzw. Mirtazapin und Plazebo. Eine Zugabe von Pindolol zu einer vorbestehenden SSRI-Therapie erwies
sich als nicht effektiv (Stein et al. 2001).

8.2.5 Generalisierte Angststörung (GAS)

Die GAS wird entweder mit Antidepressiva (SSRIs, SNRIs [Venlafaxin, Duloxetin]), Pregabalin, Buspiron, Opipramol oder Benzodiazinen (v. a. Alprazolam) behandelt.

Die größte und methodisch beste Untersuchung zu Kombinationen legten Rickels et al. (2012) vor. Patienten (n = 356), die ungenügend auf eine Pharmakotherapie (mit SSRI oder SNRI) von mindestens acht Wochen, wobei in den ersten sechs Wochen flexibel dosiert werden konnte, während der darauffolgenden zwei Wochen aber die dann erreichte Dosis nicht mehr verändert werden durfte, respondiert hatten, erhielten in einem randomisierten, doppelblinden Design entweder zusätzlich Pregabalin (150–600 mg; am Ende der doppelblinden Phase war die durchschnittliche Pregabalindosis nahezu 500 mg/Tag) oder Plazebo für acht Wochen. Sowohl im primären Wirksamkeitsparameter (Reduktion des HAMA-Gesamtwertes: 7,6 vs. 6,4) wie auch in den sekundären Wirksamkeitsparametern (z. B. Response-Rate = prozentualer Anteil der Patienten, die eine mindestens 50%ige Reduktion des HAMA-Gesamtwertes zeigten; 47,4 vs. 35,2%) ergab sich eine statistisch signifikante Überlegenheit der Kombination Vorbehandlung und Pregabalin versus Vorbehandlung und Plazebo. Nebenwirkungen waren selten und in beiden Gruppen gleich verteilt, eine leichte Häufung von Benommenheit, Kopfschmerzen und Müdigkeit war in der Pregabalin-Gruppe festzustellen.

Für die Augmentation mit atypischen Antipsychotika gibt es eine Reihe von Befunden; diese sind für Quetiapin widersprüchlich. So erhielten in einer offenen Untersuchung (Katzman et al. 2008) 40 Patienten, die nach einer herkömmlichen Pharmakotherapie über acht Wochen keine ausreichende Response zeigten, für 12 Wochen zusätzlich Quetiapin (mittlere Dosis ca. 390 mg/Tag), was zu einer deutlichen weiteren Reduktion der Angstsymptomatik führte. Ähnliche Ergebnisse erzielte Gabriel (2011) in einer weiteren offenen Untersuchung an 23 Patienten.

Während in der randomisierten Untersuchung von Altamura et al. (2011), die 20 (partiell) therapieresistente Patienten umfasste, die Zugabe von 50 mg Quetiapin im Vergleich zu Plazebo zu einer stärken Reduktion der Symptomatik in der Quetiapin-Gruppe führte, war dies für Paroxetin-vorbehandelte Patienten in der doppelblinden, kontrollierten und randomisierten Untersuchung von Simon et al. (2008, n = 50) nicht der Fall.

Brawman-Mintzer et al. (2005) schlossen 40 nicht-depressive, therapieresistente GAS-Patienten in eine doppelblinde Studie ein. Zu der vorbestehenden Medikation, die heterogen war und meist serotonerge Substanzen und/oder Benzodiazepine umfasste, wurde Risperidon (mittlere Dosis: 1,1 mg/Tag, maximale Dosis: 1,5 mg/Tag) für 5 Wochen hinzugegeben. Sowohl der Hamilton-Anxiety-Scale (HAMA) Gesamtwert (Abnahme unter der Kombination mit Risperidon: 9,8, unter Plazebo 6,2, p = 0,034) als auch der HAMA-Subfaktor Psychische Angst (6,3 vs. 3,8, p = 0,047) zeigten statistisch signifikante Wirkvorteile zugunsten der Augmentation mit Risperidon, welche durch höhere Response- und Remissionsraten noch unterstrichen wurden. Unter Risperidon traten Müdigkeit, Benommenheit und Verschwommensehen häufiger auf.

In einer offenen Untersuchung wurde Aripiprazol zu einer vorbestehenden Medikation mit Antidepressiva, Buspiron und/oder Benzodiazepinen in neun Patienten mit einer durchschnittlichen Dosis von 13,9 mg/Tag augmentiert (Menza et al. 2007). Der Therapieerfolg war sehr gut, fünf der neun Patienten waren nach der 6-wöchigen Behandlungsperiode HAMA-Responder. Die Verträglichkeit der Substanz erwies sich ebenfalls als gut.

Schließlich untersuchten Pollack et al. (2006) 24 GAS-Patienten, die auf eine 6-wöchige Therapie mit 20 mg/Tag Fluoxetin nur ungenügend angesprochen hatten, doppelblind randomisiert im Hinblick auf die Zugabe für weitere 6 Wochen von Olanzapin (mittlere Dosis: 8,7 mg/Tag) bzw. Plazebo. In den primären Wirksamkeitsparametern (HAMD-Responder [CGI-Schweregrad 1 oder 2, Anteil an Patienten; Abnahme des HAMA-Gesamtwerts um mindestens 50%, Anteil an Patienten]) zeigte sich eine Überlegenheit der Kombination SSRI/Olanzapin, nicht aber in einer Reihe von sekundären Wirksamkeitsparametern. Unter Olanzapin kam es zu Gewichtszunahmen.

Pollack et al. (2008) schlossen Patienten mit einer GAD in ihre Untersuchung ein. Zunächst erhielten diese 10 mg/Tag Escitalopram für 10 Wochen, dann erfolgte für die Non-Responder die doppelblinde Randomisierung: Eine Gruppe erhielt zusätzlich Eszopiclon (3 mg, n = 294) für weitere 10 Wochen, wobei in den beiden letzten Wochen Eszopiclon ausgeschlichen und schließlich abgesetzt wurde; die andere Gruppe erhielt zusätzlich Plazebo. Die Escitalopram/Eszopiclon-Gruppe besserte sich in einer Reihe von Parametern, nicht nur in den Schlafparametern, signifikant deutlicher als die Escitalpram/Plazebo-Gruppe (z. B. HAMA-Gesamtwert, HAMA-Responder [Woche 8: 63 vs. 49%, p = 0,001], HAMA-Remitter [Woche 8: 42 bs. 36%, p = 0,09], CGI, mediane Zeit bis zum Einsetzen der anxiolytischen Wirksamkeit). Die Verträglichkeit war in beiden Gruppen gleich.

In einer großen, offenen, randomisierten Untersuchung schlossen Rapaport et al. (2006) 67 Patienten ein, die mit einem SSRI/SNRI (meistens Escitalopram oder Sertralin) oder einer zusätzlichen Gabe von Alprazolam (zumeist zwischen 0,25 und 1,5 mg/Tag) über vier Wochen, gefolgt von einer weiteren 4-wöchigen Ausschleich-/Absetzphase ein. Im primären Effektivitätsparameter (Zeitpunkt bis zur Response, d. h. Abnahme des HAMA-Gesamtwertes um mindestens 50%) ergab sich kein statistisch signifikanter Unterschied zwischen den beiden Gruppen, allerdings war die Kombinationsbehandlung Antidepressivum und Benzodiazepin in einer Reihe sekundärer Wirksamkeitsparameter effektiver. Die Verträglichkeit war in beiden Gruppen gut und nicht unterschiedlich.

Karaiskos et al. (2013) gaben Pregabalin (225 mg/Tag) bei 20 geriatrischen Patienten, die an einer (partiell) therapieresistenten Depression mit komorbider GAD litten, zu der bestehenden Antidepressiva-Therapie hinzu und sahen eine deutliche Reduktion sowohl der Angst- wie auch der Depressionssymptomatik nach 12-wöchiger Behandlung.

8.3   Fazit

Vier Hauptergebnisse sind festzuhalten:

1. In der Panikstörung bietet die Kombination eines serotonergen Antidepressivums mit einem Benzodiazepin nur in der Initialphase Wirksamkeitsvorteile, die mit Absetzphänomenen beim Ausschleichen des Benzodiazepins erkauft werden.

2. Die atypischen Antipsychotika zeigen als Kombinationen bei Zwangsstörungen und PTBS (rechnet man die preliminären Daten von Brawman-Minzter et al. 2004 hinzu), evtl. auch bei der GAS, eine gute Wirksamkeit. Hier liegen die meisten Daten für das am längsten eingeführte Risperidon vor, das sich auch in einer Meta-Analyse als effektiv erwies. Die Hinzugabe eines atypischen Antipsychotikums ist in der Regel gut verträglich, die Nebenwirkungsnennungen unter der Kombination steigen zwar an, insgesamt sind diese Nebenwirkungen aber moderat ausgeprägt.

3. Die Wirksamkeit der atypischen Antipsychotika als Add-on-Therapie in diesen Indikationen zeigt einmal mehr, das diese Medikamentenklasse mit der Bezeichnung Antipsychotika oder gar Neuroleptika nur unzureichend charakterisiert ist, vielmehr zeichnet sich ein wesentlich erweitertes Wirkspektrum ab, das neben affektiven Symptomen auch – wie gezeigt – klassische Angstsymptome einschließt.

4. Bei der Kombinationstherapie der GAS liegt inzwischen u. a. eine gute Studie zur Add-on-Gabe von Pregabalin bei ungenügend auf Antidepressiva respondierende Patienten vor.

Literatur

Aboujaoude E, Barry JJ, Gamel N (2009) Memantine augmentation in treatment-resistant obsessive-compulsive disorder: an open-label trial. J Clin Psychopharmacol 29: 51–55

Agid O, Lerer B (1999) Risperidone augmentation of paroxetine in a case of severe, treatment-refractory obsessive-compulsive disorder without comorbid psychopathology. J Clin Psychiaty 60: 55–56

Ahearn EP, Mussey M, Johnson C, Krohn A, Krahn D (2006) Quetiapine as an adjucntive treatment for post-traumatic stress disorder: an 8-week open-label study. Int Clin Psychopharmacol 21: 29–33

Ak M, Bulut SD, Bozkurt A, Ozsahin A (2011) Aripiprazol augmentation of serotonin reuptake inhibitors in treatment-resistant obsessive-compulsive disorder: a 10-week open-label study. Adv Ther 28: 341–348

Altamura AC, Serati M, Buoli M, Dell`Osso B (2011) Augmentative quetiapine in partial/nonresponders with generalized anxiety disorder: a randomized, placebo-controlled study. Int Clin Psychopharmacol 26: 201–205

D´Amico G, Cedro C, Muscatello MR, Pandolfo G, Di Rosa AE, Zoccali R, La Torre D, D`Arrigo C, Spina E (2003) Olanzapine augmentation of paroxetine-refractory obsessive-compulsive disorder. Prog Neuro-Psychopharmacol Biol Psychiatry 27: 619–623

Ashton AK (2005) Aripiprazole augmentation of combination escitalopram and sertraline in the treatment of refractory obsessive-compulsive disorder. Psychiatry 2: 18

Atmaca M, Kuloglu M, Tezcan E, Gecici O (2002) Quetiapine augmentation in patients with treatment resistant obsessive-compulsive disorder: a single-blind, placebo-controlled study. Int Clin Psychopharmacol 17: 115–119

Bandelow B, Rüther E (2004) Treatment-resistant panic disorder. CNS Spectrums 9: 725–739

Bartzokis G, Freeman T, Roca V, Kimbrell T, Brown SJ, Lu PH, Turner J, Mintz J, Saunders S (2003) Risperidone in the treatment of chronic combat-related posttraumatic stress disorder [Abstract]. Biol Psychiatry 53: 135S

Baxter LR, Li X, Jackson WT, May RS, Tolbert LC (2002) Adjunctive risperidone in the treatment of SSRI-refractory obsessive-compulsive disorder. Presented at the Society of Biological Psychiatry Annual Meeting, Philadelphia

Berlant JL (2004) Prospective open-label study of add-on and monotherapy topiramate in civilians with chronic nonhallucinatory posttraumatic stress disorder. BMC Psychiatry 18: 24

Berlin HA, Koran LM, Jenike MA, Shapira NA, Chaplin W, Pallanti S, Hollander E (2011) Double-blind, placebo-controlled trial of topiramate augmentation in treatment-resistant obsessive-compulsive disorder. J Clin Psychiatry 72: 716–721

Blier P (2001) Possible neurobiological mechanisms underlying faster onset of antidepressant action. J Clin Psychiatry 62 (Suppl 4): 7–11

Blier P, Bergeron R (1996) Sequential administration of augmentation strategies in treatment-resistant obsessive-compulsive disorder: preliminary findings. Int Clin Psychopharmacol 11: 37–44

Bloch MH, Landeros-Weisenberger A, Kelmendi B, Coric C, Bracken MB, Leckmann JF (2006) A systematic review: antipsychotic augmentation with treatment refractory obsessive-compulsive disorder. Mol Psychiatry 11: 622–632

Bogan AM, Koran LM, Chuong HW, Vapnik T, Bystritsky A (2005) Quetiapine augmentation in obsessive-compulsive disorder resistant to serotonin reuptake inhibitors: an open-label study. J Clin Psychiatry 66: 73–79

Bogetto F, Bellino S, Vaschetto P, Ziero S (2000) Olanzapine augmentation of fluvoxamine-refractory obsessive-compulsive disorder (OCD): a 12-week open trial. Psychiatry Res 96: 91–98

Brawman-Mintzer O, Knapp R, Nietert P (2005) Adjunctive risperidone in generzalized anxiety disorder: a double-blind, placebo-controlled study. J Clin Psychiatry 66: 1321–1325

Bruno A, Micó U, Padndolfo G, Mallamace D, Abenavoli E, Di Nardo F, D`Arrigo C, Spina E, Zoccali RA, Muscatello MR (2012) Lamotrigine augmentation of serotonin reuptake inhibitors in treatment-resistant obsessive-compulsive disorder: a double-blind, placebo-controlled study. J Psychopharmacol 26: 1456–1463

Buchsbaum MS, Hollander E, Pallanti S, Baldini Rossi N, Platholi J, Newmark R, Bloom R, Sood E (2006) Positron emission tomography imaging of risperidone augmentation in serotonin reuptake inhibitor-refractory patients. Neuropsychobiology 53: 157–168

Bystritsky A, Ackerman DL, Rosen RM, Vapnik T, Gorbis E, Maidmant KM, Saxena S (2004) Augmentation of serotonin reuptake inhibitors in refractory obsessive-compulsive disorder using adjunctive olanzapine: a placebo-controlled trial. J Clin Psychiatry 65: 565–568

Carey PD, Vythilingum B, Seedat S, Muller JE, van Ameringen M, Stein DJ (2005) Quetiapine augmentation of SRIs in treatment refractory obsessive-compulsive disorder: a double-blind, randomised, placebo-controlled study (ISRCTN83050762). BMC Psychiatry 5: 5

Carey PD, Lochner C, Kidd M, Van Ameringen M, Stein DJ, Denys D (2012) Quetiapine augmentation of serotonin reuptake inhibitors in treatment-refractory obsessive-compulsive disorder: is response to treatment predictable? Int Clin Psychopharmacol 27: 321–325

Chao IL (2004) Olanzapine augmentation in panic disorder [Letter]. Pharmacopsychiatry 37: 239–240

Cohen LS (2003) Quetiapine in treatment resistant obsessive-compulsive disorder [letter]. J Am Acad Child Adolesc Psychiatry 42: 623–624

Cora-Locatelli G, Greenberg BD, Martin J, Murphy D (1998) Gabapentin augmentation for fluoxetine-treated patients with obsessive-compulsive disorder [letter]. J Clin Psychiatry 59 (Suppl 9): 480–481

Crane DL (2005) Ziprasidone as an augmenting agent in the treatment of anxiety-spectrum disorders. CNS Spectr 10: 176–179

Crockett BA, Churchilli E, Davidson JRT (2004) A double-blind combination study of clonazepam with sertraline in obsessive-compulsive disorder. Ann Clin Psychiatry 16: 127–132

Dannon PN, Iancu I, Grunhaus LJ (1999) Short-term potentiation of paroxetine with clonazepam in the treatment of patients with panic disorder [abstract, pp 153]. APA, Washington, D.C.

Dannon PN, Sasson Y, Hirschmann S, Iancu I, Grunhaus LJ, Zohar J (2000) Pindolol augmentation in treatment-resistant obsessive-compulsive disorder: a double-blind placebo controlled trial. Eur Neuropsychopharmacol 10: 165–169

da Rocca FF, Correa H (2007) Successful augmentation with aripiprazole in clomipramine-refractory obsessive-compulsive disorder. Progr Neuro-Psychopharmacol Biol Psychiatry 31: 1550–1551

David D, DeFaria L, Mellan TA (2006) Adjunctive risperidone treatment in combat veterans with chronic PTSD. Depress Anx 23: 489–491

Delgado PL, Goodman WK, Price LH, Heninger GR, Charney DS (1990) Fluvoxamine/pimozide treatment of concurrent Tourette`s and obsessive-compulsive disorder. Br J Psychiatry 157: 762–765

Dell`Osso B, Mundo E, Altamura AC (2006) Quetiapine augmentation of selective serotonin reuptake inhibitors in treatment-resistant obsessive-compulsive disorder: a six-month follow-up case series. CNS Spectr 11: 879–883

Denys D, van Megen H, Westenberg H (2002) Quetiapine addition to serotonin reuptake inhibitor treatment in pateints with treatment-refractory obsessive-compulsive disorder. An open-label study. J Clin Psychiatry 63: 700–703

Denys D, de Gues F, van Mengen HJGM, Westenberg HGM (2004) A double-blind, randomized, placebo-controlled trial of quetiapine addition in patients with obsessive-compulsive disorder refractory to serotonin reuptake inhibitors. J Clin Psychiatry 65: 1040–1048

Denys D, Fineberg N, Carey PD, Stein DJ (2007) Quetiapine addition in obsessive-compulsive disorder: is treatment outcome affected by type and dose of serotonin reuptake inhibitors. Biol Psychiatry 61: 412–414

Di Nicola M, Tedeschi D, Martinotti G, De Vita O, Monetta M, Pozzi G, Janiri L (2011) Pregabalin augmentation in treatment-resistant obsessive-compulsive disorder: a 16-week case series. J Clin Psychopharmacol 31: 675–677

Diniz JB, Shavitt RG, Fossaluza V, Koran L, Pereira CA, Miguel EC (2011) A double-blind, randomized, controlled trial of fluoxetine plus quetiapine or clomipramine versus fluoxetine plus placebo for obsessive-compulsive disorder. J Clin Psychopharmacol 31: 763–768

Dold M, Aigner M, Lanzenberger R, Kasper S (2011) Effektivität einer Augmentationstherapie mit Antipsychotika bei therapie-resistenten Zwangsstörungen – eine Metaanalyse doppelblinder, randomisierter, placebokontrollierter Studien. Fortschr Neurol Psychiatr 79: 453–466

Eppel AB (1989) Imipramine and clonazepam for panic disorder. Am J Psychiatry 146: 283

Erzegovesi S, Gulielmo E, Siliprandi F, Bellodi L (2005) Low-dose risperidone augmentation of fluvoxamine treatment in obsessive-compulsive disorder: a double-blind, placebo-controlled study. Eur Neuropsychopharmacol 15: 69–74

Etxebeste M, Aragüés E, Malo P, Pacheco L (2000) Olanzapine and panic attacks. Am J Psychiatry 157: 659–660

Figuero Y, Rosenberg DR, Birmaher B, Keshavan MS (1998) Combination treatment with clomipramine and selective serotonin reuptake inhibitors for obsessive-compulsive disorder in children and adolescents. J Child Adolesc Psychopharmacol 8: 61–67

Filteau MJ, Leblanc J, Bouchard RH (2003) Quetiapine reduces flashbacks in chronic posttraumatic stress disorder [letter]. Can J Psychiatry 48: 282–283

Fineberg NA, Sivakumaran T, Roberts A, Gale T (2005) Adding quetiapine to SRI in treatment-resistant obsessive-compulsive disorder: a randomized controlled treatment study. Int Clin Psychopharmacol 20: 223–226

Fineberg NA, Gale TM, Sivakumaran T (2006a) A review of antipsychotics in the treatment of obsessive compulsive disorder. J Psychopharmacol 20: 97–103

Fineberg NA, Stein DJ, Premkumar P, Carey P, Sivakumaran T, Vythilingum B, Seedat S, Westenberg H, Denys D (2006b) Adjunctive quetiapine for serotonin reuptake inhibitor-resistant obsessive-compulsive disorder: a meta-analysis of randomized controlled treatment trials. Int Clin Psychopharmacol 21: 337–343

Fitzgerald KD, Stewart CM, Tawille V, Rosenberg DR (1999) Risperidone augmentation of serotonin reuptake inhibitor treatment of pediatric obsessive compulsive disorder. J Child Adolesc Psychopharmacol 9: 115–123

Fontenelle LF, Mendlowicz MV, Miguel EC, Versiani M (2005) Citalopram plus reboxetine in treatment-resistant obsessive-compulsive disorder. Word J Biol Psychiatry 6: 57–59

Francobandiera G (2001) Olanzapine augmentation of serotonin reuptake inhibitors in obsessive-compulsive disorder: an open study. Can J Psychiatry 46: 356–358

Friedman S, Abdallah TA, Oumaya M, Rouillon F, Guelfi JD (2007) Aripiprazole augmentation of clomipramine-refractory obsessive-compulsive disorder [letter]. J Clin Psychiatry 68: 972–973

Fux M, Benjamin J, Belmaker RH (1999) Inositol versus placebo augmentation of serotonin reuptake inhibitors in the treatment of obsessive-compulsive disorder: A double-blind cross-over study. In J Neuropsychopharmacol 2: 193–195

Gabriel A (2011) The extended-release formulation of quetiapine fumarate (quetiapine XR) adjunctive treatment in partially responsive generalized anxiety disorder (GAD): An open label naturalistic study. Clin Ther 162: 113–118

Gastfriend D, Rosenbaum J (1989) Adjunctive buspirone in benzodiazepine treatment of four patients with panic disorder. Am J Psychiatry 146: 914–916

Goddard AW, Brouette T, Almai A, Jetty P, Ciary C, Woods S, Charney D (2001) Early co-administration of clonazepam with sertralin: a safe, rapidly acting treatment for panic disorder. Arch Gen Psychiatry 58: 681–686

Goldstein S (1986) Sequential treatment of panic disorder with alprazolam and imipramine. Am J Psychiatry 143: 1634

Grady T, Pigott TA, L´Heureux F, Hill J, Bernstein L, Murphy D (1993) A double-blind study of adjuvant buspirone hydrochloride in fluoxetine-treated patients with OCD. Am J Psychiatry 150: 819–821

Hamner MB, Deitsch SE, Brodrick PS, Ulmer HG, Lorberbaum JP (2002) Quetiapine treatment in patients with posttraumatic stress disorder: an open trial of adjunctive therapy. J Clin Psychopharmacol 23: 15–20

Hamner MB, Faldowski RA, Ulmer HG, Frueh BC, Huber MG, Arana GW (2003) Adjunctive risperidone treatment in post-traumatic stress disorder: a preliminary controlled trial of effects on comorbid psychotic symptoms. Int Clin Psychopharmacol 18: 1–8

Harada T, Yamada K, Sakamoto K, Ishigooka J (2009) Aripiprazole augmentation for a patient with partial remission of panic disorder. J Clin Psychopharmacol 29: 301–302

Heresco-Levy U, Vass A, Bloch, Wolosker H, Dumin E, Balan L, Deutsch L, Kremer I (2009) Pilot controlled trial of D-serine for the treatment of post-traumatic stress disorder. Int J Neuropsychopharmacol 12: 1275–1282

Higuma H, Kanehisa M, Maruyama Y, Ishitobi Y, Tanaka Y, Tsuru J, Hanada H, Kodama K, Isogawa K, Akiyoshi J (2012) Aripiprazole augmentation in 13 patients with refractory obsessive-compulsive disorder: a case series. World J Biol Psychiatry 13: 14–21

Hirschmann S, Dannon PN, Iancu I, Dolberg OT, Zohar J, Grunhaus L (2000) Pindolol augmentation in patients with treatment-resistant panic disorder: A double-blind, placebo-controlled trial. J Clin Psychopharmacol 20: 556–559

Hollander E, Baldini Ross N, Sood E, Pallanti S (2003) Risperidone augmentation in treatment-resistant obsessive-compulsive disorder: a double-blind, placebo-controlled study. Int J Neuropsychopharmacol 6: 397–401

Hollander E, Dell`Osso B (2006) Topiramate plus paroxetine in treatment-resistant obsessive-compulsive disorder. Int Clin Psychopharmacol 21: 189–191

Ipser JC, Carey P, Dhansay Y, Fakier N, Seedat S, Stein DJ (2006) Pharmacotherapy augmentation strategies in treatment-resistant anxiety disorders. Cochrane Database Syst Rev Oct 18; (4): CD005473

Iwata Y, Kotani Y, Hoshino R, Takei N, Iyo M, Mori N (2000) Carbamazepine augmentation of clomipramine in the treatment of refractory obsessive-compulsive disorder [letter]. J Clin Psychiatry 61: 528–529

Jakovljević M, Šagud M, Mihaljević-Peleš A (2003) Olanzapine in the treatment-resistant combat-related PTSD – a series of case reports. Acta Psychiatr Sand 107: 394–396

Jenike MA, Baer L, Buttolph L (1991) Buspirone augmentation of fluoxetine in patients with obsessive compulsive disorder. J Clin Psychiatry 1: 13–14

Karaiskos D, Pappa D, Tzavellas E, Siarkos K, Katirtzoglou E, Papadimitriou GN, Politis A (2013) Pregabalin augmentation of antidepressants in older patients with comorbid depression and generalized anxiety disorder – an open-label study. Int J Geriatr Psychiatry 28: 100–105

Kasper S (2007) Neurotische, Belastungs- und somatoforme Störungen. In: Kasper S, Volz HP (Hrsg): Psychiatrie compact, Thieme, Stuttgart, S. 141–179

Kazzelnick DJ, Saidi J, Vanelli MR, Jefferson JW, Harper JM, McCrary KE (2006) Time to response in panic disorder in a naturalistic setting: Combination therapy with alprazolam orally disintegrating tablets and serotonin reuptake inhibitors compared to serotonin reuptake inhibitors alone. Psychiatry 3: 39–49

Katzman MA, Vermani M, Jacobs L, Marcus M, Kong B, Lessard S, Galarraga W, Struzik L, Gendron A (2008) Quetiapine as an adjunctive pharmacotherapy for the treatment of non-remitting generalized anxiety disorder: a flexible-dose, open-label pilot trial. J Anxiety Disord 22: 1480–1486

Keck PE Jr, McElroy SL, Tugrul KC, Bennett JA, Smith HM (1993) Antiepileptic drugs for the treatment of panic disorder. Neuropsychobiology 27: 150–153

Khaldi S, Kornreich C, Dan B, Pelc I (2003) Usefulness of olanzapine in refractory panic patients. J Clin Psychopharmacol 23: 100–101

Koran LM, Ringold AL, Elliot MA (2000) Olanzapine augmentation for treatment-resistant obsessive-compulsive disorder. J Clin Psychiatry 61 (Suppl 7): 514–517

Koran LM, Aboujaoude E, Gamel NN (2009) Double-blind study of dextroamphetamine versus caffeine augmentation for treatment-resistant obsessive-compulsive disorder. J Clin Psychiatry 70: 1530–1535

Kordon A, Wahl K, Koch N, Zurowski B, Anlauf M, Vielhaber K, Kahl KG, Broocks A, Voderholzer U, Hohagen F (2008) Quetiapine addition to serotonin reuptake inhibitors in patients with severe obsessive-compulsive disorder: a double-blind, randomized, placebo-controlled study. J Clin Psychopharmacol 28: 550–554

Leonard HL, Topol D, Burkstein O, Hindmarsh D, Allen AJ, Swedo SE (1994) Clonazepam as an augmenting agent in the treatment of childhood-onset obsessive-compulsive disorder. J Am Acad Child Adolesc Psychiatry 33: 792–794

Li X, May RS, Tolbert LC, Jackson WT, Flournoy JM, Baxter LR (2005) Risperidone and haloperidol augmentation of serotonin reuptake inhibitors in refractory obsessive-compulsive disorder: a cross-over study. J Clin Psychiatry 66: 736–743

Lykouras L, Alevizos B, Michalopoulou P, Rabavilas A (2003) Obsessive-compulsive symptoms induced by atypical antipsychotics. A review of reported cases. Progr Neuro-Psychopharmacol Biol Psychiatry 27: 333–346

Mahboub N, Asemota B, Alexopoulos GS (2011) The effect of riluzole augmentation in a patient with treatment-resistant obsessive-compulsive disorder, taking two other glutamatergic agents. J Neuropsychiatry Clin Neurosci 23: E24–E25

Maina G, Albert U, Ziero S, Bogetto F (2003) Antipsychotic augmentation for treatment resistant obsessive-compulsive disorder: what if antipsychotic is discontinued? Int Clin Psychopharmacol 18: 23–28

Mancini C, van Ameringen M, Farvolden P (2002) Does SSRI augmentation with antidepressants that influence noradrenergic function resolve depression in obsessive-compulsive disorder? J Affect Dis 68: 59–65

Marazitti D, Pallanti S (1999) Effectiveness of olanzapine treatment for severe obsessive-compulsive disorder. Am J Psychiatry 156: 1834–1835

Marazziti D, Pfanner C, Dell'Osso B, Ciapparelli A, Presta S, Corretti G, Di Nasso E, Mungai F, Dell'Osso L (2005) Augmentation strategy with olanzapine in resistant obsessive compulsive disorder: an Italian ling-term open-label study. J Psychopharmacol 19: 392–394

Markovitz PJ, Stagno SJ, Calabrese JR (1990) Buspirone augmentation of fluoxetine in obsessive-compulsive disorder. Am J Psychiatry 147: 798–800

Masi G, Pfanner C, Millepiedi S, Berloffa S (2010) Aripirprazole augmentation in 39 adolescents with medication-resistant obsessive-compulsive disorder. J Clin Psychopharmacol 30: 688–693

Masdrakis VG, Papadimitriou GN, Oulis P (2010) Lamotrigine administration in panic disorder with agoraphobia. Clin Neuropharmacol 33: 126–128

Matsunaga H, Hayashida K, Maebayashi K, Mito H, Kiriike N (2011) A case series of aripiprazole augmentation of selective serotonin reuptake inhibitors in treatment-refractory obsessive-compulsive disorder. Int J Psychiatry Clin Pract 15: 263–269

Mattes JA (1986) A pilot study of combined trazodone and tryptophan in obsessive-compulsive disorder. Int Clin Psychopharmacol 1: 170–173

McDougle CJ, Goodman WK, Price LH, Delgado PL, Krystal JH, Charney DS, Heninger GR (1990) Neuroleptic addition in fluvoxamine-refractory obsessive-compulsive disorder. Am J Psychiatry 147: 652–654

McDougle C, Price L, Goodman W, Charney D, Heninger G (1991) A controlled trial of lithium augmentation in fluvoxamine-refractory obsessive-compulsive disorder. J Clin Psychopharmacol 11: 175–184

McDougle CJ, Goodman WK, Leckman JF, Lee NC, Heninger GR, Price LH (1994) Haloperidol addition in fluvoxamine-refractory obsessive-compulsive disorder. A double-blind, placebo-controlled study in patients with and without tics. Arch Gen Psychiatry 51: 302–308

McDougle CJ, Fleischmann RL, Epperson CN, Wasylink S, Leckman JF, Price LH (1995) Risperidone addition in fluvoxamine-refractory obsessive-compulsive disorder: three cases. J Clin Psychiatry 56: 527–528

McDougle CJ, Eppersen CN, Pelton GH, Wasylink S, Price LH (2000) A double-blind, placebo-controlled study of risperidone addition in serotonin reuptake inhibitory-refractory obsessive-compulsive disorder. Arch Gen Psychiatry 57: 794–801

Menza MA, Dobkin RD, Marin H (2007) An open-label trial of aripiprazol for treatment-resistant generalized anxiety disorder. J Clin Psychopharmacol 27: 207–210

Misri S, Milis L (2004) Obsessive-compulsive disorder in the postpartum. Open-label trial of quetiapine augmentation. J Clin Psychopharmacol 24: 624–627

Mohr N, Vythilingum B, Ernsley RA, Stein DJ (2002) Quetiapine augmentation of serotonin reuptake inhibitors in obsessive-compulsive disorder. Int Clin Psychopharmacol 17: 37–40

Monnelly E, Ciraulo DA, Knapp C, Keane TM (2003) Low dose risperidone as adjunctive therapy for irritable aggression in posttraumatic stress disorder. J Clin Psychopharmacol 23: 193–196

Mundo E, Guglielmo E, Bellodi L (1998) Effect of adjuvant pindolol on the antiobsessional response to fluvoxamine: a double-blind, placebo-controlled study. Int J Psychopharmacol 13: 219–224

Muscatello MR, Bruno A, Pandolfo G, Micò U, Scimeca G, Romeo VM, Santoro V, Settineri S, Spina E, Zoccali RA (2011) Effect of aripiprazole augmentation of serotonin reuptake inhibitors or clomipramine in treatment-resistant obsessive-compulsive disorder: a double-blind, placebo-controlled study. J Clin Psychopharmacol 31: 174–179

Noorbala AA, Hosseini SH, Mohammadi MR, Akhondzadeh S (1998) Combination of clomipramine and nortriptyline in the treatment of obsessive-compulsive disorder: a double-blind, placebo-controlled trial. J Clin Pharm Ther 23: 155–159

Ontiveros A, Fontaine R (1992) Sodium valproate and clonazepam for treatment-resistant panic disorder. J Psychiatry Neurosci 17: 78–80

Oshimo T, Ohta M, Ueno R, Hashimoto T, Shirakawa O, Maeda K (2003) Effects of combined use of serotonin reuptake inhibitor and risperidone for obsessive-compulsive disorders [abstract]. Int Clin Psychopharmacol 18: 185

Oulis P, Masdrakis VG, Karapoulios E, Krakatsanis NA, Kouzoupis AV, Kontantakopoulos G, Soldatos CR (2008) Pregabalin augmentation to sertraline-risperidone combination in the treatment of obsessive-compulsive disorder. Prim Care Companion J Clin Psychiatry 10: 249

Oulis P, Masdrakis VG, Karapoulios E, Karakatsanis NA, Kouzoupis AV, Konstantakopoulos G, Soldatos CR (2009) Tiagebine augmentation to fluvoxamine-risperidone combination in the treatment of obsessive-compulsive disorder. World J Biol Psychiatry 10: 953–955

Oulis P, Mourikis I, Konstantakopoulos G (2011) Pregabalin augmentation in treatment-resistant obsessive-compulsive disorder. Int Clin Psychopharmacol 26: 221–224

Pae CU, Marks DM, Han C, Masand PS, Patkar AA (2009) Pregabalin augmentation of antidepressants in patients with accident-related posttraumatic stress disorder: an open label pilot study. Int Clin Psychopharmacol 24: 29–33

Pallanti S, Quercioli L, Paiva RS, Koran LM (1999) Citalopram for treatment-resistant obsessive-compulsive disorder. Eur Psychiatry 14: 101–106

Pallanti S, Quercioli L, Bruscoli M (2004) Response acceleration with mirtazapine augmentation of citalopram in obsessive-compulsive disorder patients without comorbid depression: A pilot study. J Clin Psychiatry 65: 1394–1399

Pallanti S, Bernardi S, Antonini S, Singh N, Hollander E (2009) Ondansetron augmentation in treatment-resistant obsessive-compulsive disorder: a preliminary, single-blind, prospective study. CNS Drugs 23: 1047–1055

Pasquini M, Biondi M (2006) Memantine augmentation for refractory obsessive-compulsive disorder. Prog Neuropsychopharmacol Biol Psychiatry 30: 1173–1175

Pasquini M, Berardelli I, Biondi M (2010) Amantadine augmentation for refractory obsessive-compulsive disorder: a case report. J Clin Psychpharmacol 30: 85–86

Pessina E, Albert U, Bogetto F, Maina G (2009) Aripiprazol augmentation of serotonin reuptake inhibitors in treatment-resistant obsessive-compulsive disorder: a 12-week open-label preliminary study. Int Clin Psychopharmacol 24: 265–269

Pfanner C, Marazziti D, Dell`Osso L, Presta S, Gemignani A, Milanfranchi A, Cassano GB (2000) Risperidone augmentation in refractory obsessive-compulsive disorder: an open-label study. Int Clin Psychopharmacol 15: 297–301

Pigott TA, L`Heureux F, Hill JL, Bihari K, Bernstein SE, Murphy DL (1992) A double-blind study of adjuvant buspirone hydrochloride in clomipramine-treated patients with obsessive-compulsive disorder. J Clin Psychopharmacol 12: 11–18

Pitchot W, Ansseau M (2012) Efficacy of quetiapine in treatment-resistant panic disorder: a case report. Asian J Psychiatr 5: 204–205

Pittenger C, Kelmendi B, Wasylink S, Bloch MH, Coric V (2008) Riluzole augmentation in treatment-refractory obsessive-compulsive disorder: a series of 13 cases, with long-term follow-up. J Clin Psychopharmacol 28: 363–367

Pollack MH, Simon NM, Worthington JJ, Doyle AL, Peters P, Toshkov F, Otto MW (2003) Combined paroxetine and clonazepam treatment strategies compared to paroxetine monotherapy for panic disorder. J Psychopharmacol 17: 276–282

Pollack MH, Simon NM, Zalta AK, Worthington JJ, Hoge EA, Mick E, Kinrys G, Oppenheimer J (2006) Olanzapine augmentation of fluoxetine for refractory generalized anxiety disorder: a placebo-controlled study. Biol Psychiatry 59: 211–215

Pollack M, Kinrys G, Krystal A, McCall WV, Roth T, Schaefer K, Rubens R, Roach J, Huang H, Krishnan R (2008). Eszopiclone coadministered with escitalopram in patients with insomnia and comorbid generalized anxiety disorder. Arch Gen Psychiatry 65: 551–562

Poyurovsky M, Weizman R, Weizman A, Koran L (2005) Memantine for treatment-resistant OCD [letter]. Am J Psychiatry 162: 2191–2192

Presecki P, Mihanović M, Silić A, Vuina AL, Caratan S (2010) Venlafaxine-quetiapine combination in the treatment of complicated clinical picture of enduring personality changes following PTSD in comorbidity with psychotic depression. Psychiatr Danub 22: 360–362

Rapaport MH, Skarky SB, Katzelnick DJ, DeWester JN, Harper JM, McCrary KE (2006) Time to response in generalized anxiety disorder in a naturalistic setting: Combination therapy with alprazolam orally disintegrating tablets and serotonin reuptake inhibitors compared to serotonin reuptake inhibitors alone. Psychiatry 3: 50–59

Rasmussen S (1984) Lithium and tryptophan augmentation in clomipramine-resistant OCD. Am J Psychiatry 141: 1283–1285

Ravizza L, Barzega G, Bellino S, Bogetto F, Maina G (1996) Therapeutic effect and safety of adjunctive risperidone in refractory obsessive-compulsive disorder (OCD). Psychopharmacol Bull 32: 677–682

Richardson JD, Fikretoglu D, Liu A, McIntosh D (2011) Aripiprazole augmentation in the treatment of military-related PTSD with major depression: a retrospective chart review. BMC Psychiatry 11: 86

Rickels K, Shiovitz TM, Ramey TS, Weaver JJ, Knapp LE, Miceli JJ (2012) Adjunctive therapy with pregabalin in generalized anxiety disorder patients with partial response to SSRI or SNRI therapy. Int Clin Psychopharmacol 27: 142–150

Riddle MA, Leckman JF, Hardin MT, Anderson GM, Cohen DJ (1988) Fluoxetine treatment of obsessions and compulsions in patients with Tourette`s syndrome [letter]. Am J Psychiatry 145: 1173–1174

Rodriguez CI, Bender J Jr, Marcus SM, Snape M, Rynn M, Simpson HB (2010) Monocycline augmentation of pharmacotherapy in obsessive-compulsive disorder: an open-label trial. J Clin Psychiatry 71: 1247–1249

Rubio G, Jiménez-Arriero MA, Martínez-Gras I, Manzanares J, Palomo T (2006) The effects of topiramate adjunctive treatment added to antidepressants in patients with resistant obsessive-compulsive disorder. J Ciin Psychopharmacol 26: 341–334

Saito M, Miyaoka H (2007) Augmentation of paroxetine with clocapramine in panic disorder [letter]. Psychiatry Clin Neurosci 61: 449

Sareen J, Kirshner A, Lander M, Kjernisted KD, Eleff MK, Reiss JP (2004) Do antipsychotics ameliorate or exacerbate Obsessive-Compulsive Disorder symptoms? A systematic review. J Affect Disord 82: 167–174

Sarkar R, Klein J, Krüger S (2008) Aripiprazole augmentation in treatment-refractory obsessive-compulsive disorder. Psychopharmacology 197: 687–688

Sattar SP, Ucci B, Grant K, Bhatia SC, Petty F (2002) Quetiapine therapy for posttraumatic stress disorder. Ann Pharmacother 36: 1875–1878

Saxena S, Wang D, Bystritsky A, Baxter LR (1996) Risperidone augmentation of SRI treatment for refractory obsessive-compulsive disorder. J Clin Psychiatry 57: 303–306

Sayyah M, Boostani H, Pakseresht S, Malayeri A (2011) A preliminary randomized double-blind clinical trial on the efficacy of celecoxib as an adjunct in the treatment of obsessive-compulsive disorder. Psychiatry Res 189: 403–406

Sayyah M, Olapour A, Saeedabad Ys, Yazdan Parast R, Malayeri A (2012a) Evaluation of oral zinc sulfate on obsessive-compulsive disorder: a randomized placebo-controlled trial. Nutrition 28: 892–895

Sayyah M, Saayah M, Boostani HI, Ghaffari SM, Hoseini A (2012b) Effects of aripiprazole augmentation in treatment-resistant obsessive-compulsive disorder (a double blind clinical trial). Depress Anxiety 29: 850–854

Schutters SI, van Megen HJ, Van Veen JF, Schruers KR, Westenberg HG (2011) Paroxetine augmentation in patients with generalized social anxiety disorder, non-responsive to mirtazapine or placebo. Hum Psychopharmacol 26: 72–76

Seedat S, Stein MB (2004) Double-blind, placebo-controlled assessment of combined clonazepam with paroxetine compared with paroxetine monotherapy for generalized social anxiety disorder. J Clin Psychiatry 65: 244–248

Selvi Y, Atli A, Aydin A, Besiroglu L, Ozdemir P, Ozdemir O (2011) The comparison of aripiprazole and risperidone augmentation in selective serotonin reuptake inhibitor-refractory obsessive-compulsive disorder: a single-blind, randomised study. Hum Psychopharmacol 26: 51–57

Sepede G, De Beradis D, Gambi F, Campanella D, La Rovere R, D`Amico M, Cicconetti A, Penna L, Peca S, Carano A, Mancini E, Salerno RM, Ferro FM (2006) Olanzapine augmentation in treatment-resistant panic disorder: a 12-week, fixed-dose, open-label trial. J Clin Psychopharmacol 26: 45–49

Shad MU, Suris AM, North CS (2011) Novel combination strategy to optimize treatment for PTSD. Hum Psychopharmacol 26: 4–11

Shapira NA, Ward HE, Mandoki M, Murphy TK, Yang MCK, Blier P, Goodman WK (2004) A double-blind, placebo-controlled trial of olanzapine addition to fluoxetine-refractory obsessive-compulsive disorder. Biol Psychiatry 55: 553–555

Simon NM, Safren SA, Otto MW, Sharma SG, Lanka GD, Pollack MH (2002) Longitudinal outcome with pharmacotherapy in a naturalistic study of panic disorders. J Affect Dis 69: 33–34

Simon NM, Connor KM, LeBeau RT, Hoge EA, Worthington JJ 3rd, Zhang W, Davidson JR, Pollack MH (2008) Quetiapine augmentation of paroxetine CR for the treatment of refractory generalized anxiety disorder: preliminary findings. Psychopharmacology (Berl) 197: 675–681

Soltani F, Sayyah M, Feizy F, Malayeri A, Siahpoosh A, Motlagh I (2010) A double-blind, placebo-controlled pilot study of ondansetron for patients with obsessive-compulsive disorder. Hum Psychopharmacol 25: 509–513

States JH, St. Dennis CK (2003) Chronic sleep disruption and the reexperiencing cluster of posttraumatic stress disorder symptoms are improved by olanzapine: Brief review of the literature and a case-based series. J Clin Psychiatry 5: 74–79

Stein MB, Sareen J, Hami S, Chao J (2001) Pindolol potentiation of paroxetine for generalized social phobia: a double-blind, placebo-controlled, cross-over study. Am J Psychiatry 158; 1725–1727

Stein MB, Kline NA, Matloff JL (2002) Adjunctive olanzapine for SSRI-resistant combat-related PTSD: A double-blind, placebo-controlled study. Am J Psychiatry 159: 1777–1779

Storch EA, Lehmkuhl H, Geffken GR, Touchton A, Murphy TK (2008) Aripiprazole augmentation of incomplete treatment response in an adolescent male with obsessive-compulsive disorder. Depress Anx 25: 172–174

Tiffon L, Coplan JJD, Papp LA, Gorman JM (1994) Augmentation strategies with tricyclic or fluoxetine treatment in seven partially responsive panic disorder patients. J Clin Psychiatry 55: 66–69

Uhlenhuth EH, Balter MB, Ban TA, Yang K (1998) International study of expert judgement on therapeutic use of benzodiazepines and other psychotherapeutic medications: V. Treatment strategies in panic disorder, 1992–1997. J Clin Psychopharmacol 18 (Suppl 2): 27S–31S

Uzun O (2010) Lamotrigin as an augmentation agent in treatment-resistant obsessive-compulsive disorder: a case-report. J Psychopharmacol 24: 425–427

Van Ameringen M, Mancini C, Wilson C (1996) Buspirone augmentation of selective serotonin reuptake inhibitors (SSRIs) in social phobia. J Affect Disord 39: 115–121

Van Ameringen M, Mancini C, Patterson B, Bennett M (2006) Topiramate augmentation in treatment-resistant obsessive-compulsive disorder: a retrospective, open-label case series. Depress Anxiety 23: 1–5

Weiss EL, Potenza MN, McDougle CJ, Epperson CN (1999) Olanzapine addition in obsessive-compulsive disorder refractory to selective serotonin reuptake inhibitors: an open-label case series. J Clin Psychiatry 60: 524–527

Woods SW, Nagy LM, Koleszar AS, Krystal JH, Heninger GR, Charney DS (1992) Controlled trial of alprazolam supplementation during imipramine treatment of panic disorder. J Clin Psychopharmacol 12: 32–38

Yoshimura R, Kaneko S, Shinkai K, Nakamura J (2006) Successful treatment for obsessive-compulsive disorder with addition of low-dose risperidone to fluvoxamine: implications for plasma levels of catecholamine metabolites and serum brain-derived neurotrophic factor levels. Psychiatry Clin Neurosci 60: 389–393

Kombinationen in der Behandlung forensischer Patienten

Joachim G. Witzel

T. Messer, M. Schmauß (Hrsg.), *Polypharmazie in der Behandlung psychischer Erkrankungen*,
DOI 10.1007/978-3-7091-1849-8_9, © Springer-Verlag Wien 2016

9.1   Einleitung

Der Maßregelvollzug in Deutschland ist gerade in den vergangenen Jahren geprägt von einer deutlichen Zunahme der Patientenzahlen. Eine noch stärkere Zunahme zeigte sich in den neuen Bundesländern, die nach der Wende Kliniken für den Maßregelvollzug völlig neu einrichten mussten (◘ Abb. 9.1). Angesichts des schon seit einigen Jahrzehnten anhaltenden stetigen Bettenabbaus in allgemeinpsychiatrischen Kliniken steigt somit der relative Anteil der bundesweit im Maßregelvollzug vorgehaltenen Bettenkapazität beständig an. Analog hierzu erreichte die durchschnittliche Behandlungsdauer im Maßregelvollzug bei gemäß § 63 Strafgesetzbuch (StGB) Untergebrachten sechs Jahre (Seifert u. Möller-Mussavi 2005, Witzel et al.2005) (◘ Abb. 9.2). Dabei ist zu verzeichnen, dass der Anteil längerfristig Untergebrachter offenbar steigt und somit eine weitere Zunahme der Behandlungszeiten durchaus möglich erscheint, falls nicht durch geeignete Maßnahmen wie Verkürzung der Behandlungsdauer durch die Einführung moderner Therapie- und Diagnostikverfahren (Witzel et al. 2008a) und durch die Etablierung und Verstärkung ambulanter Nachsorgeeinrichtungen (Freese 2003) diesem Prozess entgegengewirkt wird. Hierbei wird deutlich, dass die anzutreffenden unterschiedlichen Krankheitsbilder durchaus mit Hilfe einer sehr differenzierten Diagnostik (Schiltz et al. 2007a, Walter et al. 2007) und speziellen Behandlungsangeboten (Witzel u. Huppertz 2007, Witzel 2008b) einer beschleunigten Therapie zugeführt werden könnten. Die Grundlage hierzu wurde gerade in den vergangenen Jahren verstärkt im Bereich neurobiologischer Forschung gelegt (Walter et al. 2010, Schiltz et al. 2011 und 2013, Frommberger et al. 2012) und legt nahe, diese Erkenntnisse auch bei der Verordnung psychopharmakologischer Therapie zu berücksichtigen.

Hierbei gilt es, gerade unter den Bedingungen der forensischen Psychiatrie, auf die rechtlichen wie auch die ethischen Rahmenbedingungen einzugehen und z. B. den sog. »informed consent«, also eine rechtlich wirksame Einwilligung nach erfolgter Aufklärung einerseits und die Voraussetzungen der Patienten, etwa hinsichtlich Emotionen sowie Empathie, andererseits, einzubeziehen (Supady et al. 2011). Insbesondere sind aber auch die engen rechtlichen Rahmenbedingungen zu beachten, falls eine Medikation ohne die verwertbare Zustimmung des Patienten verabreicht werden soll (Birnbacher et al. 2013).

> **Die Umsetzung des Therapieangebotes, insbesondere auch die Verabreichung von psychopharmakologisch wirksamen Substanzen, darf nur im Einverständnis mit dem zur Abgabe einer Einwilligungserklärung fähigen Patienten erfolgen. Ausnahmen hiervon sind nur möglich zur Abwendung von Lebensgefahr oder bleibenden schweren körperlichen Schäden bei Patienten, die auf Grund einer psychischen Krankheit oder einer geistigen oder seelischen Behinderung die Notwendigkeit der ärztlichen Maßnahme nicht erkennen oder nicht nach dieser Einsicht handeln können.**

In der Konsequenz wird eine moderne Therapie gerade in der forensischen Psychiatrie in vielen Fällen nicht auf den Einsatz einer medikamentösen Therapie verzichten können, um das Behandlungsergebnis möglichst rasch zu erreichen und insbesondere es nach der erfolgten Entlassung auch stabilisieren zu können. Bedauerlicherweise werden in der forensischen Psychiatrie oft noch moderne medikamentöse Therapieansätze, die sich in der Allgemeinpsychiatrie längst bewährt haben, nicht in dem Maße verwendet, wie es aus unserer Sicht sinnvoll erschiene. Ferner ist der Allgemeinheit gerade dann eine Bedrohung durch Rückfälle von forensisch-psychiatrischen Patienten zu ersparen, wenn sie langfristig einer effizienten Behandlung zugeführt werden können. Allerdings gibt es auch neben der medikamentösen

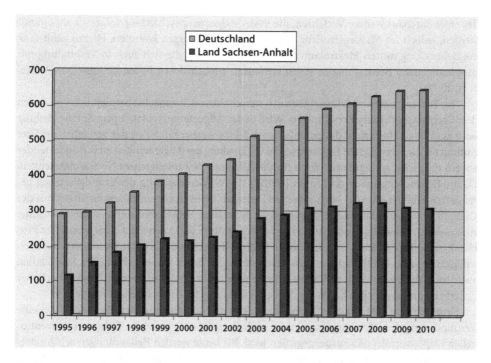

Abb. 9.1 Entwicklung der Patientenzahlen im Maßregelvollzug in Deutschland (×10) von 1995 bis 2010 (Statistisches Bundesamt) sowie in Sachsen-Anhalt (§ 63 StGB) im Zeitraum 1995 bis 2010

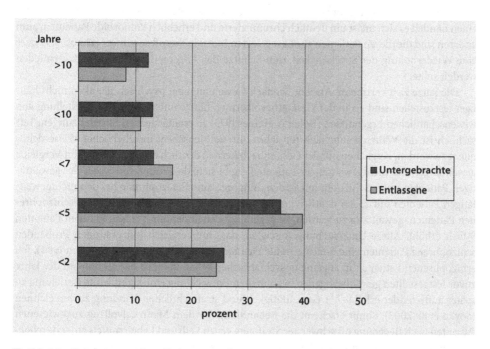

Abb. 9.2 Unterbringungsdauer Entlassener und Untergebrachter im deutschen Maßregelvollzug (aus: Arbeitsgruppe Psychiatrie der Obersten Landesgesundheitsbehörden im Auftrag der Gesundheitsministerkonferenz der Länder 2007)

Therapie durchaus weitere Verfahren, die in der Allgemeinpsychiatrie erfolgreich angewandt werden, jedoch im Maßregelvollzug nur vereinzelt zum Tragen kommen. Hierzu zählt z. B. die Behandlung mittels Elektrokonvulsionstherapie (EKT), die sich auch in Verbindung mit medikamentöser Behandlung in vielen ansonsten aussichtslosen Fällen bewährt hat (Witzel et al. 2009a).

Die Therapieziele im Maßregelvollzug unterscheiden sich zunächst beträchtlich von denen der allgemeinpsychiatrischen Kliniken: Wird in der Allgemeinpsychiatrie primär eine Heilung oder zumindest Besserung des psychischen Leidens angestrebt, so ist der gesetzlich erklärte Auftrag für die forensische Psychiatrie, die Gefährdung der Allgemeinheit zu verhindern oder auf ein möglichst geringes und damit für die Allgemeinheit tolerierbares Niveau abzusenken. Da die Behandlungsdauer und somit letztlich die Wiedererlangung der grundgesetzlich garantierten Freiheit etwa bei schizophrenen Patienten meist in engem Zusammenhang mit der Compliance bei der Einnahme neuroleptisch wirksamer Substanzen steht, ist die Vornahme einer solchen Behandlung an mitunter nicht kooperativen Patienten nicht ohne besondere Probleme bezüglich ethischer Fragestellungen (Northoff et al. 2006). Es gilt insbesondere, das Freiwilligkeitsprinzip bei therapeutischen Maßnahmen, z. B. bei Verabreichung der Medikation, auch im Rahmen einer Behandlung beizubehalten, die im Falle forensisch-psychiatrischer Unterbringung gerichtlich gegen den Willen des Untergebrachten auferlegt wurde.

Grundsätzlich geht mit einer Verbesserung des psychopathologischen Zustandsbildes eine Verminderung des Rückfallrisikos einher, weshalb meist obligat auf die Gabe von konventionellen Depotneuroleptika zurückgegriffen wird. Bis heute werden Behandlungen schizophrener Patienten im Maßregelvollzug im Hinblick auf eine anstehende Entlassung meist nur im Zusammenhang mit der Verabreichung einer depotneuroleptischen Substanz als erfolgreich angesehen, insbesondere im Hinblick auf die Langzeitprognose (Nedopil 2000). Die Behandlung von schizophrenen Straftätern stellt hierbei eine besondere Herausforderung dar; zum einen handelt es sich meist um deutlich chronifizierte und erheblich komorbide Patienten, zum anderen sind die diesen Patienten zur Last gelegten Indexdelikte oft so schwer (◘ Abb. 9.3), dass eine Wiederholung der Straffälligkeit zum Schutze der Allgemeinheit unbedingt vermieden werden sollte.

Die lange Zeit vertretene Ansicht, wonach Gewalttaten bei psychisch Kranken nicht häufiger festzustellen sind als in der Gesamtbevölkerung, führte unter verzerrter Darstellung von wissenschaftlichen Ergebnissen (Böker u. Häfner 1973) zu realitätsfernen Einschätzungen. Tatsächlich ist die Wahrscheinlichkeit für schizophrene Menschen, in erheblicher Weise delinquent zu werden, verglichen mit der Gesamtbevölkerung deutlich erhöht. Selbst beim Vergleich gewalttätiger und nichtgewalttätiger Patienten ergibt sich, dass immerhin 53,4% der gewalttätigen Patienten unter Schizophrenie leiden, hingegen sind Schizophrene bei den nichtgewalttätigen Patienten mit 23,8% deutlich geringer repräsentiert. Das Risiko für einen schizophrenen Patienten, gewalttätig zu werden, ist gegenüber den anderen psychisch kranken Patienten 9-fach erhöht. Ältere Untersuchungen zeigten, dass im Vergleich mit gesunden Probanden schizophrene Patienten eine 6-fach erhöhte Delinquenzrate zeigten (Taylor u. Gunn 1984). Bei schizophrenen Patienten in allgemeinpsychiatrischer Behandlung ist bereits anhand der Jahre zuvor festgestellten gewaltbezogenen, wahnhaften Entwicklung eine signifikante Beziehung zu später auftretender erheblicher Gewalttätigkeit und strafrechtlicher Ahndung zu verzeichnen (Soyka et al. 2007). Somit erscheint die Behandlung der dem Maßregelvollzug zugewiesenen Patienten nach Begehung oft schwerster Straftaten gegen Leib und Leben mittels einer durchgehenden medikamentösen Behandlung besonders erstrebenswert. Während sich ein fehlender Behandlungserfolg in der Allgemeinpsychiatrie in Rehospitalisierungsraten ausdrücken kann, kommt es hierdurch bei Patienten des Maßregelvollzuges gehäuft zu erneuten Straftaten.

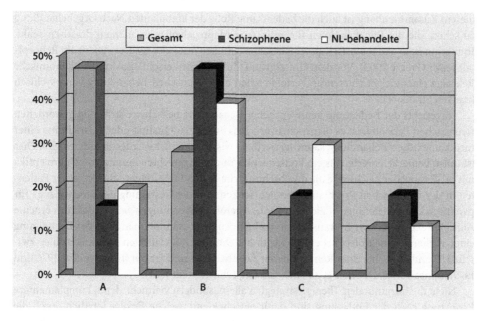

◨ Abb. 9.3 Zuordnung der Straftaten aller Maßregelvollzugspatienten (n = 251), schizophrener Patienten (n = 76) und neuroleptikabehandelter Patienten (n = 107) zu Deliktgruppen (A = Sexualstraftaten; B = Schwerste Straftaten gegen Leib und Leben; C = Minderschwere Straftaten; D = Brandstiftung) im Maßregelvollzug des Landes Sachsen-Anhalt

Der bundesweite Anteil schizophrener Patienten am Krankengut der Maßregelvollzugskliniken blieb in den vergangenen Jahren mit 35–40% beträchtlich hoch und zeigt angesichts einer geänderten Zuweisungspraxis zugunsten von schizophrenen Patienten sogar einen weiteren Anstieg (Witzel et al. 2008f), trotz bedeutender Fortschritte auf dem Gebiet der psychopharmakologischen Therapie. Zieht man in Betracht, dass die Zahl der Maßregelvollzugspatienten in Deutschland, insbesondere aber auch in den neuen Bundesländern (◨ Abb. 9.1), in den vergangenen Jahren einen beträchtlichen Zuwachs erfuhr, so wird die Relevanz einer sachgerechten und wissenschaftlich fundierten medikamentösen Therapie dieser Patienten besonders deutlich. Angesichts einer erheblich höheren Behandlungsdauer dieser schizophrenen Patienten im Vergleich zu jenen nicht straffällig gewordenen, die in allgemeinpsychiatrischen Häusern versorgt werden können, ist auch die ökonomische Fragestellung nicht außer Acht zu lassen. Zum einen bezieht sich der wirtschaftliche Aspekt in bereits vorliegenden Arbeiten fast ausschließlich auf die Kosten, die die Einrichtung zusätzlicher Behandlungsplätze in der forensischen Psychiatrie nach sich zieht. Vernachlässigt wird jedoch meist der Kostenanteil, der durch die (oft langjährige) Rehospitalisierung von forensisch-psychiatrischen Patienten entsteht (Witzel et al. 2008g). Hier scheinen atypische Neuroleptika trotz des höheren Preises in der Gesamtabrechnung infolge verkürzter, nebenwirkungsärmerer und effektiverer Behandlung Vorteile zu bieten.

Tatsächlich stützen neuere Untersuchungen die These, dass nicht allein die Präparatewahl, sondern vielmehr das gesamte Behandlungsumfeld bei der zügigen und erfolgreichen Behandlung von Maßregelvollzugspatienten entscheidend ist. So ist gerade auch im Maßregelvollzug die Therapiemotivation sowie Psychoedukation entscheidende Grundlage für eine zügige und effiziente Behandlung wie auch für eine optimierte Rückfallvermeidung. In diesem Zusammenhang ist auch die bedeutsame Rolle der ambulanten Nachsorgebehandlung zu sehen, die die Rückfallquoten für entlassene Maßregelvollzugspatienten drastisch senkt. Immerhin ist in den forensisch-psychiatrischen Kliniken fast jeder sechste Patient ein Rehospitalisierter (Freese 2003). Vor dem Hintergrund dieser Zahlen erschließt sich die ökonomische Relevanz einer zielgerichteten und erfolgreichen neuroleptischen Behandlung von psychisch kranken Straftätern.

Angesichts der Bedeutung neuroleptischer Behandlung bei schwer straffällig gewordenen forensischen Patienten ist es bemerkenswert, dass es z. B. zu Qualität oder Ausrichtung einer medikamentösen Behandlung kaum verwertbare wissenschaftliche Untersuchungen gibt. Dies ist umso bemerkenswerter, als ein konsequenter und sachgerechter Einsatz von Neuroleptika mit professioneller Nachsorge die durchschnittliche Behandlungsdauer schizophrener Patienten in der forensischen Psychiatrie deutlich senken und die Gestaltung des Strafvollzugs für psychisch kranke Häftlinge erleichtern kann. Ältere Untersuchungen zeigen, dass das erneute Auftreten schizophrener Erkrankungen in einem engen Zusammenhang mit der Beendigung einer vorherigen neuroleptischen Medikation steht. Die Rückfallraten schwanken hier zwischen 53 und 100%, bei einer Remissionszeit zwischen 0,5 und 5 Jahren (Hogarty et al. 1976 und 1979, Johnson 1976, Dencker et al. 1980, Cheung 1981, Wistedt 1981).

Nicht die intramuralen Therapiestrategien allein, sondern vielmehr deren komplementäre Ergänzung nach der Entlassung sind dafür entscheidend, welche Erfolge letztlich durch die neuroleptische Behandlung von Maßregelvollzugspatienten erreichbar sind. Das zur Verfügung stehende medikamentöse Therapieangebot hat die Compliance verbessert, auch wenn die Errichtung der Nachsorge bislang noch nicht flächendeckend in erforderlichem Maße erfolgte. Die prognostischen Erwägungen bezüglich Rückfälligkeit werden sich vor diesem Hintergrund neu darstellen (Hanson 2001, Freese 2003, Seifert u. Möller-Mussavi 2005), sowohl in der ambulanten Versorgung als auch in der Nachbetreuung von psychisch erkrankten Häftlingen (Witzel u. Gubka 2003, Witzel et al. 2004). Erst mittels einer sorgfältigen Planung und Durchführung einer modernen medikamentösen Therapie sind hier bessere Ergebnisse hinsichtlich Behandlungsverlauf und auch Rückfallprognose zu erwarten (Witzel 2008c).

Eine funktionierende forensisch-psychiatrische Nachsorge, welche Maßregelvollzugspatienten etwa für die Dauer von fünf Jahren nach deren Entlassung extramural weiter betreut, eröffnet gerade auch im Hinblick auf die psychopharmakologische Behandlung schizophrener Patienten eine neue Vorgehensweise. War in der Vergangenheit vor Gründung spezifischer Ambulanzen in der forensischen Psychiatrie nach der Entlassung eine weitergehende Mitbetreuung des ehemaligen Patienten gar nicht möglich und der Misserfolg der Therapie erst in Form eines oft schweren Rückfalldelikts mit nachfolgender Rehospitalisierung zu erkennen, so ist unter einer funktionierenden, professionell betriebenen forensisch-psychiatrischen Ambulanz eine frühzeitige Reaktion etwa auf mangelnde medikamentöse Compliance, wie sie auch in der Allgemeinpsychiatrie in hohem Maße auftritt, vorgegeben. Dies jedoch bedingt auch eine wesentlich größere Variabilität in Bezug auf Verordnungen von Neuroleptika, um die wachsenden Möglichkeiten einer Ambulanz ausschöpfen zu können.

Die immer wieder vorgetragene Überzeugung, dass nämlich durch die Anwendung depotneuroleptischer Präparate nach der Entlassung schizophrener Patienten aus dem Maßregelvollzug aus prognostischer Sicht stets bessere Ergebnisse erzielt werden könnten, ist im Lichte neuer Erkenntnisse kritisch zu hinterfragen. Viel schwerer wiegt jedoch der Umstand, dass die Grundlage dieser Art der Medikation sich auf die u. E. irrige Annahme bezieht, dass nämlich eine depotneuroleptische Behandlung entlassener Maßregelvollzugspatienten mit der Darstellung größtmöglicher Sicherheit für die Allgemeinheit verbunden sei. Hierbei ist zu beachten, dass eine solche Medikation trotz einiger Vorteile, wie erleichterte Überprüfbarkeit der Compliance (die sicher das Hauptargument in der forensischen Psychiatrie für eine depotneuroleptische Monotherapie darstellt), stabilere Plasmaspiegel und infolge eines ausbleibenden First-pass-Effektes niedrigere benötigte absolute Dosen, nur mit Vorbehalt uneingeschränkt empfohlen werden kann. Kontrollierte Studien konnten nicht konsistent die Überlegenheit dieser Depotdarreichungsform in der Nachsorge von Patienten belegen (Rifkin et al. 1977, Hogarty et al. 1979, Schooler et al. 1980). Auch unter einer kontinuierlichen Depotneuroleptikabehandlung muss bereits während des ersten Behandlungsjahres mit einem psychotischen Rückfall in 20% der behandelten Patienten gerechnet werden (Kane 1996).

Angesichts der Schwere der erneuten Delinquenz, die sich aus einem Behandlungsversagen bei entlassenen Maßregelvollzugspatienten ergeben kann, ist dies eindeutig zu viel. Daher sind neben der Präparatewahl die Gestaltung des sozialen Empfangsraums und die Nachsorge besonders wichtig. Erst bei Betrachtung aller Aspekte, insbesondere auch der individuellen Voraussetzungen, lässt sich eine fundierte Entscheidung für oder gegen eine depotneuroleptische Behandlung treffen. Im Falle der Notwendigkeit einer Polypharmazie etwa ist eine Entscheidung zugunsten depotneuroleptischer Behandlung sicher kritischer zu sehen als im Falle einer Monotherapie.

Inzwischen stehen neben Risperidon (Messer et al. 2002, Marinis et al. 2007) mit Paliperidonpalmitat (Nussbaum 2012) und Olanzapinpamoat (Novakovic et al. 2013) verschiedene Depotdarreichungsformen von SGAs zur Verfügung (Park et al. 2013). Leider ist die Anwendung hinsichtlich Praktikabilität insbesondere in der ambulanten Betreuung von forensisch-psychiatrischen Patienten begrenzt, da hier häufig die Notwendigkeit einer raschen Dosisanpassung bei notwendiger Krisenintervention zur Vermeidung eines erhöhten Rückfallrisikos besteht. Diese kann aufgrund der Trägheit der applizierten Depotpräparate in der Regel nur mit Hilfe von zusätzlich oral verabreichten Präparaten erfolgen. Das wiederholt beobachtete Postinjektionssyndrom in der Behandlung mit Olanzapinpamoat (Novakovic et al. 2013) bedingt, dass trotz des schnellen Anflutens der Substanz unter den besonderen Bedingungen der forensisch-psychiatrischen Nachsorge die Einsatzbreite in Frage gestellt ist. Daneben sind jüngst beschriebene Auffälligkeiten nicht in besonderem Maße geeignet, zum jetzigen Zeitpunkt im Wesentlichen auf diese Therapieform mit Depotpräparaten der SGAs zu setzen (Ustohal et al. 2013, Hsu et al. 2013), da die bisher belegten Erfahrungen für den äußerst sensiblen Bereich der forensischen Psychiatrie noch nicht ausreichend erscheinen.

Hierin mag begründet sein, dass auch heute noch bei der Behandlung von forensisch-psychiatrischen Patienten gerne und im höheren Maße, als dies im allgemeinpsychiatrischen Bereich der Fall ist, konventionelle Neuroleptika zu einer Depotbehandlung herangezogen werden. Im Rahmen der frontalen »Herunterregulation« des dopaminergen Systems kommt es unter Anwendung solcher Substanzen jedoch fast regelhaft zu einer negativen Beeinflussung kognitiver Funktionen, zusammen mit dysphorischer oder auch depressiogener Wirkung. Hierunter findet sich eine mangelnde Motivation des Patienten, sich geänderten Situationen zu stellen; Lernprozesse werden behindert. Gerade die Therapiemotivation des Maßregelvollzugspatienten ist sehr wichtig, wenn man sich der Komplexität der Wiedereingliederung dieser Menschen in die Gesellschaft bewusst ist. Negativsymptome und insbesondere kognitive Defizite, die sich oftmals unter konventionellen Neuroleptika einstellen, beeinflussen den Behandlungserfolg nachhaltig (Dickerson et al. 1999). Somit ist die neuroleptische Depotmedikation von Maßregelvollzugspatienten eher kontraproduktiv, da sie lediglich auf größtmögliche Sicherheit abzielt, jedoch am eigentlichen Ziel, einer langfristigen medikamentösen Compliance infolge Krankheitseinsicht mit guter Verträglichkeit, vorbeigeht. Hierdurch erst aber ließen sich beständige und gute Behandlungsverläufe erzielen, die sich mit denen in der Allgemeinpsychiatrie messen können. Voraussetzung ist allerdings eine professionelle forensisch-psychiatrische

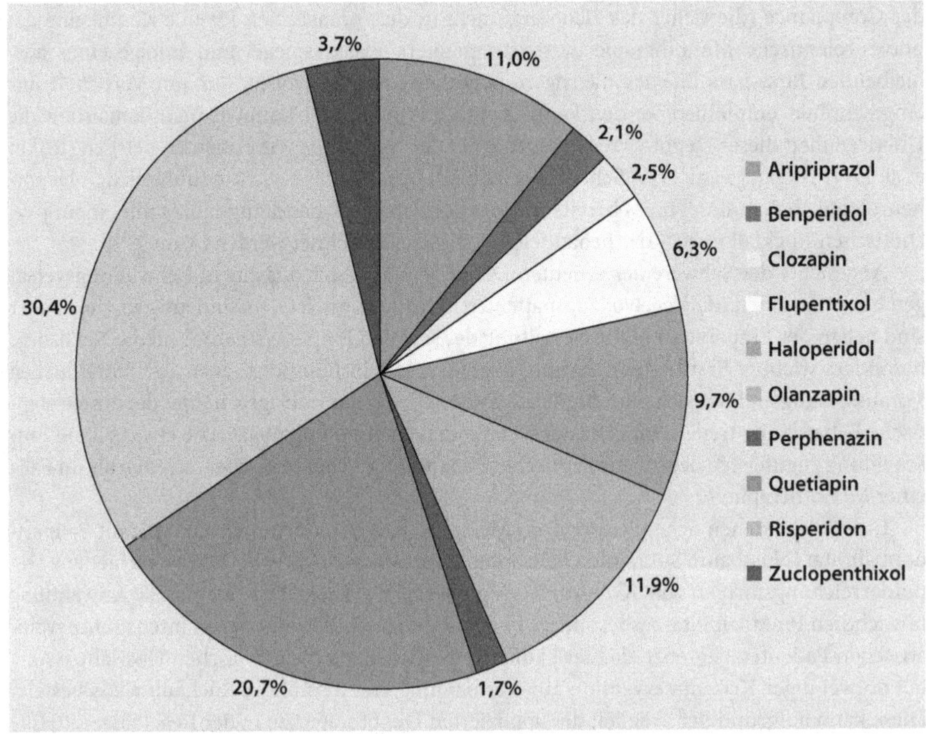

9

◘ Abb. 9.4   Polypharmazeutische Verordnungen (n = 599) neuroleptischer Substanzen in den Jahren 2005 bis 2007 in der forensischen Psychiatrie Sachsen-Anhalts anhand der zehn am häufigsten verordneten Substanzen

Ambulanz und die Integration der entlassenen Patienten in eine engmaschig strukturierte Nachsorge.

Eigene Erfahrungen in der Behandlung von Maßregelvollzugspatienten zeigen, dass auch mit oraler Medikation eine zuverlässige Rückfallprophylaxe erreicht werden kann. Mit intensiver Psychoedukation ist es möglich, auch forensischen Patienten den Nutzen einer konsequenten neuroleptischen Therapie näher zu bringen und sie somit in ambulanter Betreuung führen zu können. Hierbei unterscheiden sie sich kaum von den Patienten aus der Allgemeinpsychiatrie (Witzel 2006).

Im eigenen stationär wie ambulant betreuten Patientengut sind depotneuroleptische und orale Medikation gleich häufig vertreten, ohne dass es insbesondere bei den Patienten der letzteren Gruppe bisher zu verstärkter Redelinquenz gekommen wäre (Witzel et al. 2005). Der Anteil oraler wie auch atypischer neuroleptischer Medikation bei intramuralen Patienten ist sogar deutlich höher, was sich auch bei der spezifischen dort anzutreffenden Polypharmazie eindrucksvoll widerspiegelt (◘ Abb. 9.4).

Vor dem Hintergrund der Polypharmazie sollte eine orale Medikation favorisiert werden, da diese eine schnellere Reaktion auf unerwünschte Wirkungen erlaubt (Tranulis et al. 2008, Corell et al. 2009).

Die wissenschaftliche Datenlage ist bislang in Bezug auf die pharmakologische Behandlung von forensischen Patienten dürftig und kann somit als Vergleich verschiedener Ansätze der Behandlung kaum genutzt werden. Um dennoch eine praxisnahe Einschätzung geben zu können, werden die Daten aus den Jahren 2005–2007 einer der größten Maßregelvollzugskliniken in Deutschland in Sachsen-Anhalt herangezogen. Sie sind nur als ein Ausschnitt der bundesweit angewandten Behandlung in der forensischen Psychiatrie anzusehen und erheben somit auch keinen Anspruch auf Allgemeingültigkeit.

Neben dem Maßregelvollzug sind die forensisch-psychiatrischen Aufgaben bei der Behandlung von psychisch kranken Häftlingen gemäß § 65 Abs. 1 und 2 zu erwähnen, da vielerorts eine zumindest stationäre Behandlung solcher Häftlinge von Maßregelvollzugskliniken zusätzlich übernommen wird (Konrad 2005, Witzel 2008e). Die hier anzutreffende Situation ist bezüglich der psychiatrischen Versorgung noch nicht überall in ausreichendem Maße gesichert (Witzel u. Gubka 2003, Witzel et al. 2004, Konrad 2007). Gleichwohl lassen sich die hier für den Maßregelvollzug dargestellten Ergebnisse zumindest bedingt auch auf die Situation in Haft übertragen. Die Erfahrung lehrt jedoch, dass der gewissenhafte und engagierte Umgang mit den zur Verfügung stehenden Ressourcen im oben genannten Sinne ebenfalls eine Verbesserung der Situation und damit der Behandlungsprognose der neuroleptisch zu behandelnden Häftlinge erbringen kann (Witzel et al. 2008c und 2013).

> **Die langfristigen Ergebnisse psychopharmakologischer Behandlung in der forensischen Psychiatrie werden im Wesentlichen bestimmt durch die Qualität der Nachsorge analog zu den Behandlungsstandards der Allgemeinpsychiatrie.**

9.2 Epidemiologische Aspekte

Im Patientengut von Maßregelvollzugskliniken findet sich ein hoher Prozentsatz schizophrener Patienten. Der Anteil am gesamten Patientengut beträgt in Sachsen-Anhalt mehr als 30%. Bemerkenswert ist in diesem Zusammenhang, dass die im Maßregelvollzug mit Neuroleptika behandelten schizophrenen Patienten zu einem erheblichen Anteil wegen der Begehung schwerster Delikte untergebracht werden mussten (◘ Abb. 9.3).

Der Anteil von Patienten mit Multimorbidität ist hoch: Immerhin 70% der Maßregelvollzugspatienten weisen zumindest eine weitere Diagnose auf. Der Krankheitsverlauf wie auch die Möglichkeiten psychopharmakologischer Behandlung werden durch bereits bei Aufnahme vorbestehende stoffgebundene Abhängigkeitserkrankungen verkompliziert. Im eigenen Patientengut fanden wir bei 30,3% der Patienten eine manifeste Alkoholabhängigkeit (Witzel et al. 2005).

Die Aufnahme mit Neuroleptika zu behandelnder Patienten erfolgt im Maßregelvollzug Sachsen-Anhalts im Durchschnitt mit annähernd 32 Jahren. Die Behandlungsdauer liegt mit im Mittel 3,7 Jahren deutlich unter dem aktuellen Behandlungsschnitt der gesamten Maßregelvollzugspatienten von zurzeit sechs Jahren in Sachsen-Anhalt wie bundesweit (Seifert u. Möller-Mussavi 2005, Witzel et al. 2005).

Wie in ◘ Abb. 9.3 dargestellt, ist der Anteil der mit Neuroleptika behandelten Patienten an der Deliktgruppe B (39,3%) deutlich höher als der der Gesamtklientel (28,3%). Das heißt, dass Patienten, die mit neuroleptisch wirksamen Substanzen behandelt werden müssen, in hohem Maße Delikte gegen Leib und Leben begingen. Anders ausgedrückt: Diese Patienten haben bzgl. der bei Aufnahme zugrunde liegenden Delinquenz erhebliche Fremdaggression gezeigt. Hieraus wird deutlich, dass sich die Bemühungen um Resozialisierung neuroleptisch behandlungsbedürftiger Patienten vordringlich um eine verlässliche Reduzierung fremdaggressiver sowie impulsiv vorgetragener Handlungsweisen – gleich welcher Genese – bemühen muss (Soyka et al. 2007).

◨ **Tab. 9.1** Absolute und prozentuale Verteilung der mit Neuroleptika behandelten Patienten (NL) im Landeskrankenhaus für forensische Psychiatrie Uchtspringe, welche mittels Monotherapie oder Polypharmazie (n = 107) zum Stichtag 31.07.2004 behandelt wurden.

Zahl der NL	NL-Patienten	(%)
1	82	76,7
2	22	20,6
3	2	1,8
4	1	0,9
Gesamt	107	100

9.3 Kombinationen

In einer eigenen Untersuchung von Patienten im Maßregelvollzug des Landes Sachsen-Anhalt fanden wir bei mehr als drei Viertel der neuroleptisch behandelten Patienten (n = 107) eine Monotherapie (76,7%). Lediglich bei 23,3% wurde eine neuroleptische Substanz durch zumindest eine weitere ergänzt (◨ Tab. 9.1).

In der Initialtherapie waren mehr als 60% polypharmazeutisch behandelt, wobei meist ein orales SGA mit Chlorprothixen, Melperon oder Levomepromazin kombiniert wurde. Mitunter wird eine bei Aufnahme bestehende Medikation zunächst weitergeführt, wenn dies sinnvoll ist. Erfahrungsgemäß wird allerdings nach Abschluss einer initialen Phase der Behandlung mit mehr als einem Neuroleptikum wieder einer Monotherapie der Vorzug gegeben.

9.3.1 Kombination von Antipsychotika der ersten Generation (FGA) untereinander

Die Bedeutung der Kombination von FGAs ist bezogen auf diese Daten deutlich zurückgegangen zugunsten der Kombination von FGAs mit SGAs. Bei der Kombinationsbehandlung, bestehend aus zwei FGAs, findet sich im Maßregelvollzug in Sachsen-Anhalt noch am häufigsten diejenige mit Flupentixoldecanoat und Zuclopenthixolazetat.

Infolge der Kombination eines kurzwirksamen und deutlich sedierenden Depotpräparates (Zuclopenthixolazetat) und einem hochwirksamen Langzeitdepot (Flupentixoldecanoat) ist es möglich, die initiale Akutbehandlung wegen des raschen antipsychotischen Effektes auf eine einzige Intervention zu reduzieren (Witzel et al. 2008c). Der gewünschte Behandlungseffekt, einhergehend mit Sedierung und schnell einsetzender dauerhafter antipsychotischer Wirkung, kann somit über die geringere Halbwertszeit (36 Stunden) des Zuclopenthixolacetats hinaus durch das Langzeitdepot (Flupentixoldecanoat) ergänzt werden (Witzel u. Gubka 2003, Witzel et al. 2008c).

Um eine Sedation des Patienten zu unterstützen, werden häufig FGAs, etwa Haloperidoldecanoat, mit sedierenden FGAs kombiniert (Huttunen et al. 1996). Hierbei kommen in erster Linie Substanzen wie Chlorprothixen, Levomepromazin oder Melperon in Betracht. Jedoch sollte eine solche Kombination nicht zur Regel werden, da diese Form der medikamentösen Behandlung zusätzliche Risiken, wie etwa orthostatische Dysregulation, mit sich bringen kann und oft unnötig die Gesamtdosis der verordneten Neuroleptika in die Höhe treibt. Ferner zeigt sich in der Praxis, dass bei sorgsamer Einstellung in den meisten Fällen auf eine zusätzliche

Medikation mit einem zweiten Neuroleptikum zumindest nach der Intialbehandlungsphase dauerhaft verzichtet werden kann (◻ Tab. 9.1).

Bei Einsatz von Präparaten aus der Gruppe der FGAs muss neben dem verstärkten Risiko der Entwicklung von extrapyramidal-motorischen Nebenwirkungen auch das gehäufte Auftreten von tardiven Dyskinesien bedacht werden, welche ganz offenbar neben der Wahl der Substanz vom Alter des Patienten (Puri et al. 1999, Fenton et al. 2000) und der Dauer der Medikation abhängig sind (Morgenstern u. Glazer 1993, Kane 1995). Diese besonders belastenden Nebenwirkungen, die nach Auftreten kaum mehr erfolgreich behandelt werden können, führen zu einer zusätzlichen psychosozialen Stigmatisierung (◻ Abb. 9.4).

9.3.2 Kombination von Antipsychotika der zweiten Generation (SGAs) mit FGAs und SGAs

Clozapin in Kombination mit Haloperidol

Clozapin wird bei forensischen Patienten höchstens zur Hälfte in Monotherapie angewandt. Trotz der unbestrittenen Vorteile, die mit dieser Substanz verbunden sind, ist zu beachten, dass die Anwendung von Clozapin im Umfeld des Maßregelvollzuges einer besonderen Indikationsstellung bedarf, weil die Anwendung obligat mit häufigen und regelmäßigen Blutbildkontrollen verbunden ist. Dies limitiert die Verordnung von Clozapin bei Maßregelvollzugspatienten, insbesondere auch im Hinblick auf die hierbei notwendige Kooperativität des Patienten und die im Rahmen der ambulanten Nachsorge zu erwartenden Situation.

Dennoch wird Clozapin in Einzelfällen in Kombination mit Haloperidol angewendet. In der Praxis lassen sich unerwünschte Nebenwirkungen, die im Zusammenhang mit einer alleinigen Haloperidoltherapie auftreten, vermeiden.

Da Haloperidol kaum Affinität zu Histamin- oder Muskarinrezeptoren besitzt, werden die seitens der Clozapingabe zu erwartenden Nebenwirkungen nicht zunehmen, jedoch der Dopamin-D2-Antagonismus verstärkt.

In der klinischen Anwendung sind uns keine erheblichen Nebenwirkungen oder gar Potenzierungen von unerwünschten Wirkungen beider Substanzen bekannt geworden. Auch andere Autoren (Kennedy u. Procyshyn 2000) fanden diesbezüglich keinen Anhalt für ein solches Geschehen. Angesichts guter Therapieresponse kann eine solche Kombination hilfreich sein, wenn eine Monotherapie keine ausreichende Wirksamkeit zeigt.

Inzwischen wird in seltenen Fällen auch eine Kombination mit anderen FGAs wie Benperidol und Fluphenazin angewandt.

Clozapin in Kombination mit Risperidon

Etwas häufiger wird Clozapin mit Risperidon kombiniert. Die Kombination dieser effektiv antipsychotisch wirksamen Substanzen hat nicht nur in der Allgemeinpsychiatrie, sondern auch im Maßregelvollzug eine gute Wirksamkeit belegt. Es besteht die Vorstellung eines verstärkten Dopaminantagonismus in Verbindung mit einer 5-HT2A-Rezeptoren-Blockade.

Verschiedene Autoren berichten über einen klinisch fassbaren Effekt, der von der Kombination beider Substanzen ausgeht. Hierbei kommen sowohl eine Verbesserung der antipsychotischen Wirksamkeit (Henderson u. Goff 1996, Patel et al. 1997, Morera et al. 1999, Raskin et al. 2000, Taylor et al. 2001, Agelink et al. 2004, Josiassen et al. 2005) als auch eine Abschwächung der sonst im Rahmen der Monotherapie mit Risperidon auftretenden Nebenwirkungen in Betracht (Kaye 2003).

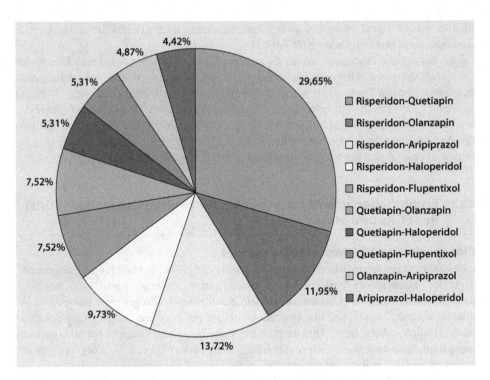

Legende:
- Risperidon-Quetiapin
- Risperidon-Olanzapin
- Risperidon-Aripiprazol
- Risperidon-Haloperidol
- Risperidon-Flupentixol
- Quetiapin-Olanzapin
- Quetiapin-Haloperidol
- Quetiapin-Flupentixol
- Olanzapin-Aripiprazol
- Aripiprazol-Haloperidol

◘ Abb. 9.5   Prozentualer Anteil hinsichtlich der polypharmazeutischen Verordnungen von Kombinationen neuroleptischer Substanzen in den Jahren 2005 bis 2007 bezogen auf die Gesamtverordnungen solcher Substanzkombinationen (n = 303) in der forensischen Psychiatrie Sachsen-Anhalts anhand der zehn am häufigsten verordneten Substanzkombinationen

Quetiapin in Kombination mit Risperidon

Quetiapin in der Kombination mit Risperidon wurde von uns in der jüngeren Vergangenheit verstärkt bei der Behandlung forensischer Patienten eingesetzt (◘ Abb. 9.5), die sich durch eine beträchtliche Therapieresistenz gegenüber Neuroleptika auszeichneten, und erreicht in unserem Patientengut einen Anteil von etwa 30% der polypharmazeutischen Verordnungen. Damit ist diese Kombination die mit Abstand am häufigsten verordnete Kombination von Neuroleptika überhaupt. Studien sind trotz der möglichen Bedeutung dieser Kombinationstherapie aus dem Bereich der forensischen Psychiatrie kaum erhältlich, sodass wir auch hier auf Berichte aus der Allgemeinpsychiatrie verweisen (Suzuki et al. 2004, 2008).

In unserer klinischen Praxis zeigte sich gleichwohl die Kombination beider Neuroleptika, die auch in Monotherapie die am häufigsten verwendeten Substanzen repräsentieren, mitunter einer Monotherapie bei therapieresistenten Patienten überlegen. Unter der Kombinationstherapie fanden wir keine nennenswerten Nebenwirkungen, insbesondere waren keine extrapyramidal-motorischen Nebenwirkungen feststellbar. Die kognitive Leistungsfähigkeit verbesserte sich, ebenso zeigte sich eine gute Wirkung auf die Negativsymptomatik, bei guter und anhaltender antipsychotischer Wirksamkeit und Verringerung aggressiver Verhaltensweisen.

Quetiapin gehört zu den Dibenzothiazepinderivaten und hat wie Risperidon ein ähnliches Bindungsmuster: beide zeigen eine gute Affinität zu den Serotonin-5-HT_{2A}-, den 5-HT_7-, Dopamin D_2- und den α_2-Rezeptoren (Casey 1996, Jones et al. 2000). Allerdings zeigt sich bei in-vivo-Studien, dass die D_2-Besetzung unter Quetiapin deutlich geringer ausfällt als dies bei Risperidon der Fall ist (Gefvert et al. 1998). Außerdem sinkt sie bereits 12 Stunden nach

Quetiapin-Einnahme fast vollständig ab (Kapur et al. 2000). Bei ausgeprägter mesolimbischer Selektivität finden wir bei Quetiapin einen recht hohen $5\text{-HT}_{2A}/D_2$- Affinitätsquotienten (Jones et al. 2000).

Für Risperidon lässt sich eine Blockierung der Serotonin-5-HT_{2A}-Rezeptoren zeigen, die stärker ist als die des D_2-Rezeptors (Kapur et al. 1999). Gleichwohl wird letzterer fast wie bei typischen Neuroleptika blockiert (Knable et al. 1997). Möglicherweise erklärt sich hiermit eine unter Risperidon – zwar schwächer als etwa bei Haloperidol ausgeprägte – Neigung, EPS dosisabhängig zu verursachen (Peuskens 1995, Möller et al. 1995).

Risperidon zeigt in verschiedenen Studien gute Wirksamkeit bei therapierefraktären Patienten (Bondolfi et al. 1998, Wirshing et al. 1999). Daneben konnte für Risperidon eine Verbesserung kognitiver Funktionen (Gallhofer et al. 1996, Rossi et al. 1997) festgestellt werden.

Erste positive Erfahrungen in der Behandlung unserer Patienten mit der Kombination aus Quetiapin und Risperidon zeigten Vorteile, die sich – bei grundsätzlich ähnlichem Rezeptorbindungsprofil – offenbar aus den spezifischen und damit wiederum doch partiell unterschiedlichen Eigenschaften beider Neuroleptika in Bezug auf die Rezeptorbindungsprofile speisten.

> **Zusammenfassend kann als Ergebnis unserer Untersuchung festgestellt werden, dass vor allem SGAs untereinander kombiniert werden. Zentrale Substanz ist hierbei Risperidon, welches mit Quetiapin, Olanzapin und Aripiprazol in weitaus mehr als der Hälfte der Fälle kombiniert wird (◘ Abb. 9.5).**

9.3.3 Kombination von Antipsychotika mit Stimmungsstabilisatoren (Mood Stabilizer)

Stimmungsstabilisierende Phasenprophylaktika werden neben ihrem eigentlichen Indikationsgebiet auch gezielt zur Behandlung von Einzelsymptomen wie erhöhte Aggressivität, Reizbarkeit und Impulsivität eingesetzt (Möller et al. 2002). Die Kombination eines Neuroleptikums mit einem Stimmungsstabilisator ist bislang in der forensischen Psychiatrie noch nicht ausgeprägt vertreten. Neben der eher seltenen originären Indikationsstellung als Phasenprophylaktikum findet sich sowohl eine Monotherapie als auch die Kombinationstherapie dieser Substanzen mit Neuroleptika in nur geringem Ausmaß, da affektive Störungen keinen bedeutsamen Anteil an der Gesamtklientel darstellen.

Es überwiegt eher die singuläre Gabe eines Stimmungsstabilisators als Adjuvans in der Therapie von Erkrankungen mit Neigung zu impulsiven Handlungsweisen bei Fehlen einer psychotischen Symptomatik. Inzwischen werden in höherem Maße Phasenprophylaktika in Kombination mit Neuroleptika eingesetzt, um den positiven Effekt dieser Substanzen auf die erhöhte Aggressivität, Reizbarkeit und Impulsivität zu nutzen. Gemäß eigener Untersuchung ist der relative Anteil von Stimmungsstabilisatoren, die in der Kombination mit Neuroleptika eingesetzt werden, sehr hoch (Lithium 100%, Carbamazepin 63,3%, Valproat 66,7%). Somit ist die Tendenz festzustellen, wonach in der forensischen Psychiatrie die Möglichkeit einer Verminderung aggressiver und impulsiver Verhaltensweisen mittels Einsatz von Stimmungsstabilisatoren in Kombination mit Neuroleptika verstärkt genutzt wird.

Kombination von Antipsychotikum mit Lithium

Eine solche Kombination findet sich bislang nur in wenigen Einzelfällen. Die dem Lithium zugeschriebene Wirkung, die Suizidalität zu verringern (Möller et al. 2002), hat angesichts der diagnostischen Zuordnung der in der forensischen Psychiatrie behandelten Patienten nicht die gleiche Bedeutung wie in der Allgemeinpsychiatrie.

Der Anteil der Gesamtgruppe der mit Neuroleptika behandelten Patienten, die zusätzlich auf Lithium eingestellt waren, lag lediglich bei 4,3%.

Kombination von Antipsychotikum mit Carbamazepin

In der von uns untersuchten Stichprobe von mit Neuroleptika behandelten Maßregelvollzugspatienten (n = 107) fanden sich 13,0% (n = 14), welche neben einem Neuroleptikum eine Verordnung von Carbamazepin aufwiesen. Der Anteil aller primär Carbamazepin-medizierten Patienten, die zusätzlich in Kombination mit einem Neuroleptikum behandelt wurden, betrug 63,3%.

Hieraus ist zu ersehen, dass Carbamazepin durchaus verstärkt in seiner Fähigkeit der Aggressionsminderung genutzt und in deutlich mehr als der Hälfte der Fälle mit einem Neuroleptikum kombiniert wird. Carbamazepin ist somit der am häufigsten in Kombination mit einem Neuroleptikum verwandte Stimmungsstabilisator. Unserer Erfahrung nach ist dies ein probates Vorgehen, um bei geringeren neuroleptischen Dosen diese Zielsymptome zu erreichen, was in der Praxis der forensischen Psychiatrie ein wichtiger Aspekt ist. Ferner gelingt es, über die ohnehin routinemäßig durchzuführenden Plasmaspiegeluntersuchungen zusätzlich die medikamentöse Compliance des Patienten zu überprüfen.

Kombination von Antipsychotikum mit Valproat

Ähnlich wie Carbamazepin wird in der forensischen Behandlungspraxis Valproat in der Aggressionsminderung genutzt. In der von uns untersuchten Stichprobe von mit Neuroleptika behandelten Patienten (n = 107) fanden sich 10 Patienten (9,3%), welche neben einem Neuroleptikum Valproat erhielten. Der Anteil aller primär mit Valproat behandelten Patienten, die zusätzlich ein Neuroleptikum erhielten, betrug 66,7%.

9.3.4 Kombination von Antipsychotikum mit Benzodiazepinen

Die Kombination von Neuroleptika mit Benzodiazepinen erfolgt nur in einem sehr geringen Ausmaß. Um eine in dieser Phase der medikamentösen Behandlung gewünschte Sedierung zu erreichen, wird eher auf eine Kombination mit einem konventionellen mittel- oder niederpotenten Neuroleptikum zurückgegriffen. Grund für diese Zurückhaltung ist der im forensisch-psychiatrischen Krankengut verbreitete polytoxikomane Gebrauch von Drogen und Medikamenten (Witzel 2006), wobei eine vorbestehende missbräuchliche Nutzung von Benzodiazepinen häufig ist. Bei Aufnahme sind die genauen Umstände und das Ausmaß eines Substanzmissbrauchs oft nicht rasch und verlässlich genug zu eruieren, sodass die Kombination aus SGA und Benzodiazepin in der Initialbehandlung meist ausscheidet.

> **Zusammenfassend ergibt sich hieraus ein eher zurückhaltender Umgang mit der Kombination von FGAs oder SGAs mit Benzodiazepinen in der forensischen Psychiatrie vor dem Hintergrund der benzodiazepinspezifischen Probleme.**

9.3.5 Kombination von Neuroleptika mit Antidepressiva

Psychische Erkrankungen aus dem affektiven Spektrum als Erstdiagnose kommen in der forensischen Psychiatrie nur in einem sehr geringen Ausmaß vor. Der Grund dafür ist die Tatsache, dass depressive Menschen seltener strafrechtlich in Erscheinung treten.

Eine Indikationsstellung ergibt sich allerdings bei der Behandlung von schizophrenen Psychosen, mitunter auch von Persönlichkeitsstörungen, die als Komplikation eine depressive Symptomatik zeigen. Hier ist die Kombination von FGAs wie auch SGAs mit Antidepressiva durchaus als sinnvolle Behandlungsoption zu betrachten.

Bei der zusätzlichen Medikation mit einem Antidepressivum wird oft eine trizyklische Substanz (Doxepin, Amitriptylin) zur Unterstützung der Sedation unter Vermeidung von Benzodiazepinen verwendet. Ohne Notwendigkeit der Sedierung wird im Rahmen einer Kombinationstherapie meist ein SSRI (z. B. Sertralin) verwendet.

Im aktuellen Patientengut des Maßregelvollzuges des Landes Sachsen-Anhalt findet sich eine Verwendung von Antidepressiva in der Initialbehandlung bei immerhin mehr als der Hälfte der Patienten (52,4%), wobei sich fast gleichgewichtet bei 23,8% trizyklische Antidepressiva und bei 28,6% SSRIs finden. Eine reine antidepressive Therapie ohne eine Kombination mit FGAs oder SGAs ist selten und findet sich als Initialtherapie bei weniger als 10% der Fälle.

9.4 Diskussion und Empfehlungen

In der forensischen Psychiatrie finden sich letztlich Patienten der gleichen diagnostischen Zuordnung, wie sie auch im stationären allgemeinpsychiatrischen Bereich vorgefunden wird. Allerdings werden hier im Vergleich zur Allgemeinpsychiatrie mehr Patienten mit Persönlichkeitsstörungen und zunehmend auch schizophrene Patienten behandelt (Witzel et al. 2008d). Als ein weiteres prägendes Merkmal der Patientenklientel im Maßregelvollzug gilt neben der Begehung strafbarer Handlungen im Zustand der verminderten oder vollständigen Schuldunfähigkeit, dass ein hoher Anteil der behandelten Patienten eine Mehrfachdiagnose aufweist und dass wiederum bei einem beträchtlichen Teil der forensischen Patienten eine hohe Belastung in Form einer stoffgebundenen Abhängigkeitserkrankung besteht. Darüber hinaus ist die stationäre Behandlungsdauer mit durchschnittlich etwa sechs Jahren beträchtlich höher als in allgemeinpsychiatrischen Einrichtungen. Aus diesen diskrepanten Eingangskriterien lässt sich in Bezug auf die Polypharmazie mit Neuroleptika ein bislang eher zurückhaltender Umgang beobachten. Während ein erheblicher Teil der allgemeinpsychiatrisch stationär behandelten Patienten mit mehr als einem Antipsychotikum behandelt wird (Wang et al. 2000, Ito et al. 1999, Yamauchi et al. 1998), konnte gezeigt werden, dass ein Wechsel von einer (neuroleptischen) Polypharmazie auf eine Monotherapie bei der überwiegenden Mehrzahl der Patienten sogar eine psychometrisch fassbare Verbesserung des Ausgangsbefundes erbrachte (Suzuki et al. 2004). Dabei kann festgestellt werden, dass die Polypharmazie in diesem Bereich mit dem Spezialisierungsgrad der versorgenden Einrichtung zurückging (Rittmannsberger et al. 1999). Ferner ergibt sich eine Tendenz, wonach in den vergangenen Jahren neben Neuroleptika verstärkt eine Komedikation (Antidepressivum, Mood Stabilizer und Anxiolytikum) eingesetzt wurde (McCue et al. 2003). Inzwischen gibt es Evidenz dafür, dass eine Monotherapie einerseits die Kontinuität in der Behandlung fördert, andererseits eine Polypharmazie den Grad der Morbidität wie auch die Häufigkeit von Rehospitalisierungen günstig beeinflussen kann (Katona et al. 2013).

In unserer Untersuchung finden wir bei jedem fünften neuroleptisch behandelten Patienten die Anwendung einer Polypharmazie. Dieses Ergebnis steht im Gegensatz zu den von Rittmansberger für österreichische Kliniken (50%) und von Ito und Yamauchi für japanische psychiatrische Krankenhäuser (90%) dokumentierten Prävalenzen einer Behandlung mit mehr als einem Neuroleptikum. Es erscheint auch bezüglich der Ergebnisse von Linden et al. (2004), wonach die neuroleptische Polypharmazie mit zunehmender Schwere sowie auch mit

Dauer der Erkrankung verstärkt angewandt wird, in der forensischen Psychiatrie eine gegenläufige Entwicklung zu geben: Wie bereits erwähnt, sind die dort behandelten Patienten meist langdauernd in stationärer Behandlung, weisen einen zu hohen Anteil Komorbiditäten auf und sind zum überwiegenden Teil schwer erkrankt. Dennoch ist der Anteil der dort polypharmazeutisch behandelten Patienten gemäß den uns bisher vorliegenden Daten weniger hoch, als zu vermuten wäre (20,6%). Am ehesten erscheinen Ergebnisse vergleichbar, die sich auf die Behandlung von chronisch schizophren erkrankten und längerdauernd untergebrachten Patienten beziehen (Megna 2007). Hier erreichte der Anteil an Polypharmazie 22,2% und kommt damit dem von uns erhobenen Wert sehr nahe.

In jüngeren Untersuchungen zeigte sich eine Anwendung von Neuroleptika im Sinne einer Polypharmazie in 13% (Barbui et al. 2006) beziehungsweise 17,6% (Xiang et al. 2007), wobei die Ergebnisse in verschiedenen Gruppen stark variierten, sodass vermutlich die Polypharmazie nicht nur von rein therapeutisch motivierten Überlegungen, sondern vielmehr von den zugrunde liegenden Eingangsbedingungen und soziokulturellen Bedingungen abhängt. Polypharmazie war hierbei korreliert mit der Höhe des monatlichen Einkommens, der Schwere negativer Symptome und extrapyramidaler Nebenwirkungen, dem Einsatz von Depotneuroleptika und Anticholinergika, der Dosierung der eingesetzten Neuroleptika, der Zahl der Hospitalisierungen und jüngerem Alter (Xiang et al. 2007, Kreyenbuhl et al. 2007, Incision et al. 2007).

Die Ursachen für diese Unterschiede zu allgemeinpsychiatrischen Kliniken mögen in der grundsätzlich divergierenden Aufgabenstellung der forensischen Psychiatrie liegen; die Zielstellung der Reduktion einer prognostisch fassbaren Gefährlichkeit für die Allgemeinheit erlaubt auch bei der Behandlung, die letztlich immer auf die möglichst rasche Resozialisierung des Patienten ausgerichtet sein soll, keine »Experimente«. Dies bedeutet, dass der Effekt, der durch mehrere verordnete Neuroleptika gesetzt wird, nicht mehr einfach überschaubar ist und ein Problem nach der Entlassung darstellen könnte. Bislang wird nämlich leider erst ein Teil der forensisch-psychiatrischen Patienten in eine eng strukturierte und ausreichend professionelle Nachsorge eingebunden, weil die hierzu notwendigen Ambulanzen an vielen Klinikstandorten erst im Entstehen begriffen sind und bei Vorhandensein einer Ambulanz die notwendigen Kapazitäten fehlen. Dies aber erfordert eine Weiterbehandlung durch einen niedergelassenen Arzt, der keine besondere forensische Expertise haben muss. Um die Risiken eines Rückfalls zu minimieren und die Prognose zu verbessern, werden insbesondere bei fehlenden ambulanten Ressourcen sehr häufig Depotneuroleptika in Monotherapie eingesetzt. Diese Medikation wird meist bereits weit vor dem eigentlichen Entlassungstermin begonnen, um dann ambulant konsequent fortgesetzt zu werden. Es entsteht somit auf Seiten der entlassenden Klinik eine indirekte Verantwortlichkeit für Patienten und deren zukünftiges strafrechtliches Verhalten, insbesondere bei medikamentöser Non-Compliance. Da schizophrene Maßregelvollzugspatienten überwiegend schwerste Delikte gegen Leib und Leben begangen haben (◘ Abb. 9.3), ist das Risiko, welches mit einer eigenmächtigen neuroleptischen Karenz oder auch nur einer unregelmäßigen Applikation einhergeht, von großer Tragweite. Eine zusätzliche Medikation mit Phasenprophylaktika (Mood Stabilizer und Antidepressiva) findet nur in sehr geringem Umfang statt.

Zukünftig ist jedoch zu erwarten, dass die Entwicklung, die sich in der Allgemeinpsychiatrie in den vergangenen Jahren abzeichnet, mit einer zeitlichen Latenz auch – allerdings in geringerem Umfang - in der forensischen Psychiatrie beobachtet wird. Bereits ca. zwei Drittel der neu aufgenommenen Patienten erhalten atypische Neuroleptika (Witzel 2006), sodass es absehbar ist, wann auch in der gesamten Patientenklientel atypische Neuroleptika eingesetzt werden. Im Zusammenspiel mit den im Aufbau befindlichen flächendeckenden forensisch-psychiatrischen Ambulanzen wird mit großer Wahrscheinlichkeit eine geänderte Verordnungspraxis bezüglich Neuroleptika zu beobachten sein, ohne dass ein Nutzen derzeit schon beweisbar wäre, was wiederum zu einer Zunahme der Polypharmazie führen wird. Angesichts der bislang nur in sehr geringem Umfang vorliegenden Daten sollte im Hinblick auf forensisch-psychiatrische Patienten eine neuroleptische Polypharmazie zurückhaltend indiziert werden (Glick et al. 2006).

9.5 Zusammenfassung

Die aktuelle Datenlage zeigt eine nur gering ausgeprägte Anwendung der Polypharmazie in der forensischen Psychiatrie. Diese Zurückhaltung findet ihre Grundlage in der Betonung von prognostischen und sicherheitsbezogenen Aspekten bei der Behandlung von Maßregelvollzugspatienten. Erst unter der Voraussetzung, dass ausführliche Studienergebnisse unabhängig voneinander einen eindeutigen Vorteil einer solchen Vorgehensweise für den Bereich der Allgemeinpsychiatrie belegt haben, lässt sich ein solcher Behandlungsansatz in größerem Umfang auch auf die forensische Psychiatrie übertragen (Procyshyn et al. 2001). Die prinzipiellen Voraussetzungen hierzu werden zurzeit durch einen Trend, Atypika zu verordnen, im Grunde genommen bereits auch in der forensischen Psychiatrie gelegt, nur ist die noch mangelnde Sicherung der Ergebnisse Anlass genug, von einer solchen Praxis grundsätzlich zurzeit noch abzuraten. Es versteht sich von selbst, dass es auch gegenwärtig hiervon begründbare Ausnahmen gibt, die jedoch nach reiflicher Überlegung und Abwägung der Vor- und Nachteile umgesetzt werden sollten (Procyshyn u. Thompson 2004, Janssen et al. 2004, Preskorn u. Lacey 2007, Katona et al. 2013).

> Die Anwendung von Polypharmazie in der forensischen Psychiatrie sollte streng abgewogen werden und nur bei klaren Vorteilen für den Patienten in Betracht gezogen werden. Bislang lässt sich eine kontinuierliche Behandlung mit einer Monotherapie sicherer steuern. Polypharmazie sollte somit ausschließlich speziellen Behandlungsanforderungen vorbehalten sein.

Literatur

Agelink MW, Kavuk I, Ak I (2004) Clozapine with amisulpride for refractory schizophrenia. Am J Psychiatry 161: 924–925
Barbui C, Nosè M, Mazzi MA, Thornicroft G, Schene A, Becker T, Bindman J, Leese M, Helm H, Koeter M, Weinmann S, Tansella M (2006). Persistence with polypharmacy and excessive dosing in patients with schizophrenia treated in four European countries. Int Clin Psychopharmacol 21(6): 355–62
Birnbacher D, F.-J. BormannFJ, Dabrock P et al. (2013) Zwangsbehandlung bei psychischen Erkrankungen. Stellungnahme der Zentralen Kommission zur Wahrung ethischer Grundsätze in der Medizin und ihren Grenzgebieten (Zentrale Ethikkommission) bei der Bundesärztekammer
Bondolfi G, Dufour H, Patris M, May JP, Billeter U, Eap CB, Baumann P (1998) Risperidne versus clozapine in treatment-resistent chronic schizophrenia: a randomized double-blind study. Am J Pychiatry 155: 499–504
Böker W, Häfner H (1973) Gewalttaten Geistesgestörter. Springer, Berlin, Heidelberg, New York
Casey D (1996) »Seroquel« (quetiapine): preclinical and clinical findings of a new atypical antipsychotic. Exp Opin Invest Drugs 5: 939–957
Cheung HK (1981) Schizophrenics fully remitted on neuroleptics for 3 to 5 years: to stop or continue drugs? Br J Psychiatry 138: 490–494

Citrome L, Levine J, Allingham B (2000) Changes in use of valproate and other mood stabilizers tor patients with schizophrenia from 1994 to 1998. Psychiatr Serv 51: 634–638

Correll CU, Rummel-Kluge C, Corves C, Kane JM, Leucht S (2009) Antipsychotic Combinations vs Monotherapy in Schizophrenia: A Meta-analysis of Randomized Controlled Trials. Schizophr Bull 35(2): 443–57

Cramer JA, Rosenheck R (1998) Compliance with medication regimes for mental and physical disorders. Psychiatric Services 49: 196–201

Dickerson FB, Boronow JJ, Ringel NB, Parente F (1999) Social functioning and neurocognitive deficits in outpatients with schizophrenia: clinical and utilization correlates. Acta Psychiatr Scand 98: 124–127

Dencker SJ, Lepp M, Malm U (1980) Do schizophrenics well adapted in the community need neuroleptics? A depot neuroleptic withdrawl study. Acta Psychiatr Scand 279: 64–76

Fenton WS, Blyler CR, Heinssen RK (1998) Prealence of spontaneous dyskinesia in schizophrenia. J Clin Psychiatry 61 (suppl 4): 4–10

Freese R (2003) Ambulante Versorgung von psychisch kranken Straftätern im Maßregel- und Justizvollzug – Analysen, Entwicklungen, Impulse. Recht & Psychiatrie 21: 52–57

Fromberger P, Jordan K, Steinkrauss H, von Herder J, Witzel J, Stolpmann G, Müller JL (2012) Diagnostic accuracy of eye movements in assessing pedophilia. J Sex Med, 9(7): 1868–82

Gallhofer B, Bauer U, Lis S, Krieger S, Gruppe H (1996) Cognitive dysfunction in schizophrenia: comparison in treatment with atypical antipsychotic agents and conventional neuroleptic drugs. Eur Neuropsychopharmacol 6: 13–20

Gefvert O, Bergstrom M, Laangstrom B, Lundberg T, Lindstrom L, Yates RA (1998) Time course of central nervous Dopamine-D2 and 5-HAT receptor blockade and plasma drug concentrations after discontinuation of quetiapine in patients with schizophrenia. Psychopharmacology 135: 119–126

Glick ID, Pham D, Davis JM (2006) Concomitant medications may not improve outcome of antipsychotic monotherapy for stabilized patients with nonacute schizophrenia. J Clin Psychiatry 67(8): 1261–5

Hässler F, Buchmann J, Bohne S (2002) Möglichkeiten und Grenzen der Behandlung aggressiven Verhaltens bei Menschen mit geistiger Behinderung mit Risperidon. Nervenarzt 73(3): 278–82

Hanson RK (2001) Sex offender risk assessment. In: Hollin CR (Hrsg.) Handbook of offender assessment and treatment. Chicester, New York, Weinheim

Henderson DC, Goff DC (1996) Risperidone as an adjunct to clozapine therapy in chronic schizophrenics. J Clin Psychiatry 57: 395–397

Hirose S (2001) Effective treatment of aggression and impulsivity in antisocial personality disorder with risperidone. Psychiatry Clin Neurosci 55(2): 161–2

Hogarty GE, Ulrich R, Mussare F, Aristigueta N (1976) Drug discontinuation among long-term, sucessfully maintained schizophrenic outpatients. Dis Nerv Syst 37: 494–500

Hogarty GE, Schooler N, Ulrich R, Mussare F, Ferro P, Herron E (1979) Fluphenazine and social therapy in the aftercare of schizophrenic patients. Relaps analysis of a two-year controlled study. Arch Gen Psychiatry 36: 1283–1294

Hsu CY, Lin YH, Shen YC (2013) Tardive dyskinesia induced by a switch from haloperidol depot to paliperidone palmitate. Journal of Neuropsychiatry and Clinical Neuroscience, 1; 25(4): E46–7

Huttunen M0, Tuhkanen H, Haavisto E, Nyholm R, Pitkanen M, Raitasuo V, Romanov M (1996) Low- and standard-dose depot haloperidol combined with targeted oral neuroleptics. Psychiatr Serv 47: 83–85

Incision B, Barbui C, Marmai L, Donà S, Grassi L (2007) Determinants of antipsychotic polypharmacy in psychiatric inpatients: a prospective study. Int Clin Psychopharmacol 22(2): 124

Ito C, Kubota Y, Sato M (1999) A prospective survey on drug choice for prescriptions for admitted patients with schizophrenia. Psychiatry Clin Neurosci 53 Suppl S35–S40

Janssen B, Weinmann S, Berger M, Gaebel W (2004) Validation of polypharmacy process measures in inpatient schizophrenia care. Schizophr Bull. 30(4): 1023–33

Janowsky DS, Barnhill LJ, Shetty M, Davis JM (2005) Minimally effective doses of conventional antipsychotic medications used to treat aggression, self-injurious and destructive behaviors in mentally retarded adults. J Clin Psychopharmacol. 25(1): 19–25

Johnson DA (1976) The expectation of outcome from maintenance therapy in chronic schizophrenic patients. Br J Psychiatry 128: 246–250

Jones AM, Rak IW, Raniwalla J, Phung D, Melvin K (2000) Weight changes in patients treated with »Seroquel« (Quetiapine). Schizophr Res 41: B83

Josiassen, RC, Joseph A, Kohegyi E, Stokes S, Dadvand M, Paing WW, Shaughnessy RA (2005) Clozapine augmented with risperidone in the treatment of schizophrenia: a randomized, double-blind, placebo-controlled trial. Am J Psychiatry 162: 130–136

Kane JM (1995) Tardive dyskinesia: Epidemiological and clinical presentation. In: Bloom F, Kupfer D (Eds.) Psychopharmacology: The fourth generation of progress. New York, NY: Raven Press: 1485–1496

Kane JM (1996) Schizophrenia. N Engl J Med 334: 34–41

Kapur S, Zipursky RB, Remington G (1999) Clinical and theoretical implications of 5-HT2 and D2 receptor occupancy of clozapine, risperidone, and olanzapine in schizophrenia. Am J Psychiatry 156: 286–293

Kapur S, Zipursky RB, Jones C, Shammi CS, Remington G, Seeman P (2000) A positron emission tomography study of quetiapine in schizophrenia: a preliminary finding of an antipsychotic effect with only transiently high dopamine D2 receptor occupancy. Arch Gen Psychiatry 57: 553–559

Katona L, Czobor P, Bitter I (2013) Real-world effectiveness of antipsychotic monotherapy vs. polypharmacy in schizophrenia: To switch or to combine? A nationwide study in Hungary. Schizophrenia Research Nov 22. [Epub ahead of print]

Kaye NS (2003) Ziprasidone augmentation of clozapine in 11 patients. J Clin Psychiatry 64: 215–216

Kennedy NB, Procyshyn RM (2000) Rational antipsychotic polypharmacy. Can J Clin Pharmacol 7: 155–159

Knable MB, Heinz A, Raedler T, Weinberger DR (1997) Extrapyramidal side effects with risperidone and haloperidol at comparable D2 receptor occupancy levels. Psychiatry Res 75: 91–101

Konrad N (2005) Managing the mentally ill in the prisons of Berlin. International Journal of Prisoner Health, 1: 39–47

Konrad N (2007) Psychiatrische Konsiliartätigkeit im deutschen Justizvollzug. Psychosomatik und Konsiliarpsychiatrie 1: 216–219

Kreyenbuhl JA, Valenstein M, McCarthy JF, Ganoczy D, Blow FC (2007) Long-term antipsychotic polypharmacy in the VA health system: patient characteristics and treatment patterns. Psychiatr Serv. 58(4): 489–95

Linden, M, Scheel, T, Xaver, EF (2004) Dosage finding and outcome in the treatment of schizophrenic inpatients with amisulpride. Results of a drug utilization observation study. Hum Psychopharmacol 19: 111–119

Marinis TD, Saleem PT, Glue P, Arnoldussen WJ, Teijeiro R, Lex A, Latif MA, Medori R (2007) Switching to long-acting injectable risperidone is beneficial with regard to clinical outcomes, regardless of previous conventional medication in patients with schizophrenia. Pharmacopsychiatry 40(6): 257–63

Markovitz PJ (2004) Trends in the pharmacotherapy of personality disorders. J Personal Disord 18(1): 90–101

McCue, RE, Waheed, R, Urcuyo, L (2003) Polypharmacy in patients with schizophrenia. J Clin Psychiatry 64: 984–989

Megna JL, Kunwar AR, Mahlotra K, Sauro MD, Devitt PJ, Rashid A (2007). A study of polypharmacy with second generation antipsychotics in patients with severe and persistent mental illness. J Psychiatr Pract. J Psychiatr Pract 13(2):129–37

Messer T, Heger S, Schmauß M (2002) Risperidon Microspheres. Die Renaissance der neuroleptischen Depottherapie. Psychopharmakotherapie 4: 133–138

Möller HJ, Müller H, Borison RL, Schooler NR, Chouinard G (1995) A path-analytical approach to differentiate between direct and indirect drug effects on negative symtoms in schizophrenia patients. A re-evaluation of the Nort American risperidone study. Eur Arch Psychiatry Clin Neurosci 245: 45–49

Möller HJ, Benkert O, Gastpar M, Laux G, Rüther E (2002) Behandlungsleitlinie Psychopharmakotherapie. Steinkopff, Darmstadt

Morgenstern H, Glazer WM (1993) Identifying risk factors for tardive dyskinesia among longterm outpatients maintained with neuroleptic medications. Arc Gen Psychiatry 50: 723–33

Morera AL, Barreiro P, Cano-Munoz JL (1999) Risperidone and clozapine combination tor the treatment of refractory schizophrenia. Acta Psychiatr Scand 99: 305–306

Nedopil N (2000) Forensische Psychiatrie. Klinik, Begutachtung und Behandlung zwischen Psychiatrie und Recht. Thieme, Stuttgart, New York

Northoff G, Witzel JG, Bogerts B (2006) Was ist »Neuroethik« – eine Disziplin der Zukunft? Nervenarzt 77: 5–11

Novakovic V, Adel T, Peselow E, Lindenmayer JP (2013) Long-acting injectable antipsychotics and the development of postinjection delirium/sedation syndrome (PDSS). Clinical Neuropharmacol.ogy 36(2): 59–62

Nussbaum AM, Stroup TS (2012) Paliperidone palmitate for schizophrenia. Schizophrenia Bulletin 38(6): 1124–7

Park EJ, Amatya S, Kim MS, Park JH, Seol E, Lee H, Shin YH, Na DH (2013) Long-acting injectable formulations of antipsychotic drugs for the treatment of schizophrenia. Archives of Pharmacal Research 36(6): 651–9

Patel JK, Salzman C, Green AI, Tsuang MT (1997) Chronic schizophrenia: response to clozapine, risperidone, and paroxetine. Am J Psychiatry 154: 543–546

Peuskens J (1995) Risperidone in the treatment of patients wih chronic schizophrenia: A multi-national, multi-centre, double-blind, parallel-group study versus haloperidol. Br J Psychiatry 166: 712–726

Pelissolo A, Lepine JP (1999) Pharmacotherapy in personality disorders: methodological issues and results. Encephale 25(5): 496–507

Preskorn SH, Lacey RL (2007) Polypharmacy: when is it rational? J Psychiatr Pract 13(2): 97–105

Procyshyn RM, Kennedy NB, Tse G, Thompson B (2001) Antipsychotic polypharmacy: a survey of discharge prescriptions tram a tertiary care psychiatric institution. Can J Psychiatry 46: 334–339

Procyshyn RM, Thompson B (2004) Patterns of antipsychotic utilization in a tertiary care psychiatric institution. Pharmacopsychiatry 37: 12–17

Puri BK, Barnes TRE, Chapman MJ, Hutton SB, Joyce EM (1999) Spontaneous dyskinesia in first episode schizophrenia. J Neurol Neurosurg Psychiatry 66: 76–78

Raskin S, Katz G, Zislin Z, Knobler HY, Durst R (2000) Clozapine and risperidone: combination/augmentation treatment of refractory schizophrenia: a preliminary observation. Acta Psychiatr Scand 101: 334–336

Rifkin A, Quitkin F, Rabiner C, Klein D (1977) Fluphenazine decanoate, fluphenazine hydrochloride given orally, and placebo in remitted schizophrenics: Relapse rates after one year. Arch Gen Psychiatry 34: 43–47

Rittmannsberger H, Meise U, Schauflinger K, Horvath E, Donat H, Hinterhuber H (1999) Polypharmacy in psychiatric treatment. Patterns of psychotropic drug use in Austrian psychiatric clinics. Eur Psychiatry 14: 33–40

Robertson J, Emerson E, Gregory N, Hatton C, Kessissoglou S, Hallam A (2000) Receipt of psychotropic medication by people with intellectual disability in residential settings. J Intellect Disabil Res 44 (6): 666–76

Ros S, Díez B, Casanova N (2008) Anticonvulsants in the treatment of impulsivity. Actas Esp Psiquiatr. 2008 May-Jun; 36(3): 46–62

Rossi A, Mancini F, Stratta P, Mattei P, Gismondi R, Pozzi F, Casacchia M (1997) Risperidone, negative symptoms and cognitive deficit in schizophrenia: an open study. Acta Psychiatr Scand 95: 40–43

Schiltz K, Witzel JG, Northoff G, Zierhut K, Gubka U, Fellmann H, Kaufmann J, Tempelmann C, Wiebking C, Heinze H, Bogerts B (2007a) Brain Pathology in Pedophilic Offenders: Evidence of Volume Reduction in the Right Amygdala and Related Diencephalic Structures. Arch Psychiatry 64(6): 737–746

Schiltz K, Witzel JG, Bausch-Hölterhoff J, Bogerts B (2007b) Die Rolle neuropsychiatrischer Erkrankungen bei Gewaltdelinquenz. Forensische Psychiatrie und Psychotherapie 2: 65–82

Schiltz K, Witzel JG, Bogerts B (2011) Neurobiological and clinical aspects of violent offenders. Minerva Psichiatrica 52(4): 187–203

Schiltz K, Witzel JG, Bausch-Hölterhoff J, Bogerts (2013) High Prevalence of Brain Pathology in Violent Prisoners: A Qualitative CT- and MRI Scan Study. European Arch Psych Clin Neurosc, 263(7): 607–16

Schooler N, Levine J, Severe J, Brauzer B, DiMascio A, Klerman G, Tuason V (1980) Prevention of relapse in schizophrenia. An evaluation of fluphenazine decanoate. Arch Gen Psychiatry 37: 16–24

Seifert D, Möller-Mussavi S (2005) Aktuelle Rückfalldaten der Essener prospektiven Prognosestudie. Fortschr Neurol. Psychiat 73: 16–22

Soyka M, Graz C, Bottlender, Dirschel P, Schoech H (2007) Clinical correlates of later violence and criminal offences in schizophrenia. Schizophrenia Research, 94: 89–98

Supady A, Voelkel A, Witzel J, Gubka U, Northoff G (2011) How is informed consent related to emotions and empathy? An explanatory neuroethical investigation. Journal of Medical Ethics, 37(5): 311–7

Suzuki T, Uchida H, Watanabe K, Vagi G, Kashima H (2004) A clinical case series of switching tram antipsychotic polypharmacy to monotherapy with a second-generation agent on patients with chronic schizophrenia. Prog Neuropsychopharmacol Biol Psychiatry 28: 361–369

Suzuki T, Uchida H, Watanabe K, Nakajima S, Nomura K, Takeuchi H, Tanabe A, Yagi G, Kashima H (2008). Effectiveness of antipsychotic polypharmacy for patients with treatment refractory schizophrenia: an open-label trial of olanzapine plus risperidone for those who failed to respond to a sequential treatment with olanzapine, quetiapine and risperidone. Hum Psychopharmacol, Aug; 23(6): 455–63

Taylor P, Gunn J (1984) Violence and Psychosis – risk of violence among psychotic men. British Medical Journal 288: 1945–1949

Taylor CG, Flynn SW, Altman S, Ehmann T, MacEwan GW, Honer WG (2001) An open trial of risperidone augmentation of partial response to clozapine. Schizophr Res 48: 155–158

The Scottish First Episode Schizophrenia Study (1987) II. Treatment: pimozide versus Flupentixol. The Scottish Schizophrenia Research Group. Br. J Psychiatry 150: 334–8

Tranulis C, Skalli L, Lalonde P, Nicole L, Stip E (2008) Benefits and risks of antipsychotic polypharmacy: an evidence-based review of the literature. Drug Saf. 31(1): 7–20

Ustohal L, Prikryl R, Hublova V, Mayerova M, Kucerova HP, Ceskova E, Kasparek T (2013) Severe acute dystonia/akathisia after paliperidone palmitate application – a case study. International Journal of Neuropsychopharmacology, 24: 1–2

Walker C, Thomas J, Allen TS (2003) Treating impulsivity, irritability, and aggression of antisocial personality disorder with quetiapine. Int J Offender Ther Comp Criminol. 47(5): 556–67

Walter M, Witzel JG, Wiebking C, Gubka U, Rotte M, Schiltz K, Bermpohl F, Bogerts B, Heinze HJ, Northoff G (2007) Pedophilia is Linked to reduced Activation in Hypothalamus and Lateral Prefrontal Cortex During Visual Erotic Stimulation. Biological Psychiatry 62(6): 698–701

Walter M, Ponseti J, Witzel J, Bogerts B (2010) Hirnbiologische Marker in der Diagnostik und Behandlung der Pädophilie und ihr Stellenwert für gesellschaftliche Maßnahmen gegen sexuellen Missbrauch von Kindern. Forensische Psychiatrie und Psychotherapie 1: 115–136

Wang PS, West JC, Tanielian T, Pincus HA (2000) Recent patterns and predictors of antipsychotic medication regimens used to treat schizophrenia and other psychotic disorders. Schizophr Bull 26: 451–457

Wilson WH (1995) Do anticonvulsants hinder clozapine treatment? Biol Psychiatry 37: 132–133

Wirshing DA, Marshall BD, Green Mf, Mintz J, Marder SR, Wirshing WC (1999) Risperidone in treatment-refractory schizophrenia. Am J Psychiatry 156: 1374–1379

Wistedt B (1981) A depot neuroleptc withdrawl study: a controlled study of the clinical effects of the withdrawl of depot fluphenazine decanoate and depot flupentixol decanoate in chronic schizophrenic patients. Acta Psychiatr Scand 64: 65–84

Witzel JG, Gubka U (2003) Modellprojekt einer stationären Akutbehandlung von psychisch kranken Häftlingen in einer speziell eingerichteten psychiatrischen Behandlungsabteilung in der JVA Werl. Krankenhauspsychiatrie 14: 19–23

Witzel JG, Bausch-Hölterhoff J, Skirl M (2004) Zur Situation des psychisch Kranken in Haft in Nordrhein-Westfalen. Forensische Psychiatrie und Psychotherapie 3: 53–67

Witzel JG, Northoff G, Diekmann K, Bogerts B (2005) Sexualstraftäter im Maßregelvollzug des Landes Landes Sachsen-Anhalt: statistische Bestandsaufnahme aus den Jahren 1992–2004 und Schlussfolgerungen. Forensische Psychiatrie und Psychotherapie 2: 33–50

Witzel JG (2006) Einsatz von Neuroleptika in der Forensischen Psychiatrie – Ergebnisse einer Untersuchung im Landeskrankenhaus für Forensische Psychiatrie Uchtspringe. Forensische Psychiatrie und Psychotherapie 2: 123–135

Witzel JG, Huppertz M (2007) Lochow – ein neuer Weg aus einer alten Misere? Eine neue Konzeption für den Maßregelvollzug in Sachsen-Anhalt. Forensische Psychiatrie und Psychotherapie 2: 97–116

Witzel J, Walter M, Bogerts B, Northoff G (2008a) Neurophilosophical perspectives of Neuroimaging in Forensic Psychiatry – giving way to a paradigm shift? Behavioral Sciences & the Law 26(1): 113–130

Witzel JG (2008b) Eine neues Behandlungsmodell für den Maßregelvollzug in Sachsen-Anhalt. Gemeindenahe Psychiatrie 2: 61–68

Witzel JG, Gubka U, Weisser H, Bogerts B (2008c) Antipsychotic Polypharmacy in the Emergency Treatment of highly aggressive schizophrenic Prisoners – a retrospective Study. International Journal of Prisoner Health 4(2): 96–103

Witzel JG, Gubka U, Bogerts B (2008d) Zunahme schizophrener Störungen bei vorläufig Untergebrachten (§ 126a StPO) in der Forensischen Psychiatrie – Trendwende oder Zufälligkeit? Der Nervenarzt (Supplement 4), 79: 482

Witzel JG, Krüger S, Zander N, Bogerts B (2008e) Kosten medikamentöser Behandlung in der Forensischen Psychiatrie. Der Nervenarzt (Suppl. 4); 79:482–3

Witzel J, Held E, Bogerts B (2009a) Electroconvulsive therapy in Forensic Psychiatry – Ethical problems in daily practice. The Journal of ECT, 25(2): 129–132

Witzel JG (2009b) Medizin und Arzt im Maßregelvollzug; Psychiatrischer Konsiliardienst. In: Keppler/Stöver, Gefängnismedizin, 1. Auflage Thieme : 223–227

Witzel JG (2013) Multiple Medication Use of Neuropsychiatry in Forensic Psychiatry. In: Polypharmacy in Psychiatry Practice, Volume 1. Multiple Medication Use Strategies, Michael Ritsner, Ed. Springer

Xiang YT, Weng YZ, Leung CM, Tang WK, Ungvari GS (2007) Clinical and social determinants of antipsychotic polypharmacy for Chinese patients with schizophrenia. Pharmacopsychiatry 40(2): 47–52

Yamauchi K, Baba K, Ikegami N, Miyaoka H, Kamijima K (1998) A survey of drug utilization in psychiatric hospitals in Japan: the basic analysis of the current status of prescription patterns. Seishin Shinkeigaku Zasshi 100: 51–68

Serviceteil

T. Messer, M. Schmauß (Hrsg.), *Polypharmazie in der Behandlung psychischer Erkrankungen*,
DOI 10.1007/978-3-7091-1849-8, © Springer-Verlag Wien 2016

Stichwortverzeichnis

Printed in the United States
By Bookmasters